Spanish and the Medical Interview

Spanish and the Medical Interview

Clinical Cases and Exam Review

PILAR ORTEGA, MD

Clinical Assistant Professor
Departments of Medical Education and Emergency Medicine
University of Illinois College of Medicine,
Founder and President
National Association of Medical Spanish, Asociación Nacional de Español Médico
Chicago, IL

MARCO A. ALEMÁN, MD, FACP

Professor
Division of General Medicine and Clinical Epidemiology
Department of Medicine
University of North Carolina School of Medicine at Chapel Hill
Chapel Hill, NC

ELSEVIER

Elsevier
1600 John F. Kennedy Blvd.
Ste 1800
Philadelphia, PA 19103-2899

SPANISH AND THE MEDICAL INTERVIEW: CLINICAL CASES AND EXAM REVIEW ISBN: 978-0-323-75648-8

Notice

Library of Congress Control Number: 2021934977

Content Strategist: Elyse W. O'Grady
Content Development Specialist: Erika Ninsin
Publishing Services Manager: Deepthi Unni
Project Manager: Beula Christopher
Design Direction: Bridget Hoette

Printed in the United States of America.

Last digit is the print number: 9 8 7 6 5 4 3 2 1

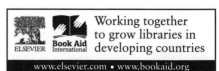

Working together
to grow libraries in
developing countries

www.elsevier.com • www.bookaid.org

A couple of years ago, we shared a *cafecito* and reflected upon the need for a book of cases in medical Spanish. The process of bringing this idea to fruition has been an exciting endeavor in uncharted territory due to the paucity of existing resources that illustrate Spanish-speaking patient stories. From the start, the project had to meet both the goal of humanistically reflecting the unique and varied life and health experiences of the Hispanic/Latino population in the United States, as well as the goal of helping medical audiences to learn and assess the communication skills needed to provide language-concordant quality medical care in Spanish.

As editors, the experience of working with expert collaborators from across the country has been invaluable, enriching, and rewarding. These experts have eagerly contributed their cases, experience, and linguistic and cultural knowledge to the creation of this book. We want to celebrate that the majority of the contributing authors in this book identify as Hispanic, Latino, Latina, or Latinx—a fact of which we are most proud as we recognize the growth and value of this important, underrepresented group within the field of medicine and in academic discourse. Additionally, we want to acknowledge the contributions from several physicians whose Spanish experience is not as a heritage or primary language but rather as learners of Spanish as a second language, and who therefore role model what many of our readers can accomplish with effort and dedication. In the process of working with this talented group of authors, we have learned about our colleagues, about ourselves, about our shared language of medicine, and about our shared language of Spanish.

Disparities in the medical care of Spanish-speaking patients are personal to us. Before and after becoming physicians, we have been the children, grandchildren, siblings, spouses, cousins, parents, neighbors, students, colleagues, mentors, and teachers of many other Hispanic, Latino and/or Spanish-speaking individuals. We have experienced firsthand and through our community the pain, disparities, fear, and challenges that come with seeking and accessing medical care in an unfamiliar language. We have experienced the joy, love, family-centeredness, and passion that come with being a part of this enriching and powerful community.

With this work, we aim and commit to highlighting the societal and medical value of multilingualism, the core principle of respect for all patients as individuals and as fellow human beings, and the importance of communication with patients in concordant language and using culturally appropriate skills. We hope you enjoy the journey of this book of cases and assessment as we continue to work together to build sustainable educational and healthcare processes that uplift, support, and promote the fullness and diversity of our voices, sounds, accents, faces, colors, and languages.

Pilar Ortega, MD and Marco A. Alemán, MD, FACP

Prefacio

Hace un par de años, compartiendo un cafecito, reflexionamos sobre la necesidad de disponer de un libro de casos de español médico. El proceso de hacer que esta idea se hiciera realidad ha sido una labor fascinante desarrollada sobre un terreno desconocido, ya que actualmente existen pocos recursos que ilustren la realidad y las historias de los pacientes hispanohablantes. Desde el comienzo, el proyecto tenía que alcanzar dos metas complejas: la meta de reflejar, de modo humano, las experiencias de vida y de salud de la población hispana/latina en los Estados Unidos, y la meta de ayudar a la profesión médica a aprender y a evaluar las habilidades comunicativas necesarias para proporcionar servicios de salud de alta calidad en español.

Como editores, la experiencia de trabajar con colaboradores de todo el país ha sido muy valiosa, enriquecedora y gratificante. Estos expertos han aportado de manera entusiasta sus casos, su experiencia y sus conocimientos lingüísticos y culturales a la creación de este libro. Celebramos el hecho de que la mayoría de los autores contribuyentes se identifican como hispanos, hispanas, latinos, latinas o latinx. Estamos sumamente orgullosos de poder respaldar y fomentar el crecimiento y el valor de este grupo infrarrepresentado en el campo de la medicina y en el ámbito académico en general. Nos complace también reconocer las grandes contribuciones de varios médicos cuya experiencia previa en español no se relaciona con la lengua de herencia familiar ni con la lengua nativa, sino con su experiencia como hablantes de español como segunda lengua; estos médicos muestran unas capacidades comunicativas en español que muchos de nuestros lectores pueden también conseguir con esfuerzo y dedicación. Al trabajar con este grupo de autores, dotados todos ellos de gran talento, hemos aprendido mucho sobre nuestros colegas, sobre nosotros mismos, sobre nuestro lenguaje compartido en la práctica de la medicina y sobre nuestro lenguaje compartido en el uso del español.

Las desigualdades en la atención médica a los pacientes hispanohablantes representan un reto personal para nosotros. Antes y después de titularnos como médica y médico, hemos sido hija e hijo, nieta y nieto, hermana y hermano, esposa y esposo, prima y primo, madre y padre, vecina y vecino, profesora y profesor, estudiantes, colegas y mentores de muchas otras personas hispanas, latinas o hispanohablantes. Hemos sentido, tanto en nosotros mismos como en nuestra comunidad, el dolor, la desigualdad, el miedo y la dificultad inherentes al hecho de solicitar atención médica y acceder a servicios médicos en los que nuestro idioma es desconocido. Hemos vivido la alegría, el cariño, la cercanía familiar y la pasión que acompaña al hecho de ser parte de esta comunidad tan animosa y enriquecedora.

Con este libro, aspiramos y nos comprometemos a resaltar el valor social y médico del multilingüismo, el principio fundamental del respeto por todos los pacientes como individuos y seres humanos, y la importancia de la comunicación con los pacientes en su idioma, y de forma culturalmente apropiada. Esperamos que disfruten del recorrido por este libro de casos y evaluación, mientras seguimos trabajando juntos en la creación de sistemas sostenibles de educación y servicios de salud que eleven, apoyen y promuevan la plenitud de la diversidad de nuestras voces, sonidos, acentos, rostros, colores e idiomas.

Pilar Ortega, MD y Marco A. Alemán, MD, FACP

Ana Laura Bermúdez, MD
Resident Physician
Department of Internal Medicine
University of North Carolina at Chapel Hill
Chapel Hill, NC

Marie A. Cabiya, MD
Director
Family Planning,
Associate Ambulatory Director
Obstetrics and Gynecology Treatment Center
Advocate Illinois Masonic Medical Center
Chicago, IL

Estefanía Cruzval-O'Reilly
Medical Student
Universidad Central del Caribe
Bayamón, Puerto Rico

Joseph J. Cooper, MD
Associate Professor of Clinical Psychiatry
Director of Medical Student Education in
  Psychiatry
University of Illinois at Chicago
Chicago, IL

María E. Díaz-González de Ferris, MD, MPH, PhD
Professor
Department of Pediatrics
Division of General Pediatrics and Adolescent
  Medicine
University of North Carolina School of
  Medicine at Chapel Hill
Chapel Hill, NC

Charles S. Ebert Jr., MD, MPH, FACS, FARS, FAAOA
Associate Professor
Department of Otolaryngology–Head and
  Neck Surgery,
Director, NeuroRhinology–Advanced
  Rhinology and Endoscopic Skull Base
  Surgery Fellowship,
Medical Director of Otolaryngic Allergy Services
Associate Director
Residency Program
University of North Carolina School of
  Medicine at Chapel Hill
Chapel Hill, NC

D. Elizabeth Estrada, MD
Clinical Professor of Pediatrics
George Washington University School of
  Medicine
Children's National Medical Center
Washington, DC

Gino A. Farina, MD
Professor of Emergency Medicine
Donald and Barbara Zucker School of
  Medicine at Hofstra/Northwell
Hempstead, NY

Margo McKenzie Faulk, MD, MPH
Resident Physician
Department of Family Medicine
University of North Carolina Medical
  Center
Chapel Hill, NC

Ana Cristina Gonçalves Félix, MBBCh, FAAN
Assistant Professor
Department of Internal Medicine
Division of General Medicine and Clinical
  Epidemiology
University of North Carolina School of
  Medicine at Chapel Hill
Chapel Hill, NC

Joaquín González, MD
Interventional Cardiologist
Advocate Heart Institute
Chicago, IL

Verónica A. Kon Graversen, MD
Opthalmologist
Retina, Vitreous and Macular
  Surgeon
Miami, FL

Jenifer Lloyd, MD
Assistant Professor of Clinical
  Psychiatry
University of Illinois Health Clerkship
  Site Director
University of Illinois at Chicago
Chicago, IL

Aída Lugo Somolinos, MD
Professor, Director
Clinical Trials Unit,
Director
Contact Dermatitis Clinic
Department of Dermatology
University of North Carolina at Chapel Hill
Chapel Hill, NC

Luis Malpica, MD
Assistant Professor
Department of Lymphoma and Myeloma
Division of Cancer Medicine
The University of Texas MD Anderson
    Cancer Center
Houston, TX

Margarita A. Mankus, MD
Pediatrician
Riverside Healthcare
Bourbonnais, IL

Ricardo Y. Mendoza, DDS, MS, FICD
Pediatric Dentist
Advocate Health Care
Chicago, IL

María Carolina Mora Pinzón, MD, MS
Preventive Medicine and Public Health
    Physician
Research Fellow
Department of Family Medicine and
    Community Health,
Assistant Scientist
Department of Medicine
School of Medicine and Public Health,
    University of Wisconsin-Madison
Madison, WI

Jonathan Moreira, MD
Assistant Professor of Medicine
Division of Hematology and Oncology
Feinberg School of Medicine, Northwestern
    University
Chicago, IL

Maritza Morell, DDS, MS, MPH
Senior Associate
Department of Dentistry,
Instructor
Developmental Biology
Harvard School of Dental Medicine
Boston, MA

Noa Schlossberg Nessim, MD
Resident Physician
Department of Family and Social Medicine
Montefiore Medical Center
New York, NY

Cecilia Ordóñez Moreno, MD
Psychiatrist
Clínica El Futuro
Durham, NC;
Adjunct Assistant Professor
Department of Psychiatry
University of North Carolina at Chapel Hill
Chapel Hill, NC

Sandra Quezada, MD, MS
Associate Professor
Department of Medicine
Division of Gastroenterology and
    Hepatology,
Associate Dean for Admissions
Assistant Dean for Academic and
    Multicultural Affairs
University of Maryland School of
    Medicine
Baltimore, Maryland

Sarah Inés Ramírez, MD
Assistant Professor of Family and Community
    Medicine
Penn State College of Medicine
Hershey, PA

Alfredo C. Rivadeneira, MD
Associate Professor of Medicine
Division of Rheumatology, Allergy, and
    Immunology
Department of Medicine
University of North Carolina at Chapel Hill
Chapel Hill, NC

M. Patricia Rivera, MD
Professor of Medicine
Division of Pulmonary and Critical Care
    Medicine,
Co-Director, Multidisciplinary Thoracic
    Oncology Program
Department of Medicine
University of North Carolina School of
    Medicine at Chapel Hill
Chapel Hill, NC

Daniel Roque, MD
Associate Professor
Vice-Chair for Outpatient
    Neurology
Medical Director
University of North Carolina Hospitals,
    Neurology Clinics
Division of Movement
    Disorders
Department of Neurology
University of North Carolina at Chapel Hill
Chapel Hill, NC

Pablo Serrano, MD
Associate Professor
Department of Surgery
Division of Abdominal Transplant Surgery
University of North Carolina School of
    Medicine at Chapel Hill
Chapel Hill, NC

Tiffany M. Shin, MD
Assistant Professor
Department of Pediatrics
Wake Forest School of Medicine
Winston-Salem, NC

Alexander Smith, MD
Internal Medicine Resident Physician
Department of Medicine
North Shore University Hospital and Long
    Island Jewish Medical Center, Northwell
    Health
Manhasset, NY

Joshua Vega, MD
Assistant Professor
Division of Cardiology
Department of Medicine
University of North Carolina School of
    Medicine at Chapel Hill
Chapel Hill, NC

CONTENTS

Appendix (Case Note 1: Blank for Learner to Complete   for each case is available online for electronic download.)

AUDIO TABLE OF CONTENTS

CHAPTER 1

¡Bienvenidos y bienvenidas!
Welcome and Introduction

Pilar Ortega, MD ▩ Marco A. Alemán, MD

Introduction to Language Concordance and Medical Spanish Education

Building a language-concordant and culturally competent health care workforce is of utmost importance in providing equitable care to linguistic minority communities. Language-concordant care has been shown to result in improved patient outcomes.[1] Medical Spanish educational efforts in the United States (U.S.) aim to prepare the current and future health care workforce to competently provide direct patient care for Spanish-speaking patients. This not only requires learning and knowing medical vocabulary in Spanish[2] but also requires that clinicians providing care to Spanish-speaking patients apply their medical knowledge in the context of this population. To achieve this, clinicians need to ask linguistically and culturally appropriate interview questions, demonstrate empathy and build rapport, consider sociocultural challenges to care that may affect their patients' understanding or ability to comply with recommendations, and accurately convey complex medical information in patient-centered language, in Spanish. Furthermore, bilingual or multilingual clinicians are challenged to perform these complex communication skills in the care of Spanish-speaking patients in the context of healthcare and sociopolitical systems that are not always well prepared linguistically or culturally to appropriately serve this population.[3]

The purpose of this book is to build upon the learner's prior medical Spanish knowledge base through realistic patient cases. The cases are meant to be used as a learning tool through reading, listening, role-playing and as an assessment tool to monitor progress and understand limitations. Readers can therefore use the cases as a self-study method, but the cases can also be applied in classroom settings with one student playing the role of patient and another playing the role of the clinician, for example. This book of cases and examination review is intended to help the learner apply previously learned medical Spanish vocabulary and interview skills to direct patient interviewing, medical documentation, medical decision-making, and patient education. The cases are not translations of English cases but rather reflect realistic Spanish-speaking patient scenarios, including embedded relevant cultural content that may affect health and patient care.

This first chapter will explain how to use this book as a learning tool. We will dissect each component of the chapters and cases for their most effective use by readers, including students and faculty. For guidance in using the book as an examination or assessment tool, please review the recommendations in Chapter 14.

User's Guide

This section consists of guidelines that the reader should apply when using this book as part of the individualized medical Spanish learning process. We progressively explain the components of the book and share suggestions for how to approach the cases—and each segment of a case—from a

1

cultural and linguistic medical Spanish perspective as well as ideas for activities or reflective exercises that can be done in group or individual settings to challenge learners in using and applying medical Spanish communication skills.

Chapter Organization

Consistent with one of the recommended methods for teaching medical Spanish,[2] the book presents cases organized by organ system. Each chapter consists of several cases that illustrate a chief complaint in a given organ system. The cases range from common to rare and simple to complex. Additionally, while the cases are placed within the chapter that best fits either their initial presentation or final diagnosis, many complaints and final diagnoses involve comorbidities or complications that span multiple organ systems, and the differential diagnosis itself often entails thinking outside the box of the given organ system. As with real patients, the cases in the book rarely follow a "textbook" pattern, so the interviewer or learner must think through the evolving history of present illness and other data to yield the most likely differential diagnoses and the most effective diagnostic and treatment plan for the Spanish-speaking patient.

While it is impossible to encompass all possible presentations in a single book of cases, we have made an effort to provide a wide breadth of presentations per organ system. We also display the heterogeneity of the Hispanic/Latino community, including its varied nationalities, ages, gender identities, religious beliefs, regionalisms and Spanish vocabulary variants, family compositions, and other complex facets of diversity that enrich and comprise this community.

The final chapter, Chapter 14, will review in detail how to use this book as an assessment tool for medical Spanish skills.

Introductory Information

Each case begins with a short section titled "Introductory Information" which provides data that would be typically included in a patient's medical record or chart before the clinician enters the patient's room. The patient may provide this basic information over the phone or may submit it via a health center's electronic portal when scheduling the appointment. The information is usually then confirmed at the front desk at the time of the appointment. In the case of an urgent care or Emergency Department visit, this basic patient information is typically obtained at the triage or front desk. The following elements are included in the introductory information for each case:

PATIENT'S NAME

Names are an essential part of identity in the Hispanic/Latino culture. Often they are long, with multiple-word first names or several last names. Other times, an initial is used, or the name that is listed in the medical record is not the name that the patient uses when introducing themselves to the clinician. When relevant, we include some useful cultural comments on Hispanic/Latino names and on how to refer to patients (e.g., titles, use of formal *usted* vs. informal *tú*) in the case discussion.

AGE AND DATE OF BIRTH

Age and date of birth are included for each case.

GENDER

Most medical records include a binary gender designation as male or female. Although some patients in the book later disclose nonbinary gender identities, these designations, where relevant, are elicited and discussed as part of the medical encounter. The use of gendered pronouns is also discussed in some of the cases in the book, as this discussion takes on a different structure in Spanish than in English due to differences in grammar.

RACE/ETHNICITY

Despite recommendations, and in some cases, state and federal mandates, to collect race and ethnicity information based on patient self-report, medical records might include assumed race/ethnicity as reported by administrative staff based on patient appearance, name, language, or other factors. Patients of Hispanic/Latino/Latina/Latinx ethnicity have been historically categorized by U.S. census as Hispanic, but individual medical records may record this information differently (e.g., Latino, Latina, Latinx). Furthermore, Hispanic/Latino patients may be of any racial profile. Some of them may report White, Black, Asian, mixed, or other racial profiles in addition to or instead of Hispanic/Latino ethnicity.

SELF-REPORTED NATIONAL OR ETHNIC ORIGIN

Many patients of Hispanic/Latino ethnicity self-describe their national or ethnic origin differently than how they are described in the race/ethnicity category above. In many cases, patients identify with their personal or family national origin more than they do with the Hispanic/Latino ethnicity overall. For example, they may identify as being from Panamá or México as their primary self-reported national origin. Others may not feel a strong tie to their personal or family national origin and may instead choose to describe themselves using a term such as Hispanic, Latino, Latina, or Latinx. This section is not meant to introduce judgement into how Hispanic/Latino patients may or should self-identify but rather to provide a space for the patient's preferred national or ethnic origin designation that may further characterize their individual identity and that may assist in the evaluation of the patient.

LANGUAGE PREFERENCE

Medical records in the U.S. sometimes default language preference to English. If accompanying family members speak some English, patients may not be categorized as Spanish speakers and may not be offered language-appropriate health services. Therefore, existing data inadequately captures the number of patients with a language preference besides English. Most patients in this book are monolingual Spanish speakers, but a few have mixed or multiple language preferences, or present as a family unit in which multiple language needs may coexist due to generational language differences.

CITY, STATE

The cases take place in the U.S., but locations vary among urban and rural environments and in states in all regions of the country, where access to care issues, environmental exposures, sociocultural and political environments, and other factors may vary and may differently affect Spanish-speaking patients.

MEDICAL SETTING

The medical setting may be relevant as clinician readers consider what types of testing may be available to them, how long tests may take to yield results, and whether the patient needs to be transferred emergently or referred to a different setting for further testing or treatment. Case settings include outpatient primary care (e.g., internal medicine, family medicine, pediatrics), nursing home, outpatient specialist care, urgent care, emergency care, and hospital inpatient settings.

REASON FOR VISIT

The reason for visit is included verbatim as is stated by the patient or caregiver in Spanish when making the appointment or presenting to the front desk; it may vary from the chief complaint as later stated to the clinician during the medical interview, as it often does in real life. Select cases are referrals from other providers and may be indicated as such in the reason for visit.

VITAL SIGNS

Vital signs as taken upon patient arrival are included. In some cases, but not all, additional data such as weight and height may be included if those measurements were taken upon arrival.

Medical Encounter

The medical encounter consists of the medical interview and physical examination. This section of the book is provided in Spanish only, since the focus of this section is to provide a realistic patient-clinician conversation to elicit the medical history. In some cases, the audio of the medical encounter dialogue is available as well so that readers can practice listening comprehension and appreciate differences in accents and pronunciation in different Spanish speakers. Keep in mind that each medical encounter provides an example of how interview questions can be asked. We have intentionally created interviews in which the clinicians sometimes make errors or misunderstand the patient, allowing the case clinician to demonstrate ways of apologizing, changing interview tactic, or asking for clarification. We have also intentionally included patients who display varying levels of education and health literacy, cultural beliefs, communication styles, and use of linguistic variants (e.g., regionalisms, Spanglish, colloquial expressions, and occasional words in English but pronounced in Spanish, among other examples).

For beginner Spanish learners, reading the full medical encounter dialogue in Spanish may be quite challenging, but may still be a valuable exercise in language immersion. Moreover, listening to the dialogue before, during, or after reading the case can be a great way to work on pronunciation and to gather the context of the speakers' intonation to gain a stronger understanding of the content. Additionally, the information provided in the case is summarized by the author in the sample case notes provided (described below) and are meant to help readers check the accuracy of their comprehension of the patient dialogue.

Some learners with sufficient Spanish skills may choose to cover the clinician's side of the dialogue and self-generate the types of questions and responses to the patient to practice coming up with appropriate medical interviewing questions in Spanish. Learners may also ask themselves the following reflection questions throughout the dialogue:

- How would I have asked that question?
- Is there an additional follow-up question that I might have considered asking at this point?
- Is there a word or phrase that the patient used that I did not understand? How would I ask for clarification? We also encourage readers to look up these words or phrases to add to their linguistic repertoire and future listening comprehension skills.
- Would I have asked or approached this question differently in an English-speaking patient? Why or why not?

Case Note

After either reading through a case or listening to the case audio, learners should complete a case documentation note, as they would normally write in their practice. This note should reflect the critical elements of the case that the learner understood as pertaining to history of present illness, past medical history, medications, allergies, social history, family history, key physical examination findings, and medical decision-making regarding differential diagnosis, diagnostic work-up, and treatment plan for the patient.

CASE NOTE 1: BLANK FOR LEARNER TO COMPLETE

For readers whose medical practice documentation is routinely done in English, writing the case documentation in English will serve as an excellent opportunity for systems-based practice improvement (i.e., working on accurate and efficient documentation of a Spanish-speaking patient encounter in the English medical record). Additionally, this is a great way for learners to check comprehension by later comparing their case documentation to the "Sample English Version" included in the case (explained below). Medical Spanish learners seeking an extra language challenge, or readers whose practice allows or requires medical record documentation in Spanish, can write their case documentation in Spanish and compare it to the "Sample Spanish Version" (explained below).

The blank case note also includes a dedicated space ("Explicación centrada en el/la paciente") in which all readers should write how they would explain the diagnosis and plan of care to the patient using patient-centered language in Spanish. This section should emphasize language that is not overly technical and that can be easily understood by patients.

The blank case note can be accessed in the print version of this book (see Appendix) or downloaded online from each corresponding chapter. Readers may also use the template provided to create their own case note or use the case documentation system in their usual practice setting in order to make this learning exercise as realistic and practical as possible.

CASE NOTE 2: SAMPLE SPANISH VERSION

The Spanish note reflects how the case documentation could be accurately written in Spanish by a clinician seeing the patient. Technical medical vocabulary is often included, since this type of language would typically be included in medical record documentation.

CASE NOTE 3: SAMPLE ENGLISH VERSION

The English note is provided to allow readers to compare their notes to a case documentation note in English. The notes provided generally include more complete diagnostic and treatment plans than might normally be written in medical records. Likewise, the notes include thorough justifications of differential diagnoses given the focus of the book as a learning tool. The case authors have thoroughly described their medical decision-making and assessments so the reader can check not only their language knowledge but also their medical knowledge base and comprehension of the medical elements involved. Readers should note that given the scope of the book, the list of differential and alternative diagnoses, assessment discussions, and treatment plans of the patients included in the cases are not exhaustive.

PATIENT-CENTERED DISCUSSION—*EXPLICACIÓN CENTRADA EN EL/LA PACIENTE*

Readers can compare their patient-centered explanations with the explanation written in Spanish by the case author; the Spanish patient-centered discussion is included immediately after the Sample Spanish Version. Moreover, the English translation of the patient-centered discussion is provided following the Sample English Version so that learners at all levels of Spanish knowledge can confirm their comprehension.

Case Discussion

After readers have reviewed the medical encounter and practiced writing their case note documentation, as they would typically do in patient care settings, the next step in the case is to read the case discussion. In this section, the case authors have reflected upon and selected what they consider the most important elements of the case. They have analyzed the essential medical data that should have been obtained during the process of the interview and provided specific tips for areas of the interview that may have been particularly challenging from a language or medical perspective. In addition, the case authors have incorporated key insights into cultural health information, beliefs, and/or practices that may influence the presentation or medical care of the patient in the given case. In this section, we will review each of the components of the case discussion and their suggested utility to the reader.

CRITICAL DATA TO OBTAIN FROM THIS PATIENT INTERVIEW

This section covers the type of information that a clinician seeing a patient with this chief complaint should obtain during the patient interview. This may include the most important initial items in history-taking. For example, in some cases the type of onset, duration, family history, surgical history, or other elements may be particularly critical. The case author guides the reader through the questions or physical examination components that are most relevant to the case to help rule in or rule out the top three differential diagnoses.

TIPS FOR INTERVIEWING IN THIS CASE

This section covers special tips for evaluating Spanish-speaking patients with this problem. Some examples may be discussing possible approaches to elements of this patient's history that may have been particularly challenging or unexpected. In many cases, authors provide multiple Spanish phrases, terms, including regionalisms and linguistic variations, or interview questions that may help in conducting a most accurate and effective encounter.

CULTURAL CONSIDERATIONS

This section includes insight into specific cultural health beliefs or practices, social circumstances common in the Hispanic/Latino community, or other special considerations that may come up with the patient in the given case or in similar patients or medical encounters.

CRITICAL ELEMENTS OF THE MEDICAL ENCOUNTER

The critical elements box displays the "cannot miss" elements of the case. If readers find that they had not considered one or some of these elements of the case, it may be valuable to reflect on the reasons why. Some of the following reflection questions may be illuminating:
- Do I agree that this is a critical element of the case? Why or why not?
- Did I forget to ask a certain interview question?
- Would my interview style have prevented me from obtaining an honest response from the patient?
- If I did not ask the question, what was the reason? Was it lack of medical Spanish vocabulary that prevented me from asking? Was I concerned that the question would be viewed as culturally inappropriate? Was I unsure of how to phrase the question sensitively?

- Did I forget to conduct a portion of the physical exam? Did I find that my medical knowledge base was lacking regarding this element or how it may play a role in this patient case?

We recommend this reflective approach to exploring learners' personal strengths and areas for improvement. For additional information on using the critical elements box as an assessment tool, please review Chapter 14, which will further guide readers on how to use the critical elements box to rate learner performance on the cases.

EVOLUTION OF THE CASE

In some cases, we include a segment discussing the evolution of the case as reported during a follow-up visit or after the results of the initial testing. Learners may challenge themselves by reflecting on questions such as: What if the results of the tests had confirmed a different diagnosis? How would I explain that diagnosis to the patient, and how would it change the treatment plan? If a case evolution segment is not provided, learners may consider writing their own dialogue in Spanish that reflects a patient-clinician medical encounter in follow-up to the visit presented in the case. Guiding suggestions to write the dialogue include:

- Ask the patient how they have been feeling and how the symptoms have changed since the last encounter. Present the available results to the patient.
- Ask the patient whether they understand the results and consider using teach-back methods to ensure accurate comprehension.
- Discuss next steps in management.
- Consider asking the patient whether they would want someone else to be with them when discussing the results of testing and plan.

Audio Components

Select cases per chapter have an available audio segment that can be used to practice listening comprehension of the medical encounter.

¡Vamos a empezar! Let's get started!

Now that we have clarified the structure and purpose of the book's chapters, cases, and the case components, it is time to get started with evaluating Spanish-speaking patients! Congratulations on your decision to improve and assess your medical Spanish communication skills! We are proud to help you on your journey to providing equity-minded, high-quality care for Spanish-speaking patients. *¡Felicidades!*

References

1. Diamond L, Izquierdo K, Canfield D, Matsoukas K, Gany F. A Systematic Review of the Impact of Patient-Physician Non-English Language Concordance on Quality of Care and Outcomes. *Journal of General Internal Medicine.* 2019;34(8):1591–1606. https://doi.org/10.1007/s11606-019-04847-5
2. Ortega P, Diamond L, Alemán MA, et al. Medical Spanish Standardization in U.S. Medical Schools: Consensus Statement From a Multidisciplinary Expert Panel. *Academic Medicine: Journal of the Association of American Medical Colleges.* 2020;95(1):22–31. https://doi.org/10.1097/ACM.0000000000002917
3. Ortega P. Spanish Language Concordance in U.S. Medical Care: A Multifaceted Challenge and Call to Action. *Academic Medicine: Journal of the Association of American Medical Colleges.* 2018;93(9):1276–1280. https://doi.org/10.1097/ACM.0000000000002307Altwegg

Musculoskeletal and Dermatologic Cases – Casos musculoesqueléticos y dermatológicos

Estefanía Cruzval-O'Reilly ▧ Aída Lugo Somolinos, MD ▧
Pilar Ortega, MD ▧ Alfredo C. Rivadeneira, MD

Introduction to Musculoskeletal and Dermatologic Cases

Musculoskeletal and dermatologic complaints represent a significant portion of physician visits in pediatric and adult populations. For example, over 18% of pediatric Emergency Department visits are estimated to be related to musculoskeletal pain.[1] Traumatic injury and other causes of musculoskeletal pain are among the most common clinical presentations that must be evaluated by health care providers in primary care, urgent care, and emergency settings. In the Hispanic/Latino population, musculoskeletal pain and complications related to rheumatologic conditions may be more significantly tied to loss of employability since this patient population's work often is tied to their physical functioning.[2] Additionally, musculoskeletal pain complaints may be under- or inappropriately treated in patients when a language discordance or cultural misunderstanding is present.[3]

Similarly, in the field of dermatology, the variations in skin color and related skin conditions that more frequently affect the Hispanic/Latino population, the increased frequency of sunburn in this community, and the reduced use of photoprotection are important factors to consider when evaluating skin health of Hispanic/Latino children and adults.[4-5] Patients who present with musculoskeletal or dermatologic pain or injury (e.g., lacerations, contusions) should be evaluated for traumatic injury as well as environmental exposures (e.g., triggers for allergic reactions, infections). While the physical examination is of critical importance in musculoskeletal and dermatologic complaints, it is important to appreciate that the physical examination only gives the clinician a single data point of the status of the patient's condition at the present point in time. The clinical history is essential in determining how the pain, injury, swelling, rash, or other symptoms have changed over time and how they may or may not be related to potential inciting events. Thus, clinicians should focus on obtaining a careful history with attention to the chronology of events, progression of symptoms, and possible triggers.

The cases discussed in this chapter include various musculoskeletal and dermatologic complaints that clinicians should evaluate for multiple possible etiologies and should consider how to best educate patients about their symptoms, diagnosis, and plan of care for a most effective outcome.

Case 1 – Knee swelling – Hinchazón de rodilla

Alfredo C. Rivadeneira, MD

INTRODUCTORY INFORMATION

Patient's Name	Joaquín Ramírez
Age	54 years
Date of Birth	July 14, 1964
Gender	Male
Race/ethnicity	Latino
Self-reported national or ethnic origin	Guatemala
Language preference	Spanish
City, State	Pittsboro, North Carolina
Medical Setting	Rheumatology Clinic
Reason for visit	*"Tengo la rodilla hinchada."*
Vital signs	HR 90 BP 162/85 RR 14 Temp. 38.1°C O$_2$Sat 99%

🔊 MEDICAL ENCOUNTER

Doctor/a o profesional sanitario	Paciente
Presentación	
Hola, yo soy el doctor Rivadeneira.	Hola, soy Joaquín Ramírez. Un gusto en conocerlo, doctor.
Pregunta introductoria	
Mucho gusto, señor Ramírez. ¿Cómo puedo ayudarlo hoy?	Me duele mucho la rodilla derecha desde hace dos días. El dolor es insoportable y no he podido dormir en dos noches.
Historia de la enfermedad actual	
Bueno, vamos a ver si podemos ayudarlo. Cuénteme qué pasó.	Sí, cómo no. Hace un par de días habíamos estado trabajando en una tarea muy pesada. Yo trabajo en la construcción. Habíamos estado acarreando tablones pesados la mayor parte del día.
¿Se hizo daño con los tablones?	No, doctor. No me caí ni me lastimé la rodilla ni los otros huesos. Esa noche, bien temprano en la madrugada me desperté con un dolor muy horrible en la rodilla derecha. Cuando quise levantarme y puse peso para caminar, el dolor fue insoportable. Como si tuviera un hierro caliente en la coyuntura. Tuve que acostarme inmediatamente. Desde ese momento, la rodilla ha estado hinchada y se siente caliente y no soporto tocarla. El más mínimo roce causa un dolor tremendo. Ni las sábanas de la cama tolero que me toquen ahí.

Continued on the following page

Doctor/a o profesional sanitario	Paciente
Lamento mucho que le esté sucediendo esto. ¿Hay otras coyunturas que le están doliendo o que están hinchadas así hoy?	Ahora no. Es la única coyuntura que me duele, pero, antes he tenido algo parecido en los dedos gordos de mis pies y una vez, en el tobillo izquierdo.
Cuénteme más sobre esas otras coyunturas. ¿Cuándo fue la primera vez que sintió dolor así y en qué parte del cuerpo ocurrió?	Hace como cinco años atrás, tuve el primer ataque de dolor e hinchazón en el dedo gordo del pie derecho. Después tuve varios ataques más en el dedo gordo del pie izquierdo y una vez, en el tobillo izquierdo como le dije antes.
¿Cuánto duran estos ataques?	Los ataques en general duran entre tres y siete días y se van.
¿Qué hace para aliviar los ataques?	Para aliviarlos tomo ibuprofeno, pero tengo que tomar muchas píldoras y creo que me afectan el estómago. También hago reposo y le aplico hielo. Eso ayuda, pero durante esos dolores, estoy muy incómodo y mal humorado. Mi familia no sabe cómo ayudarme.
¿Cuántas veces ha tenido estos ataques en los últimos doce meses?	Unas seis veces creo, y me siento que cada vez son más frecuentes y duran más tiempo.
¿Qué piensa usted que pueda ser la causa de los ataques?	Creo que puede ser cuando como mucho, especialmente ciertas comidas como carne de res o mariscos y cuando no tomo suficiente agua, pero, en realidad, recientemente no le he encontrado relación alguna con lo que como. Me siento que ahora los ataques pueden ocurrir sin causa ni aviso.
Y este ataque de la rodilla, ¿se siente que es parecido a los otros?	¡Sí! Pero es mucho peor… Necesito ayuda, doctor, por favor; este dolor es intolerable.
¿Alguna vez ha tenido dolor o hinchazón de los dedos de las manos o las muñecas?	No, nunca.
Y cuando no tiene un ataque, ¿usted en general se siente bien?	Sí, en general, normalmente me siento bien.
Específicamente en las coyunturas, ¿hay veces en las que usted siente rigidez de las coyunturas en la mañana cuando se levanta?	No, no me duelen más que cuando tengo un ataque. Lo de rígido, no sé. ¿Qué quiere decir?
Por ejemplo, que es difícil mover o se sienten tiesas las coyunturas. Por ejemplo, la rodilla, los tobillos, las manos por la mañana, pero luego después de un rato las puede mover mejor.	No he notado eso, doctor.
Síntomas asociados	
¿Ha notado algo más además del dolor e hinchazón de las coyunturas?	Lo que sí he notado son unas bolitas en la piel de los codos que a veces se hinchan y duelen. Esto me apareció hace tres meses.
¿Antes de que se le hinchara la rodilla, así como ahora, recuerda haber tenido crujidos en la rodilla o una sensación de que se le aflojan las rodillas?	No.
Repaso por sistemas	
¿Ha notado fiebre, escalofríos o pérdida de peso con los ataques?	Pérdida de peso no, pero, me siento afiebrado y sí, a veces tengo escalofríos. Esta vez, desde hace dos días me siento como con fiebre.

Doctor/a o profesional sanitario	Paciente
Aparte de las bolitas en los codos, ¿ha notado erupciones o ronchas en la piel?	La piel se me pone roja con la hinchazón, pero, una vez que el ataque se va, lo rojo también se va. Algunas veces se me seca y luego se cae la piel justo a donde tenía lo hinchado.
¿Recuerda haber tenido picaduras de insectos o se ha tenido que quitar una garrapata de la piel recientemente?	No, no recientemente.
¿Cuándo recuerda picaduras?	Oh, bueno, de garrapatas nunca, y de mosquitos a lo mejor tuve alguna picadura hace cuatro o cinco meses, en el verano, pero nada serio.
¿Alguna vez ha tenido dolor en los ojos o se le han puesto rojos?	No.
¿Ha notado llagas en la boca o los genitales?	No.
¿Ha tenido dolor de abdomen con diarrea y sangre en la materia fecal?	No.
¿Tiene dolor en la parte baja de la espalda?	No, doctor.
Antecedentes médicos	
¿Qué otros problemas de salud ha tenido?	Presión alta, colesterol y diabetes. También he tenido piedras en los riñones y me han dicho que los riñones no me funcionan al cien por ciento.
¿Ha visitado a otro doctor regularmente?	Sí, veo a mi médico de familia.
Historia quirúrgica	
¿Le han hecho alguna cirugía?	No.
Medicamentos	
¿Qué medicamentos toma regularmente?	Demasiados. lisinopril, hidroclorotiazida, atorvastatina y aspirina. El ibuprofeno solo cuando tengo los ataques.
¿Usa algún suplemento natural o herbal?	No.
Alergias	
¿Tiene alergias a medicamentos?	A la penicilina. Me daba comezón y ronchas cuando era niño.
Historia social	
Uso de sustancias recreativas o ilícitas	
¿Toma usted alcohol?	Alcohol alcohol, no. Me gusta la cerveza, pero estoy tratando de reducir la cantidad que tomo.
¿Cuántas veces a la semana toma alcohol?	Solo los fines de semana y rara vez durante la semana.
¿Cuántas cervezas toma en una noche?	Depende. No más de tres o cuatro en una noche.
¿A veces toma otro tipo de alcohol? ¿Vino, licor?	Muy de vez en cuando, pruebo el vino si es uno bueno.
¿Cuánta cafeína toma diariamente?	Tomo un café cada mañana, pero eso es todo.
¿Usted fuma o ha fumado antes?	No, nunca he fumado, por suerte.
¿Usa o ha usado drogas?	No, nunca.

Continued on the following page

Doctor/a o profesional sanitario	Paciente
Oficio	
Usted mencionó que trabaja en la construcción.	Sí, doctor, soy capataz.
Durante los ataques, ¿el dolor le ha impedido ir a trabajar?	Esta vez sí; no lo puedo soportar. Pero las otras veces, como soy el capataz, he podido cambiar un poco lo que hago y dejar que los otros muchachos hagan el trabajo más pesado por unos días y aguantarme el dolor. Ahora no puedo ni ponerme de pie, así que es demasiado. Me preocupa mucho no poder trabajar. Mi familia depende de mí, doctor.
Entiendo, señor Ramírez. Lo siento mucho. Hizo bien en venir. Ahora que terminemos de hablar, le voy a examinar, y hablaremos de cómo le vamos a ayudar.	Gracias, doctor.
Vivienda/Recreo/Relaciones	
¿Con quién vive?	Con mi esposa y tres hijos.
¿Ha vivido en otro país o ha viajado recientemente?	Nací en Guatemala y me vine para los Estados Unidos hace siete años. No he viajado desde que me vine para acá.
¿Hace ejercicio?	Juego al fútbol, pero, últimamente no mucho. Tengo miedo que me pueda dañar más las coyunturas.
Historia sexual	
¿Usted es sexualmente activo ahora?	Sí, con mi esposa.
¿Cuántas parejas ha tenido?	Desde que nos casamos, ella es la única. Antes, tuve dos novias.
¿Usan ustedes protección o contracepción?	Sí, ella se cuida.
¿Ha tenido alguna enfermedad de transmisión sexual?	No, nunca.
Violencia doméstica	
¿Ha sufrido abuso físico, verbal o sexual alguna vez?	No, nunca.
Historia médica de la familia	
¿Qué problemas de salud hay en su familia, por ejemplo, en sus padres o hermanos?	Mi madre es muy sana. Tiene setenta y cinco años y sufre de reuma en las rodillas. Mi padre falleció cuando yo tenía quince años en un accidente automovilístico. Creo recordar que él tenía ataques de dolores, puede ser en las coyunturas, pero no estoy seguro. Un hermano mío también tiene algo parecido, pero no tan fuerte como yo.
¿Hay alguien más en su familia con ataques parecidos a los suyos o con historia de reumatismo?	Ahora que lo menciona, doctor, tengo un tío, hermano de mi padre que padece de la gota y tiene ataques, así como yo. Él no puede comer carnes rojas o frijoles. Una lástima. Así y todo, el pobre hombre sigue teniendo ataques.
¿Algo más?	También dicen que mi abuela materna tenía reuma y recuerdo de niño notar que sus manos tenían los dedos todos torcidos.

Doctor/a o profesional sanitario	Paciente
Otros elementos de la entrevista médica	
¿Hay otras cosas que a usted le parecen importantes y que no le he preguntado?	Hemos hablado de mucho. No se me ocurre nada más en este momento.
Examen físico	
Signos vitales	Frecuencia cardíaca: 90 Presión arterial: 162/85 Frecuencia respiratoria: 14 Temperatura: 38.1°C Saturación de oxígeno: 99% Peso: 230 libras
Apariencia general del paciente	El paciente es un hombre con sobrepeso quien aparenta estar muy incómodo debido a dolor.
Examen cutáneo	Piel sin exantemas. Dos tofos de 1 cm cada uno en el codo derecho y un tofo de 2 cm en el antebrazo derecho. Eritema y calor a la palpación en la piel de la rodilla derecha.
Cabeza, ojos, nariz, garganta	Normocéfalo, sin señales traumáticas.
Cuello	Sin masas, buen pulso carotideo.
Examen cardiovascular y circulatorio	Ritmo regular sin sonidos extras. Extremidades con pulsos normales, sin edema o cianosis.
Examen pulmonar	Sin crepitación, soplo tubárico o sibilancias.
Examen abdominal	Sin distensión, dolor a la palpación, masas u organomegalia. Ruidos hidroaéreos normales.
Examen neurológico	Alerta y orientado en tiempo, persona y lugar. Nervios craneales, intactos Fuerza motriz, 5/5 en las cuatro extremidades, sin fasciculaciones o atrofia muscular. Examen sensorial, intacto. Reflejos profundos, normales.
Examen musculoesquelético	El paciente camina con dificultad extrema y con muletas debido al dolor de la rodilla derecha. No puede apoyar el pie derecho en el suelo debido al dolor. El examen de las articulaciones de las manos incluyendo las metacarpofalángicas, proximales y distales interfalángicas, las muñecas, codos, hombros, rodilla izquierda y tobillos no demuestran deformidades, hinchazón o dolor a la palpación. La amplitud de movimiento del cuello, los hombros y caderas es normal. La rodilla derecha aparece hinchada a la inspección con eritema difuso. A la palpación, hay dolor extremadamente fuerte calor y evidencia de un derrame articular de gran tamaño. La amplitud de movimiento está muy limitada por el dolor y con flexión de la rodilla. Los dedos de los pies demuestran cambios de agrandamiento óseo de la primera articulación metatarsofalángica bilateralmente, pero sin eritema, dolor o hinchazón a la palpación. Los dedos restantes son normales.

Continued on the following page

Doctor/a o profesional sanitario	Paciente
Conclusión de la entrevista médica	
¿Qué preguntas tiene?	Doctor, ¿qué es lo que tengo? ¿Es artritis? ¿Usted puede ayudarme?
Esas son excelentes preguntas. Claro que le vamos a ayudar. Ahora le voy a explicar lo que vamos a hacer para investigar la causa de su dolor y para el tratamiento.	

CASE NOTE

Case Note 1: Blank for Learner to Complete

 Available for electronic download in Appendix.

Case Note 2: Sample Spanish Version

Case Data Documentation (Comprehension of case information)	Historia del problema actual	El paciente es un hombre de 54 años que se presenta con dos días de dolor severo e hinchazón de la rodilla derecha. No hay antecedente de trauma en la rodilla y los síntomas comenzaron temprano en la mañana y de forma aguda cuando él estaba durmiendo. Además, durante el mismo período de tiempo, el paciente ha experimentado escalofríos y ha notado eritema y calor en la rodilla afectada, pero, esta vez, no siente dolor en otras articulaciones. Sin embargo, el paciente también reporta haber tenido síntomas parecidos, aunque no tan severos, involucrando otras articulaciones en otras ocasiones, incluyendo las articulaciones metatarsofalángicas de los dedos gordos y un tobillo. El paciente describe "ataques" agudos de artritis en estas articulaciones que duran entre 3 y 7 días y se resuelven tomando antinflamatorios no esteroideos como ibuprofeno. Entre los ataques, el paciente no siente ningún síntoma. Además, el paciente ha notado desde hace tres meses, la aparición de masas subcutáneas en la piel de los codos y antebrazos.
	Historia médica	- Hipertensión arterial. - Hipercolesterolemia. - Diabetes tipo 2. - Insuficiencia renal leve. - Nefrolitiasis.
	Medicamentos	Atorvastatina, lisinopril, hidroclorotiazida, aspirina e ibuprofeno cuando lo necesita.
	Alergias	Penicilina: prurito y urticaria.
	Aspectos importantes de la historia social, de sustancias e historia médica familiar	- Consumo de alcohol entre leve y moderado, especialmente cerveza, historia de nefrolitiasis y asociación de los episodios con el consumo de ciertas comidas incluyendo carnes rojas y mariscos. - También historia familiar de gota.

	Resultados claves del examen físico	- Dos tofos sin inflamación en la bursa olecraniana del codo derecho y un tofo también sin signos de inflamación en el antebrazo derecho. - Eritema y calor difuso de la piel de la rodilla derecha. - Derrame articular de gran tamaño en la rodilla derecha con dolor a la palpación y restricción a la flexión de la rodilla derecha sin inestabilidad.

Medical Decision-Making Documentation (Synthesizing case information to make medical decisions and recommendations.)	**Evaluación del paciente** Por favor escriba los tres diagnósticos más probables para este paciente en orden empezando con el más probable e incluyendo su justificación.	1. Gota aguda: Artritis por cristales de ácido úrico
		   El paciente presenta con monoartritis comienzo agudo y sin trauma y asociado con eritema, hinchazón y escalofríos, lo cual es típico de gota. El paciente tiene, además, historia de episodios agudos similares por los últimos 5 años con características de podagra (involucramiento de las articulaciones metatarsofalángicas de los dedos gordos) y de un tobillo. También tiene historia familiar de gota. Los episodios responden a anti-inflamatorios no esteroideos en dosis altas.
		2. Artritis séptica
		   Dado el involucramiento de una sola articulación, los escalofríos y fiebre de baja temperatura, una artritis séptica debe ser excluida.
		3. Artritis seronegativa u otra artritis sistémica autoinmune
		   Si las pruebas iniciales no confirman el diagnóstico de gota ni tampoco demuestran el diagnóstico de artritis séptica, se debe considerar un diagnóstico alternativo. Es posible que ésta sea la primera presentación de una artritis sistémica o condición autoinmune, como la artritis reumatoide, incluyendo artritis seronegativa.

	Plan	
	Plan para establecer o confirmar el diagnóstico: ¿Qué pruebas o procedimientos recomienda?	Plan para el diagnóstico: a. Artrocentesis diagnóstica de la rodilla derecha. b. Examinación del líquido articular en un microscopio de luz polarizada para buscar cristales y confirmar el diagnóstico de gota. c. Análisis de líquido sinovial, incluyendo cultivos bacterianos y recuentos de glóbulos blancos para determinar el grado de inflamación del líquido y descartar el diagnóstico de artritis séptica. d. Análisis de sangre: Función renal, hemograma completo, pruebas de función hepática y niveles de ácido úrico.
	Plan para el tratamiento: ¿Qué tratamientos recomienda?	Plan para el tratamiento: a. Si el examen microscópico confirma el diagnóstico de gota aguda, comenzar colchicina, 0.6 mg cada ocho horas por un día seguido de una tableta dos veces al día por 2 días, seguido por una tableta diaria hasta la próxima visita. b. Si el diagnóstico es gota aguda, además de la colchicina usaremos prednisona empezando con 60 mg diarios por dos días, seguido de 40 mg diarios por dos días, 20 mg diarios por dos días, 10 mg diarios por días y después parar. c. Volver para visita de seguimiento en 3 a 4 semanas para comenzar tratamiento preventivo para gota a largo plazo. d. Educar al paciente sobre gota, sus causas, tratamiento, prevención y modificaciones de la dieta y estilo de vida.

Continued on the following page

Patient-Centered Discussion
(Transforming the medical decision-making into language that the patient understands.)
Explicación centrada en el paciente
Por favor escriba cómo le explicaría su evaluación y el plan para el diagnóstico y tratamiento al paciente.

Señor Ramírez, me alegro de que lo hayamos podido evaluar hoy. El líquido que le sacamos hoy de la rodilla derecha probablemente nos confirmará el diagnóstico de gota. Tendremos los resultados en aproximadamente una hora. Pero, para asegurarnos que no haya una infección, también hemos enviado el líquido al laboratorio para hacer cultivos y otros análisis que tardan unos días. Creo que es improbable que tenga una infección.

La gota es una enfermedad causada por exceso de ácido úrico en la sangre. El ácido úrico en exceso se acumula y se deposita en sus tejidos. Una vez en los tejidos, el ácido úrico se cristaliza y cuando entra en contacto con su sistema inmunológico, éste reacciona como un mecanismo de defensa, causándole los ataques de inflamación.

Vamos ahora a tratar este ataque agudo con los medicamentos prednisona y colchicina. Hoy hablamos de los distintos tipos de comida que están asociados con elevación de los niveles de ácido úrico, así como la importancia de evitar el uso de alcohol, incluyendo cerveza, en exceso, bajar de peso y controlar su presión arterial. Éstos son todos factores que contribuyen a niveles altos de ácido úrico.

Quiero verlo en tres semanas para repasar los resultados y hablar de medicamentos para bajar los niveles de ácido úrico y prevenir ataques. Por favor, haga la cita a la salida antes de irse.

Case Note 3: Sample English Version

Case Data Documentation (Comprehension of case information)	History of present illness	The patient is a 54-year-old man who presents with a 2-day history of severe right knee pain and swelling. There is no recent history of trauma to the knee and his symptoms began acutely in the early morning, when he was sleeping. At the same time, the patient has experienced chills and noted erythema and warmth in the affected knee but, at this time, there is no pain in other joints. In the past, however, he reports having experienced similar symptoms, not as severe, in other joints, including the first metatarsalphalangeal (MTP) joints of both great toes and one ankle. The patient describes "flares" of acute arthritis in these joints that last between 3 and 7 days and resolve with taking ibuprofen. In between flares, the patient is asymptomatic. Additionally, for the past 3 months, he has noticed the appearance of subcutaneous masses in his elbows and forearms.
	Key past medical history	- Essential hypertension - Hypercholesterolemia - Type 2 diabetes - Chronic kidney disease, Stage I - Nephrolithiasis
	Medications	Atorvastatin, lisinopril, hydrochlorothiazide, aspirin and ibuprofen as needed.
	Allergies	Penicillin: pruritus and urticaria.
	Key social/ substance use/ family history	- Mild to moderate consumption of alcohol, especially beer, history of nephrolithiasis, and association of the episodes with consumption of certain foods including red meats and seafood. - Also, family history of gout.

Key physical examination findings	- Two tophi without inflammation in the right elbow olecranon bursa and one tophus in the left forearm. - Diffuse erythema and warmth of the skin of the right knee. A large joint effusion of the right knee with tenderness to palpation and restricted range of motion with flexion without instability.

Medical Decision-Making Documentation (Synthesizing case information to make medical decisions and recommendations.)
 	
Assessment Please list your top three differential diagnoses in order of likelihood and include your justification.
	1. Acute gout: Acute crystal arthritis due to uric acid crystals
	   The patient presents with apparent inflammatory monoarthritis of the right knee of acute onset without preceding trauma and associated with joint erythema, swelling, and chills. The patient also has a 5-year history of similar acute episodes with features consistent with podagra (involvement of the first MTPs of great toes) and of one ankle once. Additionally, he has a family history of gout, and the episodes respond to high dose nonsteroidal antiinflammatory medication.
	2. Septic arthritis
	   Because he only has one joint involved, associated with chills and low-grade fevers, a septic arthritis must be ruled out.
	3. Seronegative arthritis or another autoimmune systemic arthritis
	   If initial tests do not confirm the diagnosis of gout nor the diagnosis of septic arthritis, alternative diagnoses should be considered. This could be a first presentation of a systemic arthritis or other autoimmune condition, such as rheumatoid arthritis, including seronegative arthritis.

Plan of Care	
Diagnostic Plan: What other tests or procedures would you recommend?	Diagnostic plan: a. Diagnostic arthrocentesis of the right knee. b. Joint fluid analysis under polarized light microscopy looking for uric acid crystals that will confirm the diagnosis of gout. c. Synovial fluid analysis including bacterial cultures and cell counts for white cells to determine the degree of inflammation and to rule out a septic arthritis. d. Blood tests: serum renal function, complete blood count with differential, liver tests and serum uric acid levels.
Treatment Plan: What treatments would you recommend?	Treatment plan: a. If the microscopy examination confirms acute gout, start colchicine 0.6 mg every 8 hours for 2 days, followed by one tablet twice a day for 2 days and then stay on one tablet daily until the next visit. b. If the diagnosis is gout, also prescribe prednisone 60 mg daily for 2 days, followed by 40 mg daily for 2 days, 20 mg daily for 2 days, 10 mg daily for 2 days and then discontinue it. c. Return for follow up in 3-4 weeks to start long-term prophylactic therapy. d. Patient education on gout, its causes, treatment, prevention, and dietary and lifestyle modifications.

Continued on the following page

Patient-Centered Discussion (Transforming the medical decision-making into language that the patient understands.)	Mr. Ramírez, I am glad you were able to come in for evaluation today. The joint fluid we obtained from your right knee will likely confirm the diagnosis of acute gout. We will have these results in about 1 hour. However, to make sure the joint is not infected, we have also sent the fluid to the lab for cultures and other tests that take a few days to return. I think it is unlikely that you have an infection.
	Gout is a condition caused by excessive levels of uric acid in the blood. The excess uric acid accumulates and deposits in your tissues. Once in the tissues, the uric acid crystallizes and when it encounters immune cells, it triggers an immune response as part of a mechanism of defense that leads to bouts of joint inflammation.
	We are now going to treat this acute flare with the medicines prednisone and colchicine. Today, we discussed the different types of food that are associated with elevation of the uric acid, as well as the importance of avoiding alcohol intake, including beer, in excess, weight reduction, and controlling your elevated blood pressure. These are all factors that contribute to high levels of uric acid.
	I would like to see you back in 3 weeks in order to review your test results and review medications used to reduce uric acid levels. Please make a follow-up appointment on your way out.

CASE DISCUSSION

Critical Data to Obtain From This Patient Interview

When a patient presents for their initial evaluation of joint pain, it is very helpful to obtain a detailed history with the goal of determining if the arthritis is inflammatory or degenerative in nature. The clinician should obtain a history of the onset of joint involvement focusing on the type of joint/s affected, whether the onset was acute or insidious, and if the joint pain is episodic or not.[6] It is critical to ask if there is association of the joint pain with swelling, erythema, warmth, and systemic symptoms such as morning stiffness or fever, and establishing if there is subsequent progression to other joints. If more than one joint is affected, one should determine if the involvement is bilateral, symmetric, additive, or migratory. In addition, defining what size joints (and number of joints) are affected can help the clinician narrow the possibilities for the right diagnosis. In this regard, one should determine if the symptoms involve small vs. large joints or if the affected joints are predominantly peripheral or are affecting the axial skeleton, or both. This information will assist in determining the type of arthritis the patient may have.

Additionally, determining what possible triggers could have played a role, the duration of symptoms, history of trauma, abrasions, sick contacts, exposure to ticks, and family history are all important clues to establish the right diagnosis. In this particular case, a crystal arthritis is suspected, but, because of the monoarticular presentation with associated nonspecific signs and symptoms such as fevers and chills, the clinician must evaluate for a septic arthritis. Both acute monoarticular gout and septic joints can present clinically in similar ways.

Obtaining a family history is helpful as gout can be genetically determined. Reviewing environmental factors such as diet, lifestyle, comorbidities, and medications that can increase the risk for hyperuricemia are all very important in this case.

Tips for Interviewing in This Case

Establishing if the joint pain is due to an inflammatory arthritis as opposed to a mechanical or degenerative arthropathy can be determined by eliciting the presence of additional symptoms. When obtaining the history, focusing on the presence or absence of morning stiffness, its duration and its relationship with activity and rest can be very helpful. Morning stiffness lasting greater than 1 hour, aggravated by rest, and relieved by activity can indicate an inflammatory arthritis.

The presence of joint swelling, warmth, or erythema are also additional pieces of information that suggest an inflammatory arthropathy. The majority of inflammatory arthropathies do not typically have fever and chills, and their presence should raise the suspicion of an infectious process, especially in monoarticular disease. Occasionally, inflammatory arthropathies can present with low-grade fevers, and this includes patients with acute gout, but this is so in the minority of cases.

Screening for more rare causes of inflammatory arthritis is useful, such as travel history and insect bites. Particularly, in patients presenting with inflammatory monoarthritis of the knee, tick-borne diseases must be considered, especially Lyme disease in endemic areas. Ticks are called *garrapatas* in Spanish, but general words for bugs or insects *(insectos)* may be used as well. Late-stage Lyme arthritis characteristically presents with monoarthritis of the knee but can also cause an oligoarthritis affecting other medium and large joints.

Follow-up questions to clarify timing of potential exposures are also important. For example, in this case, the doctor asked about any insect bites *recientemente* or "lately," and the patient responded *"No, no recientemente,"* which could imply that the patient did have a potential exposure at some other time in the past. Since *recientemente* is a word that is vague in the timing (some people might refer to the past few days, others might consider a few weeks, months, or years), it would be helpful to ask more specifically. The clinician may consider asking about a more specific time period, such as *en los últimos tres meses* or "in the last three months" following up the patient's vague response with a clarifying question *(¿Cuándo...?* meaning "When?"), such as the doctor in the case did.

Cultural Considerations

When interviewing Spanish-speaking patients regarding musculoskeletal pathology, the clinician must keep in mind that certain words have different meanings in different regions of Latin America. The patient in this case was familiar with the term *coyuntura* for joint, but other patients might refer to each specific joint separately (e.g., *codo, hombro, rodilla* or elbow, shoulder, and knee, respectively). The term *articulaciones* can be used for joints but may be considered more technical and less frequently used by Spanish speakers. Occasionally, patients may use the word *huesos*, which means "bones," to refer to a musculoskeletal region such as a joint.

Relatedly, one should consider differences in levels of health literacy, education, and cultural peculiarities of the particular patient and adjust to them as much as possible while obtaining the history, in order to assure an accurate history taking. For example, when inquiring about morning stiffness, we use words such as *dureza, rigidez matinal*, or we ask if the patient feels *tieso en las mañanas* or "stiff in the mornings." Some patients use the word *entumecido*, to mean multiple things, sometimes numbness, weakness, and other times stiffness. Additionally, patients may refer to *cansancio de las coyunturas*, which literally means fatigue of the joints. Other patients refer to their limbs as a whole, as *manos* (hands) or *pies* (feet), and one should inquire more deeply into which joints of the limbs are affected. Lastly, often patients report a history of *reuma* or *reumatismo* in their family history, which are nonspecific terms that describe arthritis in general.

Considering culturally acceptable nutritional counseling when discussing dietary recommendations for Latino patients can be very important to ensuring compliance with recommendations. For example, this patient drinks beer and views it as a separate beverage from "alcohol." Explaining what foods to avoid should also mirror words he uses to describe his diet and triggers he has already identified for the episodes.

 CRITICAL ELEMENTS

Did you elicit these critical elements of the medical encounter?
- Timing of symptoms and prior episodes
- Specific joints involved
- Traumatic, occupational, and environmental exposure history
- Dietary, substance, and medication history
- Family history of autoimmune diseases and joint disease

Evolution of the Case

At the follow-up visit, the patient reported complete resolution of the right knee pain and swelling. The subcutaneous lesions were unchanged. He was taking colchicine at a prophylactic dose of 0.6 mg per day and was tolerating the medicine well. He experienced some diarrhea with the higher doses of colchicine that resolved after the dose was tapered down. He completed the taper of prednisone. Because the patient had a history of nephrolithiasis, a decision was made to avoid uricosuric medicines such as probenecid, and the patient was started on low doses of the xanthine oxidase inhibitor allopurinol, with plans to titrate up the dose gradually to reach a target uric acid level of less than 6 mg/dL. The low-dose colchicine was continued during the time of the up-titration of allopurinol to prevent flares of acute gout with the plan to discontinue it eventually, when the goal of 6 mg/dL or less of serum uric acid level was reached.

Case 2 – Car accident – Accidente automovilístico

Pilar Ortega, MD

INTRODUCTORY INFORMATION

Patient's Name	Armando Faustín Bustamante
Age	58 years
Date of Birth	April 12, 1961
Gender	Male
Race/ethnicity	Hispanic
Self-reported national or ethnic origin	México
Language preference	Spanish
City, State	Philadelphia, Pennsylvania
Medical Setting	Emergency Department
Reason for visit	*"Tengo mucho dolor después de un choque en el carro."*
Vital signs	HR 107 BP 140/86 RR 14 Temp 37.4°C O$_2$Sat 98%

MEDICAL ENCOUNTER

Doctor/a o profesional sanitario	Paciente
Presentación	
Buenas tardes, señor Bustamante, soy la doctora Hernández.	Hola, buenas tardes, doctora. *[El paciente está tumbado en la camilla con los ojos cerrados y gimiendo levemente.]*
Pregunta introductoria	
¿Qué le trae hoy a la sala de urgencias?	Ay, doctora, tengo muchísimo dolor después del choque.
[Hacia el paciente] Lo siento mucho. *[Hacia la hija]* Gracias por venir y gracias por acompañar a su papá.	*[Hija]* Mi papá llegó a casa después del choque y casi ni podía caminar, entonces lo trajimos a emergencia. No nos dejó llamar a la ambulancia y casi no logramos que viniera. *[Hija]* Claro que sí, doctora.

Doctor/a o profesional sanitario	Paciente
Historia de la enfermedad actual	
Dígame primero qué pasó en el choque, por favor.	Bueno, yo iba recto y de repente un carro dobló a la izquierda y le golpeó a la parte delantera izquierda de mi carro.
¿Usted iba manejando?	Sí, doctora.
¿Qué hizo entonces usted?	Bueno, el carro dio algunas vueltas. Todo pasó muy rápido. Y por fin paró.
¿A qué hora sucedió el choque?	Deberían ser como las siete.
¿De la tarde o de la mañana?	De la tarde.
Okey. ¿Entonces hace unas tres horas?	Sí, algo así.
¿Había otra persona en el auto o solamente usted?	Solamente yo, gracias a Dios. Me da pánico pensar qué hubiera pasado si hubiera estado alguien en el asiento de adelante al lado mío porque allí fue el mayor daño.
¿Llevaba puesto el cinturón de seguridad?	Sí, doctora. Eso siempre lo hago.
¿Más o menos a qué velocidad iba usted?	Oh, no sé, no podía ser muy rápido porque apenas estaba en una calle normal, no en la carretera. A lo mejor a treinta. Algo así.
¿Se abrieron las bolsas de aire de su carro?	Sí, algunas de ellas sí, pero creo que solamente las del lado del pasajero delantero. Es un cacharro muy viejo.
¿Se estrelló el cristal de la ventanilla?	No.
¿Usted cree que perdió conocimiento?	Todo pasó tan rápido que es difícil saberlo, pero tuve la sensación de que no sabía dónde estaba cuando oí que alguien pitaba con su carro.
[Hacia la hija] ¿Ahora lo ve mejor?	*[Hija]* Yo no sé, pero eso es lo que más me preocupa. Mi papá parecía estar un poco mareado, como fuera de sí cuando llegó a casa. *[Hija]* Sí, me parece que está mejor, pero quién sabe si se dio en la cabeza.
¿Usted se siente o se sintió mareado?	Pienso que sí especialmente cuando pasó el choque. Ahora ya me voy mejorando, al menos de los mareos. No tengo ningún golpe ni corte en la cabeza. Lo que pasa es que ahora siento mucho el dolor.
¿Le duele la cabeza?	Un poco, pero lo que más me duele es la pierna y la espalda, doctora.
Okey. Quiero aclarar algunos detalles más del choque y después le voy a preguntar sobre todas las zonas que le duelen.	Claro. Usted dirá, doctora.
¿Se golpeó contra el volante?	Puede que sí, pero no recuerdo exactamente.
¿El carro quedó en condición manejable después del accidente?	Oh, no, doctora, quedó destrozado. Se lo llevó la grúa.
¿Pudo salirse del carro por su cuenta?	Pude abrir la puerta, pero la verdad me sentía un poco aturdido. Salí del carro y eso es cuando me di cuenta del dolor que tenía en la pierna. Nunca he sentido algo así.

Continued on the following page

Doctor/a o profesional sanitario	Paciente
¿Pudo caminar al salir del carro?	A penas cojeando un poco.
¿Qué hizo después?	Pues mero mero, llegó la policía, no tuve más remedio que dar toda la información que me pidieron y esperar a que hicieran el reporte. Entonces llamé a mi esposa y mi yerno vino por mí. [Hija] Llegó también una ambulancia y le chequearon la presión o algo así, pero el no quiso ir con ellos al hospital.
¿Sabe si hubo otros heridos en el otro vehículo?	La verdad no lo sé. Ojalá que no.
Y, cuando llegó a casa, ¿qué pasó después?	Bueno pues es que casi no podía caminar. Por mí, yo prefiero ponerme un hielo unos días y ya está. Mi familia insistía en traerme y aquí estoy.
Me alegro que haya venido, señor Bustamante. Vamos a evaluar todo su cuerpo y asegurar que no haya nada serio como un daño interno.	No creo, doctora. Seguro que solo son unos magullones. Pero haga lo que tenga que hacer.
Me dijo que lo que más le duele ahora es la espalda y la pierna. Vamos a empezar con la espalda. ¿Qué parte le duele?	Es aquí, la parte baja. [apunta con el dedo a la parte lumbar de la espalda]
Y ¿me puede enseñar la parte de la pierna que más le duele?	Es la pierna derecha, un poco debajo de la rodilla y también el tobillo derecho.
¿Siente falta de sensación en un pie o en la pierna?	No, no se siente entumido el pie ni la pierna.
¿Qué tal en los brazos o las manos?	No, tampoco.
Síntomas asociados	
¿En algún momento se había lesionado la espalda o la pierna derecha?	De vez en cuando sufro de dolor de espalda, doctora, pero creo que es debido a mi trabajo. Siempre ando cargando cosas pesadas y con el tiempo me ha afectado la espalda. Pero nunca ha sido tan fuerte como ahora.
¿Y algún problema o alguna fractura, artritis u otros problemas con la pierna, por ejemplo, con el tobillo o la rodilla?	No, no creo.
Repaso por sistemas	
Después del choque, ¿ha tenido dificultad para hablar?	No, doctora.
¿Cambios en la visión?	No.
¿Dolor de cabeza?	Solo un poquito. Nada fuerte.
¿Vómitos?	No.
¿Dolor de cuello?	Nomás un poco adolorido.
¿Dolor de pecho?	No.
¿Falta de aire?	No.
¿Dolor abdominal?	No.
¿Sangre en la orina?	No.
¿Pérdida de control para orinar o defecar?	No.
¿Ha notado dificultad para orinar después del accidente?	No.

Doctor/a o profesional sanitario	Paciente
Historia médica	
¿Qué problemas médicos ha tenido?	El único problema que tengo es el dolor de espalda.
¿Le han dado algún diagnóstico específicamente?	No, doctora, en realidad nunca he ido a que me lo miren. Siempre supuse que debe ser porque mi trabajo es pesado.
¿Qué parte de la espalda está afectada?	La parte baja.
¿Por cuánto tiempo ha tenido estos dolores?	Oh, yo digo que entre diez o quince años que me van y me vienen estos dolores. Hay días peores que otros, pero siempre seguimos en la lucha, qué le vamos a hacer, doctora. Hay que trabajar.
Entiendo. ¿Nunca le han hecho radiografías ni procedimientos o cirugías en la espalda?	No. Mi esposa dice que a lo mejor la acupuntura me ayuda, pero no me atrevo.
¿Tiene otros problemas médicos, como por ejemplo la diabetes o la presión alta?	No, nada de eso. *[Hija]* Doctora, es que mi papá no se ve mucho con los médicos. Toda la familia, mis tíos, primos, abuelos han tenido diabetes en algún momento, así que, él, ¿quién sabe? ¿Le podrían chequear?
Entiendo su preocupación. ¿Cuándo fue su último chequeo médico?	Me lo pidieron en el trabajo hace quizás cinco años.
Okey. Hoy nos tenemos que concentrar en la situación del choque, pero antes de darle de alta, le voy a recomendar un médico primario. Estoy de acuerdo que va a ser muy importante hacerse una revisión completa pronto para chequear el azúcar y la salud en general.	Okey, muy bien, doctora.
Historia quirúrgica	
¿Qué cirugías le han hecho?	De jovencito estuve en una ganga, usted sabe, doctora, cosas de muchachos. En una ocasión me cortaron con una navaja. Mi madre casi se muere del susto. Me llevaron al hospital y por milagro me pudieron operar y coser la vena que me estaba sangrando por dentro.
¿Recibió transfusiones de sangre?	Yo no recuerdo los detalles, ya se imagina, pero me han dicho que sí, que prácticamente me quedé sin sangre. Mi madre se pasó tres días nada más que orando a la virgencita. Por eso cuando nació mi niña le pusimos Lupita.
Guau, me imagino que eso debe haber sido un tiempo muy difícil. ¿Le han hecho alguna otra cirugía?	No, eso fue todo.
¿Cuándo fue su última vacuna contra el tétano?	No lo recuerdo.
Medicamentos	
¿Qué medicamentos toma regularmente?	Nada, doctora.
¿Toma algún medicamento que afina o adelgaza la sangre, por ejemplo, aspirina, warfarina, clopidogrel o vitamina E?	De repente una aspirina para el dolor de espalda, doctora, pero no todos los días. De los otros medicamentos que usted menciona, no, nunca me los han recetado ni los he tomado.

Continued on the following page

Doctor/a o profesional sanitario	Paciente
¿Usa algún medicamento sin receta aparte de la aspirina?	Si me duele mucho la espalda, me tomo el ibuprofeno y mi señora me pone unos pañitos calientes cuando regreso del trabajo. *[Hija]* Yo le di unas pastillas de ibuprofeno en casa, doctora, antes de venir. Le di tres pastillas y creo que eran de doscientos. Espero que hice bien.
Okey, gracias. ¿El ibuprofeno le ayudó con el dolor?	Casi nada, por eso me convenció a venir.
¿Usa algún suplemento natural o herbal?	No, ninguno.
Alergias	
¿Qué alergias tiene a medicinas?	Tampoco tengo alergias.
Historia social	
Uso de sustancias recreativas o ilícitas	
¿Cuántas bebidas de vino, cerveza o alcohol toma en una semana?	Apenas un vinito o una cervecita con mi familia de vez en cuando, doctora, lo normal.
¿Con qué frecuencia? Por ejemplo, ¿se lo toma a diario, una vez a la semana?	Menos, doctora, puede ser una vez o dos al mes.
¿Consume alguna droga, por ejemplo, marihuana, cocaína?	Antes pues es que andaba con gente que no debía. Pero de eso ya menos mal que ya me he curado, doctora.
¿Qué drogas usaba?	De todo lo que me decían que usara, doctora. Estoy muy avergonzado, pero mi Lupita ya sabe que eso fue lo que pasó. Lo importante es poder salir adelante.
¿Sabe si eran drogas inyectadas, fumadas, tomadas?	Se fumaba o por la nariz. Pero de eso hace más de treinta años, doctora.
¿Usted usa tabaco?	No, ese hábito nunca me gustó.
Oficio	
Usted mencionó que carga cosas pesadas en el trabajo. ¿Cuál es su trabajo?	Trabajo en un almacén. Nos llegan pedidos especialmente de cosas que luego se venden en las tiendas o por internet. Y nosotros lo almacenamos todo. Siempre ando cargando cosas pesadas.
¿Por cuántos años ha tenido este trabajo?	Yo diría que unos veinte años.
¿Usa algún cinturón o faja para proteger la espalda cuando carga cosas?	Mi hija me regaló una y me la trato de poner. La verdad que sí ayuda.
¿Se ha lastimado recientemente en el trabajo?	No, no ha ocurrido ningún incidente en particular.
Violencia	
¿Se siente seguro en su casa y en su vecindario?	Sí, doctora. Vivimos tranquilos.
¿Tiene un arma de fuego, una pistola en su hogar?	No, yo de armas ya no quiero saber nada.
Examen físico	
Signos vitales	Frecuencia cardíaca: 107 Presión arterial: 140/86 Frecuencia respiratoria: 14 Temperatura: 37.4°C Saturación de oxígeno: 98% aire ambiental

Doctor/a o profesional sanitario	Paciente
Apariencia general del paciente	El paciente parece estar con dolor, pero cooperativo y agradable durante la entrevista.
Cabeza	La cara no tiene evidencia de traumatismo. Examinando el cuero cabelludo, se aprecia un hematoma en el aspecto parietal que duele a la palpación, sin corte ni sangrado. No hay ninguna otra lesión en el cuero cabelludo.
Ojos, nariz, boca/dentadura, garganta	Sin sangrado ni lesiones traumáticas. Los dientes están bien alineados.
Cuello	Dolor generalizado a la palpación del cuello, incluyendo la palpación vertebral de la columna cervical. No se realizan pruebas de rango de movimiento durante el examen inicial para proteger la columna vertebral.
Examen cardiovascular	Taquicardia, pero ritmo regular, sin soplos.
Examen pulmonar	Se observa que el paciente tiene las respiraciones levemente superficiales y entrecortadas debido al dolor de espalda durante la entrevista. Sin embargo, cuando le pido respirar profundo, es capaz de hacerlo, no demuestra ningún dolor con respiración ni se ausculta ninguna sibilancia, ronquido ni estertor.
Examen abdominal	Durante la inspección, se observa la incisión bien sanada de su previa cirugía abdominal. No se palpan masas y no tiene dolor a la palpación. No tiene dolor a la palpación de los ángulos costovertebrales.
Examen musculoesquelético: Espalda	El paciente reporta dolor a la palpación lumbar pero solamente en los músculos paraespinales del lado izquierdo. La palpación vertebral se realiza sin apreciar ninguna deformidad ni dolor a la palpación.
Examen musculoesquelético: Extremidades	Dolor al palpar, hinchazón y moretones observados durante la examinación del tobillo derecho y la parte de la pierna derecha próxima al maléolo lateral. Tiene leve dolor durante la palpación de la meseta tibial de la pierna derecha. Las demás articulaciones tienen rango de movimiento normal y sin dolor.
Examen dermatológico	Contusiones varias, particularmente a la pierna derecha pero también en ambos brazos. Abrasión en la pierna derecha, brazo izquierdo cerca del codo y sobre la piel del hematoma parietal. No hay sangrado activo.
Examen neurológico	Fuerza normal en todas las extremidades, pero con esfuerzo limitado al tobillo derecho debido al dolor. No examinamos la marcha en el examen inicial debido a su dolor de pierna y tobillo. El examen de sensación es normal; no tiene anestesia perineal.
Examen cognitivo	El paciente tiene estado cognitivo normal durante la entrevista. Tiene posible amnesia a partes del accidente. No parece repetirse ni tener dificultades con el habla.

Conclusión de la entrevista médica

¿Qué preguntas tiene?	Doctora, ¿me va a poder dar algo para calmar el dolor?
¡Claro que sí! Permítame explicarle lo que creo que está causando su dolor, y hablaremos del plan del tratamiento.	Gracias, doctora.

CASE NOTE

Case Note 1: Blank for Learner to Complete

Available for electronic download in Appendix.

Case Note 2: Sample Spanish Version

Case Data Documentation (Comprehension of case information)	Historia del problema actual	Hombre de 58 años presenta a la sala de urgencias por medio de vehículo privado conducido por su hija debido a dolores después de un accidente automovilístico que ocurrió hace 3 horas. Las quejas principales del paciente son dolores de la pierna y tobillo derecho, dolor de espalda y dificultad para caminar debido al dolor de tobillo. La preocupación de la hija es si el paciente se golpeó la cabeza. El paciente estaba manejando y con cinturón de seguridad y era la única persona en el vehículo, cuando otro vehículo impactó contra el suyo al lado frente del pasajero. El paciente calcula su velocidad alrededor de 30 millas por hora, se abrieron las bolsas de aire, no se estrelló el cristal y el carro quedó destrozado según el paciente. Se desconoce la cantidad de intrusión en el vehículo, si hubo heridos graves en el otro carro, y la velocidad del otro vehículo. Llegó la ambulancia pero el paciente se negó a ir al hospital ya que no pensaba tener lesiones graves. El paciente posiblemente sufrió pérdida de conocimiento durante el impacto, tuvo mareos y tiene amnesia a algunos aspectos del incidente. No reporta dolor de pecho, problemas con la respiración, dificultad o sangrado con orinar ni dolor abdominal.
	Historia médica	- Lumbalgia crónica, sin previa evaluación ni tratamiento. - Se desconoce la fecha de última vacuna contra el tétano. - Última revisión médica hace 5 años. - Intervención quirúrgica abdominal hace más de 40 años después de haber sido apuñalado; requirió transfusión de sangre.
	Medicamentos	- Aspirina o ibuprofeno para el dolor según sean necesarios. - Ningún medicamento diario. - Ningún anticoagulante aparte de la aspirina ocasional.
	Alergias	Ninguna
	Aspectos importantes de la historia social, de sustancias e historia médica familiar	- Uso mínimo social de alcohol. - Previo uso de drogas inhaladas solo durante su adolescencia. - Historia familiar de diabetes en muchos parientes.

Resultados claves del examen físico	- Signos vitales demuestran taquicardia e hipertensión. - Hematoma y abrasión superficial en el aspecto parietal izquierdo del cuero cabelludo. - Dolor generalizado a la palpación del cuello, incluyendo la palpación vertebral de la columna cervical. - Contusiones varias en la piel. - Dolor a la palpación lumbar pero solamente en los músculos paraespinales del lado izquierdo. - Dolor al palpar, hinchazón y moretones observados durante la examinación del tobillo derecho y la parte de la pierna derecha próxima al maléolo lateral. Leve dolor durante la palpación de la meseta tibial de la pierna derecha.
Medical Decision-Making Documentation (Synthesizing case information to make medical decisions and recommendations.)	**Evaluación del paciente** Por favor escriba los diagnósticos más probables para este paciente incluyendo su justificación.

1. Traumatismo cerebral contundente: Probable conmoción cerebral

   El paciente tuvo probable pérdida de conocimiento, mareos, y amnesia al evento. Ahora tiene dolor de cabeza, aunque leve y evidencia de hematoma en la zona parietal. Una conmoción cerebral es probable; una hemorragia intracerebral es posible pero menos probable. Posiblemente también el traumatismo cerebral esté asociado con espasmo cervical o latigazo cervical, menos probable sería una fractura vertebral cervical. Aunque el paciente dice que el dolor de cuello es leve, hay que considerar que tiene otras lesiones dolorosas que posiblemente le puedan distraer y que no haya notado la severidad del problema del cuello.

2. Dolor de pierna derecha: Contusiones de la pierna y probable esguince de tobillo

   El paciente tiene evidencia de contusiones en la pierna afectada, dificultad para caminar con dolor e hinchazón al tobillo derecho. El diagnóstico más probable es un esguince o torcedura de tobillo, aunque hubo suficiente fuerza con el impacto para causar una fractura del tobillo o de la pierna o una dislocación del tobillo. Dado el dolor a la palpación en o cerca del maléolo lateral y la inhabilidad de sostener peso sobre el tobillo afectado, una radiografía para evaluar si hay una fractura sería indicada según las normas de Ottawa.

3. Dolor de espalda: Empeoramiento agudo de lumbagia crónica

   Posibles diagnósticos para el dolor de espalda incluyen contusión del tejido blando de los músculos paraespinales, lo cual ha empeorado el dolor crónico que tiene el paciente en la espalda lumbar. Otras posibilidades incluyen estiramiento ligamentoso asociado con la espalda lumbar, herniación discal (el dolor de pierna podría representar radiopatía de la lumbagia, aunque el examen físico y descripción del dolor del paciente no sugieren este diagnóstico) y fractura vertebral (menos probable ya que el paciente no tiene dolor con palpación vertebral). Se deben también considerar dolor de espalda causado por lesión renal, contusión cardíaca o pulmonar, neumotórax o fractura de costillas.

Continued on the following page

Plan

Plan para establecer o confirmar el diagnóstico: ¿Qué pruebas o procedimientos recomienda?	Plan para el diagnóstico: a. Aplicar collarín cervical. b. Tomografía computarizada (TC) del cerebro y columna cervical c. Radiografía de la rodilla, pierna y tobillo derechos. d. Análisis de orina para descartar la presencia de sangre lo que podría indicar una lesión renal. e. Radiografía del pecho para evaluar lesiones pulmonares. f. Reevaluar después de darle medicamento para el dolor y revisar las pruebas radiológicas para considerar otras posibles lesiones traumáticas. Como mínimo, se debe repetir la examinación física de la columna cervical y examinación neurológica.
Plan para el tratamiento: ¿Qué tratamientos recomienda?	Plan para el tratamiento inmediato: a. Morfina para el dolor agudo. b. Parche de lidocaína para el dolor focal lumbar paraespinal muscular c. Vacuna de refuerzo contra el tétano. d. Líquidos intravenosos para mantener la hidratación y tratar la taquicardia. e. Si se confirma el esguince de tobillo, vendar el tobillo y considerar el inmovilizador y muletas; si se diagnostican otras lesiones como fractura o dislocación, necesitará inmovilización con férula y consulta ortopédica con posible reducción en caso de dislocación. Tratamiento después de los cuidados urgentes: a. Parche de lidocaína recetado. b. Ibuprofeno 600 mg cada 8 horas cuando sea necesario para el dolor. c. Considerar imágenes por resonancia magnética para evaluar el dolor crónico de espalda y posible empeoramiento agudo. d. Precauciones para traumatismo cerebral. e. Referido a médico de atención primaria como seguimiento para conmoción cerebral y para revisión general de la salud (análisis de sangre, evaluación de diabetes y presión alta y establecer cuidados primarios a largo plazo).
Patient-Centered Discussion (Transforming the medical decision-making into language that the patient understands.) **Explicación centrada en el paciente** Por favor escriba cómo le explicaría su evaluación y el plan para el diagnóstico y tratamiento al paciente.	Señor Bustamante, me alegro mucho que haya venido a hacerse una evaluación después del choque. Lo primero que vamos a hacer es darle medicina para el dolor. Le vamos a poner un catéter en la vena para darle la medicina y suero, y también le aplicaremos un parche para tratar el dolor en la espalda. Es muy importante que por ahora no mueva el cuello. Le vamos a poner un collarín para proteger su columna cervical hasta que podamos confirmar que no tiene daño interno. Está claro que usted tiene varios moretones en partes de su cuerpo, incluyendo la cabeza, la pierna derecha y el tobillo. Tenemos que hacer algunos exámenes con radiografías para ver si tiene daños internos. Algunas van a ser radiografías normales, rayos equis, y otras van a ser tomografías o escáner que nos permite ver las estructuras internas como el cerebro y la columna vertebral del cuello. Después le voy a volver a revisar a ver cómo se siente después del medicamento para el dolor y para hablar de los resultados y del plan para el tratamiento.

Case Note 3: Sample English Version

Case Data Documentation (Comprehension of case information)	History of present illness	58-year-old man presents to the Emergency Department by private vehicle driven by his daughter due to pain after a motor vehicle collision that occurred 3 hours ago. His chief complaints are right leg and ankle pain, back pain, and difficulty walking due to the ankle pain. The daughter's concern is whether the patient hit his head. The patient was the restrained driver and the sole occupant of the vehicle at the time of the accident, when another vehicle crashed against him, with maximal impact against the front seat passenger's side. The patient estimates his speed at about 30 miles per hour, describes air bag deployment, denies shattered windshields, and states that the vehicle was totaled and not drivable after the accident. The ambulance arrived, but the patient refused transport to the hospital since he did not think he had serious injuries. The patient possibly experienced loss of consciousness during the impact, reports dizziness and amnesia to parts of the event. He does not report chest pain, respiratory problems, difficulty or bleeding during urination, nor abdominal pain.
	Key past medical history	- Chronic lumbar back pain without prior evaluation or treatment. - Unknown date of last tetanus vaccination. - Last medical check-up 5 years ago. - Open abdominal surgery over 40 years ago after a stab wound; required blood transfusion.
	Medications	- Aspirin or ibuprofen as needed for pain. - No daily medications. - No blood thinners besides occasional aspirin.
	Allergies	None.
	Key social/ substance use/ family history	- Minimal social alcohol consumption. - Prior drug use, inhaled/snorted during adolescence. - Family history of diabetes in many relatives.
	Key physical examination findings	- Vital signs show tachycardia and hypertension. - Hematoma and superficial abrasion to the left parietal aspect of the scalp. - Generalized pain during neck palpation, including vertebral palpation of the cervical spine. - Various skin contusions. - Pain during lumbar back palpation but only to the left paraspinal lumbar musculature. - Pain with palpation, swelling, and contusion to the right ankle and to the lower leg proximal to the right lateral malleolus. Mild pain during palpation of the tibial plateau of the right leg.

Continued on the following page

Medical Decision-Making Documentation
(Synthesizing case information to make medical decisions and recommendations.)

Assessment
Please list the likely diagnoses and justification.

1. Blunt head trauma: Probable cerebral concussion

   The patient had probable loss of consciousness, dizziness, and amnesia to the event. He now has headache, although mild, and evidence of a hematoma to the parietal region. A cerebral concussion is probable; an intracerebral hemorrhage is possible but less likely. It is also possible for blunt head injury to be associated with cervical spasm or whiplash injury; less likely would be cervical vertebral fracture. Although the patient indicates that his neck pain is mild, he does have other painful injuries that could distract him and that may not have allowed him to notice the severity of the neck symptoms.

2. Right leg pain: Leg contusions and probable ankle sprain

   The patient has evidence of multiple soft tissue contusions to the affected leg, difficulty walking, with pain and swelling to the right ankle. The most likely diagnosis is an ankle sprain, although the mechanism of injury was sufficient to have caused an ankle or leg fracture or ankle dislocation. Given the pain to palpation at or near the lateral malleolus and the inability to fully bear weight on the affected ankle, radiographs are indicated based on the Ottawa ankle rules to evaluate for fracture.

3. Back pain: Acute worsening of chronic lumbago

   Possible diagnoses for the back pain include soft tissue contusion of the paraspinal musculature, which has worsened the patient's chronic lumbar back pain. Other possibilities include ligamentous lumbar strain, disc herniation (the leg pain could represent radicular pain from the lumbar pathology, although the physical exam and the patient's description of pain are less suggestive of this pathology), or vertebral fracture (less likely since there is no pain on vertebral palpation). Back pain as a result of other injuries such as renal injury, cardiac or pulmonary contusion, pneumothorax, or rib fracture should also be considered.

Plan of Care

Diagnostic Plan:
What other tests or procedures would you recommend?

Diagnostic plan:

a. Place cervical collar.

b. CT brain and cervical spine.

c. X-ray right knee, leg, and ankle.

d. Urinalysis to look for blood and rule out renal injury.

e. Chest x-ray to evaluate for pulmonary injury.

f. Re-evaluate after initial pain management and radiologic assessment to consider other potential missed injuries. At minimum, repeat cervical spine examination and full neurologic examination.

Treatment Plan: What treatments would you recommend?

Treatment plan, immediate:
a. Morphine for acute pain.
b. Lidocaine patch to focal pain on lumbar paraspinal musculature.
c. Tetanus booster vaccination.
d. Intravenous fluids to maintain hydration status and for tachycardia.
e. If ankle sprain is confirmed, wrap the ankle and consider an ankle immobilizer and crutches; if other condition such as fracture or dislocation is diagnosed, then splint immobilization and orthopedic referral +/- reduction will be needed.

Treatment, upon discharge:
a. Lidocaine patch prescription.
b. Ibuprofen 600 mg every 8 hours as needed for pain.
c. Consideration of outpatient MRI for acute on chronic back pain.
d. Head injury precautions.
e. Primary care roferral for follow up for concussion syndrome and for general health evaluation (basic labs, screening for diabetes and hypertension, and establishment of primary care follow-up).

Patient-Centered Discussion
(Transforming the medical decision-making into language that the patient understands.)

Mr. Bustamante, I am very glad that you came for an evaluation after the crash. The first thing we will do is give you medication for the pain. We will place an IV catheter to give you the medication and fluids, and we will also place a patch on your back to treat your pain. It is very important that for now you do not move your neck. We will place a collar on your neck to protect your spine until we can confirm that there is no internal damage to the spine.

It is clear that you have various bruises to parts of your body, including your head, the right leg and ankle. We have to do some imaging tests to check for internal damage. Some will be regular x-rays, and others will be CT scans, which allow us to see the internal organs like the brain and cervical spine of the neck.

Afterward, I will come check on you to see how you feel after the pain medicine and to talk about your results and treatment plan.

CASE DISCUSSION
Critical Data to Obtain From This Patient Interview

A methodical, chronological history of events is very important in traumatic cases, although the series of events may not be initially presented that way by the patient. In a fall case, for example, a careful history may elicit whether the fall was a result of mechanical causes (slipped on ice, tripped on the rug) or cardiovascular causes (palpitations followed by syncope). In this case, the methodical interviewer clarifies the incident, timing, and the reason for delay to presentation to understand the series of events and then interviews the patient about the specific complaints.

Delay to initial medical evaluation is part of the chronology of events and represents a critical element of this patient's presentation. The amount of delay can be meaningful diagnostically in some cases (e.g., an open fracture with a deformity is unlikely to have delayed presentation to care) but in other cases, delay in seeking care might be related to the pathophysiology of the traumatic injury (e.g., delayed onset symptoms of a subdural hematoma or presence of a distracting injury). After a motor vehicle collision, it is common that symptoms of contusions and soft tissue swelling are worse a few hours after the event than they were at the time of the incident, and this can sometimes trigger the medical visit.

It is common that trauma patients may not present initially after an injury or may not present by ambulance, even if the problem is serious. This is more common when there are reasons why presenting to care may cause additional problems for the patient. In Hispanic/Latino patients, reasons may include cultural norm of stoicism or a desire to not demonstrate weakness,[7] fear or distrust of authority, concerns about immigration or undocumented status, or personal safety concerns related to gang activity. These concerns often take precedence over medical necessity, can potentially play the role of a "distraction" similar to a distracting injury, and may not allow the patient to properly focus on potentially urgent or emergent medical conditions. Therefore, evaluating for the possibility of distracting concerns should be part of the critical evaluation of trauma patients.

Setting up follow-up for concussion care is also very important in cases in which a concussion is suspected to ensure good long-term cognitive outcomes of the patient. Hispanic/Latino patients, and especially patients whose language preference is not English, do not perform as well in cognitive testing done to evaluate post concussion cognition.[8] There is a significant need to develop tests that are linguistically and culturally appropriate for this subset of patients and, at the minimum, clinicians must be aware of the bias of existing tests and must apply clinical judgement when interpreting results. Additionally, Hispanic/Latino patients are less likely to be referred for concussion follow-up care,[9] an important factor for physicians to be aware of in order to avoid discriminating against this population when follow-up is indicated. Lack of referrals may not be an intentional form of discrimination, but rather a concern over whether the patient will go to the visit or will be able to perform the needed cognitive testing in Spanish. Nonetheless, reflecting upon the reasons for non referral may help clinicians understand that if a concussion follow-up referral is indicated for the patient's best outcome, these barriers need to be addressed rather than ignored.

Tips for Interviewing in This Case

Cases of multiple blunt trauma can make for challenging interviews because sometimes the concerns stated by the patient may not be aligned with the principal concerns of the physician. Sometimes distracting injuries (e.g., severe leg pain) or distracting concerns (e.g., deportation fears) may make assessing headache or neck pain severity or other symptoms of internal injury very difficult. Allowing the patient to tell their story at the beginning of the encounter and express their pain or concerns is a strategy that empowers the patient to feel that they are being heard. This, in turn, increases the possibility that the patient will be better able to focus on other questions by the clinician that properly evaluate for internal or critical injuries.

Determining whether the patient had loss of consciousness can be challenging. Traumatic incidents can be filled with chaotic activity so it can be difficult to distinguish between altered mental status and the chaos and confusion of the event itself. Additionally, various words or phrases may be used to describe alterations in consciousness, such as the following:

Loss of consciousness	Pérdida de conciencia, Pérdida de conocimiento
To be out of it	Estar fuera de sí (Literally, "to be out of oneself")
To be knocked out	Estar noqueado/a
To be asleep	Estar dormido/a
To be as if asleep	Estar como dormido/a
To be staring into space, To be out	Estar ido/a
To be as if drunk	Estar como borracho/a
Acting drunk	Actuar borrachito/a (Note: Spanish version uses the diminutive of "drunk" to show a common alternative to "borracho/a")

Acting drunk or poisoned	Parecer intoxicado/a
Feeling drunk or poisoned	Sentirse intoxicado/a
Confused	Confundido/a, Confuso/a
Delirious, Hallucinating, Confused	Delirando
Stunned, Dazed	Aturdido

Finally, reassessing the patient is of vital importance in the trauma evaluation. Trauma patients' injuries tend to evolve and may change in presentation during the course of an Emergency Department stay. Additionally, after treating the distracting injury, which initially may have masked a more severe condition, the clinician may be able to more reliably assess other symptoms or signs that they may not have noticed previously. This type of reassessment may be particularly important in cases in which there is a language difference or other communication challenge between patient and provider and can serve as a safety checkpoint to ensure no severe injuries are missed.

Cultural Considerations

The patient describes gang activity in his youth. Although this does not play a significant role in this particular case since he successfully extracted himself from those social conditions long ago, the patient still describes the effect that those early life decisions had on him. Evaluating patients' social circumstances, including whether they are involved with gangs, drugs, firearms, or feels safe in their home or neighborhood environment, must form a part of trauma evaluations, particularly in penetrating trauma. Some related useful words or phrases include:

Gang	Pandilla, Ganga (slang)
Firearms	Armas de fuego
Gun	Pistola, Revólver
Gunshot	Balazo, Disparo
Gunshots	Tiroteo, Balazos, Disparos
Gunshot wound	Herida por bala, Herida por disparo
Knife	Cuchillo, Navaja
Stab wound	Puñalada, Navajada
To punch	Golpear
He/she/they punched me.	Me dio un puñetazo; Me golpeó.
I got injured.	Me lesioné.
I got hurt.	Me hice daño.
He/she/they hurt me.	Me hizo daño.

For many young Latinos, a medical encounter related to trauma may be one of the few medical encounters they seek. It can therefore be a valuable opportunity to talk about general health, safety, and lifestyle choices. It is also important to be empathic and a positive representative of the medical community, to build trust rather than discourage them from seeking future care.[10-11]

A few phrases that are particular to the current patient's Mexican cultural background that come up during the case include: *Mero mero*, as used by this patient, means "soon thereafter" or "very quickly." Interestingly, this phrase can also have other regional meanings such as "the boss," sometimes in the context of a gang leader *(el mero mero el mero mero)*, or may refer more generally to "the most important," "the best," or "the one and only." The patient also uses the term *nomás*, which comes from *nada más* or *no hay nada más* (literally, "nothing else" or "there is nothing else"), to mean "only."

The concept of *calmar el dolor* is also of great cultural significance. When this patient asks for pain medication, he asks for it in this way. Pain medications are often referred to as *calmantes* in Spanish, and should not be mistaken for sedatives despite the word. The use of the word *calmante* highlights the strong culturally normative connection between pain equating to suffering or anxiety and, conversely, lack of pain equating to peace or calm. *Acupuntura,* "acupuncture," while only mentioned briefly in this case, is a technique that may be used by many Latinos seeking pain relief. *Oración,* "prayer," and spirituality are also techniques that Latino patients may use for pain relief, sometimes involving family, community, and religious or spiritual healers in treating pain or other ailments. This patient even describes naming his daughter Lupita (diminutive of the name Guadalupe, whose meaning might be translated as "Little Guadalupe") after *la Virgen de Guadalupe,* a very meaningful and beloved religious figure of México, since his mother's prayers to the saint saved his life after his nearly fatal stab wound.

CRITICAL ELEMENTS

Did you elicit these critical elements of the medical encounter?
- Elicit detailed history of the event, including timing and mechanism of injury; explore and understand the reasons for the patient's delayed presentation
- Evaluate for traumatic brain injury, including history of present illness, cognitive baseline, and collateral information from family member
- Initiate pain management
- Screen for home and neighborhood safety, violence, and substance use
- Refer for outpatient care, including concussion follow-up

Case 3 – Rash – Sarpullido

Estefanía Cruzval-O'Reilly ■ Aída Lugo Somolinos, MD

INTRODUCTORY INFORMATION

Patient's Name	Sergio Maldonado
Age	4 years
Date of Birth	June 8, 2015
Gender	Male
Race/ethnicity	Hispanic
Self-reported national or ethnic origin	Puerto Rico
Language preference	Spanish
City, State	Chapel Hill, North Carolina
Medical Setting	Outpatient Dermatology Clinic
Reason for visit	Mother states, *"El niño tiene un sarpullido."*
Vital signs	HR 142 BP 107/64 RR 19 Temp 103°F O$_2$Sat 99

MEDICAL ENCOUNTER

Doctor/a o profesional sanitario	Paciente o representante legal del paciente
Presentación	
[Médica] Buenos días, soy la doctora Lugo-Somolinos. Hoy estoy trabajando con una estudiante de medicina en la clínica.	Hola, mucho gusto. Me llamo Victoria Maldonado. Soy la mamá de Sergio.
[Estudiante de medicina] Hola, soy Estefanía Cruzval, estudiante de medicina.	Mucho gusto.
[Médica] Estefanía y yo trabajaremos juntas para hacerle las preguntas necesarias para ver qué pasa con Sergio.	Claro, no hay problema, doctora.
[Estudiante de medicina] ¡Hola, Sergio!	[El paciente levanta y mueve la mano en indicación de saludo.]
Pregunta introductoria	
[Estudiante de medicina] ¿Qué los trae hoy a la clínica? [La estudiante de medicina hace las preguntas de la entrevista. Cuando interviene la doctora supervisora se indica en el diálogo.]	Sergio tiene un sarpullido en la piel.
Historia de la enfermedad actual	
¿Cuándo le comenzó el sarpullido?	Lo vi por primera vez ayer en la mañana cuando se despertó.
¿En qué partes del cuerpo lo tiene?	Al momento lo tiene en casi todo el cuerpo.
¿Dónde le comenzó el sarpullido?	Le comenzó en la frente, y luego le salió en el pecho. Hoy también lo tiene en los brazos y en las piernas. Los únicos sitios donde no parece tener el sarpullido son las manos y los pies.
¿Cómo es el sarpullido?	Son unas pequeñas manchas rojas.
¿Las manchas tienen algún líquido o parecen estar abiertas?	No están abiertas ni he visto que tengan algún líquido.
¿Sabe si ha sentido picazón en la piel?	Sí. En ocasiones Sergio se rasca la piel.
¿Le ha dado algún medicamento para ayudar con la picazón?	Desde ayer en la tarde le estoy dando benadril. Me parece que le ayuda. (Note: Benadril is used to denote the phonetic pronunciation in Spanish in popular use of a common brand of the antihistamine medication diphenhydramine (difenhidramina, in Spanish.)
¿Ha tenido dolor o quemazón?	No creo.
[Médica] ¿En su opinión, el sarpullido está empeorando, mejorando o sigue igual?	Está empeorando, doctora. Ahora lo tiene por todas partes y me tiene muy nerviosa.
Síntomas asociados	
[Médica] Además del sarpullido, ¿ha notado algún otro cambio recientemente?	Sí, doctora. Sergio también tiene fiebre.
¿Cuántos días lleva con fiebre?	Hace ya tres días que tiene fiebre.
¿Le tomó la temperatura con un termómetro?	Sí. Cuando veo que se siente caliente se la mido y ha tenido entre cien y ciento cuatro.
¿Ha tenido tos?	Sí. Hace dos días que tiene una tos seca.

Continued on the following page

Doctor/a o profesional sanitario	Paciente o representante legal del paciente
¿Ha tenido la nariz congestionada?	Sí.
¿Ha tenido dolor de garganta?	Sí, también hace unos días.
¿Ha notado algún cambio en sus ojos?	Sí. Los tiene rojos y llorosos.
¿Ha tenido cambios en su apetito?	Sí. No ha querido comer.
¿Ha notado cambios en su comportamiento?	Sí. Todo parece molestarle y solo quiere dormir.
Historial médico	
¿Padece de alguna condición médica?	No. Siempre ha sido un niño muy saludable.
Qué bueno. ¿Hubo alguna complicación en el embarazo o el parto?	No, por suerte, todo bien.
¿Sergio está al día con todas sus vacunas?	Cuando era bebé, sí empezamos a vacunarle, pero después nos dio miedo. Hemos oído de muchos efectos secundarios así que hemos decidido no vacunar a nuestros hijos.
¿En alguna ocasión tuvo algún efecto secundario Sergio?	No, menos mal. Pero algo así les pasó a unos primos.
[Médica] ¿Sigue viendo a su pediatra para revisiones anuales?	Sí, eso sí.
[Médica] ¿Tiene el expediente de las vacunas con usted?	No, no lo trajimos, doctora. Pero su pediatra lo tiene. Se las pusieron hasta que tenía ocho meses más o menos.
¿Ha tenido problemas con sarpullidos u otros cambios en la piel anteriormente?	No, nada como esto.
¿Alguien en la familia sufre de eccema u otro problema crónico de la piel?	Una tía mía tiene eccema y también la hermana de mi esposo. Pero nadie más que yo sepa tiene problemas en la piel.
Medicamentos	
¿Toma algún medicamento regularmente?	No.
[Médica] ¿Además del medicamento para la picazón, ha tomado algún medicamento recientemente?	Sí. Le he dado ibuprofeno para la fiebre. Creo que le ayuda mucho.
Alergias	
¿Tiene alergias a medicinas?	No, doctora.
¿Tiene alguna otra alergia, por ejemplo a comidas, polvo, mascotas?	No, ninguna hasta ahora.
Historial social	
Vivienda/Recreo/Relaciones	
¿Con quién vive Sergio?	Vive en casa conmigo, su mamá, también con su papá y su hermanita.
¿Tiene mascotas?	Tenemos dos perritos.
¿Asiste a la escuela o guardería?	Sí. Está en un cuido.
¿Conoce de algún otro niño en la guardería, en el cuido, que esté enfermo o con síntomas parecidos?	No, no lo sé, pero siempre hay algún niño congestionado.

Doctor/a o profesional sanitario	Paciente o representante legal del paciente
Viajes	
¿Han viajado recientemente?	Hace dos semanas, regresamos de Nueva York.
¿Recuerda si estuvo en contacto con personas enfermas durante el vuelo o viaje?	Bueno, las personas que estaban sentadas en la fila de al lado estaban tosiendo durante el vuelo.
Otros elementos de la entrevista médica	
¿Hay otra persona en casa experimentando los mismos síntomas que Sergio?	No, por ahora no.
Examen físico	
Signos vitales	Frecuencia cardíaca: 142 Presión arterial:107/64 Frecuencia respiratoria: 19 Temperatura oral: 103°F Saturación de oxígeno: 99 Peso: 44 libras Altura: 3 pies 8 pulgadas
Apariencia general del paciente	El paciente se ve incómodo y no coopera con el examen físico.
Cabeza, ojos, nariz, garganta	Conjuntiva inyectada bilateralmente sin presencia de secreciones purulentas. Secreciones nasales claras. Orofaringe eritematosa sin parchos blancos ni pus. Presencia de lesiones granulares con centro grisáceo en una base eritematosa en la mucosa bucal.
Cuello	Ganglios linfáticos submandibulares y cervicales agrandados.
Examen dermatológico	Múltiples máculas y pápulas eritematosas con diámetro de entre 1 y 3 milímetros. La distribución es difusa y en ocasiones confluente. Blanquean con presión. La concentración es mayor en la distribución cefálica. No hay lesiones eritematosas ni presencia de edema o descamación en la distribución palmoplantar.
Conclusión de la entrevista médica	
¿Tiene alguna pregunta?	¿Mi hijo va a estar bien?
[Médica] Señora Maldonado, entendemos su preocupación. Vamos a asegurarnos de que Sergio se sienta mejor lo antes posible.	Okey, muchas gracias, doctora.

CASE NOTE

Case Note 1: Blank for Learner to Complete

 Available for electronic download in Appendix.

Case Note 2: Sample Spanish Version

Case Data Documentation (Comprehension of case information)	Historia del problema actual	Niño de 4 años se presenta a la clínica de dermatología acompañado por su madre debido a una erupción cutánea de 1 día de duración. Comenzó en la frente y se fue diseminando hacia el resto del cuerpo, con excepción de las manos y los pies. La madre describe las lesiones como rojizas y pequeñas, sin ulceraciones ni secreciones, pero causan picazón. El paciente también presenta con historial de fiebre de 3 días de duración, fluctuando entre los 100 y 104 grados Fahrenheit. Además, el paciente ha tenido los ojos rojos y llorosos, tos seca, congestión nasal, dolor de garganta y falta de apetito por varios días.
	Historia médica	Nacido a término sin problemas médicos crónicos. Desde aproximadamente 8 meses de edad, no está al día con las vacunas debido a miedo de la familia a efectos secundarios.
	Medicamentos	- Difenhidramina para la picazón según sea necesario. - Ibuprofeno para la fiebre según sea necesario. - Ningún medicamento diario.
	Alergias	No tiene historial de alergias.
	Aspectos importantes de la historia social, de sustancias e historia médica familiar	- El paciente estuvo de viaje recientemente (Nueva York). - Está expuesto a otros niños regularmente en la guardería infantil.
	Resultados claves del examen físico	- Conjuntiva inyectada bilateralmente sin presencia de secreciones purulentas. - Congestión nasal con secreciones claras. - Orofaringe eritematosa sin parchos blancos ni pus. Presencia de lesiones granulares con centro grisáceo en una base eritematosa en la mucosa bucal. Inflamación de los ganglios linfáticos submandibulares y cervicales. - Múltiples máculas y pápulas eritematosas con diámetro de entre 1 y 3 milímetros. La distribución es difusa y en ocasiones confluente. Blanquean con presión. La concentración es mayor en la distribución cefálica. No hay lesiones eritematosas ni presencia de edema o descamación en la distribución palmoplantar.

Medical Decision-Making Documentation
(Synthesizing case information to make medical decisions and recommendations.)

Evaluación del paciente
Por favor escriba los tres diagnósticos más probables para este paciente en orden empezando con el más probable e incluyendo su justificación.

1. Sarampión
   Aspectos del caso que sugieren diagnóstico de sarampión incluyen:
   - El paciente no ha recibido las vacunas indicadas.
   - Erupción de máculas y pápulas eritematosas con distribución céfalocaudal.
   - Fiebre alta que mejora con antipiréticos.
   - Tos seca.
   - Coriza.
   - Conjuntivitis bilateral sin secreciones purulentas.
   - Las lesiones orales podrían ser manchas de Koplik.
   - Linfadenopatía cervical.
   - Picazón leve.
   - El paciente puede haber sido expuesto al virus en su viaje reciente o en la guardería.

2. Exantema viral no especificado
   Aspectos del caso que sugieren diagnóstico de un exantema viral común incluyen:
   - El paciente asiste a la guardería y por lo tanto está expuesto a viruses comunes.
   - Empezó con síntomas de resfriado y fiebre y luego desarrolló las lesiones del sarpullido.
   - La picazón es leve.
   - La fiebre y los síntomas de incomodidad responden a ibuprofeno.
   - Sin embargo, la presencia de conjuntivitis, aunque podría ser una conjuntivitis viral causada por un catarro común, en combinación con la tos y el sarpullido, son preocupantes por el diagnóstico más peligroso de sarampión, lo cual sugiere que este primer diagnóstico se debe descartar antes de confirmar el diagnóstico de exantema viral.

3. Rubéola, o sarampión alemán
   Aspectos del caso que sugieren diagnóstico de rubéola incluyen:
   - El paciente no ha recibido las vacunas indicadas.
   - Erupción de máculas y pápulas eritematosas con distribución céfalocaudal.
   - Pródromo de fiebre baja, dolor de garganta, coriza y tos seca de corta duración.
   - Picazón, aunque con rubéola suele ser moderada o severa y en el caso de Sergio parece ser leve.
   - Linfadenopatía cervical, aunque con rubéola suele ocurrir con mayor prevalencia en los ganglios posteriores auriculares y en el caso de Sergio no se observa esta distribución.
   En casos de rubéola, dolor de cabeza es un síntoma común, y en este caso, el niño no ha indicado dolor de cabeza, pero dada su edad es posible que no lo haya podido comunicar.
   Otro diagnóstico que se puede considerar incluye la enfermedad de Kawasaki. Con este diagnóstico, normalmente el paciente tendría fiebre alta por cinco días sin mejoramiento con antipiréticos y el sarpullido suele incluir descamación de la piel de manos y pies. Además, los pacientes presentan con la lengua eritematosa. Por lo tanto, lo consideramos menos probable en el caso de Sergio.

Continued on the following page

	Plan	
	Plan para establecer o confirmar el diagnóstico: ¿Qué pruebas o procedimientos recomienda?	Plan para el diagnóstico: a. Muestras de sangre para medir los niveles de inmunoglobulina M de sarampión. b. Cultivo viral de la nasofaringe o de la garganta. c. Cultivo de orina. d. Reportar el caso según las normas estatales del departamento de salud pública y la guardería del niño dado el alto riesgo de exposición al virus que pueden haber tenido sus contactos.
	Plan para el tratamiento: ¿Qué tratamientos recomienda?	Plan para el tratamiento: a. Antipiréticos para la fiebre, líquidos para la hidratación, y vitamina A. b. Aislamiento en casa. c. Conversación detallada y seguimiento cercano con el pediatra y la familia con respecto a las decisiones sobre la futura vacunación del niño (y de su hermana).
Patient-Centered Discussion (Transforming the medical decision-making into language that the patient understands.) **Explicación centrada en el paciente** Por favor escriba cómo le explicaría su evaluación y el plan para el diagnóstico y tratamiento al paciente.	Señora Maldonado, dados los síntomas con los cuales Sergio presenta, sospecho que haya contraído el virus del sarampión, posiblemente durante su viaje reciente. Al no estar vacunado, al entrar en contacto con alguien que tenía el virus, desarrolló la enfermedad. Lo primero que haremos es tomar unas muestras de sangre y orina, y un cultivo de la nasofaringe o de la garganta para confirmar el diagnóstico. También es importante que mantengamos a Sergio en aislamiento por tres días, ya que es un virus muy contagioso. Esto quiere decir que debe quedarse en casa y no debe estar en contacto con personas no vacunadas, personas mayores o embarazadas, bebés, o personas con enfermedades crónicas. No hay un tratamiento que le cure el sarampión, pero es importante que continuemos dándole medicamentos para controlar la fiebre y líquidos de beber para mantenerlo hidratado. También vamos a darle vitamina A, para evitar posibles complicaciones. Si Sergio desarrolla dolor de cabeza, cambios en la vista, dolor de oído o diarrea, es importante que lo vea otra vez un médico. En ese caso, debe llamar a su pediatra inmediatamente, y si no le pueden atender, debe ir a la sala de emergencias.	

Case Note 3: Sample English Version

Case Data Documentation (Comprehension of case information)	**History of present illness**	A 4-year-old boy presents to the dermatology clinic accompanied by his mother for evaluation of a skin rash of 1 day's duration. The rash started on the forehead and progressed to the trunk and the extremities with sparing of the hands and feet. Mother describes the lesions as small, erythematous, and pruritic but without ulcerations or secretions. Patient has a 3-day history of fever, ranging from 100-104 degrees Fahrenheit. Patient has also had red and teary eyes, a dry cough, nasal congestion, sore throat, and decreased appetite for several days.
	Key past medical history	Born full-term. No history of chronic diseases. Child was last vaccinated at 8 months of age. Parents are concerned about vaccine side effects and have not vaccinated him since then.

Medications	- Diphenhydramine for pruritus when needed. - Ibuprofen for fever when needed. - No daily medication use.	
Allergies	No history of allergies.	
Key social/ substance use/family history	- Patient recently returned from a trip (New York). - He is exposed to other children at daycare.	
Key physical examination findings	- Bilateral bulbar conjunctival injection without purulence. - Nasal congestion with clear secretions. - Erythematous oropharynx without white patches or pus. White, granular spots on an erythematous base present in the buccal mucosa. Submandibular and cervical lymphadenopathy. - Multiple cutaneous erythematous macules and papules with a 1 to 3 millimeter diameter. Rash has a diffuse distribution, at times is confluent and blanches with pressure. Majority of lesions are present in the cephalic distribution. No presence of erythematous, edematous, or desquamating lesions in the palmoplantar distribution.	

Medical Decision-Making Documentation (Synthesizing case information to make medical decisions and recommendations.)	**Assessment** Please list your top three differential diagnoses in order of likelihood and include your justification.	1. Measles
		    Features that suggest a diagnosis of measles include:
		    - Patient has not received the age-appropriate vaccines.
		    - Cutaneous eruption of erythematous macules and papules with a cephalocaudal distribution.
		    - High fever that improves with medication.
		    - Dry cough.
		    - Coryza.
		    - Bilateral, nonexudative conjunctivitis.
		    - Oral lesions may be Koplik spots.
		    - Cervical lymphadenopathy.
		    - Mild pruritus.
		    - Possibly exposed to the virus during recent trip or daycare.
		2. Viral exanthem, nonspecific
		    Features that suggest a diagnosis of non specific viral exanthem include:
		    - The patient attends daycare, where he is exposed to common viruses.
		    - Started with symptoms of a cold and fever and later developed the skin rash.
		    - Pruritus is mild.
		    - Fever and malaise improve with ibuprofen.
		    The viral conjunctivitis could be caused by the common cold; however, because this patient also had a cough and a rash, measles is a more likely diagnosis. It is important to rule out measles before making the diagnosis of nonspecific viral exanthem.

Continued on the following page

3. Rubella, "German Measles"

Features that suggest a diagnosis of rubella include:
- Patient has not received the age-appropriate vaccines.
- Cutaneous eruption of erythematous macules and papules with a cephalocaudal distribution.
- Shorter prodrome consisting of low fever, sore throat, coryza, and dry cough.
- Pruritus is usually moderate to severe, but in Sergio's case, it was mild.
- Cervical lymphadenopathy with higher prevalence of the posterior-auricular lymph nodes. Sergio's lymphadenopathy was not in this distribution.

Patients with rubella often complain of headaches. Sergio did not report a headache, but given his young age, he might not know how to communicate it.

Another possible diagnosis is Kawasaki disease. In such cases, patients present with a high fever lasting more than 5 days that does not improve with antipyretics. Patients with Kawasaki also have erythema and desquamation of the hands and/or feet and an erythematous tongue. Since these features are absent in Sergio's case, this is a less likely diagnosis.

Plan of Care

Diagnostic Plan: What other tests or procedures would you recommend?	Diagnostic plan: a. Serologic test to look for measles immunoglobulin M antibody in the serum. b. A throat or nasopharyngeal swab for viral culture. c. A urine sample for viral culture. d. Report the case according to state laws to the Department of Public Health and daycare given the high risk of exposure to the virus.
Treatment Plan: What treatments would you recommend?	Treatment Plan: a. Antipyretics for fever, liquids for hydration, and vitamin A. b. Isolation at home for 3 days. c. Detailed conversation with the family regarding the decision to vaccinate the children in the future and close follow-up with the pediatrician.
Patient-Centered Discussion (Transforming the medical decision-making into language that the patient understands.)	Mrs. Maldonado, given Sergio's symptoms, I suspect he might have contracted the measles virus during your recent trip. Since he has not been vaccinated for measles, he could have easily contracted the virus from anyone who was infected. The first thing we will do is take some blood and urine samples and take a nasopharyngeal or throat swab to confirm the diagnosis. It is important we keep Sergio in isolation for 3 days because this is a highly contagious virus. This means he must stay at home and should avoid contact with people who are not vaccinated, as well as the elderly, pregnant women, young children, and those with chronic diseases. Even though there is no curative treatment, we will continue to treat his fevers and give him proper hydration. We will also start him on Vitamin A to prevent any of the possible complications. It is important that a doctor sees Sergio right away if he develops symptoms such as a headache, changes in his eyesight, earache, or diarrhea. If this occurs, call the pediatrician right away. If unavailable, please go to the Emergency Department.

CASE DISCUSSION

Critical Data to Obtain From This Patient Interview

When a patient comes in for an evaluation of a skin rash, asking about the duration, location, and progression of the lesions will help us rule in or out the differential diagnosis. In this case, it was also important that we query about associated symptoms. A recent history of fever, cough, conjunctivitis, and coryza helped us narrow down our list of differentials. Furthermore, the physical exam is key for establishing the diagnosis. In this scenario, it is important that we thoroughly examine the skin, cervical lymph nodes, eyes, nares, throat, and oral mucosa. After examining the skin, you should at least be able to answer the following questions: What is the morphology of the rash; is it macular, papular, vesicular and/or crusty? Does it have a symmetric distribution? What color are the lesions? Are they regularly or irregularly shaped?

A critical component of evaluating a child with a rash or other infectious symptoms is to ask about their vaccination history. If immunization records are available, the provider can check for proof of immunization and verify if the patient is on track with the age-appropriate vaccines. Oftentimes, parents will say their children are on schedule but upon further review, they are actually behind. All children should get two doses of the MMR (measles, mumps, and rubella) vaccine, starting with the first dose at 12 to 15 months and the second dose at 4 through 6 years of age.[12] Since this child was last vaccinated at the age of 8 months, he is not conferred immunity to these vaccine-preventable diseases. The physician should take the time to explain the risks and possible complications of these highly contagious illnesses. Common complications include ear infections and diarrhea, but more serious events such as pneumonia and encephalitis can occur and may be life threatening.

Tips for Interviewing in This Case

When patients are very young, it can be challenging to interpret their symptoms. Oftentimes, we can only rely on what the parents or caretakers can communicate to us. In this scenario, it can be difficult for us to know if the rash is painful, irritating, burning, or itchy. To inquire about these symptoms, you can ask the parent if the child has complained of some common descriptors of discomfort. Using different words that the parent may be familiar with may help narrow down the symptoms that the child has been having. For example:

Pain	Dolor
Does it hurt?	¿Le duele?
Irritation (Note: sometimes the phrase "estar irritado/a" is used to denote having a fever or feeling warm)	Irritación
Does it irritate (bother) him/her/them?	¿Le irrita?
Discomfort	Incomodidad
Is it making him/her/them uncomfortable?	¿Le está incomodando?
Irritation, discomfort, vague pain (Note: sometimes can also be used with regards to mood, such as "estar molesto/a," feeling upset, usually at someone or something specifically.)	Molestia
Does it irritate (bother) him/her/them?	¿Le molesta?
Burning, burn-like pain	Quemazón, Ardor

Does it burn?	¿Le quema?, ¿Le arde?
Itching	Picazón, Picor, Comezón
Does it itch?	¿Le pica?
Does the child feel itchy?	¿Siente comezón?
Itching, scratching	Rasquiña
Is the child scratching it?	¿Se lo rasca?

Occasionally, these words can have subtle differences or connotations which can vary regionally or even in specific families or individuals; the clinician can and should always consider asking *¿Me puede explicar lo que quiere decir?* (Can you explain what you mean by that?) to elicit more information in the patient or parent's own words.

Cultural Considerations

It is important to know that patients from different Spanish-speaking heritage or national origins might use different words to describe their symptoms or their children's dermatologic symptoms. For example, some refer to "itching" as *picazón* while others use *picor*. Another example is *sarpullido* and its variant *salpullido*. Both mean "skin rash" and are often used interchangeably by patients. Yet others may use *manchas*, meaning spots or macules; *ronchas*, meaning hives; *granitos*, meaning pimples; or numerous other variants to refer to rashes. Additionally, the word *parchos* means patches but is a term used in Puerto Rico. Spanish speakers from other nationalities often use *parches* to refer to the same term. Even though each of these words has a technical definition, they can often be used by patients interchangeably or to refer to rashes in general. Erupción and exantema are two more technical medical terms to refer to rashes.

Taking a careful history by asking the patient to describe characteristics such as size, color, shape, and affected region of the body can be helpful in better understanding the history once the general complaint of rash has been established. Another variation is the Spanish word used for daycare. While most Spanish speakers call it *guardería, guardería infantil, jardín infantil*, or *jardín de niños*, Puerto Ricans refer to daycare as *cuido* or *cuido de niños*.

Importantly, this case highlights pediatric vaccination and a situation of parental refusal. While vaccination rates have remained high and stable in recent years,[13] there is a small but growing community choosing not to vaccinate their children. Some parents report opposition for religious reasons, while others are concerned about the safety and long-term effects of vaccination. Every health care provider should ask about the reasons for refusing vaccines. To understand their beliefs and assess willingness to vaccinate, you may ask:

Has your child been vaccinated?	¿Su hijo/a ha sido vacunado/a?
Why did you choose not to vaccinate?	¿Por qué decidió no vacunarlo?
What do you think about vaccines?	¿Qué piensa usted sobre las vacunas?
Why do you think vaccines are not safe?	¿Por qué piensa que las vacunas no son seguras?
Has your child had a reaction to any vaccine?	¿Su hijo/a ha tenido alguna reacción a una vacuna?
Do you have any questions about vaccines?	¿Tiene alguna pregunta sobre las vacunas?
Would you like to vaccinate your child?	¿Desea vacunar a su hijo/a?

We recommend that physicians use this opportunity to emphasize the importance of vaccination and to encourage parents to vaccinate their children. Physicians should always document their efforts to educate parents and make note of their final informed decision. Finally, it is worth noting that, despite the possible belief that Latinos/Hispanics have lower rates of vaccination compared to non-Hispanic Whites, the pediatric population vaccination rate is similar in both groups.[13] Hispanic/Latino communities should not be assumed to be antivaccination and should be offered vaccination and educated on safe practices just as any other patient group.

CRITICAL ELEMENTS

Did you elicit these critical elements of the medical encounter?
- Description of rash, including location where it was first identified and any progression or changes
- Systemic symptoms
- History of exposures and sick contacts
- Detailed past medical history, including vaccination history and parental concerns
- Counseling parents regarding future vaccination of the child

Case 4 – Body pain – Dolor de cuerpo

Pilar Ortega, MD ■ Alfredo C. Rivadeneira, MD

INTRODUCTORY INFORMATION

Patient's Name	Hortensia Guillén-Reyes
Age	45 years
Date of Birth	November 4, 1974
Gender	Female
Race/ethnicity	Hispanic
Self-reported national or ethnic origin	Chile
Language preference	Spanish
City, State	Tucson, Arizona
Medical Setting	Emergency Department
Reason for visit	"Me duele todo."
Vital signs	HR 102 BP 120/75 RR 14 Temp 37.3°C O₂Sat 100%

MEDICAL ENCOUNTER

Doctor/a o profesional sanitario	Paciente
Presentación	
Buenos días, soy la doctora Arena.	Hola, doctora.
¿Es usted Hortensia Guillén-Reyes?	Sí, soy yo, doctora. Perdone, que con este dolor es difícil de pensar.
¡Cuánto lo siento! ¿Cómo quiere que la llame, Hortensia, Señorita Guillén-Reyes o tiene otra preferencia?	Gracias, doctora. Llámeme Hortensia, por favor.

Continued on the following page

Doctor/a o profesional sanitario	Paciente
Claro que sí.	
Pregunta introductoria	
Bueno, cuénteme, por favor, Hortensia. ¿Qué le trae hoy a la sala de emergencias?	Sí, doctora. Es este dolor que ya no aguanto más.
Historia de la enfermedad actual	
¿Dónde le duele?	Es todo el cuerpo, doctora.
Dígame más, por favor.	Bueno, empezó primero a afectarme el cuello y la espalda aquí arriba *[apunta a las vértebras superiores torácicas]*, pero también me empezaron a doler las rodillas, los tobillos y ahora los hombros.
Debe ser muy frustrante tener dolor por todas estas partes del cuerpo.	Sí, doctora, la verdad que ya no sé qué hacer. Por eso vine.
Las partes que usted menciona son todas articulaciones.	¿Articulaciones?
Sí, quiero decir coyunturas. Como por ejemplo el tobillo es la coyuntura que conecta el pie y la pierna.	Ah, sí, okey, las coyunturas.
¿Usted nota que le duelen otras partes del cuerpo que no sean coyunturas, como por ejemplo la pantorrilla o la barriga?	Ahora que lo dice, creo que lo peor son las coyunturas. Pero cuando me duelen mucho los hombros, me siento que los brazos enteros me duelen también, aunque el dolor más fuerte de ahora mismo sigue estando en los hombros.
¿Cuánto tiempo lleva con este problema?	Yo diría que dos o tres meses, doctora.
Y ¿siempre le ocurre en ambos lados, derecho e izquierdo?	No siempre. A veces es un lado y a veces es otro, y a veces me siento que no me puedo mover porque me duele todo.
¿Cómo describiría el dolor?	Es tan fuerte, doctora, a veces quiero llorar. Nada más levantarme de la cama es horrible.
Lo siento mucho, Hortensia. ¿Es igual de fuerte todo el día, o va empeorando o mejorando con las actividades diarias?	La verdad que a veces me parece que si logro levantarme y hacer cosas, me siento un poco mejor, pero no estoy segura. A veces el dolor me tiene tan débil que no puedo ni levantarme de la cama.
¿Ha notado rigidez de las coyunturas?	Sí, doctora, es muy difícil empezar a moverme por la mañana cuando me duele.
¿Cuánto tiempo tarda en mejorar la rigidez durante la mañana?	A veces no puedo ducharme ni preparar el desayuno hasta que hayan pasado dos horas o así y ya se me aflojan un poco las manos.
¿Ha encontrado algo qué le alivia o le mejora el dolor?	Ojalá, doctora. Cuando me empezó a afectar, mi nuera me sobó y eso parecía ayudarme un poco, especialmente con la espalda. Pero ya no me ayuda.
¿Ha tomado alguna medicina?	Me he tomado algunas veces el paracetamol para artritis. Me lo recomendó un amigo y me pareció buena idea, pero apenas me quita un poquito del dolor. No me lo quita del todo.
¿Algo más?	Me sobraba un frasco de tailenol con codeína de un procedimiento dental, doctora. Ahora ya ni eso me está ayudando. *(Note: Tailenol is used to denote the Spanish pronunciation of a brand name for acetaminophen, which in Spanish is also known as paracetamol, acetaminofén, or acetaminofeno.)*

Doctor/a o profesional sanitario	Paciente
¿Qué le agrava el dolor?	Ahora mismo el movimiento que más me empeora es subir los brazos hacia arriba. Por ejemplo, si voy a sacar platos de la estantería alta de la cocina, soy totalmente incapaz de hacerlo. También si me voy a peinar o incluso ponerme la ropa.
¿Ha tenido este tipo de dolores antes de los últimos dos o tres meses?	Nada tan fuerte como esto, doctora. Antes, de vez en cuando me han dado algunos dolorcitos en una mano, en la espalda, cosas así. Si me dolía, era siempre en un sitio a la vez y por un par de días y ya.
¿Ha notado hinchazón junto con el dolor en algunas coyunturas?	Sí en realidad a veces se me han hinchado un poco las rodillas, los tobillos y los dedos cuando me duelen.
¿Ha notado rojez en la coyunturas?	No creo.
¿Se ponen calientes?	A veces sí me las siento calientes con el dolor.
¿En algún momento se ha caído, se ha golpeado o ha tenido algún accidente antes de que empezaran estos dolores?	No, doctora.
Repaso por sistemas	
¿Ha tenido fiebre?	El cuerpo a veces lo siento caliente, pero no creo que haya tenido fiebre.
¿Ha tenido cambios de peso?	No.
¿Cómo ha estado su estado de ánimo?	Pues mal, doctora, para ser sincera.
¿Me puede explicar más sobre cómo se siente?	Estoy decaída. Me siento que no soy capaz de hacer nada, que soy inútil.
¿Usted está llorando mucho o se siente triste la mayor parte del tiempo?	A veces, sí. Recientemente lloro mucho y no sé qué decirles a mis hijos cuando me preguntan qué me pasa. Estos dolores son ya demasiado.
¿Por cuánto tiempo se ha sentido tan triste?	Un par de meses.
¿Ha visto a un médico o consejero para hablar sobre estos sentimientos?	Una vez me dijeron que tenía depresión hace algunos años, pero yo no sé. Debe ser que hay algo que no estoy haciendo bien y que por eso me duele todo.
Hortensia, muchas gracias por ser sincera conmigo y por contarme estos pensamientos. ¿Ha tenido pensamientos sobre morirse o quitarse la vida?	A veces me siento que quisiera descansar de todo esto, pero nunca he pensado en morirme ni en quitarme la vida, doctora. Quiero poder vivir y estar con mis hijos.
Historia médica	
Además del posible diagnóstico de depresión, ¿qué otros problemas médicos ha tenido?	Bueno, creo que siempre he tenido algo de artritis como le digo porque a veces me duele el cuerpo.
¿Algún médico le ha diagnosticado específicamente con algún tipo de artritis?	No, doctora. No sabía que había más de un tipo.
¿Algún otro problema médico?	No.
Por ejemplo, ¿tiene diabetes o presión alta?	No, doctora.
¿Alguna vez ha tenido un esguince o torcedura de una coyuntura?	En una ocasión me doblé el tobillo y me lo vendaron. El doctor dijo que era un esguince.
¿Tiene algún problema que le quedó después del esguince, como dolor en el tobillo o problemas para caminar?	Parece que se me sanó bien, aunque a veces me duelen los dos tobillos recientemente.

Continued on the following page

Doctor/a o profesional sanitario	Paciente
¿Alguna vez ha tenido algún hueso roto?	Creo que tuve unas costillas rotas.
¿Cuándo ocurrió?	Hace un año o algo así.
¿Cómo sucedió?	Me caí por las escaleras.
¡Oh! Lo siento mucho. ¿Se hizo algún otro daño en el cuerpo con la caída?	Me chequearon todo y parece que eso fue lo único.
¿Ha tenido cambios en la visión?	Se me resecan mucho los ojos, pero nada más.
¿Ha tenido dolores de cabeza?	No.
¿Ha tenido salpullido o manchas en la piel?	No.
¿Ha tenido dolor de garganta?	No.
¿Dolor de pecho?	No.
¿Cambios en la respiración?	No.
¿Dolor abdominal?	No.
¿Ha tenido náuseas o vómito?	No.
¿Diarrea o estreñimiento?	No.
Historia quirúrgica	
¿Qué cirugías le han hecho?	Tengo problemas con la dentadura, y el año pasado el dentista me sacó algunas muelas.
¿Algo más?	No.
Medicamentos	
¿Qué medicamentos toma regularmente?	Ninguno, doctora.
Quiero aclarar sobre cuánta paracetamol para artirits está tomando. ¿Cuántas veces al día la toma?	Normalmente la tomo tres o cuatro veces al día para aliviarme un poco el dolor.
¿Cuántas pastillas toma cada vez?	Dos, como dice la cajita. *[La paciente le entrega la caja de pastillas a la doctora.]*
[La doctora lee la cajita] Aquí dice que cada pastilla contiene quinientos miligramos de paracetamol. ¿Ha tomado esta cantitad cada día desde que empezaron los dolores más fuertes hace dos o tres meses?	No todo el tiempo. Yo diría que desde hace unas dos o tres semanas, sí, porque se me ha ido empeorando.
¿Y cuánta es la dosis del tailenol con codeína?	No estoy segura, doctora.
¿Cuántas veces la está tomando al día?	No la tomo todos los días, pero si me duele mucho aún después de tomarme el paracetamol, me la tomo una o dos veces al día.
Okey. Después quiero hablar más con usted sobre mis recomendaciones para medicamentos para el dolor. Me preocupa que puede estar tomando demasiada cantidad de acetaminofeno, ya que es el ingrediente principal de los dos medicamentos que está usted tomando.	Okey, doctora, no sabía, gracias.
¿Usa algún otro medicamento sin receta?	No, nada más.

Doctor/a o profesional sanitario	Paciente
Alergias	
¿Qué alergias tiene a medicinas?	Ninguna, doctora.
Historia social	
Uso de sustancias recreativas o ilícitas	
¿Usted fuma o ha fumado?	No, nunca.
¿Usted toma alcohol?	Recientemente sí bebo un poco, doctora.
¿Cuánto alcohol toma en un día?	Alcohol alcohol, no, pero tomo un poco de vino.
¿Cuántas copas de vino cada día?	Algunos días me tomo dos vinitos. Hay días que un poco más.
¿Cuánto tiempo le dura una botella de vino?	Dos o tres días, doctora. La verdad que me siento muy avergonzada. Yo antes no era así, pero me ayuda un poco a pensar en otra cosa.
No se preocupe, Hortensia. Estoy aquí para ayudarla, no para juzgarla. Entiendo que está pasando por un tiempo difícil. Le agradezco mucho su honestidad.	Gracias, doctora. *[llorando]*
¿Desde cuándo está tomando esta cantidad de vino diariamente?	Como hace unas semanas… No, tal vez hace ya un mes. No estoy muy segura. Las fechas se me van juntando en la mente.
¿Usa alguna otra droga?	No, nada más.
Oficio y hogar	
¿Cuál es su trabajo?	Soy cajera en un supermercado.
¿Ha podido hacer su trabajo a pesar de los dolores recientes?	No, doctora, eso me tiene muy preocupada. Generalmente me va bien y me gusta mi trabajo pero ahora sin poder casi ni salir de la cama, no sé qué voy hacer. Mi familia necesita de mí.
Entiendo, Hortensia. Cuénteme sobre su hogar y su familia.	Tengo dos hijos. Una hija y un hijo que tienen quince y diecisiete años. Están en la secundaria. Viven conmigo y con mi esposo.
Historia sexual	
¿Cuántas parejas sexuales tiene?	Solo estoy con mi esposo.
¿Usan algún método de protección?	No, doctora.
¿En alguna ocasión usted ha tenido una infección de transmisión sexual?	Una vez me hice un chequeo con mi médico familiar y me dijo que vio un flujo. Me dio una medicina, pero no sé si era una infección o no.
¿Después se le resolvió el flujo?	Sí, se me quitó y no me ha vuelto a pasar.
Violencia doméstica	
Hortensia, sé que es difícil hablar de estas cosas tan personales, pero quiero que sepa que hablo con todos mis pacientes sobre este tema.	*[Pausa]* Sí, doctora. Pero no sé cómo decírselo.
¿Ha sufrido abuso físico, verbal o sexual alguna vez?	Doctora, es que si mi esposo se entera…

Continued on the following page

Doctor/a o profesional sanitario	Paciente
Este es un lugar seguro, y todo lo que usted me diga es confidencial. *[Le da a la paciente un pañuelo.]*	Gracias, doctora. Mi esposo me empuja a veces. La verdad es que me lo merezco. Mire lo que me está pasando. Me duele todo el cuerpo, el alcohol, casi no puedo trabajar.
Gracias por confiar en mí, Hortensia. Entiendo lo mal que usted se debe sentir. Quiero que sepa que nadie se merece que la empujen ni que la golpeen. ¿Cuándo fue la última vez que ocurrió?	Fue hace un par de semanas. Antes de eso, cuando me caí por las escaleras también. Es que también yo estaba bebiendo y no estoy muy segura de lo que pasó.
Okey. Vamos a hacer un examen físico y vamos también a hablar con la trabajadora social. Tenemos que hacer un plan para su seguridad y ver si tiene algunas lesiones de estos golpes o caídas.	Los golpes creo que ya se me han sanado, doctora, pero sí, le agradezco.

Historia médica de la familia

¿Qué problemas médicos hay en su familia, por ejemplo, en sus padres o hermanos?	Muchos de mis familiares tienen el azúcar alta. Mi padre está con diálisis.
¿Sabe la causa del problema de los riñones de su padre?	No estoy segura. Pensaba que era por la diabetes, pero no sé.
Okey. ¿Alguien sufre de problemas con las coyunturas, como artritis?	Mi madre y mi abuela siempre han sufrido de artritis, sí. A mi abuela recuerdo que le afectaba más que nada la cadera. A mi madre son las rodillas.
¿Hay alguien en su familia que tenga enfermedades autoinmunes o inflamatorias como lupus que afecta su piel o coyunturas?	Supe de una prima de mi madre que tenía lupus, pero nadie más que yo sepa tenía algo así.

Examen físico

Signos vitales	Frecuencia cardíaca: 102 Presión arterial: 120/75 Frecuencia respiratoria: 14 Temperatura: 37.3°C Saturación de oxígeno: 100%
Apariencia general del paciente	La paciente parece estar cansada, incómoda, triste y un poco nerviosa.
Cabeza, ojos, nariz, garganta	Las pupilas simétricas y reactivas a la luz. Sin señales de traumatismo a la cabeza ni a la cara. Orofaringe con mucosa húmeda, sin lesiones.
Cuello	Rango de movimiento normal y sin provocar dolor. No hay dolor a la palpación de la espina dorsal cervical.
Examen cardiovascular	Taquicardia leve, ritmo regular.
Examen pulmonar	Sin crepitaciones ni sibilancias.
Examen abdominal	No tiene dolor durante la palpación. No se detecta organomegalia ni se aprecian masas abdominales.

Doctor/a o profesional sanitario	Paciente
Examen musculoesquelético	Dolor con la elevación y abducción de ambos brazos, el cual limita el rango de movimiento activo de la paciente. La limitación de movimiento causada por el dolor es peor con el brazo derecho. La paciente tiene dolor a la palpación del hombro derecho en el aspecto anterior y en el espacio entre la clavícula y el húmero. No se aprecia calor, rojez ni salpullido en esta coyuntura. Las otras coyunturas que demuestran hinchazón y dolor a la palpación incluyen: la articulación interfalangea proximal de los dedos de ambas manos, la muñeca derecha y ambos tobillos. Hinchazón y leve rojez en las articulación de la muñeca derecha. El rango de movimiento de estas coyunturas está levemente restringido. No hay hinchazón ni rojez en las otras articulaciones.
Examen neurológico	Fuerza normal y simétrica en ambos lados.
Conclusión de la entrevista médica	
¿Qué preguntas tiene?	Bueno, doctora, ¿me puede explicar qué debo tomar para el dolor, por favor?
Claro que sí. Ahora le voy a explicar el plan para diagnosticar el problema y también el tratamiento.	Gracias.

CASE NOTE

Case Note 1: Blank for Learner to Complete

 Available for electronic download in Appendix.

Case Note 2: Sample Spanish Version

Case Data Documentation (Comprehension of case information)	Historia del problema actual	Mujer de 45 años con historia de artralgias leves presenta a la sala de emergencias debido a intensificación de dolor generalizado del cuerpo, que describe principalmente como dolor en varias articulaciones por los últimos 2 o 3 meses, el cual le limita sus actividades. Las articulaciones más afectadas según la paciente son los hombros, las manos, la espalda, las rodillas y los tobillos. Ahora mismo el peor problema parece ser el dolor de los hombros. El dolor parece mejorar con el uso de las coyunturas; el dolor es peor y las articulaciones están más rígidas por la mañana al levantarse. La paciente ha sufrido algunos daños (esguince del tobillo, fracturas de costillas) debido a caídas y golpes recientes en el último año y reporta que algunos golpes han sido relacionados con violencia doméstica, la cual nunca ha reportado previamente. También reporta que ha estado decaída pero sin pensamientos suicidas. Se está automedicando con acetaminofeno y alcohol y ha intentado tratamiento de masajes sin mucho beneficio.

Continued on the following page

Historia médica		- Depresión. - Artralgias ocasionales. - Posible infección de transmisión sexual (resuelta con tratamiento). - Fractura de costillas. - Caídas.
Medicamentos		- Acetaminofeno 1g entre 3 y 4 veces al día por las últimas 2 o 3 semanas. - Acetaminofeno con codeína (dosis desconocida) 12 veces al día si el dolor es particularmente fuerte.
Alergias		Ninguna.
Aspectos importantes de la historia social, de sustancias e historia médica familiar		- Uso de alcohol ha incrementado en el último mes hasta el punto de consumir una botella de vino entera cada 2 o 3 días. La paciente reporta sentimientos de vergüenza, culpabilidad y tristeza relacionadas con su consumo de alcohol. - Historia familiar: Diabetes en varios miembros de la familia, padre con fallo renal, una familiar (de tercer grado) con lupus. Otras enfermedades autoinmunes desconocidas.
Resultados claves del examen físico		- Los signos vitales demuestran taquicardia leve. - Dolor a la palpación del hombro derecho. - Hinchazón y rojez de la muñeca derecha. - Limitación del rango de movimiento de los hombros, la articulación interfalangea proximal de los dedos de ambas manos, la muñeca derecha y ambos tobillos. - Examen neurológico normal. - Examen abdominal normal.

Medical Decision-Making Documentation (Synthesizing case information to make medical decisions and recommendations.)	**Evaluación del paciente** Por favor escriba los tres diagnósticos más probables para este paciente en orden empezando con el más probable e incluyendo su justificación.	1. Artritis reumatoide
		   Este diagnóstico es probable dados los síntomas de poliartralgia y rigidez matutina de duración de más de una hora. Hinchazón y rojez de algunas articulaciones afectadas puede ocurrir. Esta paciente aún no presenta con deformidades, pero puede ser temprano en el transcurso de su enfermedad.
		2. Conectivopatía autoinmune
		   Un diagnóstico de enfermedad del tejido conectivo típicamente causa otros problemas sistémicos como fatiga, salpullidos, resequedad de la boca y ojos, además de dolores en las articulaciones. Es común que con condiciones como el lupus eritematoso sistémico o la enfermedad de Sjogren, la artritis puede ser el síntoma principal, especialmente al principio de la enfermedad, por lo tanto, la ausencia de algunos de los otros síntomas no descarta el diagnóstico.
		3. Contusiones intraarticulares debidas a repetido traumatismo físico
		   La paciente reporta historial de varias caídas y golpes, algunos relacionados con violencia doméstica. Es posible que haya tenido más golpes que los que indica y que sus varios dolores estén principalmente relacionados con estos eventos traumáticos en diferentes grados de sanación.

El diagnóstico diferencial de la poliartralgia puede también incluir osteoartritis, artritis infecciosa u otras enfermedades reumatológicas. La osteoartritis es muy común pero no siempre es simétrica, como parece ser en esta paciente y no está asociada con una rigidez matutina prolongada que está presente en nuestra paciente. Otras posibles causas son una infección viral (ej. hepatitis C, B, o parvovirus B19). Se pueden también considerar otras condiciones reumáticas sistémicas, como gota, la cual podría ser provocada por el alcohol, pero más frecuentemente afecta una coyuntura a la vez. Otras posibilidades incluyen la artritis psoriática o la polimialgia reumática (que es mucho más común en mayores de 70 años).

Plan

Plan para establecer o confirmar el diagnóstico:
¿Qué pruebas o procedimientos recomienda?

Plan para el diagnóstico:
a. Análisis de sangre, incluyendo: factor reumatoideo, anticuerpos antipéptidos cíclicos citrulinados, anticuerpos antinucleares, eritrosedimentación, proteína c-reactiva y serologías de hepatitis B y C.
b. Imágenes radiográficas de articulaciones donde haya cualquier sospecha de lesión traumática y radiografía de manos y pies para buscar evidencia de deformidades en las coyunturas que podría ayudar a confirmar el diagnóstico de artritis reumatoide.

Además de estas pruebas diagnósticas la paciente necesita evaluación para sus síntomas de depresión y para el estado hepático debido a posible sobredosis de acetaminofeno en el contexto de uso frecuente y excesivo de alcohol:
a. Nivel de acetaminofeno en la sangre, análisis de función hepática.
b. Considerar consulta con toxicología para una posible sobredosis crónica de acetaminofeno.
c. Reducir uso de acetaminofeno.
d. Reducir / eliminar uso de alcohol.

Plan para el tratamiento:
¿Qué tratamientos recomienda?

Plan para el tratamiento:
a. Cambiar el plan analgésico a un antiinflamatorio no esteroide mientras esperamos los resultados de las pruebas diagnósticas.
b. Referir a la paciente a un especialista en reumatología lo antes posible para consideración de los mejores tratamientos para la paciente.
c. Consulta con trabajadora social con respecto a disminución de alcohol y seguridad en su hogar.

Patient-Centered Discussion
(Transforming the medical decision-making into language that the patient understands.)

Hortensia, siento mucho que haya estado pasando unos meses muy difíciles. Me alegro mucho de que haya decidido venir a buscar ayuda médica. Hay varias posibles causas para su dolor en las coyunturas. Una posibilidad que veo probable es un tipo de artritis que se llama artritis reumatoide. Para confirmar este diagnóstico, vamos a hacer algunos análisis de sangre y radiografías. También es muy importante que usted haga una cita con un especialista en coyunturas, un reumatólogo que puede finalizar el diagnóstico y planificar con usted el tratamiento.

Continued on the following page

Explicación centrada en el paciente Por favor escriba cómo le explicaría su evaluación y el plan para el diagnóstico y tratamiento al paciente.	Por ahora, quiero que pare el uso de paracetamol y de tailenol con codeína. Le voy a recetar un medicamento antiinflamatorio que quiero que tome en vez. Cuando sepamos el diagnóstico, su médico le podrá dar un tratamiento dependiendo de la causa que se identifique, incluyendo medicamentos y fisioterapia. También tenemos que hablar un poco más de sus problemas en casa. Hay algunas cosas que usted debe modificar. Primero, usted debe dejar de beber vino y ningún tipo de alcohol. Esto es muy importante para su salud y puede empeorar su tristeza y depresión, hacer más probables las caídas y puede empeorar algunos tipos de artritis. Le voy a presentar también a nuestra trabajadora social. Ella va a hablar con usted sobre la situación de violencia en su casa para explicarle sus opciones y hacer un plan para su seguridad.

Case Note 3: Sample English Version

Case Data Documentation (Comprehension of case information)	**History of present illness**	45-year-old woman with history of mild arthralgias presents to the Emergency Department with intensification of generalized body pain, which she describes mainly as pain in multiple joints over the past 2-3 months that is limiting her activities. The most affected joints according to the patient are the shoulders, hands, back, knees, and ankles. Currently, the worst problem seems to be the shoulder pain. The pain seems to improve with use of the joints; the pain is worse and the joints are stiff in the morning when waking up. The patient has suffered some injuries (ankle sprain, rib fractures) due to falls and recent trauma over the past year, and she reports that some are related to domestic violence, which she has never previously reported. She also reports feeling depressed but without suicidal ideation. She is self-medicating with acetaminophen and alcohol. She has tried some massage treatments without much improvement.
	Key past medical history	- Depression. - Occasional arthralgias. - Possible prior sexually transmitted infection (resolved after treatment). - History of rib fractures. - Falls.
	Medications	- Acetaminophen 1 g 3-4 times per day for past 2-3 weeks. - Acetaminophen with codeine (unknown dose) 1-2 times per day for severe pain.
	Allergies	None.
	Key social/ substance use/ family history	- Alcohol use has increased over the past month to the point of drinking one bottle of wine every 2-3 days. The patient reports feeling ashamed, guilty, and sad related to her alcohol consumption. - Family history: Diabetes in several family members, father with renal failure, one family member (3rd degree) with lupus. No other known autoimmune diseases in the family.

	Key physical examination findings	- Vital signs show mild tachycardia. - Oral cavity with normal, moist mucosa. - Pain with palpation to the right shoulder. - Redness and swelling of the right wrist. - Limited range of motion of both shoulders, the proximal interphalangeal joints of both hands, the right wrist, and both ankles. - Normal neurologic exam. - Normal abdominal exam.

Medical Decision-Making Documentation (Synthesizing case information to make medical decisions and recommendations.)	**Assessment** Please list your top three differential diagnoses in order of likelihood and include your justification.	1. Rheumatoid arthritis
		    This diagnosis is probable due to symptoms of polyarthralgia, morning stiffness lasting more than 1 hour. Swelling and redness of some affected joints may occur. At this time, the patient does not have deformities, but it could be early in her disease course.
		2. Autoimmune connective tissue disease
		    A diagnosis of connective tissue disease typically causes systemic symptoms including fatigue, rash and dryness of the oral mucosa or eyes, in addition to joint pain. It is common that in conditions such as systemic lupus erythematosus or Sjogren's syndrome, arthritis can be the main symptom, particularly early in the disease process. As a result, the lack of some of the systemic symptoms does not rule out the diagnosis.
		3. Intraarticular contusions due to repeated physical trauma
		    The patient reports history of multiple falls and trauma, some related to domestic violence incidents. It is possible that she may have had more injuries than the ones she has shared during this medical encounter, and that her various aches and pains may be primarily related with traumatic injuries in different stages of healing.
		    The differential diagnosis of polyarthralgia may also include osteoarthritis, infectious arthritis, or other rheumatic conditions. Osteoarthritis is very common but is not always symmetric, as it is in this patient, and is not associated with the prolonged morning stiffness that she reports. Other possible causes include a viral infection (e.g., hepatitis C, B, or parvovirus B19). Other systemic rheumatic conditions, such as gout, can be provoked by alcohol use but more frequently involves only one joint at a time. Other possibilities include psoriatic arthritis or polymyalgia rheumatica (much more common over age 70).

	Plan of Care	
	Diagnostic Plan: What other tests or procedures would you recommend?	Diagnostic plan: a. Blood tests, including: rheumatoid factor, anticyclic citrullinated peptide (anti-CCP) antibodies, antinuclear antibodies (ANA), erythrocyte sedimentation rate (ESR), C-reactive protein (CRP), and hepatitis B & C serologies. b. Radiographic imaging of joints in which there is suspicion of traumatic injury, and radiographs of hands and feet to seek evidence of deformities consistent with rheumatoid arthritis.

Continued on the following page

In addition to these diagnostic tests, the patient needs evaluation of her symptoms of depression and her hepatic function due to possible accidental acetaminophen overdose in the context of frequent alcohol use.
a. Acetaminophen level, hepatic function tests.
b. Consider toxicology consultation for chronic acetaminophen overdose.
c. Reduce use of acetaminophen.
d. Reduction/cessation of alcohol use.

Treatment Plan: What treatments would you recommend?	Treatment plan: a. Change analgesic to a nonsteroidal anti inflammatory drug while waiting for diagnostic test results. b. Refer to a rheumatologist as soon as possible to consider the most appropriate treatment for the patient, pending results. c. Consultation with social worker regarding alcohol cessation and home safety in light of domestic violence concerns.

Patient-Centered Discussion (Transforming the medical decision-making into language that the patient understands.)	Hortensia, I am very sorry that you recently have had several very tough months. I am so glad that you decided to come for a medical evaluation. There are several possibilities for your joint pain. One possibility that I think is likely is a type of arthritis called rheumatoid arthritis. To confirm this diagnosis, we will do some blood tests and x-rays. It is also very important for you to make an appointment with a joint specialist, a rheumatologist, who will be able to confirm the diagnosis and plan the treatment with you.
	For now, I want you to stop using paracetamol and Tylenol with codeine. I will prescribe an antiinflammatory medication that I want you to take instead. Once we know the diagnosis, your doctor will be able to give you a specific treatment depending on the cause, including medications and physical therapy.
	We also need to talk about your problems at home. There are some things that I would like you to change. First, you should stop drinking wine or any type of alcohol. This is very important for your health as it could actually be worsening your sadness and depression, increase your risk of falling, and worsen some types of arthritis. I am going to introduce you to our social worker. She is going to speak with you about the violence situation at home, so she can explain your options and help you make a safety plan.

CASE DISCUSSION

Critical Data to Obtain From This Patient Interview

The patient presents with what initially appears to be a complaint of total body pain. The clinician immediately finds herself in the position of clarifying the complaint as much as possible. This can be accomplished by asking multiple open-ended questions and listening to the patient's story, followed by summarizing certain key points that the provider may recognize, and gathering more details about those specific points. In this case, the doctor noticed that the patient was mainly naming joints when she was talking more about her pain story. This allowed the doctor to hone in one the problem as a polyarthralgia rather than a different condition causing generalized pain.

Similarly, understanding the length of time of the patient's complaint is critical to the diagnosis since there are certain conditions that would more likely present as acute joint pain, such as infectious causes, as opposed to chronic joint pain that is more likely from autoimmune causes. Additionally, it is important for clinicians evaluating joint pain to conduct a thorough review of systems. Joint pain includes a wide spectrum of diagnoses ranging from rheumatologic, autoimmune, infectious, traumatic, and other.

This case had the overlying component of the patient's self-medication, which may have been causing harm. The clinician spends some time clarifying the dosing of the medications, which was critical to establishing that the patient may have suffered an acetaminophen overdose. This could have been overlooked had the dosing not been investigated by the interviewer. Other forms of self-treatment or community-based folk remedies for body pain are also common in Hispanic/Latino patients. This patient mentions going to a *sobadora*, a masseuse, from within her own family, who is often tasked with using massage as a remedy for many ailments.

TIPS FOR INTERVIEWING IN THIS CASE

One of the challenging aspects of this patient interview is the instinct that some clinicians may have to attribute a patient's generalized body pain to depression alone. Sometimes patients who are dramatic in their expressions of pain (everything hurts) or who are crying during interviews may be immediately categorized as histrionic patients or somatizers. It is possible that Hispanic/Latino patients, who tend to be particularly expressive both in joy and in sadness, may be categorized as such more commonly by providers. Hispanic patients tend to have a delayed presentation to care for joint complaints and delayed diagnosis and referral to rheumatology, which results in worse outcomes and decreased joint function.[14]

It is certainly true that the patient's mood symptoms could have a strong connection to her pain symptoms by triggering the exacerbation of an existing medical condition, or by increasing her likelihood of using alcohol, risk of injury, or lack of self-care. Depression has been found to be related to how patients report joint symptoms[15] and may affect our patient's presentation and how she is understood by the physician. Appreciating this potential connection between the patient's mood state and her pain symptoms is important for understanding the patient as a whole and addressing her concerns in a holistic way. However, this appreciation should not bar further investigation of other triggers or etiologies for her pain, such as a chronic rheumatologic condition.

In this case, the clinician should also be cautious to identify the details of the patient's substance use. Patients commonly respond to doctors with the answers that they believe the doctor would want to hear. This clinician did many things throughout the interview to indicate empathy for the patient's pain and dysfunction resulting from her pain. During the short interview, these early efforts at empathy pay off when the doctor later asks about alcohol use, since the patient is able to open up about her increased wine consumption. Nonetheless, the patient's instinct is to start by saying "yes, a little" in response to the doctor's first question about alcohol. The doctor astutely follows up to ask for details of how much alcohol she is drinking each day, how often, and why. The doctor's inquiry and later intervention regarding alcohol reduction and cessation in this patient may be life saving.

CULTURAL CONSIDERATIONS

Domestic violence (sometimes referred to in Spanish as: *violencia doméstica, violencia de género, violencia contra la mujer*) is a sadly common problem across social, racial, ethnic, cultural, and economic and other demographic categories. Although it is not necessarily more prevalent in Hispanic/Latino communities than in other groups, there are some culturally based ideas that should be reviewed to better understand the point of view of the victim.[16-17] For example, the Hispanic/Latino concept of *machismo* may be a factor that promotes silence if a woman is confronted with violence from a male partner. It may also lead a woman to believe that if such a thing happened to her (i.e., domestic violence), then she probably did something to deserve it by not doing her part to please her husband. Religious expectations about the sanctity of marriage may also play a role in staying with an abuser if the person harming her is her husband.

Other cultural ideologies could be helpful in formulating more effective solutions when speaking with victims of domestic violence. For example, *familismo* is the concept that families should be united and supportive of each other. Prioritizing family in this case may mean that providers can ask victims about other family members who they could trust with disclosing the domestic violence situation, who could give them a place to stay, or who could offer other resources if the patient is in danger. In this case, the patient had talked about her *nuera* (sister-in-law), who could possibly be a source of support to consider in future conversations.

Most importantly, clinicians should have a low index of suspicion for domestic violence and should strongly consider screening all patients for home safety. Simply asking and truly listening will go a long way toward building a trusting relationship, even in the abbreviated time course of an Emergency Department encounter. In this case, even though the doctor had made considerable efforts towards building rapport with the patient multiple times early in the interview, had specifically asked about injuries, depression, and other related elements in her story, it was not until the doctor asked specifically about domestic violence incidents that the patient came forward with this information.

 CRITICAL ELEMENTS

Did you elicit these critical elements of the medical encounter?
- Precise location and duration of maximal pain
- Depression screening
- Patient's self-medication with acetaminophen products
- Substance use/abuse history
- Domestic violence and home safety

References

Case 1

1. De Inocencio J, Carro MÁ, Flores M, Carpio C, Mesa S, Marín M. Epidemiology of musculoskeletal pain in a pediatric emergency department. *Rheumatology International.* 2016;36(1):83–89. https://doi.org/10.1007/s00296-015-3335-9
2. Riad M, Dunham DP, Chua JR, et al. Health disparities among hispanics with rheumatoid arthritis: delay in presentation to rheumatologists contributes to later diagnosis and treatment. *Journal of Clinical Rheumatology: Practical Reports on Rheumatic & Musculoskeletal Diseases.* 2019. https://doi.org/10.1097/RHU.0000000000001085. Advance online publication https://doi.org/10.1097/RHU.0000000000001085
3. Riffin C, Pillemer K, Reid MC, Löckenhoff CE. Decision support preferences among Hispanic and non-Hispanic white older adults with chronic musculoskeletal pain. *The Journals of Gerontology Series B, Psychological Sciences and Social Sciences.* 2016;71(5):914–925. https://doi.org/10.1093/geronb/gbv071
4. Rendon MI. Hyperpigmentation disorders in Hispanic population in the United States. *Journal of Drugs in Dermatology: JDD.* 2019;18(3):s112–s114.
5. Zheng Q, Wangari-Talbot J, Bouez C, Verschoore M. Photoaging and photoprotection in United States Hispanic population. *Journal of Drugs in Dermatology: JDD.* 2019;18(3s):s121–s123.

Case 2

6. Beckenkamp PR, Lin CC, Macaskill P, Michaleff ZA, Maher CG, Moseley AM. Diagnostic accuracy of the Ottawa Ankle and Midfoot Rules: a systematic review with meta-analysis. *British Journal of Sports Medicine.* 2017;51(6):504–510. https://doi.org/10.1136/bjsports-2016-096858
7. Villarruel AM. Mexican–American cultural meanings, expressions, self-care and dependent-care actions associated with experiences of pain. *Research in Nursing & Health.* 1995;18(5):427–436. https://doi.org/10.1002/nur.4770180508

8. Ott S, Schatz P, Solomon G, Ryan JJ. Neurocognitive performance and symptom profiles of Spanish-speaking Hispanic athletes on the ImPACT test. *Archives of Clinical Neuropsychology: The Official Journal of the National Academy of Neuropsychologists.* 2014;*29*(2):152–163. https://doi.org/10.1093/arclin/act091

9. Copley M, Jiménez N, Kroshus E, Chrisman S. Disparities in use of subspecialty concussion care based on ethnicity. *Journal of Racial and Ethnic Health Disparities.* 2020. https://doi.org/10.1007/s40615-019-00686-6. Advance online publication https://doi.org/10.1007/s40615-019-00686-6

10. Wyrick JM, Kalosza BA, Coritsidis GN, Tse R, Agriantonis G. Trauma care in a multiethnic population: effects of being undocumented. *The Journal of Surgical Research.* 2017;*214*:145–153. https://doi.org/10.1016/j.jss.2017.02.006

11. Camacho-Thompson DE, Vargas R. Organized community activity participation and the dynamic roles of neighborhood violence and gender among Latino adolescents. *American Journal of Community Psychology.* 2018;*62*(1-2):87–100. https://doi.org/10.1002/ajcp.12267

Case 3

12. Centers for Disease Control and Prevention. (2019, 28 March). Measles, mumps, and rubella (MMR) vaccine: what everyone should know. Retrieved on November 20, 2019 from https://www.cdc.gov/vaccines/vpd/mmr/public/index.html.

13. Hill HA, Elam-Evans LD, Yankey D, Singleton JA, Kang Y. Vaccination coverage among children aged 19-35 months - United States, 2017. *MMWR Morbidity and Mortality Weekly Report.* 2018;*67*(40):1123–1128. https://doi.org/10.15585/mmwr.mm6740a4

Case 4

14. Riad M, Dunham DP, Chua JR, et al. Health disparities among Hispanics with rheumatoid arthritis: delay in presentation to rheumatologists contributes to later diagnosis and treatment. *Journal of Clinical Rheumatology: Practical Reports on Rheumatic & Musculoskeletal Diseases.* 2019. https://doi.org/10.1097/RHU.0000000000001085. Advance online publication https://doi.org/10.1097/RHU.0000000000001085

15. Katz PP, Barton J, Trupin L, et al. Poverty, depression, or lost in translation? Ethnic and language variation in patient-reported outcomes in rheumatoid arthritis. *Arthritis Care & Research.* 2016;*68*(5):621–628. https://doi.org/10.1002/acr.22748

16. Álvarez C, Fedock G. Addressing intimate partner violence with Latina women: a call for research. *Trauma, Violence & Abuse.* 2018;*19*(4):488–493. https://doi.org/10.1177/1524838016669508

17. Kulkarni SJ, Racine EF, Ramos B. Examining the relationship between Latinas' perceptions about what constitutes domestic violence and domestic violence victimization. *Violence and Victims.* 2012;*27*(2):182–193. https://doi.org/10.1891/0886-6708.27.2.182

CHAPTER 3

Cardiovascular Cases – Casos cardiovasculares

Marco A. Alemán, MD ■ Joaquín González, MD ■ Pilar Ortega, MD ■ Joshua Vega, MD

Introduction to Cardiovascular Cases

Heart disease is the leading cause of death in the United States for Hispanics/Latinos, although lower than the general population. Hispanics/Latinos have a higher prevalence of cardiovascular disease (CVD) risk factors such as hypertension, obesity, diabetes mellitus, and ischemic stroke with variations in subgroups.[1] This discrepancy between higher CVD risk factors and lower heart disease death rates is not well understood[2] and continues to be evaluated. Hispanics with heart failure tend to be younger, be uninsured, and have higher rates of readmission to the hospital. The incidence of rheumatic fever and heart disease in Hispanics in the USA is higher than the general population.[3] There is variability in cardiovascular disease mortality in Hispanics/Latinos, with foreign-born Hispanics having higher cardiovascular disease mortality yet with differences amongst foreign-born subgroups,[4] highlighting the need for future research to consider Hispanic subgroup and nativity status when researching the heterogeneous Hispanic/Latino population.

When assessing patients with cardiovascular diseases and associated cardiovascular risk factors, a detailed history is paramount and can be affected by language[5] or cultural barriers. When assessing an acute coronary syndrome (ACS), clinicians should address the usual history, including the quality, severity, and duration of chest pain, radiation of pain to both arms, any associated symptoms, and cardiovascular risk factors, and assess for prior history of peripheral artery disease and/or a history of a prior abnormal stress test. While the exam is important, no exam finding is specific for ACS. Therefore, clinicians should use clinical decision rules such as The Thrombolysis in Myocardial Infarction (TIMI) score or the History, ECG, Age, Risk Factors, Troponin (HEART) score to better risk stratify patients with acute chest pain to guide further needed therapy.[6]

The cases in this chapter explore common cardiovascular conditions that allow the reader to consider multiple clinical possibilities and provide the opportunity to educate the patient about their symptoms, exam findings, and therapeutic plan.

Case 1 – Chest pain – Dolor de pecho

Pilar Ortega, MD

INTRODUCTORY INFORMATION

Patient's Name	Alejandra María Vásquez Robles
Age	85 years
Date of Birth	March 3, 1935
Gender	Female

Race/ethnicity	Hispanic
Self-reported national or ethnic origin	Spain
Language preference	Spanish
City, State	San Francisco, California
Medical Setting	Urgent Care Center
Reason for visit	*"Siento algo en el pecho."*
Vital signs	HR 58 BP 148/60 RR 16 Temp 37.3°C O$_2$Sat 98%

MEDICAL ENCOUNTER

Doctor/a o profesional sanitario	Paciente
Presentación	
Buenas tardes, soy la doctora Hernández. ¿Es usted doña Vásquez Robles?	Buenas, doctora. Sí, soy yo.
Pregunta introductoria	
¿Qué le trae hoy a la clínica de urgencias?	Una cosquillita en el pecho, doctora. Seguramente no es nada, pero decidí venir.
Historia de la enfermedad actual	
Cuénteme más, por favor.	Bueno, estaba con los nietos arreglando un poco el jardín cuando sentí una cosquilla en el pecho que no me gustó.
¿Usted diría que era un dolor?	Sí, desde luego que no era agradable.
¿Todavía lo siente?	No, ya se me pasó, pero no me termino de sentir bien. Tengo como asqueado el estómago y como que no me quedo tranquila.
Entiendo que se sienta nerviosa al sentir algo así.	La verdad que sí, doctora. Ya tengo una edad en la que no debo desentenderme de las cosas. Dicen que algo que parezca no tener importancia puede ser grave cuando una ya está grande.
Me alegro que haya venido. ¿Dónde estaba el dolor?	Aquí en el centro del pecho.
¿Usted sintió algún dolor en otras partes del cuerpo?	En los brazos, doctora. No me pareció gran cosa al principio, pero después de unos minutos sí me preocupó que además de las cosquillas en el pecho, sentí una molestia, más bien como una sensación pesada, en ambos brazos.
¿Cuánto tiempo duró el dolor en el pecho y en los brazos?	En total, yo diría que pasó media hora desde que empezó hasta que paró por completo.
Mencionó que estaba arreglando el jardín. ¿Era trabajo muy cansado?	Yo soy muy activa, doctora, y las cosas que más me entretienen son mis nietos y las plantas. No era nada fuera de lo normal para mí. Estábamos sembrando unas semillas de girasol, que le hacían ilusión a mi nieta, la más pequeña.

Continued on the following page

Doctor/a o profesional sanitario	Paciente
¿En algún momento tuvo que parar lo que estaba haciendo debido al dolor?	Sí, la verdad que sí me detuve. Sentí la respiración un poco entrecortada y me asusté. Le pedí a mi nieto, el mayor, que me acercara una silla y me trajera un vaso de agua.
¿A qué hora sucedió todo esto?	Apenas después de que los niños salieron del colegio. Mi yerno los dejó en mi casa mientras iba a hacer las compras. Serían las cuatro y media de la tarde.
Aparte del agua, ¿se tomó algo para el dolor? Por ejemplo, ¿alguna medicina?	Me lo pensé, pero ya no hizo falta. Después de unos diez minutos ya estaba bien, como si nada.
¿Alguna vez le ha pasado algo parecido anteriormente?	Nunca, doctora. ¿Hice bien en venir?
Sí, claro que sí; el dolor de pecho puede ser una señal importante que debemos evaluar. Al final, ¿qué le convenció a venir a la clínica?	Mi nieto se preocupó. Me dijo que me veía pálida y le vi tan preocupado. Me di cuenta que tenía que atenderme. Me dio pánico pensar que me podía pasar algo y que mis pequeños se quedaran sin abuela. No pude venir de inmediato, pero cuando llegó mi yerno, le conté lo que me pasó y él me trajo aquí.
Repaso por sistemas	
¿Todavía se siente con falta de aire?	No, se me quitó todo al mismo tiempo después de sentarme un ratito.
¿Ha tenido dolor de espalda?	Bueno, a veces me duele un poco la espalda. Será la artritis o la vejez, ¿verdad, doctora?
¿El dolor de espalda es un problema que ha tenido antes?	Sí, es normal para mí en los días que estoy con mis nietos.
¿Ha tenido náuseas o vómitos?	No he vomitado, pero sentí como ascos en el estómago cuando sentí el dolorcito.
¿Ha tenido mareos?	No.
¿Se ha desmayado?	No.
¿Ha tenido alguna caída o golpe?	No, nada.
¿Ha tenido hinchazón en las piernas u otras partes del cuerpo?	No.
¿Ha tenido dolor de cabeza?	Nada fuera de lo normal. De vez en cuando me duele un poco la cabeza, pero nada del otro mundo.
¿Tuvo dolor de la cabeza o el cuello hoy?	No, hoy no.
¿Ha tenido cambios de vista?	No, con mis gafas veo perfectamente.
¿Ha tenido debilidad en parte del cuerpo, como en un brazo o en una pierna?	No, doctora, debilidad no. Solo lo que le expliqué antes de tener los brazos como pesados y adoloridos.
Antecedentes médicos	
¿Qué problemas médicos ha tenido?	¡Uf! ¿Está segura de que los quiere saber? ¡Ha llovido mucho en ochenta y pico de años!
Claro, dígame, no se preocupe.	Bueno, tuve linfoma. Ya hace mucho tiempo, pero siempre me da miedo que pueda regresar.
¿Cuándo ocurrió?	Hace diez años o algo así.

Doctor/a o profesional sanitario	Paciente
¿Sabe qué tipo de linfoma era?	No lo sé, doctora. Lo que sé es que estaba totalmente agotada, había bajado de peso, y tenía mucha dificultad para respirar. Me ingresaron, me hicieron tratamiento con quimioterapias, y un montón de pruebas. Al final de todo, me dieron el alta y me pareció un milagro. Dicen que me puede volver a dar algún día, pero por ahora he tenido suerte. No he vuelto a sentirme así.
Eso debe haber sido un tiempo muy difícil.	Ni se imagina, doctora.
¿Qué otros problemas médicos ha tenido?	En algunas ocasiones he tenido problemas con úlceras. Creo que las llaman pépticas.
¿Ha recibido tratamiento?	Sí, pero de la última ocasión ya hace unos tres años más o menos. En ese tiempo me dieron unas medicinas por tres meses que me aliviaron. De repente todavía me da algo de acidez, pero nada muy fuerte.
¿Ha notado sangrado rectal o color oscuro o negro cuando defeca?	Eso me ocurrió cuando me diagnosticaron con las úlceras, pero no recientemente.
¿Qué otros problemas médicos ha tenido?	Eso es lo gordo, doctora. Lo otro es lo normal, los dolorcitos de la espalda, mis gafas cada vez más graduadas. Usted sabe, las cosas de viejos.
¿Le han dicho los médicos que usted tiene presión alta?	Ah, sí, la presión me la diagnosticaron hace mucho, pero con las medicinas me dicen que ya la tengo bien.
¿Qué tal diabetes?	Hace unos años me dijeron que podía tener prediabetes. Mi nieto había aprendido de los nopales porque sus mejores amigos son unos niños mexicanos que viven por aquí cerca y le dijeron que sus abuelitas los usan. Entonces mi nieto, que es muy espabilado con el internet me dijo que lo buscó y que los nopales son buenos para lo del azúcar. Desde entonces me preparo mi batido de nopales todas las mañanas. Se consiguen en los mercados mexicanos de por aquí, ¿usted sabe, doctora? Desde entonces los doctores me dicen que en cuanto al azúcar, estoy como las rosas.
Historia quirúrgica	
¿Qué cirugías le han hecho?	Dos cesáreas, el apéndice y la matriz.
¿Le quitaron la matriz?	Sí, tuve mucho sangrado debido a unos fibromas en la matriz y como ya había tenido a mis hijos, decidimos que mejor me la sacaban y ya.
Medicamentos	
¿Qué medicamentos toma regularmente?	A diario, tomo el metoprolol y también amlodipina.
¿Se los recetaron para la presión arterial?	Sí, doctora. Y también creo que uno me lo dieron porque antes me daban unos brinquitos el corazón de vez en cuando.
¿Eso ya no le pasa?	No, en ese sentido he estado tranquila.
¿Algún medicamento sin receta?	Bueno, medicamentos medicamentos, no, pero me gusta tomarme una vitamina E y una de aceite de hígado de bacalao. Me dicen que es bueno para mantener el sistema inmune fuerte.

Continued on the following page

Doctor/a o profesional sanitario	Paciente
¿Toma aspirina?	No.
¿Algún medicamento anticoagulante como heparina o warfarina?	No, nunca me han recetado algo así.

Alergias

¿Qué alergias tiene a medicinas?	Una vez que me dieron morfina, me dio una picazón muy fuerte. Creo que soy muy sensible, pero no tengo ninguna otra alergia que yo sepa.
¿Tuvo salpullido con la morfina, u otros síntomas además del picazón?	No creo.

Historia social

Uso de sustancias recreativas o ilícitas

¿Cuántas bebidas de vino, cerveza o alcohol toma en una semana?	Nada más que un vinito en los cumpleaños de mis nietos o en navidad.
¿Usted fuma o ha fumado?	No, doctora. Aunque le cuento que mi marido fumó como una chimenea por mil años así que supongo que yo me he tragado el humo también casi toda la vida.
¿Aún está expuesta regularmente al tabaco?	No. Mi Antonio Javier murió hace ya quince años por el tabaco, y mis hijos dejaron de fumar en ese tiempo también, viendo lo que le había hecho el tabaco a su padre.
Lo siento mucho, pero me alegro que hayan dejado de fumar.	Gracias, doctora. Fue muy doloroso, pero tiene usted razón. El hecho de que ya no fumen mis hijos es un gran alivio.

Violencia doméstica

¿Ha sufrido abuso físico, verbal o sexual alguna vez?	No, doctora. Con eso he tenido suerte. Mi familia siempre me ha tratado bien. Siempre les he tratado de enseñar a mis hijos y nietos que lo primero es la paz.

Examen físico

Signos vitales	Frecuencia cardíaca: 58 Presión arterial: 148/60 Frecuencia respiratoria: 16 Temperatura: 37.3°C Saturación de oxígeno: 98% Peso: 135 lb
Apariencia general del paciente	La paciente parece estar un poco nerviosa, pero sin angustia aguda. La paciente está sonriendo, alerta y coopera bien con todas las preguntas de le entrevista.
Cabeza, ojos, nariz, garganta	Sin señales de traumatismo, ni congestión, asimetría facial, ni dolor al palpar.
Cuello	Puede mover el cuello sin dificultad y no se aprecia ningún soplo durante la auscultación.
Examen cardiovascular	Ritmo regular, frecuencia bradicárdica. No se aprecian soplos cardíacos. Se repite la presión arterial en ambos brazos: Brazo derecho: 148/60 Brazo izquierdo: 130/65 Pulsos radiales, femorales y pedios simétricos.

Doctor/a o profesional sanitario	Paciente
Examen pulmonar	No demuestra uso de músculos accesorios, taquipnea ni otras señales de dificultad respiratoria. La auscultación no demuestra sibilancias, estertores ni ronquidos. Se aprecia una leve cifosis de la espina vertebral torácica (crónica según la paciente).
Examen abdominal	Las cicatrices de previas cirugías se han sanado bien y no se aprecia rojez, masas, secreción ni dolor al palpar. Sin dolor ni masas apreciadas durante la palpación del abdomen.
Examen neurológico	Los rasgos de la cara parecen simétricos y sin debilidad alguna. La fuerza de ambos brazos y piernas es simétrica. Marcha normal y sin desviación. El habla es normal.
Conclusión de la entrevista médica	
¿Qué preguntas tiene?	¿Ya me puedo ir a casa, doctora? No le quiero hacer perder el tiempo.
Doña Vásquez Robles, usted hizo muy bien en venir. Ahora le voy a explicar lo que recomiendo para evaluar sus síntomas antes de darle de alta.	Gracias, doctora.

CASE NOTE

Case Note 1: Blank for Learner to Complete

 Available for electronic download in Appendix.

Case Note 2: Sample Spanish Version

| Case Data Documentation (Comprehension of case information) | Historia del problema actual | Mujer de 85 años con hipertensión que presenta a una clínica de servicios urgentes debido a dolor de pecho. Tuvo el dolor hace varias horas a las 4:30 de la tarde mientras estaba sembrando con sus nietos en el jardín de su casa, y duró aproximadamente media hora. El dolor se localiza al centro del pecho con radiación a los brazos. Lo describe como un "cosquilleo" doloroso y describe la sensación de los brazos como pesada y adolorida. Síntomas asociados incluyen falta de aire y asco en el estómago, pero niega haber tenido náuseas, vómito, mareos, desmayo, o nuevo dolor de espalda. Nunca ha tenido algo parecido. El dolor cesó después de un breve descanso y ahora se siente bien, aunque nerviosa. Decidió venir porque es un síntoma nuevo y le da miedo que pueda ser algo grave. |

Continued on the following page

Historia médica		- Hipertensión - Linfoma (hace 10 años, completó tratamiento de quimioterapia y ahora está en remisión) - Úlceras pépticas (completó un tratamiento de 3 meses hace 3 años) - Prediabetes (posiblemente) - Histerectomía debido a fibromas uterinos - 2 cesáreas
Medicamentos		- Metoprolol y amlodipina diariamente - Batido de nopales diariamente (para autocontrol de la prediabetes) - Vitamina E y aceite de hígado de bacalao diariamente (para mantener sano el sistema inmune según la paciente)
Alergias		Reacción de picazón fuerte a la morfina, pero sin evidencia de reacción alérgica definitiva.
Aspectos importantes de la historia social, de sustancias e historia médica familiar		- Tabaco por medio de humo ajeno (de su marido) por muchos años. - Está muy vinculada con su familia, especialmente con sus nietos. - Vida activa, vive en casa propia, su marido falleció hace 15 años.
Resultados claves del examen físico		- Bradicardia con ritmo regular. - Presión arterial elevada, con una diferencia de casi 20 mmHg en la presión sistólica medida en el brazo derecho e izquierdo. - Sin masas ni dolor a la palpación abdominal. - Sin hinchazón. - Pulsos simétricos. - Examen neurológico normal. - Cifosis torácica leve (crónica).

Medical Decision-Making Documentation (Synthesizing case information to make medical decisions and recommendations.)	**Evaluación del paciente** Por favor escriba los tres diagnósticos más probables para este paciente en orden empezando con el más probable e incluyendo su justificación.	1. Infarto cardíaco
		    La paciente presenta con dolor de pecho durante esfuerzo que incrementa y se amenora con el descanso en un período total de dolor de 30 minutos y asociado con falta de aire, molestia estomacal y radiación a ambos brazos. Tiene factores de riesgo incluyendo edad, hipertensión, exposición al tabaco y posible prediabetes. El primer diagnóstico que se debe urgentemente evaluar es un infarto cardíaco.
		2. Disección aórtica
		    La paciente presenta con dolor a ambos brazos y dolor de espalda, aunque este último parece ser crónico. También se nota una diferencia de casi 20 mmHg en la presión medida en cada brazo, lo cual no confirma el diagnóstico, pero puede ser causado por una disección. Aunque es menos común que un infarto cardíaco, se debe considerar.

3. Angina de pecho

Auznque es la primera vez que la paciente experimenta este dolor de pecho, es posible que sea a causa de angina de pecho.

Otras posibilidades que se deben considerar dados los antecedentes médicos de la paciente incluyen recurrencia de linfoma, úlceras pépticas o reflujo gastroesofágico. Los otros posibles diagnósticos son de mayor urgencia en la evaluación de esta paciente.

Plan

Plan para establecer o confirmar el diagnóstico:
¿Qué pruebas o procedimientos recomienda?

Plan para el diagnóstico:
a. Electrocardiograma inmediato (ECG)
b. Análisis de sangre incluyendo enzimas cardíacos, hemograma completo, perfil metabólico y factores de coagulación
c. Radiografía torácica
d. Consideración de tomografía computarizada torácica para evaluar la posibilidad de disección aórtica

Plan para el tratamiento:
¿Qué tratamientos recomienda?

Plan para el tratamiento:
a. Si el ECG demuestra un infarto cardíaco definitivo, vamos a consultar al equipo cardiointervencional urgentemente para discutir las opciones de intervención para esta paciente, incluida la angiografía con cateterismo.
b. Si el ECG no demuestra una lesión isquémica cardíaca, se procedería con esperar los resultados de los análisis e imágenes radiográficos.
c. Después del tratamiento inmediato, nos enfocaremos en el manejo de los factores de riesgo a largo plazo para controlar el azúcar y la presión de la paciente.

Patient-Centered Discussion
(Transforming the medical decision-making into language that the patient understands.)
Explicación centrada en el paciente
Por favor escriba cómo le explicaría su evaluación y el plan para el diagnóstico y tratamiento al paciente.

Doña Vásquez Robles, me alegro mucho de que haya decidido venir al centro de urgencias. Lo más importante primero es hacerle un electrocardiograma para evaluar su corazón. Son unas pegatinas que colocamos en el pecho y que se conectan brevemente a unos cables. Seguramente se lo ha hecho su médico en otras ocasiones. Si esta prueba nos demuestra que usted sufrió o está sufriendo un ataque al corazón, que también se llama un infarto cardíaco, entonces tenemos que actuar muy rápido para darle el tratamiento necesario.

No la quiero asustar; es posible que todo haya sido un susto y que la causa no sea tan grave, pero tenemos que hacer esta prueba rápidamente. Mientras tanto, voy a hablar con el médico de guardia en la sala de emergencias que queda a unas cuadras de aquí. Aquí tenemos capacidades limitadas porque es un centro para atención rápida pero no estamos conectados a un hospital. Allí en el hospital le podrán hacer las otras pruebas para evaluar la causa del dolor de pecho y darle el tratamiento para cualquier causa que se identifique. Nosotros vamos a coordinar su traslado al hospital.

Case Note 3: Sample English Version

Case Data Documentation (Comprehension of case information)	History of present illness	85-year-old woman with longstanding hypertension presents to urgent care due to chest pain. She had the pain several hours ago at 4:30 pm while she was planting in her garden with her grandchildren. The pain lasted about 30 minutes and was located in the center of the chest with radiation to both arms. She describes it as a painful "tickle" and describes the arm sensation as heavy and aching. Associated symptoms include shortness of breath and upset stomach, but patient denies having nausea, vomiting, dizziness, fainting, or new back pain. She has never had anything similar before. The pain stopped after a brief rest and now she feels fine but nervous. She decided to come because it is a new symptom and she was worried it could be serious.
	Key past medical history	- Hypertension. - Lymphoma (10 years ago, completed chemotherapy and now in remission). - Peptic ulcer disease (completed a 3-month treatment 3 years ago). - Prediabetes (possible). - Hysterectomy for treatment of uterine fibroids. - 2 C-sections.
	Medications	- Metoprolol and amlodipine daily. - "Nopal" cactus shake daily (for self-regulation of prediabetes). - Vitamin E and cod liver oil daily (to maintain a strong immune system per patient's belief).
	Allergies	Itching reaction to morphine, but without definitive evidence of allergic reaction.
	Key social/ substance use/family history	- Tobacco exposure due to second-hand smoke (from her husband) for many years. - She is highly involved in family life, especially related to her grandchildren. - Active lifestyle, lives in her own home; her husband passed away 15 years ago.
	Key physical examination findings	- Bradycardia with regular rhythm. - Elevated blood pressure, with a difference of 20 mmHg in systolic pressure as measured in right vs. left arms. - No masses or pain on abdominal palpation. - No edema. - Symmetric pulses. - Normal neurologic exam. - Mild thoracic kyphosis (chronic).
Medical Decision- Making Documentation (Synthesizing case information to make medical decisions and recommendations.)	Assessment Please list your top three differential diagnoses in order of likelihood and include your justification.	1. Myocardial infarct The patient presents with exertional chest pain in a crescendo-decrescendo pattern during a period of 30 minutes. The pain decreases with rest and is associated with shortness of breath, upset stomach, and radiation to both arms. She has risk factors of age, hypertension, tobacco exposure, and possible prediabetes. The first diagnosis that needs urgent evaluation is cardiac infarct.

2. Aortic dissection

The patient presents with chest pain that radiates to both arms and with some back pain, although the latter appears to be chronic. She also has a notable difference of almost 20 mmHg in the systolic blood pressure measured in each arm, which does not confirm the diagnosis, but could be explained by a dissection. Although less common than cardiac infarct, this diagnosis should be considered.

3. Angina

Although this is the first time that the patient has experienced this chest pain, this could be due to stable or unstable angina.

Other possibilities that should be considered given the patient's medical history include lymphoma recurrence, peptic ulcer disease, or gastroesophageal reflux. The other diagnoses are of greater urgency in the patient's evaluation.

Plan of Care

Diagnostic Plan: What other tests or procedures would you recommend?

Diagnostic plan:
a. Electrocardiogram (EKG) immediately.
b. Blood tests including cardiac enzymes, complete blood count, metabolic profile, and coagulation factors.
c. Chest radiograph.
d. Consideration of infused computed tomography of the chest to evaluate the possibility of aortic dissection.

Treatment Plan: What treatments would you recommend?

Treatment plan:
a. If the EKG shows a definitive cardiac infarct, we will emergently consult the interventional cardiology team to discuss treatment options, including coronary angiography and catheterization.
b. If the EKG does not demonstrate any cardiac ischemia, we will await the blood test and radiology results.
c. Following immediate treatment, we will focus on management of the patient's long-term risk factors to control her sugar and blood pressure.

Patient-Centered Discussion
(Transforming the medical decision-making into language that the patient understands.)

Mrs. Vásquez Robles, I am very glad that you decided to come to urgent care. The most important thing to do first is an electrocardiogram or EKG to check your heart. This involves some stickers on your chest that we will connect to cables briefly. You probably have had this done before at your doctor's office. If this EKG test shows that you have had or are having a heart attack, then we need to act fast to give you the treatment you need.

I do not want to alarm you; it is possible that this has been a scare and that the cause is not that severe, but we need to get started with testing quickly. In the meantime, I will speak with the doctor at the Emergency Department a few blocks away. Here in urgent care, we have limited capabilities because we can provide medical attention quickly for many things but are not connected to a hospital. At the hospital, you can have other tests done to evaluate the cause of your chest pain and to give you any needed treatment depending on the cause. We will coordinate getting you to the hospital.

CASE DISCUSSION

Critical Data to Obtain from This Patient Interview

An elderly woman with cardiac ischemia is less likely to present with typical symptoms compared to younger male patients. Further, the Spanish language is rich in synonyms and descriptions, and the way Spanish-speaking patients often express the characteristics of symptoms such as pain is no exception. This particular patient not only presents with what may be considered atypical symptomatology, but also describes her symptoms atypically. Rather than interrupt the patient with formulaic and often meaningless yes or no questions (Was it sharp or dull? Did it last 10 seconds, 5 minutes, or 20 minutes? What number is your pain?), it is ideal to let the patient express their story in a more fluid and natural way. For example:

Tell me more.	Dígame más.
What happened next?	¿Qué pasó después?
What worried you?	¿Qué le preocupó?
What else?	¿Qué más?

With these guiding but open-ended questions, the parts of the narrative that are more salient to the patient come to light and the patient is more satisfied that he/she is being heard. Although some may argue that interrupting the patient is necessary in emergency settings (and sometimes this is true), it is likely that listening to the patient a bit longer may allow the astute clinician to uncover more diagnostically valuable data than if they had interrupted.

While listening to the patient's story, the clinician should pay attention to specific factors such as the setting of onset (Was it exertional?), the speed of onset (Was maximal pain reached at onset or was it a crescendo/decrescendo pattern?), and the duration/alleviating factors (Is the pain still there, and if not, what made it go away?). These parenthetical questions are meant for the clinician's mind and need to be construed in patient-centered terms if asking the patient about those factors. Further, sometimes patients' storytelling does not follow this precise pattern, but the clinician can gather these pieces of data by listening carefully to the patient's story. Some Spanish phrases to express pain or discomfort in creative ways, including some phrases used in this case, include:

A tickle	Una cosquilla, un cosquilleo
Discomfort	Una molestia, una incomodidad
I didn't like it [the feeling].	No me gustó.
It felt heavy.	Se sentía pesado.
A stab	Una punzada
A pressure	Una presión

Clarifying the timing of symptoms, associated conditions, and understanding the patient's risk factors are also critical elements of the case that allow the clinician to build an accurate differential diagnosis.

Tips for Interviewing in this Case

The past medical history was fairly extensive for the patient in this case, as it often can be for elderly patients. During interviews in which the presenting complaint is concerning for an urgent diagnosis, it can be difficult to strike a balance between conducting a rapid history and gathering sufficient information to understand the patient's risk factors. One option to consider is taking a rapid history, conducting some initial testing such as EKG and blood draws, and returning for a more complete history after ruling out life-threatening conditions or at least after getting some initial testing started.

The doctor in this case demonstrates sufficient patience to obtain the important elements of the past medical history. The patient had not indicated a history of hypertension, since she considered this to be a problem that has been resolved with medication. In this case, the physician specifically asks about cardiovascular risk factors, such as hypertension and diabetes, which the patient may not otherwise recognize as being important conditions to report to the urgent care physician. The additional past history of the patient also holds important diagnostic clues that influence the differential diagnosis for the patient. For example, her history of lymphoma and peptic ulcer disease add to the considerations in her evaluation, particularly if the initial life-threatening conditions of myocardial infarct or aortic dissection are excluded after initial testing.

Cultural Considerations

The charming elderly patient in this case is quite talkative and colorful in her responses to the physician. Thanks to the patience displayed by the doctor, we learned a lot of about her baseline functioning, her family values, her priorities and aspirations regarding her life, and her relationship with her grandchildren. Family and the integration of cross-generational relatives in daily life are highly valued in the Hispanic community. Hispanic elders often feel great pride in being "needed" and playing an important role in the lives of their children and grandchildren. The role of this *abuelita* (grandmother) as a caretaker for her grandchildren is very important to her.

This case displays the complex relationship that often arises in such multigenerational families. The oldest grandson serves as a cultural and technological ambassador for the grandmother; he found out about medicinal use of *nopales* from his Mexican American friends and then looked it up online, confirming possible hypoglycemic effect and recommending them to his grandmother for treatment of her prediabetes. Since the patient's national origin is Spain, she had not had personal experience or knowledge in using cacti such as *nopales* in food or medicine until her grandson told her about this option. Given that she also uses several other supplements, including Vitamin E and cod liver oil, this patient seems to be comfortable with considering herbal and folk remedies; this can be helpful information for the clinician in order to avoid potential interactions with other medications and to be aware of potential side effects.

Additionally, while the patient was concerned about her chest discomfort symptoms and thought they could be serious, it never occurred to her to call an ambulance or to call her son-in-law back from his errands to take her to the doctor. Instead, she waited for the son-in-law to come home. Avoiding burdening others and feeling needed by the family are two important characteristics of Hispanic elders that may influence their health-related decision making. In this case, depending on the outcomes of the patient's initial testing, any significant health care decisions made by the patient will likely be influenced by her strong family values and should ideally include other members of the family if the patient wishes for them to be involved.

CRITICAL ELEMENTS

Did you elicit these critical elements of the medical encounter?
- Chest pain characteristics including potential typical and atypical features of ACS
- Cardiovascular risk factors
- Use of herbal, natural, or home remedies
- Patient's baseline functional status
- Detailed past medical history

Case 2 – Fatigue – Fatiga

Joshua Vega, MD

INTRODUCTORY INFORMATION

Patient's Name	Juan Espinosa
Age	51 years
Date of Birth	July 16, 1968
Gender	Male
Race/ethnicity	Latino
Language preference	Spanish
Self-reported national or ethnic origin	Nicaragua
City, State	Miami, Florida
Medical Setting	Internal Medicine Outpatient Clinic
Reason for visit	*"Me siento muy fatigado."*
Vital signs	HR 90 BP 150/90 RR 16 Temp 37°C O$_2$Sat 94%

MEDICAL ENCOUNTER

Doctor/a o profesional sanitario	Paciente
Presentación	
Buenos días, soy el doctor Vega.	Mucho gusto, doctor. Me llamo Juan Espinosa.
Pregunta introductoria	
¿Qué le trae hoy a la clínica?	Pues, no sé cómo empezar, pero me siento muy fatigado, doctor.
Historia de la enfermedad actual	
No se preocupe, Juan. Estoy aquí para ayudarle.	Gracias, doctor.
Para empezar, quiero saber cuándo fue la última vez que se sintió bien y que ha notado que es diferente.	Me sentía bien hasta seis meses atrás cuando comencé a sentirme fatigado en mi trabajo. Tenía poca energía y me faltaba el aire.
Cuando usted menciona sentirse fatigado, ¿se refiere a cansancio o a falta de aire?	Hace muchos meses que he sentido cansancio en general, pero lo que más me ha preocupado es que últimamente siento que me quedo sin aire.
Por favor, dígame más acerca de la falta de aire.	Me falta el aire al caminar lejos y subir escaleras. También se me hace difícil levantar cosas pesadas sin tener que detenerme y tener que respirar profundamente.
¿Qué estaba haciendo cuando empezó?	Empecé un nuevo trabajo con una compañía de mudanza y es un trabajo muy pesado.
¿Cómo le afecta su vida? ¿Cómo lo limita?	A veces creo que todo el polvo al cual estoy expuesto en mi trabajo me está afectando mi respiración. Luego llego tan cansado a mi casa que no tengo fuerzas para nada más y solo quiero dormir.

Doctor/a o profesional sanitario	Paciente
¿Es constante o va y viene?	No es constante.
¿Con qué frecuencia siente la falta de aire?	La siento más cuando estoy esforzándome.
¿Siente que es leve, moderada o grave?	Pues, yo diría que es moderada.
¿Qué le agrava la falta de aire?	La siento más cuando estoy esforzándome como cuando levanto cosas pesadas, como los muebles, cuando camino lejos o si subo escaleras.
¿Se levanta durante la noche sintiendo falta de aire?	Nunca. Pero a veces mi esposa me levanta porque cree que estoy roncando muy fuerte y que no la dejo dormir.
¿Alguien lo ha observado parar de respirar o ahogarse mientras duerme?	No. Mi esposa nunca me ha mencionado que dejo de respirar durante la noche.
¿A veces se cae dormido durante el día mientras conduce o habla con alguien?	No, nunca.
¿Qué le alivia la falta de aire?	Descanso un rato para tomar agua o jugo frío y a veces me tiro agua fría en la cara. Luego cuando llego a mi casa, me pongo un poco de vaporú para ayudar mi respiración.
¿Me puede repetir lo que se pone para ayudar con la respiración?	El vaporú.
Vaporú. ¿Qué es?	Es como una pomada blanca que huele a menta y me la pongo en el pecho o cerca de la nariz y me ayuda a respirar.
Oh, ya entiendo. ¿Ha probado algo más para mejorar la falta de aire?	Me compré una multivitamina para aumentar mi energía.
¿El problema está empeorando, mejorando o sigue igual desde que empezó?	Está empeorando. Usualmente no voy al médico a menos que algo ande mal. Al principio podía seguir caminando y levantando cosas, pero en el último mes he tenido que descansar más.
¿Alguna vez le ha pasado algo parecido anteriormente?	He sentido cansancio antes, pero esta falta de aire no es algo que haya sentido antes.
Síntomas asociados	
¿Ha tenido o notado algún otro problema de su cuerpo que ocurra junto con la falta de aire?	En el último mes he notado que mis pies se hinchan y lo noto más al fin del día al quitarme los zapatos y los calcetines.
¿La hinchazón mejora cuando eleva las piernas?	Antes sí me ayudaba, pero ahora mis pies casi siempre están hinchados.
¿Siente dolor en el pecho con esfuerzo o en reposo?	Siento que mi pecho me aprieta por unos segundos de vez en cuando, pero no siempre está relacionado con el esfuerzo.
¿Con cuántas almohadas duerme usted?	Usualmente uso dos, pero a veces uso tres almohadas cuando duermo porque me asfixio cuando estoy acostado plano.
¿Siente palpitaciones o mareos?	Siento que mi corazón brinca rápidamente al levantar algo muy pesado o subir muchas escaleras, pero nunca me he mareado ni desmayado.

Continued on the following page

Doctor/a o profesional sanitario	Paciente
¿Ha notado un cambio en el peso?	Sí, cuando la enfermera me pesó me di cuenta que he engordado. Pesé seis kilos más desde la última vez que me pesé hace dos meses.
Descríbame su dieta, por favor.	Por las mañanas solo tomo café con leche. Como el almuerzo con mis compañeros del trabajo en algún restaurante de comida rápida que sirve sándwiches, hamburguesas, ensalada o tacos. Me encanta el gallopinto con algún tipo de carne como pollo frito o bistec para la cena.
¿Ha tenido problemas del corazón en el pasado, como ataques al corazón, alta presión o colesterol alto?	Nunca he tenido un ataque al corazón. He tenido el colesterol un poco alto. Hace muchos años un médico me recetó un medicamento para la presión alta pero no recuerdo el nombre.
¿Ha tenido soplo del corazón?	Un doctor me dijo que escuchó un soplo en mi corazón durante mi niñez en Nicaragua.
Por favor, dígame más sobre el soplo del corazón.	No recuerdo muchos detalles, pero creo que hicieron un estudio y me dijo que no era grave.
¿Tuvo alguna gripe especialmente fuerte cuando era niño o más joven?	He tenido gripe cuando era niño, pero nunca estuve internado en el hospital ni nada grave. Los remedios de mi madre siempre me ayudaron.
¿Algún familiar ha tenido problemas del corazón?	Mi padre tiene alta presión y diabetes. Él tuvo un ataque al corazón a los sesenta años.
¿Usted fuma o usa tabaco?	Sí, tengo más de veinte años de fumar cigarrillos todos los días. Empecé a fumar a los treinta años cuando trabajé para una compañía de construcción.
¿Cuántos paquetes de cigarrillos fuma al día?	Un paquete puede durarme dos días.
¿Hace ejercicio regularmente?	Pienso que mi trabajo es muy pesado y lo cuento como mi ejercicio diario.
¿Ha tenido problemas en los pulmones?	Tengo asma desde joven. Pienso también que el polvo al que estoy expuesto en mi trabajo ha causado daño en mis pulmones.
Repaso por sistemas	
¿Ha tenido tos?	De vez en cuando tengo una tos seca.
¿Ha tenido fiebre?	No, no he tenido fiebre.
¿Ha tenido sudores durante el día o la noche?	Solo sudo cuando estoy esforzándome muy fuerte pero nunca en la noche.
¿Ha tenido visión borrosa o muchos dolores de cabeza frecuentemente?	A veces tengo dolor de cabeza, pero creo que es más cuando no tomo el café. No he notado cambios de la vista.
¿Ha tenido infección en la sangre o corazón antes?	No, nunca.

Doctor/a o profesional sanitario	Paciente
¿Ha tenido problemas con sangrado excesivo?	No.
¿Ha tenido coágulos de sangre?	Nunca he tenido coágulos de sangre.
¿Se ha desmayado?	Si levanto algo muy pesado a veces me siento asfixiado y a punto de desmayarme, pero nunca me he desmayado.
¿Ha tenido problemas de tiroides antes?	No, nunca.
¿Ha tenido náusea o poco apetito?	No tengo náusea y mi apetito está bien.
¿Ha tenido ansiedad o depresión?	No, nunca.
Historia médica	
¿Qué problemas médicos ha tenido?	Como le comenté, tengo asma desde joven. Un doctor me ha diagnosticado con alta presión y prediabetes antes.
Y el médico le recetó un medicamento para tratar la alta presión, ¿correcto? ¿Por cuánto tiempo lo tomó?	Sí, y lo tomé por varios meses hasta que se me acabó.
¿Algo más?	También me dijo que mi nivel de colesterol era un poco alto, pero no me recetó medicamento para bajar el colesterol. La verdad es que no he regresado a visitar un doctor por más de cinco años.
Historia quirúrgica	
¿Qué cirugías le han hecho?	Nunca he tenido una cirugía.
Medicamentos	
¿Qué medicamentos toma regularmente?	No tomo medicamentos regularmente, pero tomo una multivitamina.
¿Usa algún suplemento natural o herbal?	Uso ajo para controlar mi presión.
Alergias	
¿Qué alergias tiene a medicinas?	Ninguna.
Historia social	
Uso de sustancias recreativas o ilícitas	
¿Cuántas bebidas de vino, cerveza o alcohol toma en una semana?	Bebo dos o tres cervezas los fines de semana y en ocasiones especiales. No me gusta tomar licor.
¿Usa drogas como marihuana, cocaína o heroína?	No, nunca las he probado.
Oficio	
¿Cuál es su trabajo?	Hace seis meses que empecé a trabajar con una compañía de mudanza. Trabajo casi doce horas al día, seis días a la semana. Antes trabajaba en construcción y como mecánico.
Vivienda/Recreo/Relaciones	
¿Con quién vive?	Vivo con mi esposa y nuestros dos hijos.

Continued on the following page

Doctor/a o profesional sanitario	Paciente
¿Tiene mascotas?	No.
¿Qué hace para relajarse?	Me gusta ver fútbol en la televisión con mi familia y estar con amigos.
Historia médica de la familia	
¿Qué problemas médicos hay en su familia, por ejemplo, en sus padres o hermanos?	Mi padre tiene setenta y dos años y sufre de alta presión y diabetes. Como le dije, también tuvo el ataque al corazón. Mi madre tiene setenta años y tiene alta presión. Ella sufrió un leve derrame cerebral cuando era joven.
¿Y tiene hermanos?	Tengo un hermano de cuarenta y ocho años que sufre de asma. Tengo una hermana de cuarenta y cinco años que no tiene problemas médicos.
Otros elementos de la entrevista médica	
¿Algo más que le gustaría discutir o que no le he preguntado?	No, doctor. Creo que es todo. Gracias.
Examen físico	
Signos vitales	Frecuencia cardíaca: 90 Presión arterial: 150/90 Frecuencia respiratoria: 16 Temperatura: 37°C Saturación de oxígeno: 94%, aire ambiental Peso: 97.5 kg Talla: 5'10" Índice de masa corporal: 30.8
Apariencia general del paciente	El paciente es un hombre con sobrepeso y sin angustia aguda. El paciente se ve mayor a su edad cronológica.
Cabeza, ojos, nariz, garganta	La cabeza es normocefálica y atraumática. Esclerótica sin ictericia.
Cuello	Flexible y sin masas. Distensión venosa yugular visible por encima de la clavícula mientras está sentado.
Examen cardiovascular	Ritmo y frecuencia regulares. Ruidos 1 y 2 normales. Grado 2 de 6 soplo sistólico mejor escuchado al borde esternal izquierdo. R3 presente. Punto de impulso máximo desplazado lateralmente.
Examen pulmonar	Esfuerzo respiratorio normal en aire ambiental. Disminución de los sonidos respiratorios en las bases con estertores pulmonares y sibilancias leves.
Examen abdominal	Blando, sin dolor al palpar. No se aprecian masas o hepatoesplenomegalia.
Examen de las extremidades	Edema con fóvea 2+ en las extremidades inferiores.
Examen neurológico	Alerta y orientado. Sin déficits focales.

Doctor/a o profesional sanitario	Paciente
Conclusión de la entrevista médica	
¿Qué preguntas tiene?	Pues, solo quiero saber si usted tiene alguna idea por qué me siento tan fatigado o algunas recomendaciones de vitaminas para aumentar la energía.
Entiendo su preocupación. No lo sé todavía, pero tengo algunas ideas. Voy a hacerle algunas pruebas para investigar más.	Muchas gracias, doctor. Valoro lo que usted piense que sea lo mejor para mí.

CASE NOTE

Case Note 1: Blank for Learner to Complete

Available for electronic download in Appendix.

Case Note 2: Sample Spanish Version

Case Data Documentation (Comprehension of case information)	Historia del problema actual	Hombre de 51 años con antecedentes de hipertensión, uso de tabaco y asma, presenta con empeoramiento de respirar desde que comenzó a trabajar con una compañía de mudanzas hace 6 meses. Experimenta dificultad para respirar cuando camina largas distancias, levanta cosas pesadas y sube escaleras. Tiene hinchazón de las extremidades inferiores en los pies, siente el pecho apretado y un aumento de peso involuntario de 6 kilos durante 2 meses. El dolor de pecho dura segundos y no siempre está relacionado con el esfuerzo. Tiene palpitaciones y debilidad al levantar cosas pesadas. Nunca se ha desmayado. Usa 2 o 3 almohadas para dormir porque siente falta de aire mientras está acostado plano. Tiene poca energía al fin del día cuando regresa a casa del trabajo y su esposa ha notado que el ronca fuertemente cuando duerme. No ha notado tener sueño mientras conduce o habla con personas. Lo que más le preocupa es la falta de aire con esfuerzo, que es algo nuevo y está empeorando gradualmente en los últimos dos meses, por lo que necesita descansar más.
	Historia médica	- Asma. - Hipertensión, sin tratamiento. - Dislipidemia controlada por la dieta. - Un soplo cardíaco benigno durante la juventud. - No ha tenido la fiebre reumática aguda. No ha obtenido una evaluación médica por 5 años.
	Medicamentos	- Ningún medicamento recetado. - Multivitamina diaria. - Ajo para la presión alta. - Ungüento mentolado "VapoRub" en el pecho para problemas de respiración según sea necesario.
	Alergias	Ninguna.

Continued on the following page

	Aspectos importantes de la historia social, de sustancias e historia médica familiar	- Sustancias: Fuma medio paquete de cigarrillos por día desde los 30 años de edad. Bebe cerveza de vez en cuando. No usa drogas ilícitas. - Ambiente: Desde hace 6 meses trabaja con una compañía de mudanzas. Antes trabajó en construcción y como mecánico. Piensa que su exposición al polvo en su trabajo ha causado daño en sus pulmones. Come comidas saladas con frecuencia. - Historia familiar: Hay hipertensión y diabetes en su familia cercana. Su padre sufrió un ataque al corazón y su madre sufrió un derrame cerebral.
	Resultados claves del examen físico	- Los signos vitales demuestran un bajo nivel normal de saturación de oxígeno en el aire ambiente y la presión arterial elevada. - El paciente se ve mayor a su edad cronológica. Índice de masa corporal a nivel de obesidad. - Hay distensión venosa yugular por encima de la clavícula mientras está sentado en posición vertical. Se escucha un soplo de eyección sistólica de grado 2/6 al borde esternal izquierdo. R3 presente. Punto desplazado lateralmente del impulso máximo. - Respiración tranquila en reposo. Se escucha estertores pulmonares en las bases con sibilancias leves. - Hay edema con fóvea en ambas extremidades inferiores.

Medical Decision-Making Documentation (Synthesizing case information to make medical decisions and recommendations.)	**Evaluación del paciente** Por favor escriba los tres diagnósticos más probables para este paciente en orden empezando con el más probable e incluyendo su justificación.	1. Insuficiencia cardíaca congestiva (ICC)
		   El paciente tiene factores de riesgo de enfermedad cardiovascular y probablemente años de hipertensión no tratada. El paciente presenta síntomas de ICC que pueden incluir disnea, molestias en el pecho, aumento de peso, retención de líquidos y ortopnea. Los hallazgos del examen físico sugieren cardiopatía del ventrículo izquierdo que causa el desarrollo de edema pulmonar y sobrecarga de volumen.
		2. Enfermedad pulmonar obstructiva crónica (EPOC)
		   Esto también debe considerarse dados los síntomas del paciente, el historial de consumo de tabaco y los resultados del examen pulmonar. Los pacientes con EPOC severo pueden desarrollar hipertensión pulmonar que también puede causar una sobrecarga de volumen; sin embargo, el paciente en este caso tiene otros hallazgos de enfermedad cardíaca del ventrículo izquierdo en el examen físico, lo que hace que la ICC sea un diagnóstico más probable.
		3. Apnea obstructiva del sueño (AOS)
		   Este paciente tiene un riesgo intermedio de AOS basado en que es varón y por su obesidad y los ronquidos nocturnos. La AOS severo también puede provocar hipertensión pulmonar y sobrecarga de volumen debido a insuficiencia del ventrículo derecho; sin embargo, los resultados del examen físico sugiere que la causa más probable es insuficiencia del ventrículo izquierdo.

Plan

Plan para establecer o confirmar el diagnóstico: ¿Qué pruebas o procedimientos recomienda?	Plan para el diagnóstico: a. Electrocardiograma (ECG). b. Panel metabólico completo (para evaluar electrolitos, función renal y función hepática). c. Conteo sanguíneo completo (CSC). d. Péptido natriurético tipo B (BNP). e. Radiografía de tórax. f. Ecocardiograma. g. Pruebas adicionales pueden incluir pruebas de función pulmonar o estudio del sueño.
Plan para el tratamiento: ¿Qué tratamientos recomienda?	Plan para el tratamiento: a. Iniciar diuréticos. b. Controlar la presión arterial con medicamentos antihipertensivos que utilizan inhibidores de la enzima convertidora de angiotensina (ECA) o bloqueadores de los receptores de angiotensina (BRA) y betabloqueantes (use betabloqueantes después de tratar la congestión). c. Asesoramiento nutricional (bajo en sodio, dieta saludable para el corazón). d. Restricción de líquidos e indique al paciente que monitoree el peso a diario. e. Inhalador de albuterol según sea necesario para sibilancias y recomendar dejar de fumar. f. Si el estudio del sueño confirma la apnea obstructiva del sueño, iniciar el tratamiento con presión positiva continua en las vías respiratorias (CPAP, pos sus siglas en inglés). g. Referir al paciente a un cardiólogo.

Patient-Centered Discussion (Transforming the medical decision-making into language that the patient understands.)

Explicación centrada en el paciente

Por favor escriba cómo le explicaría su evaluación y el plan para el diagnóstico y tratamiento al paciente.

Señor Espinosa, hay varias posibles causas de sus síntomas, pero mi mayor preocupación es la insuficiencia cardíaca congestiva. Esto significa que su corazón no puede bombear suficiente sangre para satisfacer las necesidades de su cuerpo. El debilitamiento de la función cardíaca puede causar la acumulación de líquido en los pulmones y las piernas. Esto también puede causar los síntomas que usted describe como cansancio, dificultad para respirar y opresión en el pecho.

Hay muchas causas de insuficiencia cardíaca, como enfermedad de las arterias coronarias, que significa que hay bloqueos de las arterias que van al corazón, presión arterial alta, o ritmos anormales del corazón. También es posible que tenga obstrucción en las vías respiratorias de los pulmones que puede estar asociada con un corazón débil. Otra posibilidad es la apnea obstructiva del sueño que puede afectar su capacidad de dormir bien por la noche.

La buena noticia es que puedo realizar algunas pruebas para ayudar a evaluar estas condiciones y proporcionar tratamiento. Vamos a empezar con un electrocardiograma para evaluar la electricidad de su corazón. También haremos unos análisis de sangre. Vamos a obtener una radiografía para evaluar si hay líquido en los pulmones. Vamos a referirlo a un cardiólogo quien puede realizar un ecocardiograma, un ultrasonido del corazón.

Case Note 3: Sample English Version

Case Data Documentation (Comprehension of case information)	History of present illness	51-year-old man with history of hypertension, smoking, and asthma who presents with worsening shortness of breath since starting work with a moving company 6 months ago. He experiences shortness of breath when walking long distances, lifting heavy objects, and climbing stairs. He has associated lower extremity swelling in his feet, chest tightness, and unintentional weight gain of six kilograms over 2 months. The chest tightness lasts seconds and it is not always related to exertion. He gets associated palpitations described as his heart jumping and feeling faint while lifting heavy objects. He has never passed out. He has been using two or three pillows to sleep, as he feels short of breath while lying flat. He has little energy to do anything other than sleep when he returns home from work and his wife has noticed him snoring loudly while sleeping. He has not noticed feeling as if he is going to sleep while driving or speaking with others. His main concern is the shortness of breath on exertion, which is new and gradually worsening over the last 2 months, making him need to rest more. He reports a benign heart murmur when he was young. He has not had a history of acute rheumatic fever. He eats high-salt meals. He is an active smoker.
	Key past medical history	- Asthma. - Hypertension, not currently treated. - Dyslipidemia that is diet controlled and a benign heart murmur during youth. - He has not had acute rheumatic fever. He has not followed up with a doctor for 5 years.
	Medications	- No daily prescribed medications. - Daily multivitamin. - Garlic for high blood pressure. - Mentholated ointment "VapoRub" on the chest as needed for breathing problems.
	Allergies	None.
	Key social/ substance use/family history	- Substances: Smokes half pack per day of cigarettes since 30 years of age. Drinks beer occasionally. No illicit drug use. - Environment: Currently works for a moving company. He previously worked in construction and as a mechanic. He thinks the dust exposure at his job has caused damage to his lungs. Eats a high-salt diet. - Family history: Hypertension and diabetes in primary relatives. Father suffered a heart attack and mother suffered a stroke.
	Key physical examination findings	- Vital signs are stable but notable for a low oxygen saturation level on room air and elevated blood pressure. - Appears older than stated age. Body mass index is consistent with obesity. - Jugular venous distention above the clavicle while sitting upright. Grade 2/6 systolic ejection murmur heard along the left sternal border. S3 present. Laterally displaced point of maximal impulse. - Normal work of breathing at rest. Pulmonary crackles heard at bases with mild wheezes. - Bilateral lower extremity pitting edema.

Medical Decision-Making Documentation
(Synthesizing case information to make medical decisions and recommendations.)

Assessment
Please list your top three differential diagnoses in order of likelihood and include your justification.

1. Congestive heart failure (CHF)
   The patient has risk factors for cardiovascular disease and likely years of untreated hypertension. He presents with symptoms of CHF, which may include dyspnea, chest discomfort, weight gain, fluid retention, and orthopnea. The physical exam findings are consistent with left-sided heart disease leading to development of pulmonary edema and volume overload.
2. Chronic obstructive pulmonary disease (COPD)
   This is also a consideration given the symptoms, the history of tobacco use, and lung exam findings. Patients with severe COPD can develop pulmonary hypertension, which can also lead to volume overload; however, the patient in this case has other findings of left-sided heart disease on physical exam, making CHF a more likely diagnosis.
3. Obstructive sleep apnea (OSA)
   This patient is at intermediate risk for OSA based on obesity and snoring. Severe OSA may also lead to pulmonary hypertension and volume overload with findings of right-sided heart failure; however, the physical exam is more consistent with left-sided findings.

Plan of Care

Diagnostic Plan: What other tests or procedures would you recommend?

Diagnostic plan:
a. Electrocardiogram (EKG).
b. Comprehensive metabolic panel (CMP) to assess electrolytes, renal function, and hepatic function.
c. Complete blood count (CBC).
d. Brain natriuretic peptide (BNP).
e. Chest radiograph.
f. Echocardiogram.
g. Additional testing may include pulmonary function testing or sleep study.

Treatment Plan: What treatments would you recommend?

Treatment plan:
a. Start diuretics.
b. Control blood pressure with antihypertensive medications, utilizing angiotensin-converting enzyme (ACE) inhibitors or angiotensin receptor blockers (ARBs) and beta-blockers (use beta-blockers once congestion is minimized or treated).
c. Nutritional counselling (low-sodium, heart-healthy diet).
d. Fluid restriction and instruct patient to check daily weights.
e. Albuterol inhaler as needed for wheezing and recommend smoking cessation.
f. If a sleep study confirms obstructive sleep apnea, initiate treatment with continuous positive airway pressure (CPAP).
g. Refer patient to a cardiologist.

Patient-Centered Discussion
(Transforming the medical decision-making into language that the patient understands.)

Mr. Espinosa, there can be many reasons for your symptoms, but my greatest concern is congestive heart failure. This means that your heart cannot pump enough blood to meet your body's needs. The weakening of your heart function can cause fluid to build up in your lungs and legs. It can cause symptoms that you describe of tiredness, shortness of breath, and chest tightness.

Causes of heart failure can include coronary artery disease, or blockages of the arteries that go to your heart, high blood pressure, structural problems, or abnormal rhythms of the heart. It is also possible that you may have an obstruction in your lungs which can be associated with a weak heart. Sleep apnea is another possibility, which can affect your ability to sleep well at night.

The good news is that I can perform some tests to help evaluate for these conditions and provide treatment. We will start with an electrocardiogram to evaluate the electrical system of your heart. We will also obtain some blood work. We will obtain a chest x-ray to check for fluid in your lungs. We will refer you to a cardiologist who can perform an echocardiogram, or ultrasound of your heart.

CASE DISCUSSION

Critical Data to Obtain from this Patient Interview

Fatigue is a common presenting problem that can be challenging to evaluate given its wide array of causes including acute and chronic medical disorders, lifestyle factors, psychological conditions, adverse effects to treatment or medications, and substance use. Due to the multiple causes of fatigue, it is most important for the physician to initially rely on open-ended questions or phrases such as *"por favor, dígame más"* (please, tell me more) or *"siga, por favor"* (go on, please) to allow the patient to describe the fatigue in their own words. The onset and associated symptoms can help the physician to develop diagnostic hypotheses and to focus questions towards particular organ systems.

Patients with underlying medical conditions typically have symptoms that correlate or are worsened with effort such as with cardiopulmonary conditions, whereas patients with psychiatric causes, medication toxicity, or substance abuse are more likely to report constant fatigue. Family history may also suggest certain genetic predispositions to malignancies or other conditions. Latino communities have a high prevalence of cardiovascular disease.[7] To assess for a primary sleep disorder, it is important to assess the patient's quantity and quality of sleep and whether modifying these factors improves fatigue.

The top three differential diagnoses of this case include congestive heart failure (CHF), chronic obstructive pulmonary disease (COPD), and obstructive sleep apnea (OSA). In this case, there are key elements in the history and physical exam to help differentiate the likelihood of each diagnosis. The key symptoms suggestive of CHF include dyspnea on exertion, orthopnea, and leg swelling. Left-sided heart disease is the most common cause of CHF. Key physical exam findings may include an S3, inspiratory pulmonary crackles, elevated jugular venous distention, and peripheral edema. The key symptoms of COPD include dyspnea, cough, and sputum production in the context of inhalational exposures or tobacco use. Physical exam findings of COPD will include evidence of hyperinflation, wheezing, and crackles. There can often be an overlap of CHF and COPD symptoms in patients with symptomatic heart failure. Loud snoring and disrupted sleep patterns are common signs of OSA[4,10] with key physical exam findings including obesity and hypertension. Both COPD and OSA, when severe, can lead to pulmonary hypertension and right-sided heart failure that is supported by exam findings of elevated jugular venous distention or peripheral edema. In this case, given the patient's cardiovascular risk factors and findings of left-sided heart disease (S3, heart murmur, laterally displaced point of maximal impulse, and pulmonary crackles), CHF is most likely.

Tips for Interviewing in this Case

Some Spanish-speakers use the word *"fatiga"* (fatigue) specifically relating to asthma or pulmonary symptoms. Fatigue may specifically be used to refer to exertional dyspnea. When referring to generalized fatigue, Latino patients may use the word *"fatiga"* or *"cansancio"* (tiredness). They may relate their fatigue to shortness of breath, using various phrases such as:

I feel short of breath.	Me falta el aire.
I am asphyxiated.	Estoy asfixiado.
I feel I am choking for air.	Me estoy asfixiando, Me estoy ahogando.
I can't breathe.	No puedo respirar.
I have an asthma attack.	Tengo un ataque de asma.
I have "the bad air."	Tengo el mal de aire.

"Mal de aire" is literally translated as "bad air" or "illness caused by air" and describes a breathing ailment attributed to cold air but sometimes attributed to evil energy or spiritual concerns.

Fatigue is a common and nonspecific chief complaint that can be challenging to evaluate as it can relate to multiple various symptoms. It is important to consider a broad differential diagnosis for fatigue other than pulmonary causes. It is vital to gather a good history and oftentimes patients are unable to know how to begin describing their symptoms. A good question to begin with is to ask when the patient last felt well and how has the patient felt different since then. This is an open-ended question that allows for the patient to describe their most concerning fatigue-like symptoms, which can help the physician further narrow and generate hypotheses of the cause.

Rheumatic heart disease is an important cause of acquired structural heart disease in developing countries that can lead to significant clinical heart failure and even mortality.[8,9] It is important to consider this in the evaluation of the Latino patient with suspected heart failure. In this case, the patient notes having a history of a heart murmur but does not provide much detail. The physician astutely continues to seek further history regarding the murmur and asks if the patient has previously had acute rheumatic fever, which can predispose patients to the development of acquired rheumatic heart disease. This is an important consideration, given that the patient is from Nicaragua and is presenting with suspected clinical heart failure and has a systolic ejection murmur which could be secondary to rheumatic aortic valvular disease (though the mitral valve is often most affected).

Cultural Considerations

Herbal medicines or other natural remedies play a major role in Latino folk medicine. In this case, the patient uses garlic, or *"ajo,"* in lieu of medically prescribed antihypertensive medications to help treat hypertension. Another example in this case is the patient's use of what he refers to as "vaporú." This is a commonly used neologism in Spanish to refer to the brand name (VapoRub) of a mentholated topical ointment containing eucalyptus oil, or *"eucalipto."* Eucalyptus is a popular cough suppressant in Latino communities during asthma exacerbations, bronchitis, or upper respiratory infections or other ailments. Patients might apply it on the chest, under their nose, or even inside the nose. When asking about the use of medications in the Latino patient, the clinician should specifically ask if the patient uses alternative therapies such as vitamins or herbal supplements, as this information may not necessarily be volunteered.

Some Latino patient populations may be unaware of strategies for disease prevention or health promotion and may therefore have delayed presentation to care. In this case, the patient presents with chronic symptoms and findings of CHF, which may be related to a long-standing history of untreated hypertension, dietary indiscretion, and possible unmonitored rheumatic valvular heart disease. Hypertension, diabetes, and obesity are risk factors for cardiac dysfunction and are prevalent in Latino communities. Increasing preventive therapies may be the best strategy to keep cardiac dysfunction from leading to clinical heart failure. This case highlights an important opportunity for providing health education and preventive health measures to help treat and reduce complications from heart disease in the Latino community.

Evolution of Case and Follow-up

The patient had an electrocardiogram showing normal sinus rhythm, left axis deviation, ejection fraction of 55-60% with moderate left ventricular hypertrophy, and echocardiographic evidence of impaired left ventricular relaxation with elevated ventricular filling pressures. Laboratory tests were notable for an elevated ProBNP greater than 1,000. On the basic metabolic panel (BMP), his renal function was normal, with normal potassium levels and mild hyponatremia in the setting of having volume overload. The clinical exam and findings on labs and imaging are consistent with an acute or chronic diastolic congestive heart failure (also known as heart failure with preserved ejection fraction or HFpEF) exacerbation likely due to a combination of dietary indiscretion and long-standing history of untreated hypertension.

The patient was initiated on oral lisinopril 10 mg daily in addition to oral furosemide 40 mg daily with plans to obtain a repeat basic chemistry panel to evaluate his renal function and electrolytes in 1 week after starting these medications. He was educated to eat a heart-healthy diet low in salt (less than 2,000 mg per day), to exercise (walking at least 30-40 minutes per day for 5-7 days per week), use compression socks or elevate his legs while sitting, and to keep a home blood pressure log at home. He was also instructed to check daily weights at home and to take an extra tablet of 40 mg of furosemide by mouth if his weight increases by 2 pounds in 1 day or 5 pounds in a week. He was instructed to follow up in the office in 2-4 weeks to evaluate his progress, but to call the office sooner if he develops increased shortness of breath, chest discomfort, weight gain, or swelling. If at the follow-up visit, his blood pressure is not well controlled, consideration may be given to increasing the lisinopril dosage or adding an additional antihypertensive agent such as carvedilol, a beta-blocker. A dosage adjustment to the diuretic may also be necessary if his volume status is not improving.

 CRITICAL ELEMENTS

Did you elicit these critical elements of the medical encounter?
- Assess for change in exercise capacity
- Cardiovascular and pulmonary review of systems
- Family history of cardiovascular diseases
- Dietary habits and lifestyle
- Risk factors, signs, and symptoms of obstructive sleep apnea

Case 3 – Shortness of breath – Falta de aire

Joaquín González, MD

INTRODUCTORY INFORMATION

Patient's Name	Mauricio Allignani
Age	57 years
Date of Birth	May 21, 1960
Gender	Male
Race/ethnicity	Latino
Self-reported national or ethnic origin	Argentina
Language preference	Spanish
City, State	Miami, Florida
Medical Setting	Cardiology clinic
Reason for visit	*"Mi médico primario me mandó a cardiología."*
Vital signs	HR 73 BP 170/60 RR 12 Temp 37.5°C O$_2$Sat 98% Weight: 108 kg Height: 197 cm

🔊 **MEDICAL ENCOUNTER**

Doctor/a o profesional sanitario	Paciente
Presentación	
Buenos días, soy el doctor González.	Buen día, doctor, es un placer conocerlo.
Pregunta introductoria	
¿Por qué viene a la clínica hoy?	Doctor, la razón por la que vengo es porque mi médico primario me dijo que tenía que venir a verlo. Me dijo que me escuchó algo en el corazón la última vez que lo fui a ver.
Historia de la enfermedad actual	
Además de lo que su médico general escuchó y le dijo, ¿usted ha tenido algún síntoma que me quiera contar?	No doctor, creo que me encuentro bien y no he notado grandes cambios en cómo me siento. Sigo trabajando y ayudo en los quehaceres de la casa.
¿Le han dicho en alguna otra ocasión que tenía un ruido o sonido en el corazón?	La última vez que fui a la Argentina a visitar a mi familia un médico que me revisó por dolores de cabeza me dijo algo sobre mi corazón. También me dijo que no me tenía que preocupar. La verdad es que nunca más busque ayuda después de esa visita.
¿Alguna vez siente falta de aire o le cuesta hacer actividades físicas?	Antes solía jugar al fútbol con mis amigos, pero en el último verano no me he sentido tan bien. A veces me faltaba el aire cuando intentaba correr fuerte o rápido. Yo pensé que era por la edad o porque estaba un poco pasado de peso.
¿Esta falta de aire que usted menciona solo le pasa cuando corre?	Sí, doctor, es solo cuando corro haciendo deporte o alguna otra actividad, por ejemplo, si tengo que correr al colectivo o cuando subo las escaleras de casa. Doctor, yo creo que es porque estoy más grande y con sobrepeso.
Señor Allignani, creo que es algo que tenemos que investigar y ver cuál es la causa. Hay muchas razones por la cual alguien puede tener falta de aire y tener sobrepeso es una de ellas, pero no la única.	Doctor, ¿usted cree que me debo preocupar?
Permítame hacer algunas preguntas más y examinarle, y le voy a dar mi opinión.	Está bien.
Hace un año ¿podía hacer estas actividades que me dijo antes sin problema?	Oh sí, el año pasado hasta me eligieron como mejor jugador del equipo y podía correr mucho más. Ahora es como que me quedo sin energías, inclusive los dos últimos partidos solo pude jugar el primer tiempo.
Además de la falta de aire, ¿ha tenido algún otro síntoma que haya notado?	No, doctor, solamente la falta de aire y solo me doy cuenta ahora que usted me lo pregunta. Pensaba que solo me estaba cansando.
¿Se ha sentido mareado o ha sentido que se iba a desmayar?	Eso solo me pasó por un minuto hace dos semanas cuando estaba subiendo las escaleras y tenía a mi hija en brazos. Apenas paré, se fue esa sensación y nunca más la he tenido.
¿Le ha dolido el pecho en algún momento?	No, nunca.

Continued on the following page

Doctor/a o profesional sanitario	Paciente
Su presión arterial esta elevada hoy. ¿Ha tenido este problema con presión alta antes?	Solía tomar medicaciones hace varios años, pero se me acabaron. El médico que me las dio no hablaba español y era muy difícil entenderle, por eso no lo volví a verlo más. No estoy seguro si era algo que iba a tener que necesitar por más tiempo. Solo he vuelto al médico la semana pasada para ver a la doctora Quesada que es quien me refirió a usted por el sonido en el pecho.

Síntomas asociados

¿Ha tenido o notado algún otro problema de su cuerpo que ocurra junto con la falta de aire?	No.
¿Estos síntomas de fatiga con ejercicio o falta de aire, le han pasado antes?	No, nunca doctor.

Repaso por sistemas

¿Ha tenido taquicardia, palpitaciones o siente que el corazón le va rápido?	No.
¿Ha tenido problemas con la vista?	No.
¿Ha tenido en alguna ocasión problemas para hablar?	No.
¿Ha tenido problemas para mover alguno de sus brazos o piernas?	No.
¿Ha tenido asma o problemas en los pulmones?	No.

Historia médica

¿Qué problemas médicos ha tenido?	Presión alta, pero solo tomé medicamentos por un mes, como le comentaba.
¿Cuándo fue?	Hace unos años.
¿Algún problema médico más?	No creo, doctor.

Historia quirúrgica

¿Ha tenido alguna cirugía?	Solamente de un tobillo roto cuando tenía quince años. Me operaron en Argentina.

Medicamentos

¿Qué medicamentos toma regularmente?	En este momento no tomo ninguna medicina.
¿Algún medicamento sin receta?	No.
¿Usa algún suplemento natural o herbal?	No, pero alguien me recomendó la co-qu-diez. No me la he tomado todavía. Dicen que es buena para el corazón. ¿Usted la recomienda, doctor?
Vamos a repasar algunas recomendaciones en unos minutos. No conozco mucho de ese suplemento, pero lo voy a investigar para poder darle una recomendación.	Se lo agradezco.

Alergias

¿Qué alergias tiene a medicinas?	Cuando era chico me dijeron que era alérgico a las gambas; no sé si eso es importante para las medicinas.

Doctor/a o profesional sanitario	Paciente
¿Qué reacción tiene?	Me dijeron que se me puso la piel colorada, pero no fue nada demasiado grave. Por las dudas me dijeron que nunca más las comiera.
¿Tiene alguna otra alergia?	No que yo sepa.

Historia social

Uso de sustancias recreativas o ilícitas

¿Cuántas bebidas de vino, cerveza o alcohol toma en una semana?	Solo tomo una o dos cervezas los fines de semana cuando nos juntamos con amigos o con la familia. Pero a veces ni siquiera tomo en esas ocasiones.
¿Usted fuma o ha fumado antes?	No, nunca fumé.
¿Toma café?	Solo tomo dos tazas de café en la mañana con el desayuno.
¿Ha tomado algún tipo de drogas recreacionales, como marihuana o cocaína?	No, nunca doctor.
Cuénteme sobre su familia.	Estoy casado con dos hijos, uno de doce y otro de siete años de edad. Vivimos en un departamento alquilado, todavía no hemos podido comprar nuestra casa.
¿De qué ciudad de Argentina son?	Nacimos en Santa Fé, pero por el trabajo de mi padre nos mudamos a Buenos Aires, vivimos en la ciudad de La Plata. Cuando estábamos terminando la escuela secundaria nos mudamos a los Estados Unidos. Mis padres luego volvieron a vivir a la Argentina para estar más cerca de la familia.
Entiendo. ¿Comen mucha carne?	Doctor, usted sabe, en Argentina comemos mucho asado, nos encanta y es difícil dejarlo. También tomo mucho mate, es mi bebida favorita sobre todo cuando estoy con amigos y viendo partidos de River Plate, mi equipo favorito de fútbol en Argentina.

Oficio

¿Cuál es su trabajo?	Trabajo para una empresa que envuelve carnes antes de mandarlas a los supermercados.

Historia médica de la familia

¿Qué problemas médicos hay en su familia?	Mi madre falleció a los noventa y dos años de una infección en los pulmones; ella nunca fumó y fue saludable toda su vida.
Parece que fue muy saludable. Y ¿su padre?	Mi padre tuvo cirugía de corazón abierto cuando tenía unos cincuenta o sesenta años de edad. Le reemplazaron una válvula del corazón. Desde la cirugía y por el resto su vida tuvo que tomar un montón de medicinas. Luego falleció a los setenta años en un accidente automovilístico.
Lo siento. ¿Tiene hermanos?	Tengo dos hermanos más chicos y no tienen ningún problema médico, pero no estoy seguro si han visto algún doctor o no. Uno vive en Argentina y el otro está en estos momentos viviendo en España.

Continued on the following page

Doctor/a o profesional sanitario	Paciente
Examen físico	
Signos vitales	Frecuencia cardíaca: 73, regular Presión arterial: 170/60 brazo derecho, 150/60 brazo izquierdo. Frecuencia respiratoria: 12 Temperatura: 37.5°C Saturación de oxígeno: 99% Peso: 108 kg (103 kg hace 12 meses) Talla: 197 cm IMC: 27.8
Apariencia general del paciente	Sin dolores, tranquilo.
Cabeza, ojos, nariz, garganta	Normales.
Cuello	Normal, sin dificultad con rango de movimiento, sin ganglios linfáticos agrandados. Se escucha un soplo sobre la carótida derecha. Pulsos carotideos se encuentran disminuidos en ambos lados.
Examen cardiovascular	Ritmo cardíaco es regular. Primer ruido cardíaco (R1) es normal, segundo ruido (R2) cardíaco se encuentra disminuido en intensidad. Ambos son lejanos y difíciles de auscultar. Hay un soplo sistólico de 3/6 de intensidad en el borde derecho del esternón correspondiente con la posición valvular aórtica, el soplo se irradia hacia el cuello sobre todo a la región de la carótida derecha. Hay un segundo soplo, diastólico, 1/4 en intensidad, corto en duración. Este soplo se aprecia en la zona apical del corazón. Ninguno de los soplos cambia con la respiración.
Examen pulmonar	Entrada de aire normal, no se escuchan ni se aprecian ruidos anormales.
Examen abdominal	La zona abdominal está suave sin órganos agrandados, ruidos peristálticos normales. Percusión normal. No hay soplos abdominales. La aorta abdominal no es palpable.
Examen musculoesquelético	Rango de movimiento articular normal. No se aprecian extremidades largas o flexibilidad extrema de las articulaciones.
Pulsos periféricos	Pulsos periféricos normales, presentes e iguales en todas las extremidades. No se aprecia ninguna diferencia temporal entre las extremidades superiores e inferiores.
Conclusión de la entrevista médica	
¿Qué preguntas tiene?	Bueno, doctor, solo quiero saber si lo que yo tengo es normal, y si no lo es, qué tenemos que hacer para investigar y encontrar la causa.

CASE NOTE

Case Note 1: Blank for Learner to Complete

 Available for electronic download in Appendix.

Case Note 2: Sample Spanish Version

Case Data Documentation (Comprehension of case information)	Historia del problema actual	Un hombre de 57 años de edad con historia médica de un soplo cardíaco, hipertensión arterial y sobrepeso presenta a cardiología por petición de su médico primario quien apreció el soplo cardíaco. Al principio de la entrevista, no parece remitir ningún síntoma, pero después de hacerle preguntas detalladas, el paciente sí reporta haber tenido falta de respiración, cansancio y un episodio en el cual casi se desmaya. Los síntomas están limitando sus actividades físicas. No ha tenido ningún otro síntoma de pérdida de conocimiento ni dolor de pecho.
	Historia médica	- Soplo cardíaco sin previa evaluación - Hipertensión con solamente un mes de tratamiento (hace unos años) - Cirugía del tobillo a los 15 años
	Medicamentos	Ninguno.
	Alergias	- Ninguna alergia a medicamentos. - Gambas causan ronchas.
	Aspectos importantes de la historia social, de sustancias e historia médica familiar	- Historia familiar: Padre sufrió de un problema cardíaco con necesidad de cirugía de reemplazo valvular. - No reporta uso de drogas ni de cigarrillos. Consumo mínimo de alcohol socialmente.
	Resultados claves del examen físico	- Presión arterial elevada. - Dos soplos cardíacos; el primero es un soplo sistólico con irradiación al cuello. El segundo soplo es de tipo diastólico. - Los pulsos periféricos son normales.
Medical Decision-Making Documentation (Synthesizing case information to make medical decisions and recommendations.)	Evaluación del paciente Por favor escriba los tres diagnósticos más probables para este paciente en orden empezando con el más probable e incluyendo su justificación.	1. Estenosis aórtica severa sintomática secundaria a válvula aórtica bicúspide. Este diagnóstico puede ser la causa de sus síntomas de falta de aire con actividades, el cansancio y el episodio en el cual casi se desmaya. Otros síntomas asociados con este diagnóstico pero que no se encuentran en este paciente serían episodios de dolor de pecho con actividades (angina de pecho) y pérdida de conocimiento. Estos dos últimos síntomas por lo general se encuentran en casos más avanzados. La historia familiar de un problema valvular aumenta la probabilidad de cierta predisposición genética. Su soplo sistólico es característico de un soplo causado por una estenosis de la válvula aórtica y el segundo soplo es de tipo diastólico que se corresponde con la insuficiencia aórtica a veces presente en este tipo de patología valvular. Los pulsos periféricos son normales, lo que disminuye la posibilidad de coartación de aorta, una enfermedad que se encuentra asociada pero no siempre presente en los pacientes con válvula aórtica bicúspide.

Continued on the following page

2. Enfermedad hipertensiva cardiovascular

La presión arterial sube normalmente con las actividades físicas diarias. Si al estar en reposo la presión arterial ya está elevada, las actividades físicas suben la presión aún más, causando una reacción hipertensiva. Estos niveles elevados de presión arterial pueden causar disnea. Al aumentar la presión arterial durante actividades, se aumenta la poscarga del corazón, la cual resulta en presión elevada del ventrículo izquierdo y presión aumentada de los vasos sanguíneos pulmonares.

3. Miocardiopatía hipertrófica (MCH)

La falta de aire, cansancio y el soplo sistólico son compatibles con este diagnóstico, aunque el soplo de MCH usualmente no irradia al cuello y normalmente no está asociado con soplo diastólico. Para evaluar si el soplo corresponde a MCH, se puede realizar auscultación cardíaca antes y después de maniobras incluyendo que el paciente se ponga de cuclillas o que se ponga de pie o después de levantarle las piernas mientras el paciente está acostado en la camilla.

Plan

Plan para establecer o confirmar el diagnóstico:
¿Qué pruebas o procedimientos recomienda?

Plan para el diagnóstico:
a. Ecocardiograma con Doppler para evaluar función ventricular y grado de estenosis de válvula aórtica.
b. Tomografía computarizada con contraste para evaluar la aorta, específicamente para descartar los diagnósticos asociados de dilatación de la aorta y coartación de aorta.
c. Análisis de sangre para evaluar función renal y panel de colesterol.

Plan para el tratamiento:
¿Qué tratamientos recomienda?

Plan para el tratamiento:
a. Empezar medicamentos para la hipertensión como lisinopril 20 mg todos los días.
b. Programa de ejercicio y dieta baja en sodio.

Patient-Centered Discussion
(Transforming the medical decision-making into language that the patient understands.)
Explicación centrada en el paciente
Por favor escriba cómo le explicaría su evaluación y el plan para el diagnóstico y tratamiento al paciente.

Señor Allignani, tenemos que hacer algunas pruebas. En cuanto a sus síntomas y los sonidos del corazón, creo que usted tiene una condición del corazón que se llama estenosis aórtica, que es una enfermedad de la válvula aórtica del corazón. La válvula aórtica es la "puerta de salida" del ventrículo izquierdo. Es probable que sea lo mismo que tuvo su padre. Creo que es probable que usted naciera con la válvula aórtica bicúspide y recientemente no se abre como antes y no deja que el corazón bombee la sangre con normalidad. Esto es probablemente la razón principal de sus síntomas.

Para confirmar este diagnóstico, lo primero que tenemos que hacer es un ultrasonido del corazón, que se llama un ecocardiograma. También haremos una tomografía computada (TC) con contraste de la aorta. El TC es una radiografía especial.

Al mismo tiempo, tenemos que empezar algunos medicamentos para la presión arterial, las cuales van a ser muy importantes para mantener su corazón saludable a largo plazo. En caso que usted sienta que los medicamentos le hacen mal o tienen efectos secundarios, quiero que me consulte a mi antes de pararlas. También es muy importante que abordemos el tema de su sobrepeso y que hablemos sobre hacer cambios en su dieta y actividad física para mejorar su salud cardíaca, la presión arterial y su salud general a largo plazo.

Case Note 3: Sample English Version

Case Data Documentation (Comprehension of case information)	History of present illness	57-year-old man with a history of a cardiac murmur, hypertension and being overweight, who presents to cardiology at the request of his primary doctor, who noted a cardiac murmur that had not previously been evaluated. At the start of the interview, the patient denies any symptoms, but after detailed questioning, he does report having had shortness of breath, fatigue, and one episode of near syncope. The symptoms are limiting his physical activities. He has not had any other symptoms such as chest pain or loss of consciousness.
	Key past medical history	- Heart murmur without prior full evaluation. - Hypertension with only 1 month of prior treatment (a few years prior). - Ankle surgery at age 15.
	Medications	None currently.
	Allergies	- No allergies to medications. - Shrimp allergy causes hives.
	Key social/ substance use/ family history	- Family history: Father had a cardiac problem requiring valve surgery. - Does not report use of drugs or cigarettes. Minimal alcohol consumption at social events.
	Key physical examination findings	- Elevated blood pressure. - Two cardiac murmurs; a systolic murmur located on the right side of the sternum with radiation to the base of the neck, and a second murmur that is diastolic and is best heard at the apex. - Peripheral pulses are normal.
Medical Decision-Making Documentation (Synthesizing case information to make medical decisions and recommendations.)	Assessment Please list your top three differential diagnoses in order of likelihood and include your justification.	1. Severe symptomatic aortic stenosis secondary to bicuspid aortic valve stenosis This diagnosis could be the primary cause of his shortness of breath with exertion, fatigue, and near syncope. Other symptoms that can be associated with this valve pathology but that this patient does not have include chest pain with exertion, called angina, and syncope. These latter symptoms are generally found in patients with more advanced pathology. The family history of a valvular problem can increase the probability of a genetic predisposition. His systolic murmur is characteristic of an aortic stenosis murmur, and the diastolic murmur corresponds with aortic insufficiency, which sometimes accompanies this aortic problem. The presence of normal peripheral pulses decreases the possibility of aortic coarctation, a disease that can be associated with but is not necessarily present in patients with bicuspid aortic valve.

Continued on the following page

2. Hypertensive heart disease

Blood pressure normally increases to a certain level with daily physical activity. If blood pressure is already elevated at rest, it is further augmented with physical activity or stress, creating a hypertensive response. This abnormal increase in blood pressure could also be causing the patient's dyspnea. As blood pressure increases to high levels with activity, this increases afterload, causing an increase in filling pressures of the left ventricle that translates into increased pressure in the pulmonary bed.

3. Hypertrophic cardiomyopathy (HCM)

The shortness of breath, fatigue, and systolic murmur are compatible with this diagnosis, although HCM murmurs do not usually radiate to the neck nor are they usually associated with a diastolic murmur. To evaluate whether the murmur corresponds to HCM, the physician can listen to the murmur before and after bedside maneuvers, including having the patient squat or stand, and elevating the legs when the patient is supine on the exam table.

Plan of Care

Diagnostic Plan: What other tests or procedures would you recommend?	Diagnostic plan: a. Echocardiogram in order to evaluate the left ventricular function and the aortic valve, including the degree of aortic stenosis. b. Computed tomography with angiogram (CTA) of the aorta to evaluate for aortic disease, specifically associated dilation of the aorta and coarctation. c. Blood tests to evaluate renal function and cholesterol profile.
Treatment Plan: What treatments would you recommend?	Treatment plan: a. Start medical treatment for hypertension with lisinopril 20 mg daily. b. Low-sodium diet and exercise program to treat hypertension and to help with weight loss.

Patient-Centered Discussion (Transforming the medical decision-making into language that the patient understands.)

Mr. Allignani, we have to run some tests. Your symptoms and heart sounds tell me that you probably have a heart condition called aortic stenosis, which is an illness of the aortic valve of the heart. The aortic valve is the "exit door" of the left ventricle. It is likely the same problem that your father had. I think it is probable you were born with a bicuspid aortic valve and that recently it is not opening as it used to, which means that it is not letting the heart pump blood well. This is probably the main cause of your symptoms.

To confirm the diagnosis, the first thing we need to do is a heart ultrasound, which is called an echocardiogram. We will also do a CT scan with contrast to look at the aorta. The CT scan is a special type of x-ray test.

At the same time, we need to start some medications for your blood pressure, which will be very important to keep your heart healthy in the long term. If you ever feel that the medications are not good for you or that they have side effects, I want you to call me before stopping the medications. It is also important for us to discuss your weight and what changes we can make in your diet and physical activity to improve your health, your blood pressure, and your health in general.

CASE DISCUSSION

Critical Data to Obtain from This Patient Interview

The patient's symptoms can have multiple etiologies; his valvular disease, his hypertension that is not well treated, and hypertensive heart disease are probably all contributing to these symptoms. Bicuspid aortic valve (BAV) is a congenital condition that causes the aortic valve to lose its normal function earlier in life compared to a normal, trileaflet aortic valve. Usually, this condition can cause symptoms in the fifth or sixth decades of life. When the aortic valve does not work properly, it can cause symptoms of aortic stenosis or insufficiency, as occurred in this patient. Sometimes, BAV has a genetic component that is autosomal dominant or it can be acquired spontaneously. Asking the patient about first-degree relatives with valvular conditions is imperative. Our patient is at a higher risk of a congenital aortic valve as his father had heart surgery early in his life with a valve replacement, raising suspicion that he also had bicuspid aortic valve disease. This should also prompt screening of first-degree relatives as they can have the same diagnosis and not have symptoms.

BAV is associated with aortic coarctation, and imaging of the entire aorta is strongly recommended in order to evaluate for this disease and ascending aortic aneurysm as their presence may change management of these patients. Our patient does not seem to have symptoms or signs of either one of those diagnoses, but their absence is not enough to rule out those diagnoses. Because BAV is associated with dilation of the aortic root or the ascending aorta, imaging should be performed.

Our patient will also benefit from a two-dimensional echocardiogram to provide an accurate assessment of the degree of aortic stenosis and insufficiency, left ventricular (LV) function (i.e., LV ejection fraction), as well as a description of the heart muscle and its thickness. All of this information will aid in selecting and guiding his treatment. If the aortic valve disease (stenosis) is significant, one should consider replacement of the valve either surgically or percutaneously. His hypertension and hypertensive heart disease requires treatment with lifestyle changes and medications.

Tips for Interviewing in this Case

During the interview, patients do not always express their symptoms right away. The reason for this behavior varies, but it can be fear, lack of understanding of the question, or simply they were not educated as to the reason for seeing a specialist. Other times, the patients do not realize their symptoms are related to a medical problem and they think they are related to their age, being overweight, and not being in good shape. Furthermore, some patients slowly adjust their activities to their changing exercise tolerance and may not recognize that they are having cardiovascular symptoms.

It is sometimes useful to make comparisons with the level of activities the patients were able to do 1 or 2 years prior in order to assess big changes in aerobic capacity. This not only helps the patient realize how symptomatic they are, but also it helps the physician gauge the presence or absence of symptoms, their severity, and how they affect the patient's daily activities.

Communication between a patient and physician is crucial. It helps the physician understand their symptoms and educate the patient about their diagnosis, treatment, and the importance of adhering to the plan. In this case, we see a good example of what is unfortunately a very common occurrence. The patient was started on hypertension treatment but due to a misunderstanding or mistrust of the physician with whom he could not communicate, he thought he should only take the medications for 1 month and did not realize that he should get refills. He did not understand his diagnosis or that it is a chronic condition requiring chronic treatment and follow-up to ensure that it is well controlled.

Cultural Considerations

This patient's last name may not sound typically Hispanic on a first impression, but it should be noted that the patient expresses a language preference of Spanish. Sometimes, if language services decisions are based on name alone, they may not be offered in a timely fashion to patients such as Mr. Allignani unless he is specifically asked about language when he makes his appointment. Hispanic patients may come from many different nationalities, heritage, or diverse maternal and paternal backgrounds, so there is a great diversity in names given to Spanish-speaking people worldwide.

It is culturally normative for Hispanic/Latino patients to not seek care until they are symptomatic. One of the most challenging things for a clinician is to convince an asymptomatic patient to be adherent to medications that may have adverse effects. Taking the time to provide patient-centered, language-appropriate patient education that teaches good exercise and dietary habits, including a diet with low amounts of sodium or salt, may result in long-term improvement in hypertension control.

The diet in Argentina is heavy in *carne asada,* or grilled meat, that is typically prepared with *sal* (salt) and *chimichurri.* Chimichurri is a sauce made with olive oil, vinegar and several spices. The frequent use of these condiments by the patient can make the treatment of hypertension very challenging due to their high salt content.

Some Latinos may think there is another reason for the elevated blood pressure, such as anger or irritability, and may not understand the relationship between hypertension and taking medications or decreasing salt in their diet. Clinicians should educate patients about the disease, the importance of taking the medications and following lifestyle recommendations. Better adherence will help control symptoms (if any), and prevent bad outcomes and major complications such as stroke, heart attack, heart failure, renal insufficiency, and vision problems.

CRITICAL ELEMENTS

Did you elicit these critical elements of the medical encounter?
- Reason for medical referral to cardiology clinic
- Detailed cardiovascular and pulmonary review of systems, including change in exercise capacity
- Personal and family history of cardiovascular diseases and risk factors
- Recognize congenital bicuspid valve and associated conditions
- Identify unique factors in this patient's nationality and personal history that may influence the diagnosis, including medical care in country of origin and dietary practices

Case 4 – Racing Heart – Corazón agitado

Marco A. Alemán, MD

INTRODUCTORY INFORMATION

Patient's Name	Joaquín Peralta
Age	36 years
Date of Birth	February 15, 1983
Gender	Male
Race/ethnicity	Latino
Self-reported national or ethnic origin	México
Language preference	Spanish
City, State	Siler City, North Carolina
Medical Setting	Outpatient Internal Medicine Clinic
Reason for visit	*"Mi corazón está muy agitado."*
Vital signs	HR 92 BP 130/80 RR 12 Temp 37°C O$_2$Sat 98%

🔊 MEDICAL ENCOUNTER

Doctor/a o profesional sanitario	Paciente
Presentación	
Buenos días, soy el doctor Alemán.	Mucho gusto, doctor. Me llamo Joaquín Peralta.
Pregunta introductoria	
¿Qué le trae hoy a la clínica?	Hace cinco semanas siento que mi corazón está muy agitado.
Historia de la enfermedad actual	
Por favor, dígame más.	Son unos dolores y sensaciones muy fuertes y a veces se parecen a unos brincos, como algo que salta adentro de mi pecho.
¿Siente dolor con estas sensaciones?	Sí, siento un dolor, unos golpeteos, pero es de adentro hacia afuera.
Por favor, describa su dolor.	Como que algo salta o se da la vuelta.
¿Dónde le duele?	Aquí, donde está mi corazón.
¿Se extiende el dolor a otras partes del cuerpo?	No, solo lo siento en ese mismo lugar en el pecho.
¿Qué tan fuerte es el dolor? ¿Es leve, moderado o grave?	Yo diría moderado. La enfermera me preguntó usando la escala de dolor y le respondí que era un siete.
¿Cómo le afecta su vida, o cómo lo limita?	Me hacen parar lo que estoy haciendo y me preocupan mucho.
¿Cuándo le empezó?	Me comenzó hace cinco semanas.
¿Qué estaba haciendo cuando empezó?	Fue después de haber jugado fútbol con mis amigos en el calor y haber bebido un refresco, creo que Coca-Cola, muy frío. Después regresé a la casa y me bañé con agua un poco fría para refrescarme. Dentro de media hora sentí que mi corazón me estaba golpeando desde adentro y esto duró unos minutos y se fue de por sí solo. Me asustó un poco, pero regresé a lo que estaba haciendo. Mi madre siempre me había dicho que uno no se debe de enfriarse tan rápido para evitar enfermarse, pero no pensé que me hiciera tanto daño.
Lo siento mucho. ¿Entonces usted piensa que el beber un refresco muy frío y el ducharse con agua un poco fría le causó esto?	No estoy seguro, pero pienso que sí, doctor.
¿Con qué frecuencia le duele?	Desde entonces, he tenido lo mismo casi diariamente, hasta varias veces al día. Me ocurre cundo estoy caminando, trabajando y cuando juego fútbol.
¿El dolor es constante o va y viene?	Va y viene, y dura entre unos pocos segundos y hasta unos minutos cada vez.
¿Qué le mejora el dolor?	He tenido que dejar de jugar fútbol las últimas dos semanas, y esto me ayudó en el momento, pero todavía me ocurren.

Continued on the following page

Doctor/a o profesional sanitario	Paciente
Siga por favor; dígame más sobre eso.	En los últimos cuatro días me están ocurriendo con más frecuencia, hasta seis o siete veces al día y aunque esté tranquilo y reposando. Estoy muy preocupado y por eso hice esta cita.
¿Hay algo más que le mejora el dolor?	Antes se mejoraban cuando reposaba y limitaba el ejercicio, pero, en los últimos cuatro días, ya no hay nada que me alivie. Mi mamá me recomendó que tomara un agua de azahar, en caso de que fuera un caso de nervios, pero no me ayudó.
¿Qué le empeora el dolor?	Estos golpeteos o brincos empeoran con ejercicio y aún al caminar.
¿Qué cree que puede ser la causa?	No sé. Creo que puede ser porque me enfrié con ese duchazo que me di con agua un poco fría y porque bebí la Coca-Cola que también estaba fría.
Síntomas asociados	
¿Ha tenido o notado algún otro problema de su cuerpo que ocurra junto con el dolor?	A veces siento un poco de falta de aliento, que me falta el aire. También tengo un poco de sudor, aunque esté tranquilo y adentro en la casa con el aire acondicionado prendido.
¿Dónde siente el sudor?	El sudor es en todo mi cuerpo y hasta lo siento en mis manos.
¿Ha tenido algo semejante antes?	Hace casi un año tuve algo parecido, pero no le di importancia. Estaba cargando algo pesado en el trabajo y me sentí muy agitado. Mi corazón me latía muy fuerte y rápidamente, como si se fuese a salir de mi pecho. Bebí agua, descansé un rato y me mejoré y seguí trabajando.
Repaso por sistemas	
¿Ha tenido pérdida de peso?	Sí, he perdido unos dos kilos en los últimos tres meses, que me ha caído bien porque tenía sobrepeso, pero ahora que me lo pregunta, no había hecho nada para bajar de peso.
¿Ha tenido visión borrosa?	Sí, tengo la vista un poco borrosa desde hace tres semanas y justo iba a hacer una cita con el oculista para que me midan la vista.
¿Ha tenido temblores de su cuerpo?	Sí, hay veces que me siento ansioso porque aún mis amigos han notado que las manos me tiemblan un poco.
¿Sufre de ansiedad o depresión?	No, nunca he tenido historia de ansiedad o depresión y ahora no me siento deprimido.
¿Ha tenido más deposiciones al día o diarrea?	Sí, voy al baño con más frecuencia, hasta tres veces al día y antes iba solo una vez al día. Yo pensé que era porque estaba comiendo más pan integral.
¿Se ha chequeado el pulso cuando tiene palpitaciones? ¿Qué tan rápido es?	No; no sé cómo chequearme el pulso para saber el número, pero sí siento que está más acelerado de lo normal.
¿Ha sentido debilidad?	No, no me he sentido débil.
¿Se ha desmayado?	No, no me he desmayado, pero sí temo que me pase.
¿Ha tenido problemas del corazón antes?	No, nunca he tenido un ataque al corazón.

Doctor/a o profesional sanitario	Paciente
¿Algún doctor le ha dicho que tiene un soplo en el corazón?	Sí, una vez que fui al doctor a los 15 años me dijo que tenía un soplo en el corazón pero que con la edad se mejoraría así que ni mamá ni yo nos hemos preocupado.
¿Ha tenido infecciones de la garganta de niño o de joven?	Creo que sí pero nunca tuve que ir al médico ya que con los tratamientos de mi madre siempre me mejoraba.
En ese tiempo, ¿tuvo dolores fuertes en sus coyunturas que le tumbaron a la cama?	No creo.
¿Ha sufrido de alta presión?	No.
¿Ha tenido alguna infección del corazón? Se llama endocarditis.	No creo.
¿Ha tenido hinchazón de los pies?	Pienso que no.
¿Ha tenido falta de aliento en otras ocasiones?	No, solo me pasa cuando tengo estas palpitaciones o brincos.
¿Ha tenido dificultad para respirar por la noche?	No, respiro bien de noche.
¿Se ha despertado de noche y tenido que abrir la ventana para respirar mejor?	Si hace mucho calor, tengo que abrir la ventana, pero además de eso, duermo muy bien.
¿Usa o ha usado medicamentos para bajar de peso?	No, doctor. Como le dije, bajé unos dos kilos, pero sin medicamento o cambio en mis comidas.
¿Usa o ha usado medicamentos para mejorar o estimular la atención, como Aderall (dextroanfetamina/anfetamina) o Concerta (metilfenidato)?	No, nunca.
¿Cuántas bebidas de cafeína bebe al día? Por ejemplo, ¿té, café, Coca-Cola, Mountain Dew?	No bebo café ni té. De vez en cuando bebo una Coca-Cola.
¿Cuántas bebidas energéticas bebe al día? Por ejemplo, ¿Red Bull, Monster?	Hace dos meses me estaba sintiendo más cansado y comencé a beber dos o tres Red Bulls al día y eso sí me ayudó a tener más energía.
¿Bebe alcohol?	Sí, de vez en cuando.
¿Cuántas bebidas al día, o por semana?	Quizás tres bebidas al máximo en cada evento social o en los fines de semana, especialmente si veo un partido de fútbol con mis cuates.
¿Tres cada sábado y domingo? O sea, ¿seis cada fin de semana?	Sí, seis en total en los fines de semana.
¿Qué bebe? ¿Cerveza, vino, licor, aguardiente?	Bebo cerveza. No me gusta el licor.
¿De qué tamaño son las latas de cerveza, regular o grandes?	Son de tamaño regular.
¿Bebe o bebía pulque?	Una vez probé el pulque en México, pero no se puede comprar acá.

Historia médica

¿Qué problemas médicos ha tenido?	Tuve neumonía a los cuatro años y mi madre me dijo que tuve que ser internado en el hospital. También tuve apendicitis a los siete años y, como ya le comenté, un doctor me dijo que tenía un soplo a los quince años.

Continued on the following page

Doctor/a o profesional sanitario	Paciente
Historia quirúrgica	
¿Qué cirugías le han hecho?	Me sacaron el apéndice a los siete años y me repararon una hernia inguinal en el lado izquierdo a los treinta y un años.
Medicamentos	
¿Qué medicamentos toma regularmente?	No tomo ningún medicamento recetado.
¿Algún medicamento sin receta?	Ibuprofeno de seiscientos si tengo dolor de espalda al fin del día.
¿Usa algún suplemento natural o herbal?	Solo el agua de azahar esa vez.
Alergias	
¿Qué alergias tiene a medicinas?	Ninguna.
Historia social	
Uso de sustancias recreativas o ilícitas	
¿Usted usa o ha usado sustancias recreativas, como la cocaína?	Hace varios años si probé la cocaína un par de veces por la nariz, pero decidí que no era para mí y nunca más la he usado. Ahora no uso ningún otro tipo de drogas recreativas.
¿Usted fuma?	No fumo cigarrillos y nunca los he probado.
Oficio	
¿Cuál es su trabajo?	Trabajo en construcción, seis días a la semana, entre diez y doce horas cada día.
Vivienda/Recreo/Relaciones	
¿Con quién vive?	Vivo con dos amigos y compartimos un apartamento. Nos llevamos bien y es una vida tranquila y sin problemas.
¿Qué come y bebe en un día usual?	Mi dieta creo que es buena: como pollo al horno, pescado y chuletas de puerco. Me gustan los frijoles, las enchiladas, tostones y chilaquiles, toda la comida mejicana. Bebo agua, getorei[a], especialmente después del trabajo o deportes, y de vez en cuando, horchata.
¿Qué hace para relajarse?	Me gusta jugar fútbol y salir con mi novia, Juanita. Nos gusta salir a los bailes y estar con amigos.
Historia sexual	
¿Cuántas parejas sexuales tiene?	Soy soltero, pero solo tengo una novia.
¿Usa algún tipo de protección o contracepción?	Sí, usamos condones.
Historia médica de la familia	
¿Qué problemas médicos hay en su familia, por ejemplo, en sus padres o hermanos?	Mi padre tiene sesenta años y sufre de alta presión y agrandamiento de la próstata. Mi madre tiene cincuenta y ocho y sufre de diabetes y alta presión.
¿Algo más?	Mi hermano murió a los veinticinco años de edad y dicen por el corazón. Los doctores no supieron que le pasó.

Doctor/a o profesional sanitario	Paciente
Lo siento mucho.	Gracias, doctor.
¿Alguna otra enfermedad en otros hermanos?	Una hermana tiene treinta y ocho años y es prediabética. Mi otra hermana tiene treinta y tres y está bien de salud.

Otros elementos de la entrevista médica

¿Hay algo más que quiera decirme y que no le he preguntado?	No, doctor, creo que eso es todo.

Examen físico

Signos vitales	Frecuencia cardíaca: 92 Presión arterial: 130/80 Frecuencia respiratoria:12 Temperatura: 37°C Saturación de oxígeno: 98%, aire ambiental Peso: 79 kg Talla: 5'8"
Apariencia general del paciente	El paciente parece estar tranquilo sin estorbo al respirar.
Cabeza, ojos, nariz, garganta	Ojos normales, no sobresalen. No se identifica retraso palpebral.
Cuello	Agrandamiento simétrico de la glándula tiroides, sin dolor al palpar. No se palpan ganglios cervicales.
Examen cardiovascular	Ritmo y frecuencia regulares. Ruidos 1 y 2 normales. Sin soplo o R3 o R4.
Examen pulmonar	Resonantes, normales.
Examen abdominal	Ruidos intestinales normales. Blando, sin sensibilidad. No se aprecian masas o hepatoesplenomegalia.
Examen neurológico	Reflejos tendinosos profundos hiperactivos, 3+. Temblor de ambas manos estrechadas.
Piel	Levemente húmeda al tacto.

Conclusión de la entrevista médica

¿Qué preguntas tiene?	¿Tengo algo malo en mi corazón? ¿Puedo tener lo que le pasó a mi hermano que falleció?
Entiendo su preocupación. No lo sé todavía, señor Peralta, pero voy a recomendar algunas pruebas y esto me ayudará a proveerle una mejor respuesta.	Gracias, doctor.

CASE NOTE

Case Note 1: Blank for Learner to Complete

 Available for electronic download in Appendix.

Case Note 2: Sample Spanish Version

Case Data Documentation (Comprehension of case information)	Historia del problema actual	Hombre de 36 años quien presenta con palpitaciones en las últimas cinco semanas, sin asociación con actividad. Es una sensación que dura al máximo unos minutos y está localizada en la zona izquierda anterior del pecho, cerca del corazón. Ocurren con más frecuencia, varias veces al día, aumentando en frecuencia en los últimos cuatro días, sin ningún otro dolor de pecho además de las palpitaciones. Antes se mejoraban con reposo, pero últimamente esto no le ayuda. Estos están asociados con pulso acelerado, falta de respiración, sudores, temblores de las manos, aumento de deposiciones y pérdida de peso (2 kg, sin intención). Ha tenido fatiga en los últimos dos meses y visión borrosa. Aunque teme que se va a desmayar, nunca le ha ocurrido. No reporta debilidad, hinchazón de pies, uso actual de sustancias recreativas.
	Historia médica	Fue diagnosticado con un soplo del corazón a los 15 años, pero no reporta historia de fiebre reumática.
	Medicamentos	- Ibuprofeno 600 mg de vez en cuando. - Agua de azahar una vez.
	Alergias	Ninguna.
	Aspectos importantes de la historia social, de sustancias e historia médica familiar	- Labora en construcción, un trabajo pesado, y no estaba limitado en el trabajo hasta ahora. - Bebe cerveza moderadamente en eventos sociales e inició uso de bebidas energéticas dos o tres al día hace dos meses, hábito que continúa. Un solo uso de cocaína en el pasado, pero no actualmente. - Su hermano falleció a los 25 años por posible problema del corazón.
	Resultados claves del examen físico	- Apariencia normal con signos vitales normales, pero se nota que el pulso está en el alto rango de lo normal. - Agrandamiento simétrico de la glándula tiroides, sin dolor. - Se nota también que el paciente tiene hiperreflexia, temblores de las extremidades y sudoración de la piel. - No tiene ojos sobresalientes, retraso palpebral, ritmo irregular, soplo, o edema.
Medical Decision-Making Documentation (Synthesizing case information to make medical decisions and recommendations.)	Evaluación del paciente Por favor escriba los tres diagnósticos más probables para este paciente en orden empezando con el más probable e incluyendo su justificación.	1. Hipertiroidismo El hipertiroidismo es el más probable diagnóstico debido a que las palpitaciones ocurren sin o con ejercicio, pulso más de 90 latidos por minuto, pérdida de peso sin razón o intención, fatiga, temblores de las extremidades según la historia clínica y visualizadas durante el examen, hiperreflexia simétrica, bocio, piel húmeda e historia de aumento en deposiciones fecales (sin diarrea).

2. Sobreuso de cafeína

    El inicio de palpitaciones corresponde al inicio de bebidas energéticas (Red Bull) que contienen una gran cantidad de cafeína. Podría explicar las palpitaciones, aceleración del pulso, sudores y temblores. No explica la pérdida de peso, aumento en número de deposiciones, falta de aliento, fatiga, bocio, hiperreflexia ni la piel húmeda. El uso excesivo de la cafeína podría también empeorar cualquier diagnóstico principal que esté causando los síntomas.

3. Arritmia cardíaca

    Una arritmia es posible porque las palpitaciones comenzaron repentinamente, ocurren a veces con ejercicio, han incrementado en frecuencia y están asociadas con fatiga. Aunque tiene una historia médica de un soplo cardíaco, no se le pudo detectar en la exploración física. La historia no confirma una historia de fiebre reumática que pueda haber causado el soplo. Si no se encuentra otra razón para explicar las palpitaciones, hay que considerar y explorar causas cardíacas debido a la historia de soplo e historia familiar de una posible muerte súbita en su hermano (p.ej. arritmia o miocardiopatía hipertrófica, entre otros). No explica la pérdida de peso, sudores, falta de aliento, fatiga, bocio, hiperreflexia o piel húmeda.

Plan

Plan para establecer o confirmar el diagnóstico: ¿Qué pruebas o procedimientos recomienda?	Plan para establecer el diagnóstico: a. Electrocardiograma. b. Pruebas de electrolitos y función renal. c. Prueba de tiroides, Hormona tiroestimulante (HTE). d. Conteo sanguíneo completo (CSC).
Plan para el tratamiento: ¿Qué tratamientos recomienda?	Plan para el tratamiento: a. No tomar bebidas energéticas. b. Beber más agua para rehidratarse. c. Si la prueba HTE confirma hipertiroidismo, obtener una prueba nuclear de captación tiroidea para asesorar si el hipertiroidismo es a causa de enfermedad de Grave, nódulos tiroideos o una tiroiditis. d. Si se confirma enfermedad de Graves o nódulos tiroideos tóxicos, iniciar metimazol (dosis de entre 5- 20 mg dependiendo del nivel de tiroxina libre) y considerar tratamiento con yodo radioactivo o cirugía. e. Si la prueba de HTE es normal y la posibilidad de una arritmia es más probable, considere ordenar un monitor de eventos cardíacos y referir al paciente a un cardiólogo. f. Referir al paciente a un endocrinólogo.

Continued on the following page

Patient-Centered Discussion
(Transforming the medical decision-making into language that the patient understands.)
Explicación centrada en el paciente
Por favor escriba cómo le explicaría su evaluación y el plan para el diagnóstico y tratamiento al paciente.

Señor Peralta, su problema es debido al corazón que está latiendo o funcionando más rápido de lo normal. Esto puede ser por varias razones, pero yo creo que puede ser por un problema con la glándula tiroides. Esta glándula está situada en su cuello y afecta el metabolismo de su cuerpo. En su caso, la glándula está más grande de lo normal, y puede estar trabajando y creando más hormona de lo que es necesario. El exceso de hormona puede causar palpitaciones, sudores, temblores, pérdida de peso y también su problema con las deposiciones y fatiga. Lo bueno es que podemos hacer una prueba de sangre para confirmar si mi sospecha es correcta, y si lo es, hay buenos tratamientos que le pueden ayudar.

Otras posibilidades son que está bebiendo mucha cafeína ya que sus bebidas energéticas contienen mucha cafeína y pueden causar o empeorar muchos de los mismos problemas que usted siente. Por supuesto, tenemos que evaluar el ritmo de su corazón para estar seguros que lo que siente no es debido a un problema del corazón.

Voy a pedir que mi enfermera le haga una prueba llamada electrocardiograma que nos ayuda a ver la conducción eléctrica del corazón. Le pondrán algunos parches en su pecho y los conectarán a unos alambres que se conectan a una máquina. Esto toma poco tiempo y no duele. También le haremos algunas pruebas de sangre para evaluar su tiroides, función de riñones y los niveles de potasio y otros electrolitos.

Le recomiendo que pare de beber las bebidas Red Bull u otras bebidas similares y que beba más agua cada día. Quiero que regrese para otra cita conmigo en dos semanas para repasar los resultados de las pruebas.

Case Note 3: Sample English Version

Case Data Documentation
(Comprehension of case information)

History of present illness

36-year-old man who presents with palpitations for the last 5 weeks, without association to physical activity. These are described as sensations that last a maximum of a few minutes and are localized in the left anterior portion of the chest, near the heart. They are now occurring more often, up to several times a day, increasing in frequency over the last 4 days, without any associated chest pain except the discomfort from the palpitations. Previously they improved with rest, but lately this does not help, as he now is also having symptoms at rest. The discomfort is associated with a fast pulse, shortness of breath, sweats, trembling of the hands, and increased number of bowel movements. and loss of weight (2 kg) without intention. For the last 2 months, he has felt fatigued and has had blurred vision. Although he fears that he may faint, he has never had syncope. He does not report weakness, leg swelling, or current use of recreational drugs.

Key past medical history	At age 15, he was diagnosed with a heart murmur, but he denies a history of rheumatic fever.
Medications	- Ibuprofen 600 mg as needed. - Used orange blossom tea once.
Allergies	No known drug allergies.
Key social/substance use/family history	- He works in construction, a heavy labor job, and he had no limitations until now. - He drinks beer moderately at social events and continues to use energizing drinks, two or three a day, that he began to use 2 months ago. He used cocaine only once in the past and not now. - His brother died at age 25 from a possible heart problem.
Key physical examination findings	- He appears well and has normal vital signs except for an upper normal pulse rate. - He has a diffusely enlarged thyroid gland, nontender to palpation, hyperreflexia, tremor of outstretched hands and moist skin. - No protuberant eyes (exophthalmos), lid lag, irregular heart rhythm, murmur, or peripheral edema are noted.

Medical Decision-Making Documentation (Synthesizing case information to make medical decisions and recommendations.)	**Assessment** Please list your top three differential diagnoses in order of likelihood and include your justification.	1. Hyperthyroidism
		   Hyperthyroidism is the most likely diagnosis due to the reported palpitations that occur with or without physical activity, pulse greater than 90 beats per minute, unintentional loss of weight, fatigue, hand tremors by history and confirmed on exam, symmetrical hyperreflexia, goiter, moist skin, and the history of increased frequency of bowel movements (without true diarrhea).
		2. Caffeine overuse
		   The onset of the palpitations corresponds to the onset of use of energy drinks (Red Bull) that contain a large amount of caffeine. This diagnosis can explain the palpitations, faster pulse, sweats, and tremors. It does not explain the weight loss, shortness of breath, fatigue, goiter, or hyperreflexia. Caffeine overuse can also worsen another principal diagnosis that may primarily have caused the symptoms.

Continued on the following page

3. Cardiac arrhythmia

The sudden onset of the palpitations, their occasional occurrence during exercise, increase in frequency, and association with fatigue can support an arrhythmia etiology. Despite the patient having a past history of a heart murmur, this was not identified on exam, making it less likely. However, it does not rule out that there may be a structural valvular problem, such as rheumatic heart disease, which could have caused the initial heart murmur. If an etiology of the palpations is not identified, one needs to consider and explore other cardiac causes of the murmur and the family history of his brother's sudden death at a young age (e.g., primary arrhythmia, hypertrophic cardiomyopathy, among others). Arrhythmia would not explain the weight loss, sweats, shortness of breath, fatigue, goiter, hyperreflexia, or moist skin.

Plan of Care

Diagnostic Plan:
What other tests or procedures would you recommend?

Diagnostic plan:
a. Electrocardiogram.
b. Electrolytes and creatinine.
c. Thyroid stimulating Hormone test (TSH).
d. Complete blood count (CBC).

Treatment Plan: What treatments would you recommend?

Treatment plan:
a. Avoid drinking energy drinks.
b. Drink more water to rehydrate.
c. If the TSH confirms hyperthyroidism, obtain a thyroid nuclear uptake scan to assess if the hyperthyroidism is due to Grave's disease, toxic thyroid nodules, or a thyroiditis.
d. If Grave's disease or toxic thyroid nodules are confirmed, start methimazole (10-20 mg depending on free thyroxine levels) and consider therapy with either radioactive iodine or surgery. Refer to an endocrinologist.
e. If the TSH is normal and cardiac arrhythmias are more likely, consider placing an event monitor, ordering an echocardiogram and/or referral to a cardiologist.

Patient-Centered Discussion (Transforming the medical decision-making into language that the patient understands.)	Mr. Peralta, your problem is that your heart is beating faster than usual. This can be due to many causes, but I think it is caused by an overactive thyroid gland. This gland is located on the front of your neck and it affects the metabolism of your body. In your case, the gland is larger than usual and it can be producing more hormone than needed. This excess thyroid hormone can cause your palpitations, sweats, tremors, loss of weight, and even your increase in bowel movements and fatigue. The good thing is that we can obtain blood tests that can confirm my suspicion and good treatments are available to help you. Other, less likely possibilities, are that you are drinking too many caffeine-containing energy drinks or have a heart rhythm problem. We will evaluate your heart to ensure that is not the case.
	I am asking the nurse to perform a test called an electrocardiogram that will help us assess the electrical conduction of your heart. You will have stickers placed on your chest and these will be connected to a machine with wires. This will take a little time and does not hurt. We will also order blood work to assess your thyroid gland and kidney function, blood counts, potassium, and other electrolyte levels.

CASE DISCUSSION

Critical Data to Obtain from This Patient Interview

In a patient with palpitations, the clinician needs to distinguish whether it is due to a primary cardiac etiology versus others, such as dehydration, anemia, hyperthyroidism, anxiety or other psychological cause. Also, the clinician should consider if it may be due to prescribed medications (e.g., levothyroxine in excess, antiarrhythmics, among others), excess caffeine, or recreational drugs such as cocaine or amphetamines.

Clarifying the onset can be very helpful, such as due to stress, during exercise, or unprovoked (may be due to paroxysmal supraventricular tachycardia, atrial fibrillation, atrial flutter or ventricular tachycardia). It is important for the clinician to assist the patient with the description of the sensation, as done in this case, with an open-ended phrase, *Dígame más*, (Tell me more) or *Siga, por favor* (Continue, please). A patient may describe this sensation as a change in force of the heart contraction (e.g., *el corazón me late muy fuerte*, the heart is beating very strongly), a change in rhythm (*me brinca el corazón*, my heart is skipping) or change in the frequency of the heart beat (*me late mas rápido*, it is beating faster).

Obtaining a past history of personal or family history of heart disease, especially of prior heart attacks, cardiomyopathy, or heart murmurs is essential as patients with structural heart disease are more likely to have arrhythmias. Rheumatic heart disease (RHD), due to prior acute rheumatic fever (ARF), is the most important cause of acquired structural heart disease worldwide in children and young adults living in underdeveloped countries and should be asked of patients who are from México.[11,12] While patients may not remember the diagnosis, the clinician can ask if the patient remembers having swollen joints and being bed-bound in the past as this may represent rheumatic fever. However, the majority of patients with chronic RHD do not have a history of past ARF. The absence of a heart murmur on exam may miss up to 50% of patients with valvulopathy related to rheumatic heart disease. In this patient, who was an adolescent when a clinician heard a heart murmur and whose clinical records are unavailable, it would be best to order an echocardiogram to assess for valvular heart disease that may be contributing to his palpitations if no other cause is identified.

In this case, the top three differential diagnoses are hyperthyroidism, caffeine excess, and cardiac arrhythmias. The important history questions for hyperthyroidism include: unintentional loss of weight, fatigue, hand tremors, enlargement of the thyroid gland (goiter), changes in vision (if there is associated ophthalmopathy), moist skin, and the history of increased frequency of bowel movements (often called diarrhea, but this a misnomer). The key exam findings to help rule in this diagnosis are:[13]

1. **Fast heart rate.**
2. **Lid lag,** where the upper eyelid is delayed in closure during evaluation of eye movements, due to sympathomimetic effect. If present, it has a positive likelihood ratio, +LR 18.6, for diagnosing hyperthyroidism.
3. **Presence of tremors** of the outstretched hands has a positive likelihood ratio, +LR 4, for diagnosing hyperthyroidism.
4. **Moist skin,** positive likelihood ratio, +LR 6.8, for diagnosing hyperthyroidism.

Tips for Interviewing in this Case

Spanish-speaking patients may describe the palpitations as a change in force of the heart contraction (e.g., *El corazón me late muy fuerte,* My heart is beating very strongly), a change in rhythm (*Me brinca el corazón,* My heart is skipping/jumping) or change in the frequency of the heart beat (*Me late más rápido,* It is beating faster). In this case, the patient uses the verb *voltear* (to turn over), similar to what an English-speaking patient may express as a "flip-flopping" heart. In Spanish, the term *taquicardia* (literally, tachycardia) is often also used colloquially to refer to palpitations, heart racing, anxiety, or a sensation of skipped heartbeats. If the patient were to use this term, the clinician should not necessarily interpret the word as a precise medical term (tachycardia) but rather ask an open-ended question to get the patient to describe what they are feeling more specifically.

The case illustrates the importance of further clarification of a patient's answers. For example, when asked if he had had a prior heart problem, he answered that he had never had a heart attack. Not satisfied, the clinician then specifically asked if he had a heart murmur, as he was considering valvular heart disease due to a history of rheumatic heart disease. Clarification was also useful related to his alcohol use.

Cultural Considerations

Latinos may interpret palpitations, sweating and fatigue as *un ataque de nervios,* a "panic attack." In Latinos, it is culturally more acceptable to refer to any psychological condition as stress or anxiety versus depression. In this case, the patient's mother interpreted his situation as *un ataque de nervios* and had him try *agua de azahar,* an orange blossom tea that is a natural remedy used by many Latinos to treat stress or anxiety.

The patient in the case is also concerned that drinking cold beverages and showering with cold water may have contributed to his palpitations. Some, but not all, Latinos may have a folk belief in the hot-cold theory of disease, in which certain foods, medical conditions, and their treatments are categorized as either "hot" or "cold."[14,15] Introduction of a hot or cold element into one's body causes an imbalance that needs to be treated with the correct hot or cold therapy. Recognizing and exploring this concept of illness can be useful in understanding the patient's concept of illness and expectations of treatment.

CRITICAL ELEMENTS

Did you elicit these critical elements of the medical encounter?
- Cardiovascular and pulmonary review of systems
- Medication review, especially attentive to those that may stimulate the heart
- Review of recreational substance use, including use of caffeine-containing beverages
- Consider non cardiac etiologies of palpitations
- Consider higher risk of rheumatic fever and rheumatic heart disease history in Hispanics

References

1. Daviglus ML, Pirzada A, Talavera GA. Cardiovascular disease risk factors in the Hispanic/Latino population: lessons from the Hispanic Community Health Study/Study of Latinos (HCHS/SOL). *Progress in cardiovascular diseases.* 2014;57(3):230–236. https://doi.org/10.1016/j.pcad.2014.07.006
2. Shaw PM, Chandra V, Escobar GA, Robbins N, Rowe V, Macsata R. Controversies and evidence for cardiovascular disease in the diverse Hispanic population. *Journal of vascular surgery.* 2018;67(3):960–969. https://doi.org/10.1016/j.jvs.2017.06.111
3. Vivo RP, Krim SR, Cevik C, Witteles RM. Heart failure in Hispanics. *Journal of the American College of Cardiology.* 2009;53(14):1167–1175. https://doi.org/10.1016/j.jacc.2008.12.037
4. Rodríguez F, Hastings KG, Hu J, et al. Nativity Status and Cardiovascular Disease Mortality Among Hispanic Adults. *Journal of the American Heart Association.* 2017;6(12), e007207. https://doi.org/10.1161/JAHA.117.007207
5. Fernández A, Schillinger D, Warton EM, et al. Language barriers, physician-patient language concordance, and glycemic control among insured Latinos with diabetes: the Diabetes Study of Northern California (DISTANCE). *Journal of general internal medicine.* 2011;26(2):170–176. https://doi.org/10.1007/s11606-010-1507-6
6. Fanaroff AC, Rymer JA, Goldstein SA, Simel DL, Newby LK. Does This Patient With Chest Pain Have Acute Coronary Syndrome?: The Rational Clinical Examination Systematic Review. *JAMA.* 2015;314(18):1955–1965. https://doi.org/10.1001/jama.2015.12735

Case 2

7. Mehta H, Armstrong A, Swett K, et al. Burden of Systolic and Diastolic Left Ventricular Dysfunction Among Hispanics in the United States: Insights From the Echocardiographic Study of Latinos. *Circulation Heart failure.* 2016;9(4), e002733. https://doi.org/10.1161/CIRCHEARTFAILURE.115.002733
8. Watkins DA, Johnson CO, Colquhoun SM, et al. Global, Regional, and National Burden of Rheumatic Heart Disease, 1990-2015. *The New England journal of medicine.* 2017;377(8):713–722. https://doi.org/10.1056/NEJMoa1603693
9. Seckeler MD, Hoke TR. The worldwide epidemiology of acute rheumatic fever and rheumatic heart disease. *Clinical epidemiology.* 2011;3:67–84. https://doi.org/10.2147/CLEP.S12977
10. Chung F, Yang Y, Brown R, Liao P. Alternative scoring models of STOP-bang questionnaire improve specificity to detect undiagnosed obstructive sleep apnea. *Journal of clinical sleep medicine: JCSM: official publication of the American Academy of Sleep Medicine.* 2014;10(9):951–958. https://doi.org/10.5664/jcsm.4022

Case 4

11. Rheumatic fever and rheumatic heart disease. *World Health Organization technical report series.* 923; 2004:1–122.
12. Watkins DA, Johnson CO, Colquhoun SM, et al. Global, Regional, and National Burden of Rheumatic Heart Disease, 1990-2015. *The New England journal of medicine.* 2017;377(8):713–722. https://doi.org/10.1056/NEJMoa1603693
13. McGee SR. *Evidence-based physical diagnosis.* 3rd ed. Philadelphia: Elsevier; 2012
14. Hollingshead NA, Ashburn-Nardo L, Stewart JC, Hirsh AT. The Pain Experience of Hispanic Americans. A Critical Literature Review and Conceptual Model. *The journal of pain: official journal of the American Pain Society.* 2016;17(5):513–528. https://doi.org/10.1016/j.jpain.2015.10.022
15. Castro F, Furth P, Karlow H. The Health Beliefs of Mexican, Mexican American and Anglo American Women. *Hispanic Journal of Behavioral Sciences.* 1984;6(4):365–383. https://doi.org/10.1177/07399863840064003

CHAPTER 4

Pulmonary Cases – Casos pulmonares

Marco A. Alemán, MD ■ Gino A. Farina, MD ■
Pilar Ortega, MD ■ Alexander Smith, MD

Introduction to Pulmonary Cases

Some of the most common respiratory symptoms and conditions a clinician will encounter are cough, shortness of breath, and pneumonia. Asthma in the United States affects over 25 million people while chronic obstructive pulmonary disease (COPD) affects almost 15 million people. While clinicians attend to the individual patient with asthma, they must also recognize that there is a societal burden including loss of work and school and cost to the health care system as well as economic costs that, all together, were estimated at 81.9 billion dollars for the year 2013.[1] The prevalence of asthma among Hispanics/Latinos is variable in different nationalities and is likely multifactorial, with Puerto Ricans having the highest rate and Mexican Americans the lowest rate of asthma.[2] Many Hispanics/Latinos have occupational exposures that increase their risk for upper and lower respiratory symptoms and conditions as well as abnormal pulmonary function.[3-5] The clinician needs to inquire about current or prior occupation risks such as exposure to cleaning or disinfecting solutions,[3] work with horses,[4] farm work, and exposure to pesticides.[5]

The medical interview is of great importance and the clinician should focus on identifying the usual triggers, characteristics, timing and duration of the respiratory symptoms. It is also critical to explore potential exposures related to the patient's current or prior residence in the U.S. or abroad as it can provide clues to increased risk for infections (e.g., histoplasmosis, cryptococcosis, tuberculosis). Clinicians should inquire about any exposure to cooking with biofuels (e.g., wood, charcoal, animal dung), especially of Hispanic/Latino immigrants from rural areas of their home country who may have burned wood for cooking, as it increases the risk of COPD.[6] Additional useful history to obtain includes tobacco use (first-hand or secondary exposure), vaping, including use of tetrahydrocannabinol (THC), current and prior occupational exposures that can cause or increase respiratory problems, and medications that can cause lung disease. It is also important to assess for risks for or infection with the human immunodeficiency virus (HIV), other immunosuppression, personal or family history of pulmonary disease, and collateral symptoms for cardiovascular, autoimmune or other conditions that can present as or cause a respiratory problem. A detailed general and pulmonary exam as well as assessing for extrapulmonary signs of lung disease (e.g., clubbing) is important to creating an accurate working differential diagnosis that will guide the evaluation and therapy of the patient.

The cases in this chapter explore common pulmonary conditions that allow the reader to consider multiple clinical possibilities and provide the opportunity to educate the patient about their symptoms, exam findings, and therapeutic plan.

Case 1 – Shortness of breath – Falta de aire

Gino A. Farina, MD ▪ Alexander Smith, MD

INTRODUCTORY INFORMATION

Patient's Name	Blanca Restrepo
Age	42 years
Date of Birth	September 2, 1977
Gender	Female
Race/ethnicity	Hispanic
Self-reported national or ethnic origin	Argentina
Language preference	Spanish
City, State	Jackson Heights, New York
Medical Setting	Emergency Department
Reason for visit	*"Siento falta de aire."*
Vital signs	HR 110 BP 105/80 RR 24 Temp 37.5°C O$_2$Sat 93%

MEDICAL ENCOUNTER

Doctor/a o profesional sanitario	Paciente
Presentación	
Buenos días, soy el doctor Gómez. Por favor, ¿puede decirme su nombre y fecha de nacimiento?	Doctor, me llamo Blanca Restrepo, y mi fecha de nacimiento es el dos de septiembre de mil novecientos setenta y siete.
Yo prefiero el pronombre él cuando otros se refieren a mí mismo y quiero respetar a todos los pacientes. ¿Qué pronombre prefiere que use para referirme a usted?	Ah, me puede llamar de ella, por favor.
Pregunta introductoria	
¿Qué le trae hoy a la sala de emergencia?	Por los últimos tres días, he sentido falta de aire.
Historia de la enfermedad actual	
Por favor, dígame más.	Hace unos días, noté que cada vez que caminaba tenía falta de aire. Al principio no estaba tan mal y solo ocurría cuando caminaba o subía escaleras, pero desde hoy lo siento, aunque estoy sentada.
¿Qué estaba haciendo cuando empezó?	Yo estaba sentada en mi trabajo. Soy secretaria y noté que tuve que respirar más profundo, bueno como si estuviera consciente de mis respiraciones y tuviera que forzarme a respirar para recibir suficiente aire. Eso no es normal, nunca me he sentido así.
¿Qué pasó después?	Me levanté a caminar y noté que me sentía peor cuando caminaba, y un poco mejor cuando paraba.

Continued on the following page

Doctor/a o profesional sanitario	Paciente
Por favor, cuénteme más.	Al fin del día, me fui para mi casa en el tren. Esa noche descansé y traté de no hacer muchos esfuerzos. Dormí bien, pero el próximo día, cuando me desperté para ir a mi trabajo, otra vez noté que tenía problemas con la respiración. No fui al trabajo, y me quedé en casa. Hoy siento que mi respiración está peor.
¿Siente dolor?	Sí, siento un dolor en el pecho y el costado del lado izquierdo.
¿Cuándo empezó el dolor?	Me empezó hoy.
Por favor, señale con el dedo qué parte del pecho le duele.	Aquí, debajo de mis costillas al lado izquierdo.
Por favor, describa su dolor.	Es muy feo; se siente como una navaja.
¿Se extiende el dolor a otras partes del cuerpo?	No, solo lo siento en ese mismo lugar en el pecho y costado.
¿Qué tan fuerte es el dolor?	Bastante, doctor.
En una escala del uno al diez, siendo diez el peor dolor y uno el menor dolor, ¿qué número calificaría?	Yo diría que un siete.
Por favor, dígame más sobre el dolor. ¿El dolor es constante o va y viene?	Viene y pasa.
¿Qué le empeora el dolor?	Me duele más cuando respiro profundo y también cuando subo escaleras o camino rápido.
¿Qué le mejora el dolor?	Cuando no estoy caminando ni respirando profundamente, el dolor es menos.
Sí, entiendo. Me ha dicho que por tres días ha tenido falta de aliento que es peor cuando camina, y oí que le empezó un dolor del pecho y costado al lado izquierdo que se empeora cuando respira profundamente, camina rápidamente y sube escaleras.	Sí, doctor.
¿Qué cree que puede ser la causa?	No sé, doctor. ¿Puede ser mi corazón?
Señora, veo que está preocupada y estoy aquí para ayudarla. En este momento, no estoy seguro de qué está causando sus síntomas, pero vamos hacer unas pruebas para determinar la causa.	Gracias, doctor. Es muy amable.
Este problema, ¿cómo le afecta su vida, o cómo la limita?	Me hace parar lo que estoy haciendo, y no he podido ir a trabajar ni a caminar con mi esposo por la tarde. También me ha limitado lo que puedo hacer con mis niños.

Síntomas asociados

¿Ha notado algún otro problema de su cuerpo que ocurre junto con estos síntomas?	He notado que mis piernas están hinchadas, pero la pierna derecha está más hinchada, y tengo dolor en la pantorrilla de esa pierna.
¿Por cuántos días ha notado las piernas hinchadas?	Por una semana.
¿Ha tenido alguna lesión en las piernas o se ha hecho daño en las piernas recientemente?	No creo.
¿Ha tenido alguna cirugía recientemente?	No.
¿Ha viajado?	Viajé a Argentina hace una semana para visitar a una amiga.

Doctor/a o profesional sanitario	Paciente
¿Cuánto tiempo duró el vuelo?	Fue un vuelo largo. Me sentí atrapada en el asiento al lado de la ventana, y estaba muy incómoda. No pude salir al pasillo mucho ni estirar las piernas. Noté que mis piernas estaban hinchadas después del vuelo.
¿Cuándo empezó el dolor en la pantorrilla?	Hace tres o cuatro días, doctor.
¿Puede dormir acostada sin problemas?	Sí, doctor.
¿Cuántas almohadas usa para dormir?	Duermo con solo una almohada.
¿Se despierta por la noche con una sensación de falta de aliento?	Anoche no dormí bien. Sentí que tuve que respirar más fuerte.
¿Se sentía mejor o peor si estaba sentada o acostada?	No recuerdo sentir ninguna diferencia al respirar entre estar sentada o acostada.
¿Siente palpitaciones?	Cuando camino rápido, siento que mi corazón late muy rápido.
¿Ha tenido sudores?	No.
¿Algo similar le ha pasado antes?	No, nunca.
¿Toma pastillas anticonceptivas?	Sí, he tomado la píldora por muchos años.
¿Alguien en su familia ha tenido un coágulo de sangre?	No, no lo creo.
¿Alguien en su familia ha tenido un ataque al corazón?	Sí, mi padre.
¿Fuma?	Probé el tabaco cuando estaba en la universidad, pero no me gustó, y desde entonces no fumo.
¿Tiene la presión alta?	No.
¿Tiene diabetes?	Que yo sepa, no.
Ahora la voy a hacer una seria de preguntas para estar seguro de que tengo toda la información que necesito para ayudarla.	Está bien.
Repaso por sistemas	
¿Ha tenido pérdida de peso?	No.
¿Ha tenido fiebre?	No.
¿Ha tenido visión borrosa?	No.
¿Ha tenido problemas del corazón?	No.
¿Tiene tos?	No.
¿Alguna vez ha tenido problemas con los pulmones? Por ejemplo, ¿asma o neumonía?	No.
¿Tiene dolor del estómago?	No.
¿Ha tenido diarrea?	No.
¿Ha tenido estreñimiento?	No.
¿Ha tenido náuseas o vómito?	No.
¿Ha tenido dolores de cabeza?	No.
¿Ha sentido debilidad?	No.
¿Ha tenido dolores en las coyunturas?	No.
¿Sufre de ansiedad o depresión?	No, pero me preocupa mucho que esto sea algo serio.

Continued on the following page

Doctor/a o profesional sanitario	Paciente
Entiendo su preocupación. Hay muchas cosas que podrían estar causando lo que está sintiendo. Puede ser una condición seria, pero me alegro que haya venido. Haremos todo lo posible para que se mejore y pueda regresar a su salud normal.	Gracias, doctor. Que Dios lo bendiga.
Tengo algunas preguntas más que son personales, pero se las hago a todos mis pacientes. ¿Me permite hacerlas?	Sí, claro, doctor.
¿Bebe alcohol?	No mucho. Quizás una o dos bebidas al máximo cuando me junto con amigos o familia.
¿Cuántas bebidas al día, o a la semana?	No, no, doctor, es solo de vez en cuando. Como una o dos al mes.
De acuerdo, señora, ya entiendo.	

Historia médica

¿Qué problemas médicos ha tenido?	Ninguno.

Historia quirúrgica

¿Qué cirugías le han hecho?	Tuve dos cesáreas, una hace diez y la otra hace ocho años.

Medicamentos

¿Qué medicamentos toma regularmente?	Solo las pastillas anticonceptivas.
¿Algún medicamento sin receta?	Tengo ibuprofeno en casa por si acaso tengo dolores.
¿Usa algún suplemento natural o herbal?	No.

Alergias

¿Qué alergias tiene a medicamentos?	Sí, se me olvidó decírselo a la enfermera. Tengo alergia a la penicilina.
¿Qué pasa cuando toma penicilina?	Me da ronchas.

Historia social

Uso de sustancias recreativas o ilícitas

¿Usted usa o ha usado sustancias recreativas, como la cocaína, heroína o marihuana?	Fumé marihuana cuando era más joven pero no recientemente. También probé la cocaína hace muchos años, pero me dio taquicardia, y no me gustó.

Vivienda/Recreo/Relaciones

¿Con quién vive?	Vivo con mi esposo y mis dos hijos.
¿Qué come y bebe en un día usual?	Mi dieta creo que es buena. Como mucho pollo, pescado y verduras. Trato de tomar mucha agua y no tomar bebidas azucaradas.
¿Qué hace para relajarse?	Mis hijos me mantienen ocupada con todas sus actividades, pero me gusta hacer yoga por las mañanas, salir con mi familia en los fines de semana y caminar con mi esposo por las noches, pero por los últimos días no he podido hacer yoga ni caminar con mi esposo.

Historia sexual

¿Cuántas parejas sexuales tiene? ¿Tiene relaciones con mujeres, hombres o ambos?	Solo tengo relaciones con mi esposo.

Doctor/a o profesional sanitario	Paciente
¿Usa algún tipo de protección o contracepción?	Solo la píldora.
¿Ha tenido alguna enfermedad de transmisión sexual?	No.

Historia médica de la familia

¿Qué problemas médicos hay en su familia, por ejemplo, en sus padres o sus hermanos?	Mi padre tiene setenta y dos años, y sufre de la presión alta. Como le dije, tuvo un infarto del corazón, pero ahora está bien.
¿A qué edad sufrió el infarto?	A los cincuenta.
Y, ¿su madre?	Mi madre tiene sesenta y ocho años, y sufre de diabetes y de la presión alta.
¿Qué tal sus hermanos?	Tengo una hermana que tiene treinta y ocho años, y ella es pre diabética, pero también es gorda y creo que eso le afecta mucho la salud. Mi otra hermana tiene treinta y seis años, y está bien de salud.

Otros elementos de la entrevista médica

¿Hay algo más que quería decirme antes de examinarla?	No, doctor. Creo que eso es todo.

Examen físico

Signos vitales	Frecuencia cardíaca: 110 Presión arterial: 110/80 Frecuencia respiratoria: 28 Temperatura: 37°C Saturación de oxígeno: 93%, aire ambiental Peso: 65 kg Talla: 5'6"
Apariencia general de la paciente	La paciente demuestra dificultad al respirar.
Cabeza, ojos, nariz, garganta	Normales.
Cuello	Las venas yugulares no están distendidas. No se palpan ganglios cervicales agrandados.
Examen cardiovascular	Ritmo regular, pero con taquicardia de 110 latidos por minuto. Ruidos 1 y 2 normales. Sin soplo, R3 o R4.
Examen pulmonar	Resonantes, claros en ambos lados.
Examen abdominal	Sonidos intestinales normales. Blando, sin sensibilidad. No se aprecian masas ni hepatoesplenomegalia.
Piel	Está seca sin erupciones.
Piernas	Ambas piernas están hinchadas, con fóvea, debajo de las rodillas. La pierna derecha está más hinchada. Se nota sensibilidad en la pantorrilla con palpación.

Conclusión de la entrevista médica

¿Qué preguntas tiene?	¿Qué cree que está causando lo que estoy sintiendo?
Tendremos que hacer algunas pruebas, y después de que obtengamos los resultados, podremos analizar lo que tiene y cómo podemos ayudarla.	Gracias, doctor, es muy amable.

CASE NOTE

Case Note 1: Blank for Learner to Complete

 Available for electronic download in Appendix.

Case Note 2: Sample Spanish Version

Case Data Documentation (Comprehension of case information)	Historia del problema actual	Mujer de 42 años presenta al servicio de urgencias después de tres días de tener dificultad al respirar y un día de dolor torácico pleurítico. La falta de aliento comenzó mientras que estaba sentada en su escritorio en el trabajo, y notó que se empeoraba al caminar o subir escaleras. Hoy siente que la dificultad para respirar es peor incluso en reposo y ahora tiene un dolor agudo en el lado izquierdo del pecho y costado que empeora con la inspiración profunda. La paciente tomó un largo vuelo hace una semana, y desde entonces ha notado que ambas piernas están hinchadas, la derecha más que la izquierda. También le duele la pantorrilla derecha. No tiene ortopnea, pero tuvo problemas para dormir anoche debido a su respiración.
	Historia médica	- No hay antecedentes médicos previos además de dos cesáreas realizadas hace 8 y 10 años. - No tiene historia personal de hipertensión, diabetes, o antecedentes cardíacos o pulmonares ni de coágulos de sangre.
	Medicamentos	- Anticonceptivos orales, por muchs años. - Ibuprofeno de vez en cuando para dolores menores.
	Alergias	La penicilina le da ronchas.
	Aspectos importantes de la historia social, de sustancias e de historia médica familiar	- Trabajo: Ella trabaja como secretaria. - Uso de sustancias: No fuma ni usa drogas recreativas actualmente, pero bebe alcohol ocasionalmente. - Historia familiar: Su padre tuvo un ataque cardíaco a la edad de 50 años, y hay historia de diabetes e hipertensión en la familia. No hay antecedentes personales o familiares de coágulos sanguíneos.
	Resultados claves del examen físico	- Parece que le falta aliento, y tiene taquicardia de 110 latidos por minuto y taquipnea con respiraciones de 28 por minuto. - Su examen físico no muestra distensión venosa yugular. - Sus pulmones están claros, y tiene hinchazón bilateral de las piernas con la pierna derecha más hinchada que la izquierda, y además sensibilidad a la palpación de la pantorrilla derecha.
Medical Decision-Making Documentation (Synthesizing case information to make medical decisions and recommendations.)	Evaluación del paciente Por favor escriba los tres diagnósticos más probables para este paciente en orden empezando con el más probable e incluyendo su justificación.	1. Embolia pulmonar La paciente tiene factores de riesgo que incluyen un vuelo prolongado reciente y el uso de anticonceptivos orales. Su presentación de dificultad aguda para respirar y dolor torácico pleurítico encaja con el diagnóstico. Su hinchazón de las piernas, sensibilidad en la pantorrilla derecha, taquicardia, taquipnea y la saturación baja de oximetría también ayudan a definir el diagnóstico.

2. Síndrome coronario agudo

La paciente tiene síntomas que empeoran con el esfuerzo, dolor torácico en la pared izquierda y antecedentes familiares de enfermedad de las arterias coronarias. Su presentación es atípica porque comenzó con dificultad para respirar, y su dolor de pecho es pleurítico y empezó dos días después, pero las mujeres pueden presentar con síntomas atípicos. Esto y su falta de riesgos como hipertensión, diabetes o consumo de tabaco también hacen que éste sea un diagnóstico menos probable.

3. Insuficiencia cardíaca congestiva

La insuficiencia cardíaca congestiva puede presentarse con hinchazón de las piernas y dificultad para respirar. Las causas pueden ser el ventrículo izquierdo hipertrofiado o ventrículo izquierdo dilatado. El ventrículo izquierdo hipertrofiado puede ocurrir por hipertensión de larga evolución o cardiomiopatía, las cuales no tiene. El ventrículo izquierdo dilatado puede ser a raíz de un infarto miocardio o miocarditis previa. En este caso, ella debería de tener crepitaciones en su examen pulmonar y distensión venosa yugular, las cuales no tiene.

Plan

Plan para establecer o confirmar el diagnóstico:
¿Qué pruebas o procedimientos recomienda?

Plan para establecer el diagnóstico:
a. Electrocardiograma (ECG).
b. Pruebas de electrolitos y función renal.
c. Conteo sanguíneo completo (CSC).
d. Radiografía de tórax.
e. Análisis de factores de coagulación
f. Tomografía computarizada del tórax con contraste intravenoso.
g. Posiblemente un ecocardiograma.

Plan para el tratamiento:
¿Qué tratamientos recomienda?

Plan para el tratamiento:
a. Comenzar la anticoagulación con heparina o heparina de bajo peso molecular. Se debe empezar antes de la confirmación radiográfica del diagnóstico de embolia pulmonar dada la alta probabilidad de este diagnóstico peligroso.
b. Si hay evidencia de síndrome coronario agudo en el ECG, la paciente necesitará tratamiento con aspirina, clopidogrel, heparina y una evaluación con un ecocardiograma y cateterismo cardíaco. Si el ECG demuestra tensión elevada del lado derecho del corazón debido a una embolia pulmonar grande, la paciente necesitaría anticoagulación, un ecocardiograma y, posibles trombolíticos.
c. Si la radiografía de tórax muestra el corazón dilatado, la paciente necesitará un ecocardiograma para determinar la etiología.
d. Si se diagnostica una embolia pulmonar, debe parar las pastillas anticonceptivas.
e. Si se confirma una embolia pulmonar, la paciente sería ingresada en el hospital y comenzaría la anticoagulación a largo plazo. Más adelante, se podría determinar la duración del tratamiento e identificar opciones alternativas de anticoncepción.

Continued on the following page

Patient-Centered Discussion (Transforming the medical decision-making into language that the patient understands.)
Explicación centrada en el paciente Por favor escriba cómo le explicaría su evaluación y el plan para el diagnóstico y tratamiento al paciente.

Señora Restrepo, sus síntomas y los resultados del examen físico me hacen pensar que desarrolló coágulo de sangre en su pierna que se desplazó a sus pulmones.
Hay varios factores de riesgo para que se forme un coágulo de sangre en las piernas. Uno es mantenerse sentada sin moverse por un tiempo prolongado, como por ejemplo en un vuelo largo como el suyo. La píldora anticonceptiva también es un factor de riesgo. Esto puede ser un problema grave, pero tenemos tratamientos muy efectivos y haremos todo lo posible para que se mejore y para que regrese a su estado de salud normal.
Tendremos que confirmar el diagnóstico con análisis de sangre, un electrocardiograma, una tomografía computarizada del pecho, que es un tipo de radiografía, y posiblemente un ecocardiograma, que es un ultrasonido del corazón. También vamos a empezar un medicamento que es un anticoagulante o, en otras palabras, un medicamento que diluirá su sangre y evitará la formación de más coágulos. Es posible que tenga que tomar el medicamento por varios meses o más, pero esto es algo que su médico primario controlará, y determinará la duración del tratamiento.

Case Note 3: Sample English version

Case Data Documentation (Comprehension of case information)	**History of present illness**	42-year-old woman who presents to the Emergency Department with 3 days of shortness of breath and 1 day of pleuritic chest pain. The shortness of breath began while she was sitting at her desk at work and worsens with walking or climbing stairs. Today she feels that the shortness of breath is worse even at rest, and she now has a sharp pain on the left side of her chest and flank that worsens with deep inspiration. The patient returned from a long airplane flight one week ago and since then she noticed that both of her legs are swollen, the right more than the left, and that her right calf is painful. She does not have orthopnea but did have trouble sleeping last night because of her breathing.
	Key past medical history	- No significant past medical history other than 2 cesarean sections, one 8 and the other 10 years ago. - She does not have hypertension, diabetes, nor any cardiac or pulmonary history, nor history of blood clots.
	Medications	- Oral contraceptives daily for many years. - Ibuprofen as needed, for occasional pains.

Allergies	Penicillin gives her hives.
Key social/ substance use/ family history	- Work: She works as a secretary. - Substances: She does not smoke nor use recreational drugs. Drinks alcohol on occasion. - Family history: Her father had a heart attack at the age of 50 and she has multiple relatives with diabetes and hypertension. No family history of blood clots.
Key physical examination findings	- She appears short of breath and has tachycardia at 110 beats per minute and tachypnea with 28 respirations per minute. - Her physical exam does not show jugular venous distention. - Her lungs are clear. - Bilateral leg swelling with the right leg more swollen than the left and tenderness in her right calf.

Medical Decision-Making Documentation
(Synthesizing case information to make medical decisions and recommendations.)
	Assessment
	Please list your top three differential diagnoses in order of likelihood and include your justification.
		1. Pulmonary embolism (PE)
		    Patient has risk factors that include a recent prolonged flight and the use of oral contraceptives. She presented with sudden onset of shortness of breath while at rest, and she now has pleuritic chest pain. She also has had a one-week history of leg swelling with right calf tenderness, tachycardia, tachypnea, and low oxygen saturation.
		2. Acute coronary syndrome (ACS)
		    The patient has symptoms that worsen with exertion, left-sided chest pain, and a family history of coronary artery disease. Her presentation is atypical since it began with shortness of breath and her pleuritic chest pain started 2 days later, but women with ACS can present with atypical symptoms. She does not have hypertension or diabetes, and she is not a smoker, which also make this a less likely diagnosis.
		3. Congestive heart failure
		    Congestive heart failure can present with leg swelling and shortness of breath. It can be due to a hypertrophied left ventricle or a dilated left ventricle. A hypertrophied left ventricle can occur from longstanding hypertension or cardiomyopathy, though she does not have a history of either condition. A dilated left ventricle can occur due to a previous myocardial infarction or myocarditis. If this were the case, she would have crackles on her pulmonary exam and jugular venous distention, neither of which she has.

Continued on the following page

Plan of Care

Diagnostic Plan: What other tests or procedures would you recommend?	Diagnostic plan: a. Electrocardiogram (EKG). b. Chest radiograph. c. Electrolytes and creatinine. d. Complete blood count (CBC). e. Coagulation studies (PT/INR, PTT). f. CT scan of the chest with IV contrast. g. Possibly an echocardiogram.
Treatment Plan: What treatments would you recommend?	Treatment plan: a. Start anticoagulation with heparin or low-molecular-weight heparin even before confirmation with a CT scan, given the high likelihood of this life-threatening diagnosis. b. If there were evidence of ACS, then the patient would need treatment with aspirin, clopidogrel, and heparin, and evaluation with an echocardiogram and cardiac catheterization. If the electrocardiogram showed right heart strain (potentially due to a large PE), the patient would need anticoagulation, an echocardiogram, and possibly thrombolytics. c. If the chest x-ray showed a dilated heart, the patient would need an echocardiogram to determine the etiology. d. If PE is diagnosed, the contraceptive pills should be stopped. e. If PE is diagnosed, the patient would be admitted to the hospital and started on long term anti-coagulation. Duration of treatment and alternative contraception would need to be later addressed.
Patient-Centered Discussion (Transforming the medical decision-making into language that the patient understands.)	Ms. Restrepo, based upon your symptoms and what I have found on the physical exam, I think that you may have had a blood clot that formed in your leg and traveled to your lungs. There are several things that increase the risk for a blood clot to form in the legs. One is to sit for a long time, such as on a long plane flight like yours. Oral contraceptives can also be a risk factor for blood clots to form. This can be a serious condition, but we have very effective treatments and we will do our best to get you better and to help you to return to your normal health. We will have to confirm the diagnosis with blood tests, an EKG, a CT scan of the chest, which is a type of x-ray, and possibly an echocardiogram, which is an ultrasound of the heart. We will also start treatment with a medication that is an anticoagulant or, in other words, a medication that will dilute your blood and prevent another clot from forming. You may have to take the medicine for several months or more, but this is something that your primary doctor will monitor.

CASE DISCUSSION

Critical Data to Obtain from this Patient Interview

Pulmonary embolism, pneumothorax, and cardiac tamponade can cause shortness of breath by decreasing the amount of blood passing from the right ventricle of the heart to the well-aerated areas of the lungs in order to be oxygenated. In essence, all of these causes of shortness of breath alter the patient's ventilation-to-perfusion ratio. As all of these causes can present with acute shortness of breath, it is critical to ask the patient questions that may indicate that one of these causes is the most likely diagnosis for the patient. As in this case, it is important to ask about possible factors that may precipitate the formation of a thromboembolism (e.g., medication history, personal and familial history of thromboembolism, travel history, history of autoimmune conditions, and history of cancer) and to look for asymmetric lower extremity edema on physical exam. Similarly, when considering a diagnosis of pneumothorax, it might be prudent to ask about any history of trauma, connective tissue disorder, or smoking. To evaluate for pericardial effusion and impending cardiac tamponade, pertinent questions include asking about recent infections, recent coronary artery catheterizations, history of renal disease, previous myocardial infarctions, history or symptoms of malignancy, and autoimmune conditions. In the case of cardiac tamponade, hypotension, distant heart sounds, and jugular venous distension (Beck's triad) may be notable on physical exam, but rarely are all three signs present.

Shortness of breath can be a sign of acute coronary syndrome (ACS), particularly in women, who may present atypically. The clinician should ask the patient if they currently have any chest pain, have ever had any chest pain in the past, whether the chest pain has been substernal, has resolved with rest, or worsened with exertion. Asking about risk factors for ACS (such as a history of hypertension, diabetes, or smoking) is also a critical action. Shortness of breath could also be from congestive heart failure (CHF) with pulmonary edema, so it is important to ask about orthopnea or paroxysmal nocturnal dyspnea. On physical exam, the physician should check for pulmonary crackles or extra heart sounds. While her difficulty sleeping the night before presentation and her bilateral leg swelling may point to congestive heart failure/pulmonary edema as a diagnosis, her lack of risk factors for the diagnosis and absence of jugular venous distention or pulmonary crackles makes congestive heart failure less likely. Anemia can also cause shortness of breath, so it is important to ask the patient about any history of anemia, symptoms of bleeding, any changes in diet, or any recent exposure to toxins. Anemia significant enough to cause shortness of breath would most likely be accompanied by significant pallor on physical exam, such as in the palms and the conjunctivae.

This patient had several risk factors for pulmonary embolism including a long flight and the use of oral contraceptives. She also presented with signs of a deep venous thrombosis in her leg. The diagnosis may have seemed obvious, but one must not have early closure and should always consider other causes of shortness of breath. Shortness of breath is a common complaint in patients with ACS and may be the only symptom in women, particularly elderly women or patients with diabetes. Our patient's family history of coronary artery disease increases her own risk for this diagnosis.

Tips for Interviewing in This Case

When caring for a patient with shortness of breath, the history is paramount. The differential diagnosis for shortness of breath is broad, and asking the right questions can clue the clinician into the diagnosis. In taking any history from a patient, it is best to let the patient tell their story using open-ended prompts, such as *Dígame más* (Tell me more), *¿Qué pasó después?* (What happened next?), and to continue with open-ended questions until the patient has nothing else to add. Then, the clinician can ask clarifying questions. A particularly important question is *¿Qué estaba haciendo cuando comenzó?* (What were you doing when it started?)

Shortness of breath may be a primary pulmonary problem, a cardiac problem, a systemic problem, or a combination of one or the other or all three.[7] It is important to determine if the shortness of breath is acute in onset or chronic. If the presentation is acute, the next step is to determine if the patient has had similar symptoms before. Questions about aggravating or alleviating factors, associated symptoms, duration, past medical history, and family history that place patients at risk for a particular disease are important in differentiating among the causes of shortness of breath.

Spanish-speaking patients may use *falta de aire* (literally, "shortness of air") or *falta de aliento* ("shortness of breath") when describing shortness of breath. Because patients may have different ways of telling their stories, it is often important to ask clarifying questions in order to discern the exact message that the patient is trying to communicate. For example, one might ask clarifying questions such as *¿Qué significa eso para usted?* (What does that mean to you?) or *Por favor, describa lo que siente* (Please describe what you are feeling.) In addition, Latinos often use nonverbal language to describe their symptoms, so it is important to observe patients as they tell their story. This may be challenging in the era of documentation at the bedside on the electronic health record.

CULTURAL CONSIDERATIONS

Some Latino patients may make references to God, religion, and spirituality when discussing health. Incorporating phrases from religious beliefs or culturally acceptable religious words is a common practice for many Latinos. These may include such phrases as *¡Ay Dios mío!* (Oh, my God!). Patients also may make comments such as *Es muy amable doctor, que Dios lo bendiga* (You are very kind, doctor, may God bless you).[8] For some patients, their spiritual beliefs may have importance to their healing process, may influence their compliance with treatment recommendations, and may prompt them to involve spiritual healers, leaders, or community members in their medical decision-making.

Evolution of Case and Follow-up

The patient was started on heparin after her CT scan of the chest revealed a large pulmonary embolism. Her EKG revealed some right heart strain but no evidence of ischemic heart disease. Her echocardiogram revealed mild right heart strain. She was admitted to the hospital and started on heparin along with warfarin therapy, as her insurance did not cover the direct oral antico-agulants. Once her warfarin level was therapeutic, she was discharged home on warfarin and instructed to follow up in clinic.

CRITICAL ELEMENTS

Did you elicit these critical elements of the medical encounter?
- Pulmonary and cardiovascular review of systems
- Evaluate for risk factors for deep venous thrombosis
- Detailed medication list, including oral contraceptives
- Recreational substance use
- Personal and family medical history of pulmonary and heart disease

Case 2 – Cough – Tos

Marco A. Alemán, MD

INTRODUCTORY INFORMATION

Patient's Name	Magdalena Ríos Pacheco
Age	52 years
Date of Birth	August 25, 1967
Gender	Female
Race/ethnicity	Latina

Self-reported national or ethnic origin	Honduras
Language preference	Spanish
City, State	Chapel Hill, North Carolina
Medical Setting	Outpatient Internal Medicine Clinic
Reason for visit	*"Tengo tos."*
Vital signs	HR 96 BP 132/84 RR 24 Temp 38.3°C O$_2$Sat 95%

🔊 MEDICAL ENCOUNTER

Doctor/a o profesional sanitario	Paciente
Presentación	
Buenos días, soy el doctor Alemán.	Buenos días, doctor. Me llamo Magdalena Ríos.
Pregunta introductoria	
¿Qué tiene?	Ay, doctor, tengo esta tos que no se va.
Historia de la enfermedad actual	
Describa su tos, por favor.	Pues, comenzó como una tos seca pero ahora tengo unas flemas amarillentas.
¿Cuándo empezó?	Hace diez días tuve una carraspera y mi garganta estaba muy, pero muy irritada. Sentía que tenía vidrios en la garganta.
Lo siento. Siga, por favor. ¿Sintió algo más?	Sí, doctor. Tuve un malestar del cuerpo, como que tenía el cuerpo un poco adolorido y tomé dos pastillas de ibuprofeno. Tomé un té caliente y me fui a la cama a descansar.
¿De qué dosis era el ibuprofeno?	Era de doscientos miligramos.
Y desde entonces, ¿cómo se ha sentido?	Peor, doctor. El próximo día me sentí aún más cansada y comencé a tener moqueo en la nariz. Me sentí débil y con más ardor en la garganta que me dificultaba comer.
Lo siento mucho. ¿Pudo hacer sus quehaceres o ir al trabajo?	Sí, todavía pude ir a trabajar, aunque se me dificultó un poco por el cansancio.
¿Cuándo le comenzó la tos?	Hace siete días comencé a tener un dolor en el medio del pecho y me ardía mucho al respirar. Ese mismo día comenzó la tos.
Describa la tos, por favor.	Como le comenté antes, comenzó como una tos seca y no arrojaba flemas.
¿Con qué frecuencia tenía la tos seca?	Cada día desde ese día y varias veces al día. También tosía durante la noche y no me dejaba dormir.
¿Cómo está la tos ahora?	Pues, ahora está peor porque desde hace cinco días he tenido tos casi constantemente.
¿Cuándo comenzó a tener las flemas amarillentas?	Hace cuatro días, doctor. Al principio, eran pocas, pero se pusieron más espesas y más amarillas. ¿Qué piensa que tengo, doctor?
Todavía no lo sé, pero me gustaría hacerle más preguntas para poderla ayudar. ¿Está bien?	Sí, por supuesto, doctor. Hágame todas las preguntas que necesite.

Continued on the following page

Doctor/a o profesional sanitario	Paciente
¿Cómo le está afectando la tos?	No puedo dormir bien y me siento cansada y tampoco puedo ir al trabajo por el cansancio y porque tengo que parar de trabajar varias veces para sacar las flemas.
¿Ha tomado algo para mejorarse?	Usé un jarabe para la tos y aquí está el frasco. Lo traje para que usted lo viera. Pero ya no me ayuda mucho.
¿Usó algo más para mejorarse?	También me froté el pecho con vaporú y eso me ayudó a respirar mejor, especialmente por las noches.
¿Qué empeora la tos?	Si me agito mucho, por ejemplo, cuando estoy trabajando. O si subo las gradas para entrar a mi apartamento.
¿Tiene dificultad al respirar?	Creo que sí, especialmente los últimos tres días. Me falta el aire y tengo que sentarme para que me pase.
¿Ha seguido con el dolor de garganta tan fuerte?	Ahora no es tanto la garganta sino el pecho y la tos.
Cuénteme más sobre el dolor de pecho, por favor.	Es un ardor en el pecho, doctor y me cuesta respirar.
¿Es constante o va y viene?	Más que nada me arde con la tos.
Si no está tosiendo, ¿tiene dolor de pecho?	No creo, pero ahora ya casi no paro de toser, doctor.
¿Qué cree que puede ser la causa?	Pienso que puede ser una bronquitis.
Síntomas asociados	
¿Ha tenido algo semejante antes?	Hace muchos años tuve algo parecido y los doctores me dijeron que era una bronquitis.
¿Sufre de dolores de pecho regularmente?	No, doctor.
Repaso por sistemas	
¿Ha tenido escalofríos?	Sí, en los últimos dos días. Me da un frío muy fuerte, y estoy casi temblando.
¿Ha tenido fiebre?	Creo que sí, pero no me la he medido.
¿Ha visto sangre en las flemas?	No, las flemas no tienen sangre.
¿Ha tenido pérdida de peso?	No mucho, pero sí estoy comiendo menos en los últimos cinco días.
¿Por qué?	Primero era por la garganta. Era difícil tragar. Ahora, es que no tengo muchas ganas de comer, doctor.
¿Ha viajado fuera del país en los últimos seis meses?	No, no puedo viajar fuera del país.
¿Ha estado expuesta a otras personas que padecen del mismo problema?	Ahora en mi trabajo hay otra señora que tiene algo parecido. Mucha tos.
¿Ha tenido una infección con una bacteria que se llama tuberculosis?	Yo no, pero sí me acuerdo que un tío tuvo esa infección cuando yo era niña y lo tuvieron que internar en el hospital por un buen tiempo.
¿Sabe si usted ha sido evaluada para tuberculosis con un a prueba en la piel?	No lo creo, pero tendría que preguntarle a mi madre.

Doctor/a o profesional sanitario	Paciente
Antecedentes médicos	
¿Qué problemas médicos ha tenido?	Tuve la bronquitis a los treinta y dos años.
¿Ha tenido algún otro problema respiratorio?	No.
¿Ha tenido algo más, como algún problema crónico?	Eso sí. Sufro de diabetes.
¿Está al día con sus vacunas?	Recibí todas mis vacunas cuando era niña antes de venir a este país.
¿Sabe si ha recibido alguna vacuna como adulta, por ejemplo, la vacuna contra la influenza—la gripe?	No, doctor.
¿Qué tal la vacuna contra la pulmonía—o el neumococo?	No creo. No me gusta vacunarme. Tengo un poco de fobia a las agujas.
Medicamentos	
¿Qué medicamentos toma regularmente?	Tomo metformina de quinientos miligramos dos veces al día.
¿Usa algún medicamento sin receta?	Uso este jarabe para la tos, dice "DM." Aquí está el frasco.
[El doctor lee la etiqueta del frasco.] Ah, ¿usted usa el jarabe guaifenesina con dextrometorfano?	Sí, lo tomo tres veces al día, pero ya no me ayuda tanto como antes.
¿Toma algo más?	Como le mencioné, también he estado tomando el ibuprofeno, dos pastillas cada ocho horas cuando lo he necesitado para la fiebre y o los dolores. También me apliqué el vaporú como le dije.
¿Usa algún suplemento natural o herbal?	Bebo té de manzanilla.
Alergias	
¿Qué alergias tiene a medicinas?	La sulfa me causa un salpullido.
Historia social	
Uso de sustancias recreativas o ilícitas	
¿Usted fuma?	No, nunca he fumado.
¿Usted usa o ha usado sustancias recreativas, como la cocaína?	No, ni hablar, doctor.
¿Usted bebe alcohol, como cerveza o vino?	Muy raramente, si voy a una fiesta o reunión bebo algo, pero no más de una copa de vino.
Oficio	
¿Cuál es su trabajo?	Limpio los cuartos en un hotel seis días a la semana.
¿Por cuánto tiempo ha hecho ese trabajo?	Llevo más de un año.
¿En su trabajo tiene que abrir el caño o prender la ducha?	Sí, por supuesto porque hay que enjuagar el fregadero y la tina.
Vivienda/Recreo/Relaciones	
¿Con quién vive?	Vivo con mi esposo y nuestros tres hijos.
¿Tiene mascotas?	Solo un perro, pero no entra a la casa.
¿Qué hace para relajarse?	Los domingos todos vamos al templo y después salimos a comer juntos y a caminar en el parque o el centro comercial.

Continued on the following page

Doctor/a o profesional sanitario	Paciente
¿De dónde es usted originalmente?	Yo nací en Honduras.
Historia sexual	
¿Tiene relaciones íntimas?	Sí, pero solo con mi marido.
Historia médica de la familia	
¿Qué problemas médicos hay en su familia, por ejemplo, en sus padres o hermanos?	Mi madre sufre de diabetes. Le ha afectado su vista y no ve bien. Mi padre tiene problemas del corazón y ahora tiene un marcapasos.
Lo siento mucho. ¿Pero ya se está mejorando?	Gracias, doctor. Sí, ahora está mucho mejor.
¿Hay alguien más en su familia con problemas médicos?	Sí, mis tres hermanas están bien, pero una tiene alta presión y otra tiene diabetes.
Otros elementos de la entrevista médica	
¿Hay algo más que quiera decirme y que no le he preguntado?	No sé si es importante, pero desde hace cinco días he tenido ganas de vomitar y tengo el estómago flojo.
¿Qué quiere decir con que su estómago está flojo?	Cuando voy al baño, mis deposiciones están un poco más sueltas y me vienen más a menudo que antes.
Examen físico	
Signos vitales	Frecuencia cardíaca: 96 Presión arterial: 132/84 Frecuencia respiratoria: 24 Temperatura: 38.3°C Saturación de oxígeno: 95%, aire ambiental Peso: 64 kg
Apariencia general de la paciente	Tosiendo, pero calmada sin dificultad al respirar. No presenta evidencia de confusión y es capaz de contestar preguntas sin dificultades respiratorias ni cognitivas.
Cabeza, ojos, nariz, garganta	Conjuntiva normal, mucosa oral húmeda, sin lesiones. Faringe posterior con leve rojez, pero sin lesiones, inflamación ni exudados. Úvula en el centro.
Cuello	Sin agrandamiento de ganglios linfáticos.
Examen cardiovascular	Ritmo regular y frecuencia un poco acelerada. Ruidos cardíacos R1 y R2 normales.
Examen pulmonar	Se auscultan crepitaciones dispersas en ambos hemitórax. No se detectan silbidos, matidez, frémito táctil y la resonancia vocal es normal.
Examen abdominal	Ruidos abdominales normales, sin dolor a la palpación. No se aprecian masas o hepatoesplenomegalia.
Conclusión de la entrevista médica	
¿Qué preguntas tiene?	¿Me puede recetar algo para la tos?
Entiendo su preocupación y sé que la tos puede ser muy incómoda. Déjeme hablar con usted sobre lo que creo que le está pasando, y vamos a también hablar sobre el tratamiento para que se sienta mejor.	

CASE NOTE

Case Note 1: Blank for Learner to Complete

Available for electronic download in Appendix.

Case Note 2: Sample Spanish Version

Case Data Documentation (Comprehension of case information)	Historia del problema actual	Señora de 52 años de edad quien presenta con un cuadro clínico de tos por siete días y antecedentes de dolor de garganta, drenaje nasal, sensación de calentura, escalofríos y dolores musculares que iniciaron tres días antes de la tos. Al inicio la tos era seca pero dos días después cambió a tos con flema amarillenta, sin rastros de sangre. Esta tos fue acompañada por un dolor de pecho ardiente. Desde hace cinco días la tos se intensificó y ahora es casi continua, día y noche, lo cual la limita en el trabajo y al dormir. Durante este periodo también ha notado deposiciones flojas. No ha notado mejoramiento con el jarabe de guaifenesina y dextrometorfano. En los últimos dos días ha tenido una falta de aliento que empeora con actividad y también ha tenido escalofríos.
	Historia médica	- Diabetes. - Bronquitis hace aproximadamente 20 años.
	Medicamentos	- Metformina 500 mg dos veces al día - Jarabe para la tos de guaifenesina y dextrometorfano, tres veces al día. - Ibuprofeno 200 mg, dos tabletas por vía oral cada ocho horas, según sea necesario para fiebre o dolores. - Vicks Vaporub, según sea necesario para congestión y tos.
	Alergias	Sulfa causa un salpullido.
	Aspectos importantes de la historia social, de sustancias e historia médica familiar	- No fuma cigarrillos. - Uso de alcohol socialmente e infrecuentemente. - Trabaja en limpieza de habitaciones en un hotel donde está expuesta a agua aerosolizada. Compañera del trabajo con síntomas similares. - Un perro que vive afuera. - Ningún viaje reciente.
	Resultados claves del examen físico	- Se le nota tranquila y con cognición normal, pero tosiendo. - Febril con temperatura de 38.3°C, frecuencia respiratoria demuestra taquipnea y saturación de oxígeno reducida. - Examen pulmonar demuestra crepitaciones en todos los campos. - Examen abdominal normal.

Continued on the following page

Medical Decision-Making Documentation
(Synthesizing case information to make medical decisions and recommendations.)

Evaluación del paciente
Por favor escriba los tres diagnósticos más probables para este paciente en orden empezando con el más probable e incluyendo su justificación.

1. Neumonía

   La neumonía es el diagnóstico más probable debido a que su enfermedad inició con síntomas de infección de las vías superiores, con tos que ahora contiene flemas amarillentas, falta de aliento, fiebre, frecuencia respiratoria y cardíaca levemente elevada, saturación de oxígeno mínimamente anormal, y crepitaciones en todos los campos pulmonares. Es probable que tenga una neumonía adquirida en la comunidad causada por los patógenos usuales como *Streptococcus pneumoniae, Haemophilus influenzae* o virus[9]. Es posible que su enfermedad inició con infección viral y ahora que tiene esputo amarillento, que tenga una infección bacteriana. Ya que no se aprecia consolidación en el examen físico, hay que considerar una neumonía causada por patógenos atípicos como *Mycoplasma pneumoniae* y, en su caso, especialmente *Legionella pneumophilae.* Ella tiene un riesgo más alto de contraer *Legionella pneumophilia* debido a su edad mayor de 50 años, diabetes, diarrea y exposición a agua aerosolizada en el hotel, la cual puede ser una reserva de este organismo. Aunque su examen no confirma consolidación y una neumonía lobular, su falta de inmunización contra el neumococo, la cual es recomendada porque es diabética, incrementa su riesgo de tal infección.

2. Bronquitis

   El síntoma de tos con expectoración hace el diagnóstico muy probable, pero su fiebre, diarrea, dolores musculares y crepitaciones en los pulmones reduce la posibilidad de este diagnóstico. En 60% de los casos, es causado por varios viruses, incluyendo *Influenza A* y *B*, dependiendo si es la temporada invernal. También puede ser causada por bacteria en 6% de los casos, incluyendo *Mycoplasma pneumoniae* y *Chlamydia pneumoniae* y hay que considerar *Bordetella pertussis* como causa si, como en su caso, no ha recibido la vacuna de refuerzo contra este organismo.

3. Infección viral de la vía respiratoria superior

   La tos puede ser causada por infección viral a las vías superiores, pero este diagnóstico es menos probable porque todavía tiene expectoración de flemas amarillentas y fiebre.

Plan

Plan para establecer o confirmar el diagnóstico:
¿Qué pruebas o procedimientos recomienda?

Plan para el diagnóstico:
a. Radiografía del tórax, incluyendo toma posterior-anterior y toma lateral.
b. Análisis de sangre: Conteo sanguíneo completo (CSC), electrolitos y función renal.

Plan para el tratamiento: ¿Qué tratamientos recomienda?	Plan para el tratamiento inmediato: a. Azitromicina 250 mg, dos pastillas por vía oral en el primer día y una pastilla al día por los próximos 4 días. b. Jarabe de guaifenesina con codeína, 15 mL por vía oral antes de acostarse, según sea necesario. c. Acetaminofén 500-1000 mg cada ocho horas, según sea necesario, para tratar la fiebre o dolor. Plan para el tratamiento a largo plazo: a. Vacuna neumocócica polisacárida(PPSV23) después de la resolución del problema actual.
Patient-Centered Discussion (Transforming the medical decision-making into language that the patient understands.) **Explicación centrada en el paciente** Por favor escriba cómo le explicaría su evaluación y el plan para el diagnóstico y tratamiento al paciente.	Señora Ríos, su tos es probablemente debida a una neumonía causada por bacterias en el medioambiente o relacionadas con su trabajo. La neumonía también se llama pulmonía y es una infección del pulmón. Voy a pedir unos rayos-equis de sus pulmones para verificar si tiene neumonía y también vamos a hacer algunos análisis de sangre. Si se confirma la neumonía, le recetaré un antibiótico llamado azitromicina de 250 mg. Debe de tomar dos pastillas juntas el primer día, y después, empezando el segundo día, debe tomar una pastilla diariamente por los siguientes cuatro días. Aunque el tratamiento es corto, este antibiótico dura diez días en su cuerpo. Este medicamento puede causar náuseas y, si esto le ocurre, por favor llámeme. También le recetaré un nuevo jarabe para tratar la tos, en vez del jarabe que ha estado tomando. Este jarabe se llama guaifenesina con codeína. Lo debe tomar por la noche porque le puede causar sueño. También le recomiendo que use acetaminofén de 500 o 1000 mg cada ocho horas, cuando lo necesite, para tratar la fiebre y dolores. Quiero que regrese al consultorio en una semana para que pueda reevaluarla y ver cómo le va con el tratamiento.

Case Note 3: Sample English Version

Case Data Documentation (Comprehension of case information)	**History of present illness**	52-year-old woman with a 7-day history of cough preceded by 3 days of sore throat, nasal discharge, tactile fever and muscle aches. The cough was initially dry, but 2 days later, it became productive of yellow phlegm, without blood. She has had associated chest burning. The cough has intensified, affecting her almost continually, day and night, since 5 days ago, interrupting her sleep. In the same time period, she developed loose stools. Guaifenesin with dextromethorphan cough syrup does not improve the cough. She has a 2-day history of shortness of breath, worse with activity, along with chills.
	Key past medical history	- Diabetes. - Bronchitis approximately 20 years ago.

Continued on the following page

	Medications	- Metformin 500 mg twice per day. - Guaifenesin with dextromethorphan cough syrup, 3 times per day. - Ibuprofen 200 mg, two tablets by mouth every 8 hours as needed for pain or fever. - Vicks Vaporub, as needed for congestion or cough.
	Allergies	Sulfa causes a rash.
	Key social/ substance use/family history	- Does not smoke cigarettes. - Social, infrequent use of alcohol. - Works as a housekeeper at a hotel, where she is exposed to aerosolized water. Coworker has been ill with similar illness. - Has a dog that lives outside the house. - No recent travel.
	Key physical examination findings	- Appears comfortable but is coughing. - Febrile to 38.3 °C, respiratory rate 24/min and oxygen saturation of 95%. - Lungs with scattered crackles in all fields. No signs of consolidation. - Abdominal exam is normal.

Medical Decision-Making Documentation (Synthesizing case information to make medical decisions and recommendations.)	**Assessment** Please list your top three differential diagnoses in order of likelihood and include your justification.	1. Pneumonia
		   Pneumonia is the most likely diagnosis as symptoms began with upper respiratory symptoms, cough that is now productive of discolored, yellow phlegm, shortness of breath, and chills accompanied by fever, upper normal respiratory rate and pulse, oxygen saturation slightly low, as well as crackles in all fields. Community-acquired pneumonia with usual pathogens of *Streptococcus pneumoniae, Haemophilus influenzae*, and viruses are most likely.[9] She may have had an initial viral infection with superimposed bacterial infection, as evidenced by the color change in sputum. Atypical agents should be considered, such as *Mycoplasma pneumoniae* and especially *Legionella pneumophilae*. She is especially at risk for *Legionella* due to age over 50, diabetes, diarrhea, as well as her exposure to aerosolized water from the hotel where she works, as this can be a reservoir of this organism. Her exam does not suggest a lobar pneumonia, yet lack of a pneumococcal vaccination, as recommended due to her history of diabetes, increases her risk of *S. penumoniae* infection.
		2. Bronchitis
		   The evolution of symptoms including cough and sputum production are suggestive of bronchitis, but the associated fever, crackles on exam, and diarrhea on history make it less likely. In 60% of the cases, bronchitis is caused by viruses, including Influenza A and B, especially if this patient was being evaluated during the winter season. Bacteria account for only 6% of bronchitis. *Mycoplasma penumoniae* and *Chlamydia penumoniae* are certainly possible and one needs to consider *Bordetella pertussis*, especially if no booster of pertussis vaccine is recorded, as in this patient.
		3. Viral upper respiratory infection
		   A cough could be caused by a viral upper respiratory infection, but this diagnosis is less likely as she is still febrile and has a productive cough.

Plan of Care	
Diagnostic Plan: What other tests or procedures would you recommend?	Diagnostic plan: a. Chest X-ray, posterior-anterior view and lateral view. b. Blood tests: Complete blood count (CBC), electrolytes, and renal function.
Treatment Plan: What treatments would you recommend?	Treatment plan (immediate): a. Azithromycin 250 mg, two tablets by mouth on day 1, and then one by mouth on days 2-5. b. Guaifenesin with codeine cough syrup, 15 mL by mouth at night, as needed. c. Acetaminophen 500-1000 mg every eight hours, as needed for fever, pain. Treatment plan (long-term): a. Pneumococcal polysaccharide vaccine (PPSV23) after resolution of the current episode.
Patient-Centered Discussion (Transforming the medical decision-making into language that the patient understands.)	Mrs. Ríos, your cough is most likely due to a pneumonia that can be due to common organisms, such as bacteria, that you may have been exposed to in your daily activities or at work. A pneumonia is a lung infection. I am ordering a chest x-ray to see if there is a pneumonia, as well as some blood tests. If you do have a pneumonia, I am going to prescribe an antibiotic called azithromycin 250 mg. You will need to take two pills on the first day, and then, starting on the second day, you should take one pill per day for each of the next 4 days. The medication lasts for ten days in your body. Sometimes this medication can cause nausea and if this happens, please call me. I am prescribing a cough syrup that you can use instead of the cough syrup you are currently using. This syrup is guaifenesin with codeine. You should take it at night because it causes sleepiness. I also recommend that you take acetaminophen 500 or 1000 mg every 8 hours, as needed, for any fever or body aches. I would like you to come back in a week for another check-up to see how you are doing.

CASE DISCUSSION

Critical Data to Obtain from This Patient Interview

In this patient with cough, the clinician should first establish that it is an acute cough of less than three weeks' duration, which helps construct the differential diagnoses. The questions about other associated symptoms that are present, including preceding upper respiratory infection (URI) symptoms and current fever, help in discerning that the problem was most likely a viral process at onset. If it were during the influenza season, the possibility of influenza or influenza-like viral process increases and this would modify the testing to include testing for influenza. Fever makes pneumonia more likely versus bronchitis, as the latter is not associated with fever.

The occupational history is important and reveals that she is exposed to aerosolized water at a hotel, increasing the possibility of *Legionella* infection, especially as a coworker may also have similar symptoms. Outbreaks of *Legionella* have been reported in air conditioning systems and industrial cooling towers that supply water to hotels, hospitals, and apartments. Inquiring about her job and if she specifically turns on the water at the hotel assesses for aerosolization of water and possible contamination with *Legionella*. Examples of ways to ask about sources of aerosolized water include:

To open faucets	Abrir grifos, Abrir los caños, Abrir la llave
To turn on the shower	Encender la ducha, Prender la ducha
Have you used a hot tub?	¿Ha usado un jacuzzi?
Have you used a birthing pool?	¿Ha usado una pileta para partos?
Have you been exposed to a fountain?	¿Ha estado expuesto a una fuente?

Symptoms of cough, fever, and shortness of breath associated with *Legionella* usually occur 2-10 days after exposure, as occurred in this case. Although testing the urine for *Legionella* is not warranted in this patient, it is recommended for all patients with moderate to severe community-acquired pneumonia (CAP), patients with pneumonia who require hospitalization, or any patient with pneumonia who has a known or possible exposure to Legionella. The increased possibility of this organism as a cause of infection does modify the type of antibiotic chosen, azithromycin (can also offer levofloxacin), versus other antibiotics. Asking about pets may reveal risk factors, such as house birds, that can increase, the risk for *Chlamydia psitacci* that can cause her cough. Her diarrhea can be associated with *Legionella* and, less likely in adults, with influenza.

The question about the type of cough, its evolution from dry to productive of discolored phlegm signals a bacterial superinfection. Productive cough makes *Bordetella pertussis* less likely, even if she was not vaccinated against pertussis. The exposure to *Mycobacterium tuberculosis* as a child in her home country increases the possibility that this infection is a reactivation of *M. tuberculosis,* especially if the chest x-ray findings are consistent with this diagnosis or if her pneumonia or chest x-ray infiltrates do not resolve with the antibiotics prescribed.

The crackles found on exam can be associated with either bronchitis or pneumonia. If the crackles clear with coughing, this most likely represents a bronchitis. In this case, a chest x-ray is necessary to differentiate amongst these two possibilities as the patient has ongoing fever usually seen in pneumonia and not bronchitis.

Tips for Interviewing in This Case

Patients may use different words to express common symptoms of respiratory symptoms, including:

Phlegm	Flema(s)
Sputum	Esputo (Note: not commonly used by patients)
Mucus	Moco
Little mucus	Moquito
Wheezing	Silbidos, Sibilancias
Wheezing	Pitidos
Squeaking	Chillidos
Spit up	Escupir
Bring up phlegm (from lungs)	Arrojar flema
Bring up phlegm (from lungs)	Botar flema
Remove, eliminate (from lungs)	Sacar flema
Throw, cast (phlegm from lungs)	Echar flema
Pneumonia	Neumonía
Pneumonia	Pulmonía
Bronchitis	Bronquitis

Patients may use different words or expressions to explain diarrhea such as *tengo el estómago flojo*, literally translated to "I have a loose stomach," *heces flojas* (loose stool) or *diarrea* (diarrhea).

Cultural Considerations

Many Latino immigrants in the United States are living and working without authorized immigration status and may live in fear of being deported. To avoid alienating patients, clinicians may want to avoid asking directly about their legal status unless it directly affects their ability to obtain specific, high-cost care such as transplants or hemodialysis or entry into a charity care program sponsored by a health care system. We recommend instead to ask: *¿Cuándo fue la última vez que pudo regresar a su país?*, which means, "When was the last time you were able to return to your country?" In this case, it is important to ask about recent travel, including outside the country, to assess for exposure to potential causative organisms. The patient's answer of *"No, no puedo viajar fuera del país,"* ("No, I am unable to travel outside the country"), is vague but can be interpreted as not being able to leave the US due to lack of immigration papers.

The use of Vicks VapoRub (often called *vaporú*) is very common among Latinos.[10] It is commonly applied on the chest or under the nose. Clinicians should consider lipoid pneumonia if the use of Vicks VapoRub under the nose is chronic and the chest x-ray infiltrates do not clear. Chronic use of petroleum ointment under the nose has been linked to aspiration pneumonia.[11] *Té de manzanilla* is chamomile tea that is commonly used by Latinos to treat gastrointestinal problems, such as this patient's diarrhea.

CRITICAL ELEMENTS

Did you elicit these critical elements of the medical encounter?
- Recent upper respiratory infection symptoms
- Detailed occupational history and evaluation of potential exposures
- Cardiovascular and pulmonary review of systems
- Gastrointestinal review of systems
- General and adult vaccination history

Case 3 – Wheezing – Pitidos

Pilar Ortega, MD

INTRODUCTORY INFORMATION

Patient's Name	Orlando Paz Rubio
Age	38 years
Date of Birth	October 3, 1981
Gender	Male
Race/ethnicity	Hispanic
Self-reported national or ethnic origin	Puerto Rico
Language preference	Spanish
City, State	New York, New York
Medical Setting	Emergency Department
Reason for visit	*"Tengo pitidos en los pulmones."*
Vital signs	HR 115 BP 130/85 RR 24 Temp 37.8°C O$_2$Sat 89% room air

MEDICAL ENCOUNTER

Doctor/a o profesional sanitario	Paciente
Presentación	
Buenas tardes, soy la doctora Flores.	Hola, doctora.
¿Es usted Orlando Paz Rubio?	Sí, a sus órdenes.
Pregunta introductoria	
¿Qué le trae hoy a la sala de emergencias?	Son los pitidos, doctora…en los pulmones. *[El paciente demuestra respiraciones levemente entrecortadas mientras habla y pausa un poco después de cada frase.]*
Historia de la enfermedad actual	
Parece que le falta el aire cuando habla. ¿Usted se siente que le falta el aire?	Sí, doctora.
¿Por cuánto tiempo se ha sentido así?	Tres días…Y va de mal en peor.
¿Usted tiene un problema respiratorio como asma?	Sí, doctora… Soy asmático… De toda la vida.
¿Esto se siente como un ataque de asma típico para usted?	Más o menos, sí, pero… hacía tiempo que no me daba…tan fuerte.
Mientras la enfermera llama al terapeuta respiratorio para que le ponga un tratamiento de nebulizador con albuterol, le voy a hacer algunas preguntas más.	Ok, gracias.
¿Usted ha usado albuterol en casa en estos días?	Sí, muchas veces, doctora.
¿Cada cuánto tiempo lo está usando?	Ayer y anteayer… como cuatro veces. Pero hoy… lo usé ya seis… veces… y se me acabó.
¿Está tomando o usando algo más para respirar mejor?	Mi mamá… me dijo que tomara… un poco de miel… para la tos.
¿Ha tenido tos?	Sí, horrible, doctora… y los pitidos.
¿Está sacando flema con la tos?	No.
¿Le duele el pecho?	Sí… me aprieta.
¿Desde cuándo tiene apretado el pecho?	Peor desde hoy.
¿La sensación de tener el pecho apretado normalmente le ocurre con ataques de asma?	No me había pasado antes.
¿Dónde le duele o le aprieta?	Aquí… en el centro.
¿Se extiende el dolor a otras partes del cuerpo?	No.
¿Con que frecuencia le duele?	Antes era con la tos… Pero ahora es… constante, doctora.
¿Qué cree que puede ser la causa?	No sé… Estoy muy nervioso.
Entiendo. ¿Hay algo que usted notó que le provocó el ataque de asma?	Mi hija… estaba con gripe… hace una semana.
Síntomas asociados	
Normalmente, ¿con cuánta frecuencia le dan ataques de asma?	Quizás dos…o tres veces…al año.
¿Recuerda cuándo fue el último ataque?	Hace dos meses.
¿Esa fue la última vez que tomó prednisona?	Bueno, me sobró…una pastilla…y me la tomé ayer.

Doctor/a o profesional sanitario	Paciente
¿En algún momento le han tenido que hospitalizar debido al asma?	Sí, tres…o cuatro veces.
¿Tuvo que estar ingresado en la sala de cuidados intensivos?	Sí, la última vez.
¿En algún momento le han tenido que intubar y conectar a un ventilador mecánico para ayudarle a respirar?	Creo que de niño …en una ocasión…Pero no de adulto.
Repaso por sistemas	
¿Ha tenido fiebre?	No creo.
¿Ha tenido constipación o mocosidad de la nariz?	Sí.
¿Ha tenido hinchazón o dolor de una o de ambas piernas?	No.
¿Ha tenido dificultad para hacer sus actividades diarias debido a la falta de aire?	Ayer y hoy, sí…Es agotante.
¿Le duele más el pecho si respira profundo?	No he notado eso.
Antes de los últimos tres días, ¿se fatigaba al caminar o tenía dolor de pecho con ejercicio?	No.
Antecedentes médicos	*[El paciente recibe una nebulización de albuterol y ahora puede hablar un poco mejor.]*
Parece que está respirando un poco mejor ahora después del nebulizador.	Sí, un poco, gracias.
Quiero hacerle algunas preguntas más sobre el asma. Normalmente, ¿los síntomas de asma son peores por la noche o durante el día?	Por la noche. A veces me despierto con tos y pitidos.
¿Qué le provoca el asma, típicamente?	Normalmente empieza con un catarro o algo así. A veces, no sé la causa.
¿Qué tal el ejercicio?	No me he fijado. La verdad que no tengo tiempo para hacer ejercicio últimamente.
¿Ha sufrido de alergias ambientales?	Creo que sí. Si hay polen o algo en el aire, me pican los ojos y se me constipa la nariz.
Además del asma, ¿qué problemas médicos ha tenido?	Nada más.
¿Ha tenido problemas del corazón?	No.
¿Alguna vez le han diagnosticado con una trombosis?	No.
¿Qué tal con algún tipo de cáncer?	No.
Usted mencionó que estaba nervioso. ¿Ha recibido un diagnóstico de depresión o ansiedad?	No, doctora.
¿Me puede explicar más sobre cómo se siente?	Como no he estado tan mal del asma por mucho tiempo, me tiene nervioso que pueda ser más grave esta vez.
¿Se siente con mucho estrés o ansiedad en general?	Sí, yo sufro un poco de nervios, doctora.
Dígame más.	Me estreso mucho. Quiero que todo salga bien. A veces me agobio si las cosas no van como yo quiero. El trabajo, la casa, las finanzas.
¿Estos nervios le están afectando la vida? Por ejemplo, ¿tiene dificultad para hacer su trabajo debido al estrés o los nervios?	No, no creo.

Continued on the following page

Doctor/a o profesional sanitario	Paciente
¿Qué tal está su estado de ánimo?	Aparte de sentirme un poco nervioso, me siento bien de ánimo.
¿Hay algún estrés en particular que haya ocurrido en los últimos días?	Nada nuevo, doctora. Mi mamá me llamó hace unos días que todavía en su pueblo están con problemas con la electricidad, ya sabe, después del huracán.
¿Usted estuvo allí durante el Huracán María?	Sí, doctora. Ese año mi asma empeoró bastante pero después se calmó hasta venirme aquí a Nueva York.
Entiendo, gracias. De niño, ¿usted recibió todas sus vacunas?	Sí.
¿Se ha puesto la vacuna contra la influenza, la gripe, este año?	No, este año no he tenido tiempo, doctora.
Historia quirúrgica	
¿Qué cirugías le han hecho?	Me sacaron las amígdalas de niño.
¿Algo más?	No, nada.
Medicamentos	
¿Qué medicamentos usa regularmente?	El albuterol, aunque ya se me acabó.
¿Usa algún inhalador diario para prevenir ataques?	No. El único inhalador que he tenido es el de albuterol.
¿Tiene un médico primario actualmente?	Ahora no, doctora. Lo que pasa es que hace poco me mudé a Nueva York y no he tenido tiempo de buscar clínica.
¿Cuándo se mudó?	Hace nueve meses.
En los últimos meses, ¿con cuánta frecuencia considera que tiene algunos síntomas de asma como pitidos o tos?	Pues, bastante.
Por ejemplo, ¿cree que tiene síntomas casi todos los días, una vez a la semana, una o dos veces al mes?	Antes era menos, como una o dos veces al mes. Pero en los últimos meses es una o dos veces por semana que me siento así.
Entiendo. ¿Ha probado algún medicamento sin receta o remedio casero para mejorar sus síntomas?	La miel y a veces mi prima me consigue un jarabe de maguey.
No lo conozco. ¿Qué es?	Lo hacen con una planta. Me lo tomo y después me afloja un poco la flema y puedo respirar mejor.
Ah, entiendo, gracias. ¿Lo ha usado esta vez?	Esta vez no. Es que no tengo flema. Me parece que, si tuviera flema, sería mejor porque así podría sacar lo malo que tengo dentro.
¿Algún otro remedio que use en casa?	Trato de evitar el frío para no empeorarme. Pero nada más.
Alergias	
¿Qué alergias tiene a medicinas?	No, a medicinas no. Aunque de pequeño le tenía sensibilidad a todo. A los cacahuates, a los huevos, al pescado.
¿Qué reacción tenía a esos alimentos?	Tengo entendido que me picaba el cuerpo y a veces me podía hasta provocar el asma.

Doctor/a o profesional sanitario	Paciente
¿Todavía tiene estas alergias?	Algunas creo que sí. Sigo evitando los cacahuates y el pescado pero los huevos los pude ir comiendo después del tiempo y ya no me han causado problemas.
¿Usted cree que puede haber comido algunos de estos productos recientemente, quizás sin querer o sin darse cuenta?	No creo, doctora. He comido lo mismo de siempre en estos días.

Historia social

Uso de sustancias recreativas o ilícitas

¿Usted fuma o ha fumado?	Fumaba, doctora.
¿Cuándo paró de fumar?	Hace cinco meses.
¡Qué bueno! Lo felicito. Yo sé que no es fácil.	Cuando me vine para acá hace nueve meses, empecé a fumar más, por el estrés, pero me estaban dando más ataques de asma y me dio miedo que le podía empezar a afectar a mi hija. Entonces decidí parar.
¿Cuánta cantidad fumaba?	En Puerto Rico, regularmente me fumaba un paquete al día, y ya iba por uno y medio cuando decidí parar.
¿Por cuántos años fumó en total?	Puede ser diez años.
Además de tabaco, ¿fuma algo más?	Cuando estaba tratando de parar, estuve vapeando un tiempo.
¿Sigue vapeando?	Paré cuando me enteré que había personas que habían muerto por culpa de eso. Por suerte, ya no añoraba tanto los cigarros y no volví al hábito.
De verdad que es muy bueno que logró dejar de fumar. Tuvo mucha fuerza de voluntad.	Gracias, doctora.
¿Fuma marihuana?	No.
¿Usa alguna otra droga recreacional?	No, nada.
¿Toma alcohol?	No.

Oficio, hogar y ambiente

¿Cuál es su trabajo?	Soy barbero.
Supongo que trabaja con muchos productos como aerosoles o esprays, ¿verdad?	Sí, doctora. No lo puedo evitar, es mi trabajo.
Entiendo. ¿Tiene mascotas en su hogar?	No.
¿Hay personas en su hogar o trabajo que han estado enfermas recientemente? Antes mencionó el catarro de su hija.	Sí, Andrea ya está bien, pero estuvo con fiebre y mocos la semana pasada. A mi esposa le dio un poco, pero nada grave.
¿Ha viajado fuera de Estados Unidos recientemente?	Solamente dentro de Estados Unidos. Fui a Puerto Rico a ver a mi mamá hace unos meses.
¿Ha estado en contacto con personas que han viajado fuera de Estados Unidos?	Ninguno de mis amigos o familiares ha viajado recientemente, pero en mi trabajo atiendo a personas de todo el mundo, doctora.
Claro.	

Continued on the following page

Doctor/a o profesional sanitario	Paciente
Historia médica de la familia	
¿Qué problemas médicos hay en su familia, por ejemplo, en sus padres o hermanos?	Mi padre ha sufrido varios infartos y siempre ha sido delicado del corazón.
¿Usted sabe a qué edad tuvo su padre problemas de corazón por primera vez?	Sus problemas empezaron como a los cuarenta años. Por suerte ha tenido buenos médicos y sigue en la lucha, aunque tiene días mejores que otros.
¿Alguien más tiene asma u otros problemas respiratorios en la familia?	Mi madre sí. Tiene asma, como yo.
¿Algún cáncer en la familia?	Mi abuelo tuvo cáncer de próstata, pero creo que eso es todo.
¿Alguna trombosis o embolia en sus familiares?	No, que yo sepa, no.
Examen físico	
Signos vitales (se vuelven a medir después de completar un tratamiento nebulizador de albuterol)	Frecuencia cardíaca: 126 Presión arterial: 130/85 Frecuencia respiratoria: 18 Temperatura: 37.8°C Saturación de oxígeno: 93%, aire ambiental
Apariencia general del paciente	El paciente parece estar ansioso. Al principio de la entrevista tiene la respiración entrecortada durante la conversación, pero después del nebulizador habla con menos dificultad y puede completar oraciones completas sin pausar para respirar.
Cabeza, ojos, nariz, garganta	Sin marcas, traumatismo ni hinchazón en la cara, boca ni faringe posterior. Nariz con leve mucosidad clara. Se nota la presencia de aleteo nasal.
Cuello	Sin dificultad para mover el cuello. Sin ganglios inflamados.
Examen cardiovascular	Taquicardia, ritmo regular. Sin soplos ni sonidos extras.
Examen pulmonar	Taquipnea. Sibilancias difusas en los campos pulmonares de ambos pulmones.
Examen abdominal	Normal
Examen musculoesquelético	Tono muscular y rango de movimiento normal.
Examen neurológico	Facciones de la cara simétricas, no se examina la marcha debido a la dificultad respiratoria. El proceso cognitivo normal; el habla limitada por el problema respiratorio.
Examen dermatológico	Salpullido prurítico con enrojecimiento de la piel en la fosa antecúbita de ambos brazos. El paciente reporta que es crónico.
Conclusión de la entrevista médica	
¿Qué preguntas tiene?	¿Me tienen que ingresar, doctora?
Permítame explicarle lo que creo que está causando sus síntomas, y hablaremos del plan del tratamiento.	

CASE NOTE

Case Note 1: Blank for Learner to Complete

🌐 Available for electronic download in Appendix.

Case Note 2: Sample Spanish Version

Case Data Documentation (Comprehension of case information)	Historia del problema actual	Hombre de 38 años con historia médica de asma presenta con pitidos, falta de aire y tos seca que ha estado empeorando por 3 días. Esta vez tiene apretado el pecho, un síntoma que nunca había experimentado con sus ataques de asma. Reporta no haber tenido fiebre, flema, hinchazón de piernas, pleuresía, historia de cáncer o trombosis. El paciente reporta que previamente sus exacerbaciones de asma ocurrían 2 o 3 veces al año, pero durante los últimos 9 meses desde que se mudó a Nueva York, ha tenido ataques más frecuentes. El más reciente fue hace 2 meses. Normalmente tiene algunos síntomas de asma 2 o 3 veces al mes, pero recientemente los tiene 2 o 3 veces a la semana. Posibles desencadenantes recientes incluyen: su hija y esposa tuvieron catarro la semana pasada, ha tenido nervios relacionados con el trabajo y también con el bienestar de su madre en Puerto Rico, exposiciones químicas en su trabajo de barbero, y se le acabó el inhalador de albuterol.
	Historia médica	– Asma, probablemente moderada persistente, con la última exacerbación hace 2 meses, una previa intubación. (durante su infancia) y varias hospitalizaciones. – Eccema probable (basado en el examen físico). – Tonsilectomía durante su infancia. – No ha establecido médico de atención primaria en Nueva York todavía. – No ha recibido la vacuna contra la gripe este año.
	Medicamentos	– Albuterol, inhalador de rescate (se le acabó) – Jarabe de maguey, a veces con miel para la respiración
	Alergias	– Ninguna alergia medicamentosa. – Posiblemente alergias ambientales. – Alergias a algunos alimentos: cacahuates, pescado
	Aspectos importantes de la historia social, de sustancias e historia médica familiar	– 10 años de fumar un paquete al día; paró hace 6 meses. – Vapeó por un tiempo mientras dejaba de fumar (lo ha dejado). – Trabaja como barbero; expuesto a químicos y también a clientes que posiblemente han viajado, pero no tiene ningún contacto confirmado que esté enfermo o con viajes recientes. – Historia médica familiar de infarto cardíaco y complicaciones relacionadas en el padre del paciente desde la edad de 40 años. Madre con asma.

Continued on the following page

	Resultados claves del examen físico	– Signos vitales demuestran taquicardia, taquipnea e hipoxia. Después de tratamiento nebulizador con albuterol, la frecuencia cardíaca incrementa y mejoran la taquipnea y la hipoxia. – Examen pulmonar demuestra taquipnea y uso de algunos músculos accesorios y sibilancias difusas en los campos pulmonares bilateralmente. – Salpullido típico de eccema en la fosa anticubital.

Medical Decision-Making Documentation (Synthesizing case information to make medical decisions and recommendations.)	**Evaluación del paciente** Por favor escriba los tres diagnósticos más probables para este paciente en orden empezando con el más probable e incluyendo su justificación.	1. Exacerbación de asma
		  Dada la historia médica del paciente de asma y sus síntomas actuales, éste es el diagnóstico más probable. Hay varias posibles causas desencadenantes, incluyendo alergias estacionales, exposiciones ambientales (ej., tabaco y polución, productos químicos), infecciones respiratorias y ansiedad, o una combinación de causas.
		2. Bronquitis con broncoespasmo
		  Incluso en pacientes sin antecedentes de asma, infecciones de la vía respiratoria pueden resultar en bronquitis con broncoespasmo. El examen físico y los síntomas del paciente pueden ser indistinguibles de exacerbación asmática. La bronquitis es típicamente causada por un virus, aunque superinfección bacterial es posible y puede resultar en pulmonía.
		3. Edema pulmonar debido a problema cardíaco
		  El paciente tiene historia paterna de enfermedad cardíaca temprana, y la sensación de pecho apretado podría representar angina. La prominencia de las sibilancias no serían típicas en un paciente con síndrome de las arterias coronarias, pero el edema pulmonar agudo podría ocurrir después de un infarto cardíaco y causar síntomas de sibilancias y aumento del esfuerzo respiratorio.

	Plan	
	Plan para establecer o confirmar el diagnóstico: ¿Qué pruebas o procedimientos recomienda?	Plan para el diagnóstico: a. Radiografía del pecho b. Análisis de sangre: hemograma completo, enzimas cardíacas c. Prueba de flujo máximo respiratorio, antes y después de cada tratamiento respiratorio d. Monitorizar el estado respiratorio después de tratamientos con albuterol
	Plan para el tratamiento: ¿Qué tratamientos recomienda?	Plan para el tratamiento: a. Nebulizaciones de albuterol b. Medicamento esteroide (ej., prednisona 40 mg oral) c. Si la radiografía demuestra pulmonía, empezar tratamiento con antibióticos. d. Si los resultados de las pruebas iniciales demuestran edema pulmonar y causa cardíaca, comenzar tratamientos para reducir el edema y consultar a cardiología. e. Según cómo progrese el paciente (síntomas y examen físico pulmonar), considerar ingresarle al hospital para realizar más pruebas y tratamientos y para monitorizar su condición respiratoria. f. Referido a clínica de atención primaria y también a pulmonología para hacer exámenes de función pulmonar cuando se estabilice y se recupere y determinar el mejor tratamiento preventivo y plan de acción para el asma a largo plazo.

Patient-Centered Discussion
(Transforming the medical decision-making into language that the patient understands.)

Explicación centrada en el paciente
Por favor escriba cómo le explicaría su evaluación y el plan para el diagnóstico y tratamiento al paciente.

Señor Paz Rubio, me alegro de que haya venido a la sala de urgencias. Cuando usted llegó, sus respiraciones me preocupaban mucho. Me alegro que ya se sienta un poco mejor después del primer nebulizador. La causa más probable de su falta de aire, pitidos e incluso de su dolor o sensación apretada de pecho, es un ataque de asma. Parece que su asma le está causando síntomas más persistentes en los últimos meses. Por lo tanto, además de controlar el ataque de ahora, tenemos luego que hablar de cómo prevenir los síntomas y ataques en el futuro.

Primero, usted necesita más tratamientos de albuterol ahora, por lo que vamos a monitorizarle aquí en la sala de urgencias unas horas y ponerle más tratamientos. También le vamos a dar una pastilla de prednisona para controlar la inflamación de los pulmones que ocurre con el asma.

Tenemos que revisar si hay otras causas que han provocado este ataque más serio. Por eso, vamos a hacer unos análisis de sangre y una radiografía de los pulmones. Vamos a ver cómo va mejorando en las próximas horas y revisaremos los resultados de las pruebas. Después, podemos decidir si le tenemos que ingresar al hospital o no. Cuando le demos de alta, le daremos un referido para verse con un médico primario y un especialista en los pulmones.

Case Note 3: Sample English Version

Case Data Documentation (Comprehension of case information)	History of present illness	38-year-old man with history of asthma presents with wheezing, shortness of breath, and dry cough that has been worsening for 3 days. He feels that his chest is tight, a symptom that he had never had before with asthma attacks. He reports that he has not had fever, phlegm, leg swelling, pleurisy, cancer, or blood clot history. The patient reports that previously his asthma flares occurred 2-3 times per year, but during the past 9 months since he moved to New York, he has had more frequent flares, the most recent one 2 months ago. Normally, he has some asthma symptoms 2-3 times per month, but recently they have been occurring 2-3 times per week. Possible recent triggers include: His daughter and wife both had colds last week, has had anxiety related to work and also related to his mother's health (in Puerto Rico), chemical exposures at work as a barber, and his albuterol inhaler ran out.
	Key past medical history	– Asthma, probably moderate persistent, with most recent exacerbation 2 months ago, one prior intubation (during childhood), and various hospitalizations. – Probable eczema (based on physical exam). – Tonsillectomy during childhood. – Has not yet established with a primary care physician in New York. – Has not received the flu vaccine this year.
	Medications	– Albuterol, rescue inhaler (ran out). – Maguey (agave) syrup, sometimes with honey as needed for breathing.
	Allergies	– No medication allergies. – Possible environmental allergies. – Allergies to foods: peanuts, fish.

Continued on the following page

	Key social/ substance use/family history	– 10 years of smoking one pack per day; quit 6 months ago. – Vaping for a few months while quitting smoking (quit). – Works as a barber; exposed to chemicals and also to clients with possible recent travel but no specific known contacts with illnesses or recent travel. – Family medical history of myocardial infarcts and related cardiac complications in the patient's father since age 40. Mother with asthma.
	Key physical examination findings	– Vital signs show tachycardia, tachypnea, and hypoxia. After nebulizer treatment with albuterol, the heart rate increases and the respiratory rate and hypoxia improve. – Pulmonary exam shows tachypnea, accessory muscle use, and diffuse bilateral wheezing. – Typical eczema rash to the bilateral antecubital fossa.

Medical Decision-Making Documentation (Synthesizing case information to make medical decisions and recommendations.)	**Assessment** Please list your top three differential diagnoses in order of likelihood and include your justification.	1. Asthma exacerbation
		    Given the patient's medical history of asthma and his current symptoms, this is the more likely diagnosis. There are various possibilities as triggers, including seasonal allergies, environmental exposures (e.g., tobacco, pollution, chemical products), respiratory infections, and anxiety, or a combination of causes.
		2. Bronchitis with bronchospasm
		    Even in patients without asthma history, respiratory infections can result in bronchitis with bronchospasm. The physical exam and symptoms of the patient can be indistinguishable from an asthma flare. Bronchitis is typically caused by a virus, although bacterial superinfection is possible and can result in pneumonia.
		3. Pulmonary edema due to a cardiac problem
		    The patient's paternal history of early cardiac disease and his chest tightness might represent angina. The prominence of his wheezing would not be typical of coronary artery syndrome, but flash pulmonary edema could occur following a myocardial infarct and cause symptoms of wheezing and increased work of breathing.

	Plan of Care	
	Diagnostic Plan: What other tests or procedures would you recommend?	Diagnostic plan: a. Chest x-ray. b. Blood tests: complete blood count, cardiac enzymes. c. Peak flow measurement, before and after each respiratory treatment. d. Monitor respiratory status after each albuterol treatment.

Treatment Plan: What treatments would you recommend?	Treatment plan: a. Albuterol via nebulizer. b. Steroid medication (e.g., prednisone 40 mg orally). c. If the x-ray shows pneumonia, start treatment with antibiotics. d. If the test results shows pulmonary edema and a cardiac cause, start treatments to reduce pulmonary edema and consult cardiology. e. Depending on the patient's clinical status (symptoms and physical exam), consider hospitalization for further testing and treatments, and to monitor his respiratory status. f. Referral to primary care clinic and to pulmonology to complete pulmonary function testing and to determine best preventive treatment and long-term asthma action plan.
Patient-Centered Discussion (Transforming the medical decision-making into language that the patient understands.)	Mr. Paz Rubio, I am glad that you came to the Emergency Department. When you first arrived, I was very worried about your breathing. I am pleased that you feel better now after the first nebulizer treatment. The most likely cause of your shortness of air, wheezing, and even your chest tightness is an asthma attack. It seems that in the most recent months, your asthma has been causing you more persistent symptoms. For that reason, in addition to controlling your current asthma attack, we will later need to talk about how to prevent your symptoms and asthma attacks in the future. First, you need more albuterol treatments, so we will be monitoring you here in the Emergency Department for a few hours and give you additional treatments. Also, we will give you a prednisone pill to control the swelling in your lungs that happens with asthma. We also have to check whether there may be other causes that have triggered this more serious asthma attack. To do this, we will do some blood tests and an x-ray of your lungs. We will see how you improve in the next few hours and wait for the results of the tests. Then, we will decide whether you need to be admitted to the hospital or not. Once we discharge you home, we will give you a referral for a primary care doctor and a lung specialist.

CASE DISCUSSION

Critical Data to Obtain from This Patient Interview

When diagnosing or suspecting an asthma exacerbation, it is critical for the clinician to take the additional step of identifying triggers. This is necessary in order to ensure full treatment and elimination of inciting factors for the current exacerbation, and to potentially prevent future exacerbations. Moreover, identifying triggers is an important component in educating patients on trigger avoidance and early intervention if an exposure occurs, as patients may not necessarily make connections between triggers and symptom onset. In this case, the patient presents to the Emergency Department with increased work of breathing, and it is initially challenging to obtain a full history due to the patient's respiratory status. In the first phase of the interview, the doctor focuses on gathering the critical pieces of information to get the initial treatment started and improve the patient's potentially serious clinical status. After quickly identifying the patient's history of asthma, the physician astutely asks about history of intensive care unit admissions and intubations early during the interview, since patients with prior critical care interventions are more likely to need early and more aggressive intervention such as BiPAP or intubation.

Later, once the patient has received the first nebulizer treatment, the patient's improved respiratory status allows him to answer more detailed questions about his asthma history, such as frequency of symptoms and triggers.

Asthma action plan	Plan de acción para el asma
Rescue medication	Medicamento de rescate
Control medication	Medicamento de control
Preventive medication	Medicamento preventivo
Triggers	Factores desencadenantes
Causes	Causas
Things that trigger your asthma	Cosas que provocan su asma
Things you should avoid	Cosas que debe evitar
Asthma attack	Ataque de asma

Understanding the frequency of symptoms and any change in the progression of the disease can point to the overall asthma severity and may indicate, as in this case, that the patient may benefit from a control medication to prevent exacerbations.

Additionally, it is important to keep in mind that not all wheezing patients have asthma. Even though the chief complaint in this case is wheezing, described by the patient as *pitidos* (whistling) but with other potential descriptions as *silbidos, sibilancias, silbatos* (whistling or wheezing), or sometimes more generally as *ruidos* (noises) or *sonidos* (sounds), the clinician should keep in mind other possible causes of asthma. For example, an allergic anaphylactic reaction may mimic an asthma exacerbation, but would be accompanied by at least one other organ system involvement (e.g., vomiting/diarrhea, urticaria, mucosal swelling), which this patient lacks. However, asthma patients are more likely to have allergies, atopy, and associated conditions such as eczema. Congestive heart failure, including flash pulmonary edema resulting from an acute myocardial infarction, may cause wheezing as well and may confound the clinical picture in a patient with underlying asthma and new chest pain symptoms. Similarly, while pulmonary embolism (PE) alone does not typically cause wheezing, a patient with this diagnosis and a prior history of asthma may have chest pain and shortness of breath due to the PE and wheezing due to the underlying poorly controlled asthma. In this case, the clinician screens the patient regarding exertional dyspnea, exertional chest pain, and PE risk factors in order to weigh these possible confounding diagnoses in this asthmatic patient.

Risk factors such as the patient's current infectious profile are critical etiologic considerations. In this case, the patient's young daughter is a potential vector of viral infection that may put him at risk for an asthma flare. Other risks include infectious diseases that he could have obtained from traveling (e.g., countries with endemic illnesses) or other exposures (e.g., clients at his barber shop). The lack of recent flu vaccination may also place the patient at increased risk for influenza as a trigger of his symptoms. Identifying potential infectious etiologies for asthma exacerbations is important since these viral agents may predispose patients to an increased risk of serious or critical illness or superinfection. Finally, speaking openly about substance use, including tobacco use, other inhalants, and vaping *(vapear)* is important to identify modifiable lifestyle choices that may be worsening the patient's underlying disease.

Tips for Interviewing in This Case

Discussing equipment and use of inhaled and nebulized medications is very important to ensuring correct asthma diagnosis, calculation of illness severity, and successful asthma treatment. For example, measuring the patient's peak flow is often the main mechanism of determining the severity of the patient's current asthma flare. If the patient does not understand how to use a peak flow meter, it will be hard for the patient to use the machine correctly, so measurements may not be reliable. They may inhale instead of exhale into the machine, or they may not use sufficient force or effort. Similarly, inhaler use needs to be carefully explained in a step-by-step fashion, including the importance of spacer use. If not properly explained, patients are less likely to use the device correctly, so the medication will be less effective and may result in more, potentially preventable, Emergency Department visits. Some helpful words and phrases in explaining asthma device use include the following:

Aparatus, Device	Aparato
Spacer	Espaciador
Container	Frasco
Spray	Spray (pronounced /es-prai'/)
Inhaler	Inhalador (Note: When pronouncing this word in Spanish, the h is silent /in-a-la-dor/)
Nebulizer	Nebulizador
An apparatus to check your lungs	Un aparato para revisar sus pulmones
You should shake the container.	Debe agitar el frasco.
You should press it.	Debe presionarlo.
You should breathe in deeply.	Debe respirar profundo.
You should hold your breath for 10 seconds.	Debe aguantar la respiración por diez segundos.
Peak flow meter	Medidor de flujo máximo
You should blow into the tube hard and fast.	Debe echar el aire por el tubo con fuerza.

Additionally, when talking to patients about prior asthma history or when discussing critical interventions, it is useful to remember some critical vocabulary related to mechanical ventilation. Simply using phrases such as *aparato para respirar* or *máquina para respirar* are not always clear to patients and may be understood as any kind of breathing device, ranging from a simple nebulizer treatment to a mechanical ventilator. Some examples of phraseology involved in describing mechanical ventilation may include:

To intubate	Intubar
To place a breathing tube in the lungs	Introducir un tubo respiratorio a los pulmones
Connect to a respiratory machine	Conectar a una máquina respiratoria
A BiPAP machine blows air through a tight mask that covers the nose and mouth.	Una máquina BiPAP empuja aire por una máscara apretada que cubre la nariz y la boca.
Sometimes using the BiPAP can prevent the need for intubation.	A veces usar la máquina BiPAP puede prevenir la necesidad de intubar.

Cultural Considerations

There are specific environmental exposures that may be more common in immigrant populations. Occupations including construction, farming, hairdressing, or cleaning jobs have high degree of exposures to dust, mold, pollen, chemicals, and pollutants that may irritate allergies or trigger asthma exacerbations. Moreover, individuals of lower socioeconomic status have increased likelihood of living in less desirable areas with higher pollution such as near factories or in highly industrial neighborhoods. Increased asthma exacerbations after natural disasters such as hurricanes have been documented.[12] Furthermore, immigrant populations may be more vulnerable to financial, immigration, or other sociopolitical stressors, and asthma exacerbations have been correlated with emotional triggers and anxiety.[13] *Ataques de nervios* (panic attacks) are a well-known condition in the Hispanic/Latino culture, and this patient acknowledges that he feels stressed and anxious throughout the case.[14]

The use of natural remedies to treat breathing ailments is very common in Hispanic patients. In Puerto Rico, asthma is among the most frequent respiratory ailment and a significant public health problem. Many Puerto Ricans believe that the problem with asthma is that there is too much phlegm *(flema)* in the lungs that needs to be expelled. They use various techniques to help expel the phlegm, including massaging the chest and back to mobilize mucus, applying mentholated ointments to chest, neck and back, using home vaporizers or humidifiers *(humidificadores)*, and drinking *jarabes*.[15] *Jarabe* mixtures are syrups that people drink to relieve symptoms and are found in botanical stores. One popular Puerto Rican jarabe is called *siete jarabes* and normally contains *agua maravilla* (witch hazel), *miel* (honey), *hojas de sábila* (aloe vera leaves), *clara de huevo* (egg white), and *aceite de hígado de bacalao* (cod liver oil). Another type of syrup which is referenced in this case is called *jarave maguey* (agave syrup).

Numerous Latino patients also consider that many diseases are classified either as hot or cold. Asthma flares are usually considered as cold, so patients often believe that dressing warmly and preventing "catching cold" will help them get better from an exacerbation. They may wear extra layers of clothing, keep the temperature warm at home, and consume warm food or drink.

CRITICAL ELEMENTS

Did you elicit these critical elements of the medical encounter?
- Triggers for asthma
- Cardiovascular and pulmonary review of systems
- Indicators of severity of patient's chronic asthma
- Occupational and environmental exposure history
- Herbal and home remedies

References

1. Nurmagambetov T, Kuwahara R, Garbe P. The Economic Burden of Asthma in the United States, 2008-2013. *Annals of the American Thoracic Society.* 2018;15(3):348–356. https://doi.org/10.1513/AnnalsATS.201703-259OC

2. Rosser FJ, Forno E, Cooper PJ, Celedón JC. Asthma in Hispanics. An 8-year update. *American Journal of Respiratory and Critical Care Medicine.* 2014;189(11):1316–1327. https://doi.org/10.1164/rccm.201401-0186PP

3. Kim V, Wang W, Mannino D, Diaz A. Association of birthplace and occupational exposures with chronic bronchitis in US Hispanics/Latinos, 2008-2011. In: *Occupational and Environmental Medicine*; 2020. oemed-2019-106081. Advance online publication. https://doi.org/10.1136/oemed-2019-106081

4. Flunker JC, Clouser JM, Mannino D, Swanberg J. Pulmonary function among Latino thoroughbred horse farmworkers. *American Journal of Industrial Medicine.* 2017;60(1):35–44. https://doi.org/10.1002/ajim.22667

5. Quandt SA, Kucera KL, Haynes C, et al. Occupational health outcomes for workers in the agriculture, forestry and fishing sector: implications for immigrant workers in the southeastern US. *American Journal of Industrial Medicine.* 2013;56(8):940–959. https://doi.org/10.1002/ajim.22170

6. Sana A, Somda S, Meda N, Bouland C. Chronic obstructive pulmonary disease associated with biomass fuel use in women: a systematic review and meta-analysis. *BMJ Open Respiratory Research.* 2018;5(1), e000246. https://doi.org/10.1136/bmjresp-2017-000246

Case 1

7. Parshall MB, Schwartzstein RM, Adams L, et al. An official American Thoracic Society statement: update on the mechanisms, assessment, and management of dyspnea. *American Journal of Respiratory and Critical Care Medicine.* 2012;185(4):435–452. https://doi.org/10.1164/rccm.201111-2042ST
8. De Jesus M. How religiosity shapes health perceptions and behaviors of Latina immigrants: is it an enabling or prohibitive factor? *Psychology, Health & Medicine.* 2016;21(1):128–133. https://doi.org/10.10 80/13548506.2015.1040031

Case 2

9. Metlay JP, Waterer GW, Long AC, et al. Diagnosis and Treatment of Adults with Community-acquired Pneumonia. An Official Clinical Practice Guideline of the American Thoracic Society and Infectious Diseases Society of America. *American Journal of Respiratory and Critical Care Medicine.* 2019;200(7):e45–e67. https://doi.org/10.1164/rccm.201908-1581ST
10. Bermudez, E. (2019, March 26) Column One: 'Vivaporu': For many Latinos, memories of Vicks VapoRub are as strong as the scent of eucalyptus. https://www.latimes.com/local/california/la-me-col1-vicks-vaporub-20190326-htmlstory.html
11. Kilaru H, Prasad S, Radha S, Nallagonda R, Kilaru SC, Nandury EC. Nasal application of petrolatum ointment - A silent cause of exogenous lipoid pneumonia: Successfully treated with prednisolone. *Respiratory Medicine Case Reports.* 2017;22:98–100. https://doi.org/10.1016/j.rmcr.2017.07.003

Case 3

12. Chowdhury M, Fiore AJ, Cohen SA, et al. Health Impact of Hurricanes Irma and Maria on St Thomas and St John, US Virgin Islands, 2017-2018. *American Journal of Public Health.* 2019;109(12):1725–1732. https://doi.org/10.2105/AJPH.2019.305310
13. Bardach NS, Neel C, Kleinman LC, et al. Depression, Anxiety, and Emergency Department Use for Asthma. *Pediatrics.* 2019;144(4), e20190856. https://doi.org/10.1542/peds.2019-0856
14. Guarnaccia PJ. Ataques de nervios in Puerto Rico: culture-bound syndrome or popular illness? *Medical Anthropology.* 1993;15(2):157–170. https://doi.org/10.1080/01459740.1993.9966087
15. Pachter LM, Cloutier MM, Bernstein BA. Ethnomedical (folk) remedies for childhood asthma in a mainland Puerto Rican community. *Archives of Pediatrics & Adolescent Medicine.* 1995;149(9):982–988. https://doi.org/10.1001/archpedi.1995.02170220048007

CHAPTER 5

Gastrointestinal Cases – Casos gastrointestinales

Pilar Ortega, MD ■ Sandra Quezada, MD, MS ■ Pablo Serrano, MD

Introduction to Gastrointestinal Cases

The evaluation of gastrointestinal complaints in Spanish-speaking patients should include an overall assessment of the patient's health, nutrition, and diet. Food and diet are considered principal elements of the Hispanic/Latino culture and of personal and cultural identity worldwide.[1] The inability to participate in these cultural and family experiences (e.g., sharing food) due to gastrointestinal illness or physician recommendations can pose significant problems for patients since food intake is intimately tied to mental wellbeing and social functioning.[2] At the same time, patients may be at greater risk for nutrition disparities due to unavailability of or inaccessibility to fresh, nutritious foods.[3]

Hispanic/Latino patients may have a higher rate of inflammatory bowel disease,[4] and may also differ in the types of home remedies and approaches to gastrointestinal symptoms prior to presenting to medical attention. For example, use of herbal and folk remedies for irritable bowel syndrome[5] and other gastrointestinal symptoms are common.[6] Additionally, there is a perceived discrimination regarding whether Hispanic/Latino patients are offered cancer screening such as colonoscopies. Understanding the fears, concerns, and attitudes towards preventive care and treatment plans is important for providers to allocate appropriate resources for this vulnerable population. Spending additional time on patient education in Spanish, and using patient-centered language, may be a valuable step to alleviating patient concerns and creating a treatment plan with which the patient is comfortable.

The cases discussed in this chapter include various presenting complaints in which clinicians should evaluate for multiple possible etiologies, including gastrointestinal illness, and should consider how to best educate patients about their symptoms, diagnosis, and plan of care for a most effective outcome.

Case 1 – Stomach pain – Dolor de estómago

Pilar Ortega, MD

INTRODUCTORY INFORMATION

Patient's Name	Reina Sabrina Loayza
Age	50 years
Date of Birth	July 16, 1969
Gender	Female
Race/ethnicity	Hispanic
Self-reported national or ethnic origin	Latina

Language preference	Spanish
City, State	New Haven, Connecticut
Medical Setting	Emergency Department
Reason for visit	*"Me duele el estómago."*
Vital signs	HR 112 BP 132/85 RR 16 Temp 37.8°C O$_2$Sat 98%

🔊 MEDICAL ENCOUNTER

Doctor/a o profesional sanitario	Paciente
Presentación	
Buenas, soy la doctora Sánchez-Glass.	Hola, doctora. Me llamo Reina.
¿La puedo llamar señora Loayza?	Reina está bien, doctora. Gracias.
Pregunta introductoria	
Está bien, Reina. ¿Cómo la puedo ayudar hoy?	Es que me duele mucho el estómago.
Historia de la enfermedad actual	
¿Dónde le duele?	Toda esta parte de arriba. *[Apunta generalmente hacia el centro y los cuadrantes superiores del abdomen.]*
¿Hay alguna parte donde le duele más?	Ahora mismo creo que aquí en el centro.
En otros momentos, ¿es más fuerte en otras partes?	A veces es muy fuerte en el lado derecho.
¿Se extiende el dolor a otras partes del cuerpo?	A veces lo siento en el hombro, doctora. Es muy extraño. La verdad que cuando se me pone fuerte, me duele todo y me siento que me muero.
Lo siento mucho, Reina. Parece ser muy fuerte. Por favor, describa su dolor.	Doctora, es como que me agarra algo aquí arriba y no me quiere soltar. No creo que haya sentido un dolor tan fuerte jamás en mi vida.
Por lo que usted describe, suena que hay momentos en los que le agarra el dolor más fuerte. ¿Usted diría que el dolor va y viene?	Sí, exacto. Aunque ahora incluso cuando se me va el dolor fuerte, aún me queda una incomodidad aquí en el centro. No sé si me explico.
Entiendo. ¿Cuándo empezó a notar estos dolores?	Desde ayer estoy muy mal y por eso decidí venir.
¿Ha notado los dolores, pero menos fuertes, antes de ayer?	De vez en cuando, sí. Pero nunca pensé que era nada grave porque se me quitaba solo. Tampoco eran tan fuertes como ahora.
¿Por cuánto tiempo cree que ha estado con los dolores pasajeros y menos fuertes?	Más o menos un mes, doctora.
Antes de ayer, ¿con qué frecuencia notaba el dolor de estómago?	Una o dos veces a la semana.
¿Cuánto tiempo le duraba la molestia?	No mucho.
¿Era cuestión de segundos, minutos, horas?	Quizás media hora. Al máximo una hora. Me tomaba una pastillita para la digestión y ya.
¿Qué pastillita era?	De esas que se disuelven en agua y tienen calcio. Dicen que son buenas para el empacho.

Continued on the following page

Doctor/a o profesional sanitario	Paciente
¿Los dolores parecen ocurrir más después de comer?	Yo diría que sí.
¿Ha notado algunas comidas en particular que le provocan los dolores?	No estoy segura, pero cuando me siento muy llena, definitivamente es peor. Por eso pensaba que era empacho. Pero ayer y hoy, el dolor se ha puesto tan fuerte que la pastillita esa no me hace nada.
¿Qué cree usted que puede estar ocurriendo?	Doctora, le tengo que contar que es que estoy tratando de bajar de peso. Yo sé que estoy muy gorda. Lo he probado todo y ahora me preocupa si esto será por mi peso.
Gracias por contarme sus preocupaciones, Reina. Déjeme hacerle algunas preguntas más sobre el dolor, y después quiero aclarar algunas cosas sobre sus estrategias para bajar de peso.	Okey.
¿Usted notó algo que le provocó el empeoramiento del dolor de ayer y hoy? Por ejemplo, ¿fue después de comer o con algún movimiento?	Ayer a mediodía comí un bocadillo con carne y algunas salsas. La verdad que no es lo que debo comer para bajar de peso, doctora. Me siento bastante avergonzada. ¿Cree que eso es lo que causó el dolor?
Aún no lo sé. Dígame, ¿qué pasó después de comer a mediodía?	Pues, un rato después, quizás veinte minutos, me empecé a sentir pesada en el estómago. Me empezaron los dolores y era como que me agarraban aquí arriba. Me tuve que tumbar en la cama. Mi primo me preparó la pastillita con agua, pero nada más tomarla la vomité.
¿Ha vomitado más veces?	Sí, doctora. No paré de vomitar por las siguientes horas. Fue horrible. Todo salió de mi estómago y al final hasta salió puro líquido.
¿El líquido tenía algún color?	Se puso de un verde amarillo y amargo. Si tengo eso dentro, mejor sacarlo.
¿Cuándo fue la última vez que vomitó?	Hace apenas una hora. Traté de tomar un poco de agua, pero vomité de inmediato.
¿El vómito ha tenido algo de sangre?	No.
¿Todavía siente náuseas?	Sí, y todavía me siento con muchas náuseas, doctora.
Repaso por sistemas	
¿Ha tenido fiebre?	Sí, creo que hoy sí, aunque no sé la temperatura. Pero me siento un poco caliente.
¿Ha tenido escalofríos?	Un poco, sí, doctora.
¿Ha tenido cambios de peso?	Como le comenté, estoy tratando de bajar de peso. Pero no creo que haya bajado mucho el peso aún.
¿Ha tenido dolor de pecho?	No.
¿Ha tenido falta de aire o problemas para respirar?	Cuando me duele muy fuerte, me cuesta respirar por el dolor. Pero ahora mismo estoy respirando bien.
¿Ha tenido tos?	No.

Doctor/a o profesional sanitario	Paciente
¿Ha tenido taquicardia o palpitaciones?	No he notado nada.
¿Ha tenido dolor de la parte baja del abdomen?	No, solo es la parte de arriba.
¿Ha notado cambios con defecar?	Hoy no he ido del baño, pero me imagino que es porque no he podido comer desde ayer.
¿Ha tenido diarrea?	No.
¿Ha tenido estreñimiento?	Tampoco.
¿Ha tenido dolor o ardor al orinar?	No.
¿Ha tenido dolor de espalda?	De tanto estar tumbada hoy, me siento un poco tiesa. Pero no me duele la espalda en particular.
¿Ha notado flujo vaginal?	No.
¿Cuándo fue su última menstruación?	Hace tres semanas. Ya no me vienen tan frecuentes. Creo que estoy en el cambio.
¿Ha notado dolor abdominal cuando tiene relaciones sexuales?	No tengo relaciones actualmente.
¿En alguna ocasión ha tenido enfermedad de transmisión sexual?	No, nunca.
Usted mencionó que le duele a veces el hombro. ¿Se ha dado algún golpe o se ha hecho daño recientemente?	No, nada de golpes. Pero sí empecé a hacer algo de ejercicio la semana pasada. Antes estaba pensando que a lo mejor me hice daño sin darme cuenta.
¿Qué tipo de ejercicio es?	Son clases de zumba con mi amiga.
Historia médica	
¿Qué problemas médicos ha tenido?	Mi ginecóloga hace años me diagnosticó con endometriosis. Ahora que estoy en el cambio, en realidad me siento mejor.
¿Ha tenido otros problemas médicos?	No, creo que eso es todo.
¿Ha tenido problemas digestivos, como con los intestinos o el estómago?	Tengo una hermana con el intestino irritable, pero yo nunca he tenido eso. Aunque sí me han dicho que puedo tener algo de gastritis.
¿Le han hecho alguna prueba como una endoscopía, para diagnosticarla?	No; nunca ha sido tan grave. Solo trato de evitar comidas demasiado picantes.
¿Ha tenido diabetes, presión alta o colesterol alto?	Me han dicho algo sobre prediabetes. En parte por eso estaba tratando de bajar de peso.
¿Tiene hijos?	Sí, tengo cuatro. Ya son grandes.
¿Fueron partos vaginales?	Sí, todos. No tuve problemas.
Historia quirúrgica	
¿Qué cirugías le han hecho?	Una vez hace ya mucho tiempo me tuvieron que sacar un quiste de un ovario.
¿Algo más?	No.
¿Nunca le han operado de la vesícula biliar?	No.
¿Le han dicho que tenía problemas de la vesícula biliar o del hígado?	No, nunca he tenido algo así.

Continued on the following page

Doctor/a o profesional sanitario	Paciente
Medicamentos	
¿Qué medicamentos toma regularmente?	Nada regularmente.
¿Hay algo que usted tome de vez en cuando?	Con los períodos tomo ibuprofeno para el dolor, pero nada más.
Cuénteme más sobre qué ha hecho para bajar de peso. ¿Ha tomado algún medicamento, suplemento u otro remedio?	Me tomo unas pastillas de garcinia camboga. Son naturales, para energía y bajar de peso.
¿Quién se las ha recomendado?	Mi comadre.
¿Por cuánto tiempo las ha tomado?	Ya llevo dos o tres semanas.
¿Se ha visto con un médico o con un nutricionista?	No, pero ¿cree que eso pueda ayudar?
Creo que sí. Después podemos hablar de esa posibilidad. ¿Usa algún otro suplemento natural o herbal?	No, eso es todo.
Alergias	
¿Qué alergias tiene a medicinas?	Ninguna, doctora.
Historia social	
Uso de sustancias recreativas o ilícitas	
¿Cuántas bebidas de vino, cerveza o alcohol toma en una semana?	Rara vez me tomo una copa de vino. A lo mejor en las fiestas.
¿Toma café u otras bebidas con cafeína?	Dicen que el té verde es bueno para bajar de peso, así que a veces me tomo un té. Y el café de por la mañana. Casi nunca me tomo más de dos cafés en un día.
¿Usted fuma o ha fumado?	No, doctora.
¿Usa otras drogas como la marihuana?	No.
Historia médica de la familia	
¿Qué problemas médicos hay en su familia, por ejemplo, en sus padres o hermanos?	Todos son gorditos, doctora. Algunos tienen diabetes también.
¿Han tenido problemas de corazón?	Que yo sepa, no.
¿Qué tal problemas digestivos, además del intestino irritable de su hermana?	No, creo que eso es todo.
¿Algunos familiares han tenido cáncer?	No.
Otros elementos de la entrevista médica	
Reina, ahora tenemos que hacer el examen físico. Para poder examinarla, necesito que se quite la ropa, incluyendo la ropa interior.	Lo siento, la enfermera me lo dijo antes. Es que cuando llegué, me dolía mucho y no me quería ni mover.
No se preocupe; yo salgo unos minutos y le doy tiempo para cambiarse. Cuando se quite la ropa, puede ponerse esta bata y cubrirse con la sábana.	Está bien. ¿Me debo quitar el sujetador también, doctora?
Se puede dejar el sujetador si está más cómoda, pero por favor quítese la ropa interior de la cintura para abajo, porque debemos examinar todo el abdomen.	Okey, gracias, doctora. Así lo haré.
Bien. Regreso en unos minutos.	

Doctor/a o profesional sanitario	Paciente
Examen físico	
Signos vitales	Frecuencia cardíaca: 112 Presión arterial: 132/85 Frecuencia respiratoria: 16 Temperatura: 37.8°C Saturación de oxígeno: 98% Peso: 210 lb Talla: 5 pies 3 pulgadas Índice de masa corporal: 37.2
Apariencia general de la paciente	Mujer obesa, parece estar un poco incómoda, pero sin angustia aguda. Coopera bien con la entrevista y examen físico.
Cabeza, ojos, nariz, garganta	Sin traumatismo, sin secreciones ni rojez. Mucosidad de la boca y labios levemente resecos.
Cuello	Sin ganglios agrandados.
Examen cardiovascular	Taquicardia con ritmo regular. R1 y R2 normales.
Examen pulmonar	Pulmones claros a la auscultación.
Examen abdominal	Ruidos intestinales normales. Dolor al palpar el cuadrante superior derecho y el epigastrio; sin dolor al palpar ninguna otra zona abdominal. El dolor máximo ocurre con la palpación profunda; no tiene dolor cuando se retira la mano. Signo de Murphy's difícil de interpretar en esta paciente debido a la obesidad, pero no sostiene la respiración durante la palpación del cuadrante superior derecho.
Examen musculoesquelético	Sin dolor al palpar los hombros; rango de movimiento normal de todas las coyunturas. No tiene hinchazón ni rojez de las articulaciones.
Examen neurológico	Facciones de la cara simétricas, el habla es normal, cognición normal. Mueve todas las extremidades con fuerza normal.
Examen genital	Sin flujo ni sangrado. Durante el examen bimanual, no tiene dolor durante la palpación ni movimiento cervical. No se aprecia ninguna masa ovárica.
Conclusión de la entrevista médica	
¿Qué preguntas tiene?	¿Qué debo comer, doctora, para que no me vuelva a pasar esto?
Entiendo su pregunta, Reina. Permítame explicarle el plan de lo que vamos a hacer ahora para investigar este dolor. Luego hablamos sobre mis recomendaciones para su comida.	Okey, gracias, doctora.

CASE NOTE

Case Note 1: Blank for Learner to Complete

 Available for electronic download in Appendix.

Case Note 2: Sample Spanish Version

Case Data Documentation (Comprehension of case information)	Historia del problema actual	Mujer de 50 años con historia de obesidad y gastritis presenta a la sala de urgencias con dolor al epigastrio y al cuadrante superior derecho del abdomen. El dolor ha empeorado en los últimos dos días. Tiene un componente constante de incomodidad epigástrica para la cual se ha estado tomando algunos medicamentos solubles y un componente de dolor fuerte e intermitente con punto máximo en el aspecto superior derecho abdominal. Este dolor empezó ayer 20 minutos después de comer un bocadillo grasoso y es tan fuerte que le quita el aliento y a veces irradia al hombro derecho. También ha tenido náuseas con vómito, el cual comenzó con el contenido estomacal después de comer ayer y prosiguió como vómito bilioso. No ha podido tolerar ni agua desde entonces sin vomitar. Reporta fiebre y escalofríos. No ha tenido dolor de pecho ni palpitaciones. No reporta haberse hecho daño recientemente, pero ha iniciado un nuevo régimen de ejercicio. La paciente recuerda algunos previos episodios de dolor parecido, pero menos fuerte durante el mes pasado, peor después de comer una comida pesada. La paciente está muy preocupada por saber lo que debe comer para mejorar el problema y cómo podrá bajar de peso, y se siente avergonzada por su peso.
	Historia médica	- Obesidad. - Gastritis. - Posible prediabetes. - Endometriosis, reciente con mejoramiento de síntomas durante perimenopausia. - Cirugía de quiste ovárico hace muchos años.
	Medicamentos	- Uso ocasional de ibuprofeno según sea necesario para el dolor de menstruaciones. - Pastillas disolventes de calcio según sean necesario para síntomas de indigestion. - Pastillas de garcinia camboga para bajar de peso, uso diario por 2 o 3 semanas. - Té verde.
	Alergias	Ninguna
	Aspectos importantes de la historia social, de sustancias e historia médica familiar	- Mínimo consumo de vino, pocas veces al año. - Cafeína moderada, máximo de dos tazas de café diarias y té verde. - Historia familiar: Diabetes y obesidad (varios parientes), intestino irritable (una hermana). No hay historia de cáncer ni problemas cardíacos. - No está activa sexualmente actualmente.
	Resultados claves del examen físico	- Signos vitales demuestran taquicardia. - Índice de masa corporal indica obesidad. - Señales de deshidratación moderada en las membranas mucosas. - Examen abdominal demuestra dolor en el cuadrante superior derecho y el epigastrio; sin dolor al palpar ninguna otra zona abdominal. El dolor máximo ocurre con la palpación profunda; no tiene dolor de rebote. - Examen interno vaginal bimanual normal. - Estado cognitivo normal. - Examen musculoesquelético normal.

Medical Decision-Making Documentation
(Synthesizing case information to make medical decisions and recommendations.)

Evaluación del paciente
Por favor escriba los tres diagnósticos más probables para este paciente en orden empezando con el más probable e incluyendo su justificación.

1. Colecistitis
   Dolor focal en el cuadrante superior derecho abdominal, fiebre, náuseas, vómito y radiación del dolor al hombro son típicos síntomas de colecistitis aguda, probablemente por causa de cálculos biliares. La paciente tiene factores de riesgo incluyendo etnicidad hispana, sexo femenino, edad, multiparidad y obesidad.
2. Cólico biliar
   Los episodios ocasionales de dolor abdominal postprandial por el último mes pueden haber representado una fase clínica de cólico biliar que no cobró suficiente importancia para que la paciente buscara atención médica. Es posible también que el presente ataque sea un ataque especialmente fuerte de cólico biliar y que aún no haya desarrollado colecistitis aguda.
3. Gastritis
   La paciente tiene historia médica de gastritis y el dolor que reporta incluye la zona del epigastrio. También tiene factores de riesgo de uso de antiinflamatorios no esteroides y cafeína, aunque no parece ser uso excesivo. Las pastillas para bajar de peso que está usando tienen contenido alto de ácido cítrico. La posible complicación de úlcera péptica es también posible, aunque no presenta signos en el examen físico de ruptura. Aún menos probable sería la posibilidad de tumor gástrico maligno.

Plan

Plan para establecer o confirmar el diagnóstico:
¿Qué pruebas o procedimientos recomienda?

Plan para el diagnóstico:
a. Análisis de sangre: hemograma completo, perfil metabólico, función hepática incluyendo niveles de bilirrubina.
b. Ultrasonido abdominal del cuadrante superior derecho.
c. Radiografía de pecho para descartar neumoperitoneo o pulmonía del lado derecho (improbables pero peligrosos y fáciles de evaluar).
d. Si todos los resultados son normales y no se confirma ningún diagnóstico, hay que investigar la gastritis con consulta de gastroenterología y posible endoscopía superior (esofagogastroduodenoscopía).

Plan para el tratamiento:
¿Qué tratamientos recomienda?

Plan para el tratamiento:
a. Morfina para el dolor.
b. Suero intravenoso.
c. Antieméticos para las náuseas.
d. Famotidina para protección estomacal y tratamiento de posible gastritis.
e. Nada por la vía oral hasta que se descarte la posibilidad de cirugía emergente.
f. Si se confirma el diagnóstico de colecistitis, consultaremos con un cirujano general para probable colecistectomía emergente e iniciación de antibióticos intravenosos.[11]
g. Si se confirma el diagnóstico de cólico biliar por cálculos biliares, la paciente se encuentra mejor del dolor y es capaz de mantenerse hidratada por la vía oral, se le puede dar de alta y referir a un cirujano general para probable colecistectomía electiva.
h. Consulta médica con especialista en nutrición o gastroenterología para discutir opciones para bajar de peso. De momento, parar las pastillas de garcinia cambogia debido a posibles efectos secundarios.

Continued on the following page

Patient-Centered Discussion
(Transforming the medical decision-making into language that the patient understands.)

Explicación centrada en el paciente
Por favor escriba cómo le explicaría su evaluación y el plan para el diagnóstico y tratamiento al paciente.

Reina, estoy preocupada por la vesícula biliar. Creo que es probable que usted tenga piedras o cálculos en la vesícula biliar, que es un problema muy común. Muchas veces, las piedras no causan ningún problema, pero en algunas personas, pueden empezar a causar dolor después de comer, especialmente comidas grasosas. A esto lo llamamos cólicos. En ocasiones, una piedra puede causar un bloqueo lo suficientemente grave que la bilis no puede salir de la vesícula biliar y se empieza a inflamar o infectar. Esto se llama colecistitis, y es lo que creo que está pasando con usted.

Vamos a hacer algunos análisis de sangre, un ultrasonido de la vesícula biliar y el hígado y una radiografía del pecho. Esto nos va a ayudar a confirmar el diagnóstico y descartar otras causas. Creo que su gastritis también puede estar causando algunos de los síntomas. Vamos a darle medicamento para el dolor, náuseas y gastritis, y también suero intravenoso. Después de que tengamos los resultados, vamos a hablar del tratamiento. En algunos casos, puede necesitar cirugía para sacar la vesícula biliar.

De momento, es muy importante que no coma ni beba nada, ni siquiera agua, por si acaso hay que hacer un procedimiento hoy. Después podemos hablar más sobre su intención de bajar de peso y darle un referido a un especialista para evaluar las mejores estrategias y opciones para usted.

Case Note 3: Sample English Version

Case Data Documentation
(Comprehension of case information)

History of present illness

50-year-old woman with history of obesity and gastritis presents to the Emergency Department with epigastric and right upper quadrant abdominal pain. The pain has worsened in the past 2 days. The patient reports a constant epigastric discomfort, for which she has been taking some dissolving tablets for relief, and a severe intermittent component with maximal pain in the right upper quadrant. The pain started yesterday 20 minutes after eating a greasy sandwich and is so strong that it takes her breath away and radiates to the right shoulder. Also, she has had nausea and vomiting after eating, initially of stomach contents and then of bilious emesis. She has not been able to tolerate water intake since then without further emesis. She reports fever and chills. She has not had chest pain or palpitations. She has not hurt herself recently but reports a new exercise regimen.

The patient recalls some prior episodes of similar but less severe pain during the past month, worse after eating heavy meals. The patient wants to know what she should eat to improve the problem and how she can lose weight. She feels embarrassed about her weight.

Key past medical history

- Obesity.
- Gastritis.
- Possible prediabetes.
- Endometriosis, currently symptoms improved during perimenopause.
- Ovarian cyst surgery many years ago.

Medications	- Occasional ibuprofen use as needed for menstruation-related pain. - Dissolving calcium tablets as needed for indigestion symptoms. - Garcinia cambogia pills to lose weight, daily for 2-3 weeks. - Green tea.
Allergies	None
Key social/ substance use/family history	- Minimal wine consumption, a few times per year. - Moderate caffeine intake, maximum of 2 cups of coffee per day plus green tea. - Family history: diabetes and obesity (various relatives), irritable bowel syndrome (a sister). No history of cancer or cardiac problems. - Not currently sexually active.
Key physical examination findings	- Vital signs demonstrate tachycardia. - Body mass index is consistent with obesity. - Mucous membranes demonstrate moderate dehydration. - Abdominal exam shows tenderness of the right upper quadrant and epigastrium; without pain to palpation of any other abdominal region. Maximal pain occurs during deep palpation; no rebound tenderness. - Normal bimanual pelvic exam. - Normal cognitive status. - Normal musculoskeletal exam.

Medical Decision-Making Documentation
(Synthesizing case information to make medical decisions and recommendations.)
	Assessment
	Please list your top three differential diagnoses in order of likelihood and include your justification.
		1. Cholecystitis
		    Focal pain of the right upper quadrant, fever, nausea, vomiting, and shoulder radiation are typical symptoms of acute cholecystitis, most likely due to gallstones. The patient has risk factors Hispanic ethnicity, female gender, age, multiparity, and obesity.
		2. Biliary colic
		    The occasional episodes of postprandial abdominal pain over the past month could have represented a clinical phase of her biliary colic that had not been significant enough for her to seek medical attention. It is also possible that the current episode is a particularly severe biliary colic episode and that she has not yet developed acute cholecystitis.
		3. Gastritis
		    The patient has medical history of gastritis, and the pain she reports includes the epigastric area. She also has risk factors of nonsteroidal antiinflammatory medication use and caffeine, although it does not appear excessive. The diet pills she is taking have high citric acid content. The possible complication of peptic ulcer disease is also possible, although she does not present signs of perforation on physical exam. Less likely is the possibility of a malignant gastric tumor.

Continued on the following page

Plan of Care

Diagnostic Plan: What other tests or procedures would you recommend?	Diagnostic plan: a. Blood tests: complete blood count, metabolic profile, hepatic function tests, including bilirubin levels. b. Abdominal ultrasound of the right upper quadrant. c. Chest radiograph to rule out pneumoperitoneum or pneumonia on the right side (both are unlikely but dangerous diagnoses that are easy to assess with x-ray). d. If all results are normal and none of the above diagnoses, gastritis needs to be further evaluated with gastroenterology consultation and possible upper endoscopy (esophagogastroduodenoscopy).
Treatment Plan: What treatments would you recommend?	Treatment plan: a. Morphine for pain. b. Intravenous fluids. c. Antiemetics for nausea. d. Famotidine for gastric protection and treatment of possible gastritis. e. Nothing by mouth until the possibility of emergent surgery is ruled out. f. If the diagnosis of cholecystitis is confirmed, consult general surgery for probable emergent cholecystectomy and initiation of intravenous antibiotics.[11] g. If the diagnosis of biliary colic with gallstones is confirmed, the patient's pain has improved, and she is tolerating oral hydration, she may be discharged and referred to general surgery for probable elective cholecystectomy. h. Medical consultation with nutrition specialist or gastroenterology to discuss weight loss options. For now, stop the Garcinia cambogia pills due to side effect profile.
Patient-Centered Discussion (Transforming the medical decision-making into language that the patient understands.)	Reina, I am worried about your gallbladder. I think it is likely that you have stones in your gallbladder, which is a very common problem. Many times, the gallstones do not cause symptoms, but in some people, they can cause pain after eating, especially after eating greasy foods. We call this pain colic. Occasionally, a stone can cause a serious enough blockage that the bile cannot be released from the gallbladder, and the gallbladder can start to become inflamed or infected. This is called cholecystitis, and I think this is what has happened to you. We will be doing some blood tests, a gall bladder and liver ultrasound, and a chest x-ray. These tests will help us to confirm the diagnosis and to rule out other possibilities. I think your gastritis might also be causing some of the symptoms. We will give you a medication for pain, nausea, and gastritis and will give you IV fluids. After we get the results, we can discuss the treatment. It is possible that you may need surgery to remove your gallbladder. For now, it is very important that you do not eat or drink anything, not even water, just in case we have to do a procedure today. Later, we can discuss your wishes to lose weight and refer you to a specialist who can evaluate the best strategies and options for you.

CASE DISCUSSION

Critical Data to Obtain From This Patient Interview

Abdominal pain is often initially reported by patients as vague or generalized. The clinician can ask about location of pain in different ways, as demonstrated during this medical encounter. This approach allows the provider to elicit the location of maximal pain and to narrow the differential diagnosis.

Once the location of pain has been specified, additional elements that are critical to obtain include the description, duration and frequency of symptoms and the inciting factors or triggers, as well as prior episodes of pain. In this case, it appears that meals seem to worsen or trigger symptoms. The patient has risk factors both for gastritis and gallstones, both of which remain as significant diagnostic possibilities for her symptoms. It is important to use the review of systems as an opportunity to screen for other possible mimics of right upper quadrant pain. For example, if the patient has had any recent injuries or trauma, this could have provoked some of the presenting complaints. Although the patient reports not having any recent known injuries, she does endorse a new recent exercise routine, which could have resulted in an abdominal wall strain *(esguince muscular abdominal)* and/or right shoulder sprain *(torcedura del hombro derecho)*.

Further, she does not have cough, but does have some shortness of breath during the episodes of severe pain. While this is unlikely to clinically represent a pneumonia in a relatively healthy 50-year-old woman (subclinical symptoms would be more likely in an elderly or immunocompromised patient), a right-sided infiltrate causing diaphragmatic irritation could theoretically cause a sensation of right upper quadrant pain and referred right shoulder pain. Similarly, women with acute coronary syndrome (ACS), or *síndrome de las arterias coronarias,* may present with atypical symptoms such as epigastric pain, shoulder pain, and shortness of breath. This patient has risk factors of cardiovascular disease including prediabetes and obesity, but her physical exam demonstrates focal right upper quadrant tenderness, which reproduces her pain. Nonetheless, ACS should be considered by the clinician due to its high risk of mortality if missed.

Another rare but possible cause of right upper quadrant pain that can be screened during the medical history would be referred pain from a gynecological problem. This patient has a history of endometriosis and ovarian cyst but does not have a prior history of sexually transmitted diseases, recent sexual activity, or vaginal discharge, making the possibility of the rare Fitz-Hugh Curtis Syndrome *(síndrome de Fitz-Hugh Curtis)* quite unlikely in this patient.

Finally, the physical examination is an important element of this medical encounter. For various reasons, it is common that when the physician goes to interview and examine a patient with abdominal pain in the Emergency Department, the patient may still be wearing some or all of their clothing, making a full abdominal examination impossible. Sometimes, the patient may be reticent to get undressed and put on a gown due to feeling embarrassed or overly exposed, the nurse or technician may have had trouble communicating the instructions to the patient, or the patient may have needed help to undress due to pain but may have been unable to request assistance. Taking a few minutes to explain to the patient the proper way to undress and gown can help address all of these potential reasons and ensure a high-quality examination to corroborate the clinical history and confirm the most likely diagnosis.

Tips for Interviewing in This Case

Once the history is properly elicited, the clinical features of biliary colic and gastritis become fairly clear and straightforward. Potential obstacles that clinicians may encounter when interviewing a patient, even with relatively straightforward clinical presentations, are that patients often express their stories in their own formulations of cause and effect. The patient's ideas pertaining to causative agents of their symptoms do not always correlate with medical understanding. If the physician does not account for the patient's ideas and health beliefs, there may be greater difficulty in patient comprehension of the medical information about a diagnosis or treatment plan. We therefore strongly advocate explicitly asking patients what they think may be happening or causing their symptoms.

Throughout this medical encounter, many complex ideologies about causes of abdominal ailments come up. One example is *empacho,* a condition consisting of indigestion caused by overeating or by certain foods and characterized by abdominal pain, nausea, vomiting, diarrhea, or constipation, and sometimes constitutional symptoms such as headache and lack of appetite. High bilirubin levels and the bile-colored emesis can be associated with anger or ire and are sometimes felt to need to come out of the system, as expressed by this patient. Numerous folk remedies used for *empacho* and also for high bilirubin or jaundice include *limón* (lemon), *té verde* (green tea), *té de diente de león* (dandelion tea).[7] An additional factor that this patient shares with the physician is her concern over her weight. In particular, she expresses a desire for weight loss and a strong sense of guilt over her current weight, as well as a fear that her obesity may be the cause of her pain and that it is her own fault.

Cultural Considerations

The concept of what constitutes a healthy weight can vary among communities and cultures. Weight loss strategies are also often community and fad dependent. Most individuals try their own techniques to lose weight prior to seeking medical advice. They often seek advice from friends and members of their communities, and many Hispanics may explore folk remedies and natural supplements that promise weight loss. Patients may be using these types of remedies without fully researching their evidence or side effect profile. Having an honest conversation with their medical provider about weight loss options can therefore be extremely helpful, particularly if the clinician takes care to be nonjudgmental and to provide an evidence-based response to the patient's questions and ideas about weight loss strategies.

Some weight loss strategies in the Latino community include metabolism boosters, herbs and plants, and "natural" pills that can be purchased at botanicals or in their countries of origin. In this case, the patient reports that she is using Garcinia cambogia, a fruit that can be eaten on its own but also manufactured into pill form and marketed for weight loss. Cases of acute liver injury have been reported after use of this oral medication.[8] Additionally, due to its high citric acid content, Garcinia cambogia may also cause worsening of gastritis and generalized gastrointestinal upset.

Studies support that losing weight is easier when it happens in groups and families.[9] Individuals who try to lose weight by themselves often feel isolated from their communities. This may be especially true in groups such as the Hispanic community, in which sharing meals is such a critical part of building and maintaining relationships and showing love and affection. This patient reports that many of her relatives are also obese or overweight. This may be an opportunity to engage the family in a weight loss plan that can be of benefit for multiple patients.

Finally, it is important to consider that some patients with particularly high body mass index (*índice de masa corporal*) may benefit from consideration of bariatric surgical options for weight loss. Hispanic and other minorities are less likely to complete bariatric surgery despite having higher rates of severe obesity and related complications/comorbidities.[10] Physicians should make sure that best practice treatment options are being equitably offered to all patients who meet clinical criteria for specific recommendations such as weight loss recommendations.

 CRITICAL ELEMENTS

Did you elicit these critical elements of the medical encounter?
- Characteristics of pain including description, intensity, timing, and duration
- Triggers for pain and past episodes that fit similar pattern
- Dietary and nutrition history
- Medications with special focus on weight loss remedies and a plan for future weight loss recommendations
- Discuss treatment of the patient's pain

Case 2 – Fatigue – Fatiga

Sandra Quezada, MD, MS

INTRODUCTORY INFORMATION

Patient's Name	Ana Robles
Age	67 years
Date of Birth	October 2, 1949
Gender	Female
Race/ethnicity	Latina
Self-reported national or ethnic origin	El Salvador
Language preference	Spanish
City, State	Baltimore, Maryland
Medical Setting	Family Medicine Clinic
Reason for visit	*"Estoy muy fatigada."*
Vital signs	HR 88 BP 124/68 RR 12 Temp 36.9°C O$_2$Sat 99%

🔊 MEDICAL ENCOUNTER

Doctor/a o profesional sanitario	Paciente
Presentación	
Hola, soy la doctora Gutiérrez.	Hola, me llamo Ana. Mucho gusto, doctora.
Pregunta introductoria	
Mucho gusto, Ana. ¿Qué le trae hoy a la clínica?	Bueno últimamente me he sentido muy débil y con mucha fatiga. Ya sé que no estoy tan joven, pero no tengo ganas de hacer nada y mi esposo me convenció que debería venir a ver qué se puede hacer.
Historia de la enfermedad actual	
Gracias por confiar en mí; espero poder ayudarle. ¿Me puede contar un poco más sobre lo que está pasando?	Pues no sé. Simplemente no tengo ánimo…. Me siento demasiado cansada y sin energía para hacer todas las cosas que tengo que hacer en el trabajo y en la casa.
¿Por cuánto tiempo ha tenido esta fatiga?	Ya casi cuatro meses.
¿Y en ese tiempo siente que la fatiga ha sido constante? ¿O hay algunas actividades que la empeoran?	Es peor si me pongo a levantar cosas pesadas. Por ejemplo, ayudo a cuidar niños y si necesito levantar a un niño, no tengo la fuerza para hacerlo. Pero en estos días he estado peor porque ni siquiera tengo que levantar nada y me siento fatigada igual. Hoy y ayer no fui al trabajo, y a pesar de descansar un poco todavía no me siento bien.
¿Ha tenido dolor de pecho o dificultad con la respiración?	No he sentido dolor de pecho, pero sí me siento sin aliento muchas veces, especialmente al tratar de esforzarme.

Continued on the following page

Doctor/a o profesional sanitario	Paciente
¿Y ha sentido palpitaciones?	Que yo sepa no.
¿Está durmiendo y alimentándose bien?	Oh, sí, yo siempre he comido muy sano y me alimento muy bien. En general pienso que duermo lo suficiente, como siete horas cada noche.
¿Ha bajado de peso?	Sí, en realidad he bajado como cinco kilos.
¿En cuánto tiempo?	Tal vez como en las últimas tres semanas.
En estas semanas, ¿ha cambiado lo que come o cuánto come? Por ejemplo, ¿está siguiendo una dieta especial?	No, doctora. Sigo igual que siempre. La verdad no me viene mal perder un poquito de peso, pero no he estado comiendo diferente.

Síntomas asociados

Dígame, Ana, ¿se ha sentido deprimida últimamente?	No, doctora, en realidad, aunque estoy preocupada puedo decir que tengo mucha fe y eso me ayuda mucho para mantener la esperanza y ser optimista.
¡Qué bueno, Ana, me alegro! ¡Alguna vez ha visto sangre cuando va al baño?	¡Ay! Menos mal que nunca he visto sangre, aunque ahora que usted me pregunta sí he notado que el pupú se ve muy negro.
¿Por cuánto tiempo ha notado eso?	Solamente en los últimos cinco días, más o menos.

Repaso por sistemas

¿Ha tenido dolor de estómago, náusea o vómito?	Bueno sí me ha dolido el estómago, pero normalmente se me alivia con un té, o si no con ibuprofeno. No he vomitado, gracias a Dios.
¿En qué parte del estómago siente el dolor?	Aquí en el centro, arriba del ombligo.
¿Lo siente con mucha frecuencia?	Solo unas cuantas veces a la semana.
¿Desde cuándo le pasa?	Ah, no sé decirle, doctora. A lo mejor algunos meses, quizás seis meses. Algo así. Aunque parece un poco peor esta semana.
¿Hay algunas comidas o bebidas que empeoran el dolor?	No tanto…a veces siento que las comidas más ácidas no me caen bien. También el café y jugo de naranja me molestan.
¿Ha tenido diarrea o estreñimiento?	No.
¿Ha experimentado fiebre o sudores?	No.

Antecedentes médicos

¿Qué problemas médicos ha tenido?	Tengo artritis. Me afecta en las manos y las caderas.
¿Ha estado internada en el hospital alguna vez?	Solamente cuando tuve a mis hijos.

Historia quirúrgica

¿Le han hecho alguna cirugía?	Hace mas de veinte años me operaron de la matriz para quitarme una fibroide.
¿Alguna vez se ha hecho la colonoscopía o una endoscopía?	No.

Doctor/a o profesional sanitario	Paciente
Medicamentos	
¿Qué medicamentos toma regularmente?	Tomo una multivitamina todos los días, y para la artritis tomo aspirina y ibuprofeno todos los días.
¿Cuántas veces al día toma la aspirina?	Una por la mañana.
¿Sabe la dosis?	No sé, doctora.
Y el ibuprofeno, ¿recuerda cuántas veces al día lo toma y la dosis?	Normalmente la tomo una vez por la noche antes de dormir. Y tomo dos pastillas, creo que son de doscientas. Pero si me duele más la artritis, pues me tomo tres pastillas y a veces dos o tres veces al día.
¿Recientemente ha tenido más dolor o ha tomado ibuprofeno varias veces al día?	Ahora estoy bastante bien, pero la semana pasada sí tuve unos días malos con la artritis.
¿Usa algún suplemento natural o herbal?	El té de hierbabuena me encanta y lo tomo casi todos los días.
Alergias	
¿Qué alergias tiene a medicinas?	Ninguna que yo sepa.
Historia social	
Uso de sustancias recreativas o ilícitas	
¿Cuánto alcohol toma usted, incluyendo vino o cerveza?	No tomo nada de alcohol.
¿Usted fuma?	De joven fumaba porque estaba de moda, pero hace más de treinta años que no fumo.
¿Ha usado marihuana, cocaína, heroína u otras drogas?	Nunca.
¿Cuánta cafeína toma diariamente?	Como le digo no tomo café porque me molesta el estómago. También evito las sodas porque me dan mucho gas.
Oficio	
¿En qué trabaja usted?	Estoy trabajando en un déiquer para niños. *(Note: Déiquer is used to represent the phonetic spelling of the Spanish pronunciation of the English word "daycare" that is used by some Spanish-speaking communities. A more standard word in Spanish would be "guardería.")*
Vivienda/Recreo/Relaciones	
¿Con quién vive?	Con mi esposo.
¿Ha vivido en otro país o ha viajado recientemente?	Nací en El Salvador, pero ya llevo mas de veinte años acá en los Estados Unidos. Viajé a El Salvador hace dos años, pero creo que se me hará más difícil volver ahora.
Historia sexual	
¿Con quién he tenido relaciones sexuales?	He tenido dos esposos, y únicamente he tenido relaciones sexuales con ellos dos.

Continued on the following page

Doctor/a o profesional sanitario	Paciente
¿Usan protección o contracepción?	Nunca usé, pero ahora ya he llegado a la menopausia así que de todas maneras no es necesario.
¿Ha tenido alguna enfermedad de transmisión sexual?	No, nunca.
Violencia doméstica	
¿Ha sufrido abuso físico, verbal o sexual alguna vez?	No, gracias a Dios, nunca.
Historia médica de la familia	
¿Qué problemas médicos hay en su familia, por ejemplo, en sus padres o hermanos?	Mi papá sufría de depresión y alcoholismo, y eso le dañó el higado. Mi mamá era muy sana, aunque también sufría de artritis y dolor de espalda. Un tío mío murió después de un ataque cerebral, y otro tío falleció después de un infarto.
Otros elementos de la entrevista médica	
¿Hay otras cosas que a usted le parecen importantes y que no le he preguntado?	No, gracias; no se me ocurre nada más en este momento.
Examen físico	
Signos vitales	Frecuencia cardíaca: 88 Presión arterial: 124/68 Frecuencia respiratoria: 12 Temperatura: 36.9°C Saturación de oxígeno: 99% Peso: 152 libras
Apariencia general de la paciente	La paciente es una mujer un poco pálida, pero sin angustia aguda
Cabeza, ojos, nariz, garganta	Normal, sin señales anormales aparte de conjuntiva pálida; sin ictericia.
Cuello	Sin masas
Examen cardiovascular	Ritmo regular sin sonidos extras
Examen pulmonar	Normal
Examen abdominal y rectal	Abdomen blando, sin distención, dolor modero precipitado al palpar el epigastrio; sonidos normales; examen dígitorectal demuestra heces negras
Examen neurológico	Motor: tono nomal, sin evidencia de atrofia muscular, fuerza normal y simétrica en las cuatro extremidades, sin temblor Sensación, coordinación y reflejos intactos
Examen del estado mental y emocional	Alerta, orientada a persona, lugar, y objeto; Memoria y comprensión intactas; disposición y capacidad de juicio normal
Conclusión de la entrevista médica	
¿Qué preguntas tiene?	Solo quiero saber si usted puede ayudarme a recobrar la fuerza y energía.
Es una excelente pregunta, Ana. Vamos a hablar de lo que puede ser la causa y de cómo la podemos ayudar.	

CASE NOTE

Case Note 1: Blank for Learner to Complete

 Available for electronic download in Appendix.

Case Note 2: Sample Spanish Version

Case Data Documentation (Comprehension of case information)	Historia del problema actual	Mujer de 67 años con historia de artritis por lo cual toma aspirina y ibuprofeno diariamente que presenta con fatiga por 3-4 meses. La fatiga le impide poder levantar objetos pesados, y ha progresado al punto de que se siente cansada incluso sin ejercerse. Ha notado dolor moderado en el epigastrio, heces negras, y pérdida de cinco kilos en el último mes sin cambiar su alimentación.
	Historia médica	Artritis con uso frecuente de antiinflamatorios no esteroides.
	Medicamentos	- Aspirina una vez al día para la artritis. - Ibuprofeno diariamente, mínimo de dos veces al día para la artritis. - Multivitamina.
	Alergias	Ninguna.
	Aspectos importantes de la historia social, de sustancias e historia médica familiar	- Ningún uso de alcohol ni de drogas. - No hay antecedentes médicos relevantes en sus parientes. - No ha viajado al extranjero últimamente, aunque sí estuvo en El Salvador hace dos años y más recientemente ha tenido familia visitando del extranjero.
	Resultados claves del examen físico	- Palidez. - Dolor al palpar el epigastrio, y heces negras en el examen digitorectal.

Medical Decision-Making Documentation (Synthesizing case information to make medical decisions and recommendations.)	Evaluación del paciente
	Por favor escriba los tres diagnósticos más probables para este paciente en orden empezando con el más probable e incluyendo su justificación.
		1. Úlcera péptica causada por sobreuso de medicamentos antiinflamatorios
		    Lo más probable es que sufra de una úlcera gástrica inducida por medicamentos antiinflamatorios y aspirina que han causado sangrado lento, lo cual ha producido anemia que le está causando fatiga. Además, recientemente el sangrado se ha vuelto más grave, manifestándose con melena. El dolor epigástrico, las heces negras y la pérdida de peso apoyan este diagnóstico.
		2. Gastritis o úlcera causada por infección H. Pylori
		    Es también posible que tenga una infección superimpuesta de Helicobacter pylori, lo cual puede causar gastritis y úlceras gástricas y duodenales, y cáncer gástrico.
		3. Cáncer gástrico o gastrointestinal
		    La pérdida de peso es preocupante y la paciente nunca se ha hecho pruebas de detección temprana como colonoscopía. Finalmente, otras explicaciones podrían incluir esofagitis causada por reflujo gastroesofágico, úlceras o inflamación del intestino delgado o del intestino grueso, y también cáncer gástrico o colorectal.

Continued on the following page

Plan

Plan para establecer o confirmar el diagnóstico: ¿Qué pruebas o procedimientos recomienda?	Plan para el diagnóstico: Debe ir a la sala de emergencias inmediatamente para evaluar lo siguiente: a. Análisis de sangre: electrolitos, hemograma completo, pruebas de función hepática y análisis de grupo sanguíneo (tipo de sangre y anticuerpos). b. Electrocardiograma. c. Consulta con especialista de gastroenterología para considerar endoscopía. d. Examen para confirmar infección de H. pylori, lo cual se podría hacer con muestra de heces, con examen de aliento o con biopsia obtenida durante la endoscopía.
Plan para el tratamiento: ¿Qué tratamientos recomienda?	Plan para el tratamiento: a. Dejar de usar aspirina e ibuprofeno. Debemos evaluar tratamientos alternativos para el dolor de la artritis que no incrementen el riesgo de sangrado gastrointestinal. b. Para mientras, puede usar paracetamol cuando sea necesario para dolor. c. Considerar comenzar medicina antiácida. d. Terapia endoscópica dependiendo de los resultados de la endoscopía.

Patient-Centered Discussion (Transforming the medical decision-making into language that the patient understands.) **Explicación centrada en el paciente** Por favor escriba cómo le explicaría su evaluación y el plan para el diagnóstico y tratamiento al paciente.	Ana, gracias por venir hoy a consultar conmigo. Para estar seguros de lo que está causando su fatiga, tendremos que hacer algunas pruebas. Pienso que lo más probable es que usted sufra de una úlcera péptica. Esto es una úlcera—una herida o llaga—dentro del estómago o la parte del intestino justo al lado del estómago. Es una complicación muy común de tomar aspirina e ibuprofeno con frecuencia. Las úlceras pueden causar dolor, y pueden causar pérdida de sangre, lo cual resulta en anemia y eso le causa fatiga. Cuando sus heces son negras, eso indica que probablemente hay un sangrado en la parte alta del sistema digestivo, como en el estómago o el esófago. Podremos confirmar lo que sospechamos con exámenes de sangre para ver si está anémica, y quisiera consultar con un especialista en gastroenterología. Estos especialistas pueden examinar su estómago directamente usando un endoscopio. Para ese tipo de examen, le darán suero y medicina por la vena que le ayudará a dormir y sentirse cómoda y relajada durante el procedimiento. Al dormirse, usan el endoscopio que es un tubo delgado y flexible con una luz y una cámara en la punta para examinar el esófago, el estómago, y la primera parte de su intestino delgado. Si encuentran una úlcera y ven que está sangrando, pueden darle tratamientos directos a la úlcera en ese momento para parar el sangrado y prevenir que vuelva a sangrar. Si confirman que sí tiene una úlcera, pueden también tomar biopsias para ver si hay una infección común que causa úlceras. La infección se puede eliminar con antibióticos. Finalmente, hay medicinas que reducen acidez, y también ayudan a sanar úlceras, así que deberíamos comenzar esa medicina si se encuentra una úlcera durante la endoscopía. Además, le recomiendo que deje de usar aspirina e ibuprofeno, ya que estas medicinas aumentan el riesgo de formar úlceras. Estoy preocupada que el sangrado puede estar empeorando rápidamente, y por lo tanto, ahora deberíamos llevarla a la sala de emergencias para conseguir estos exámenes y tratamientos lo antes posible. Espero que con estos exámenes podamos entender la causa de su fatiga, y también darle el tratamiento necesario para que pueda sentirse mejor.

Case Note 3: Sample English Version

Case Data Documentation (Comprehension of case information)	**History of present illness**	67-year-old woman with history of arthritis for which she takes daily aspirin and ibuprofen who presents with fatigue for 3-4 months. The fatigue, which limits her ability to lift heavy objects, has progressed, causing tiredness now even without exertion. She has also noted moderate epigastric pain and black stool, with a 5 kg weight loss in the past month despite no change in appetite and good nutrition.
	Key past medical history	Arthritis with frequent nonsteroidal anti-inflammatory drug (NSAID) use.
	Medications	- Aspirin once daily. - Ibuprofen daily, minimum twice daily for arthritis pain. - Multivitamin.
	Allergies	No known drug allergies.
	Key social/ substance use/family history	- No alcohol or illicit drug use. - No pertinent family history. - No recent travel history, although she was in El Salvador 2 years ago and, more recently, has had family visiting from abroad.
	Key physical examination findings	- Pallor. - Epigastric tenderness, melena on digital rectal exam.

Medical Decision-Making Documentation (Synthesizing case information to make medical decisions and recommendations.)	**Assessment** Please list your top three differential diagnoses in order of likelihood and include your justification.	1. NSAID-induced peptic ulcer
		   The most likely explanation is NSAID-induced peptic ulcer disease causing slow upper gastrointestinal bleeding resulting in anemia, which in turn has caused her fatigue. Further, the bleeding appears to have become more brisk in recent days, given the visible melena and worsening of fatigue and shortness of breath. The melena, epigastric pain, and weight loss support this diagnosis.
		2. Gastritis or ulcer caused by *H. pylori* infection
		   The patient could also have a superimposed *H. pylori* infection, which can cause gastritis, gastric and duodenal ulcers, and gastric cancer.
		3. Gastric or colorectal malignancy
		   The patient's weight loss is concerning, and she has never had any screening tests for colon cancer such as colonoscopy. Finally, other possible etiologies include reflux esophagitis, intestinal ulcer or inflammation, and colorectal cancer.

Continued on the following page

Plan of Care

Diagnostic Plan: What other tests or procedures would you recommend?	Diagnostic plan: The patient should go to the Emergency Department immediately to obtain the following tests: a. Laboratory studies: metabolic profile, blood count, blood type testing. b. Electrocardiogram. c. Consult gastroenterology specialist for possible endoscopy. d. *H. pylori* testing, which can be performed with stool antigen sample, breath test, or with biopsy obtained during the endoscopy.
Treatment Plan: What treatments would you recommend?	Treatment plan: a. Stop using aspirin and ibuprofen. We should evaluate alternative treatments for the arthritis pain that do not increase bleeding risk. b. In the meantime, it is acceptable to take acetaminophen as needed for pain. c. Consider initiating acid-suppressing medications. d. Endoscopic therapy may be indicated depending on findings of the endoscopy.

Patient-Centered Discussion (Transforming the medical decision-making into language that the patient understands.)	Ana, thank you for coming in today. To be sure of what is causing your fatigue, we need to run some tests. I suspect the most likely explanation for your fatigue is a peptic ulcer. This is a type of ulcer—like a wound or a cut—in or near your stomach. This is a common complication of frequently using aspirin and ibuprofen. Ulcers can cause pain and internal bleeding, which then results in anemia that will make you feel fatigued. When you see black stool, that is a hint there is likely bleeding from somewhere in your upper digestive tract like the stomach or esophagus. We will be able to confirm this with blood tests to check if you are anemic, and I would like to consult a gastroenterologist. These specialists can examine the inside of your stomach directly using an endoscope. For this kind of exam, you will receive intravenous (IV) fluids and medications that will help you get sleepy and stay comfortable and relaxed during the procedure. After you fall asleep, they will use the scope, which is a thin, flexible tube with a light and a camera at the end, to examine your esophagus, stomach, and first part of your small intestine. If they find a bleeding ulcer, they can treat it directly at that time to stop the bleeding and to prevent it from bleeding again. If they find an ulcer, they can also take biopsies to rule out a common infection that causes ulcers, which is very treatable with antibiotics. Finally, acid-suppressing medications also help heal ulcers, so we should also begin this medication if an ulcer is found on your endoscopy. I also recommend you stop using aspirin and ibuprofen, because these medicines increase your risk of developing ulcers. Now, I am concerned that the bleeding may be worsening rapidly, and, as a result, we should now take you to the Emergency Department to get these tests and treatments done as soon as possible. I hope these tests help us understand what is causing your fatigue and allow us to give you the treatment you need so that you can feel better.

CASE DISCUSSION

Critical Data to Obtain From This Patient Interview

Fatigue (*fatiga*) is a vague symptom and refers to various different symptoms, including tiredness, generalized weakness, loss of energy, depressed mood, or exertional dyspnea, among others. In this case, careful questioning guides the clinician to understand that the patient feels generally weak and also dyspneic with exertion. In this case, the patient's history of epigastric pain and NSAID use should raise concern for peptic ulcer disease, and her report of black stool is even more concerning as the bleeding has become more brisk and needs to be addressed urgently. Some key questions to ask when considering upper gastrointestinal bleeding include:

When did the symptoms begin?	¿Cuándo empezaron los síntomas?
Has it worsened?	¿Ha empeorado?
Have you noticed something that improves your symptoms?	¿Hay algo que mejora sus síntomas?
Is there something that worsens the the the problem?	¿Hay algo que empeora el problema?

If bleeding is visible (e.g., the patient says, "*He visto sangre*" or "I have seen blood.")

From where did you pass the blood?	¿Por dónde salió la sangre?
From your mouth?	¿Por la boca?
From the anus?	¿Por el ano?
What color was it?	¿De qué color era?

Descriptors of the stool such as colors can help localize upper vs. lower gastrointestinal sources of bleeding, as well as how brisk the bleeding is. The following descriptors of stool can help narrow down the differential diagnosis in cases of potential rectal bleeding:

Note that, in Spanish, the adjective (in this case, the color or quality of the substance) must agree in gender and number with the noun that is being described. In this case, we will provide the adjective for the noun *heces* (feminine plural). *(Las) deposiciones* would also be feminine plural, wheareas *(el) excremento* would be masculine singular.

Red	Rojas
Bright red	De color rojo vivo
Brown	De color café, Marrones
Maroon	Granates, Color vino, Color ladrillo
Black	Negras
Tarry	Alquitranosas (Literally, "tarry"), Pegajosas (Literally, "sticky" and may be more common in reference to tarry stool than the word "alquitranosas")
Look like coffee grounds	Parecen café molido

The use of color descriptors have some important differences in Spanish. Within Spanish speakers, color descriptors may also vary by nationality. Special caution is also advised regarding the use of the word *café* in Spanish. Many Spanish speakers use the word *café* to refer to the color *brown*, which would suggest normal stool. In English, the descriptor of "coffee" may make clinicians think of "coffee grounds," such as "coffee-ground emesis," whereas simply saying *color café* does not have such a meaning in Spanish. Similarly, note that the word *marrón* (brown) may sound like "maroon," but actually means normal brown stool. If it is determined that there is blood in the stool, the clinician should ask additional questions that can help clarify frequency and quantity of bleeding.

When was the first time this happened?	¿Cuándo fue la primera vez que le pasó?
...the first time you bled?	¿...la primera vez que sangró?
When was the most recent bleeding?	¿Cuándo fue el último sangrado?
How much blood did you see?	¿Cuánta sangre vio?

Additional elements of the history that are important include details about the abdominal pain, including location, frequency, aggravating and alleviating factors; exposure to possible etiologies such as antiinflammatory medications, risk for *H. pylori* infection including travel history and household contacts; and history of prior gastrointestinal bleeding and screening. A few examples of important questions are provided here:

Show me specifically where you feel the stomach pain.	Muéstreme específicamente dónde siente el dolor de estómago.
How often do you feel the stomach pain?	¿Con qué frecuencia siente dolor de estómago?
Have you used medications such as ibuprofen, Motrin, or Aleve?	¿Ha usado medicinas como aspirina, ibuprofeno, Motrín o Aleve (/a-lif'/)?
Has someone at home ever been diagnosed with a bacteria called *Heliobacter* or *H. pylori*?	¿Hay alguien en la casa que haya sido diagnosticado con una infección por una bacteria llamada *Heliobácter* o *H. pylori*?
Have you traveled outside the country?	¿Ha viajado fuera del país?
Have you ever had stomach ulcers?	¿Ha tenido úlceras anteriormente?
Have you ever had an endoscopy?	¿Se ha hecho la endoscopía anteriormente?
Have you ever had a colonoscopy?	¿Se ha hecho la colonoscopía anteriormente?

Tips for Interviewing in This Case

Fatigue is vague and can have multiple varied etiologies. The description of fatigue can also be very personal. In Ana's case, her shortness of breath should have caused one to consider cardiopulmonary pathology, and depression can also present with fatigue. Similar words are often used in Spanish to describe conditions that span multiple organ systems or may have multiple meanings. For example:

Tengo falta de aliento: It is hard to catch my breath; I feel out of breath; I feel spent.

No tengo ánimo: I feel depressed; I have low mood; I have low energy; I don't feel like doing anything; I don't have the desire to do something in particular.

Estoy fatigado/a: I tire easily; I can't catch my breath; I have low energy.

Estoy decaído/a: I feel low; I feel blue; I have low energy; I feel tired.

A careful history is the best approach to clarifying the etiology. The interviewer should ask additional questions to rule out each possibility until they are able to close in on a differential diagnosis. Importantly, clinicians should remember that additional comorbidities (e.g., depression, congestive heart failure, or others) can co-exist even if the patient is ultimately diagnosed with a gastrointestinal source of bleeding that explains the fatigue.

Cultural Considerations

One important epidemiologic factor to consider is that *H. pylori* infection is endemic in Latin America. As a result, Hispanic/Latino patients who have emigrated from and/or travel to Latin America may have an increased risk of infection. Despite her strong history of NSAID use, one should remember that she also has elevated risk of *H. pylori*, which could co-exist as a precipitating factor for her gastrointestinal bleeding and ought to be tested and treated, if present.

Secondly, while many patients are likely to delay seeking out evaluation for fatigue and intermittent abdominal pain, this delay could be longer in Latino patients either due to concerns about insurance or immigration status, or because they may be confident that home remedies like the *té de hierbabuena* in this case will solve the problem. For this reason, be sure to ask questions that will help you gauge how urgent the situation is, so you can properly triage whether the evaluation and treatment can be done as an outpatient, or if the patient needs to be hospitalized. Just because a patient has suffered with a problem for multiple months does not mean that the problem is chronic and should be evaluated as an outpatient. As in this case, the patient has had intermittent symptoms for several months, but now has an acute worsening of the problem, which can be life-threatening and merits emergency care.

Finally, this patient, a 67-year-old woman, reported never having had a colonoscopy. In the acute setting of the current presentation, we cannot spend time exploring this issue further, but it is one that merits close attention after the acute life-threatening episode is diagnosed and resolved. Latinos have lower rates of colon cancer screening than other groups and also present to care at more advanced stages of the disease.[12] The clinician should ask Ana whether a colon cancer screening test has ever been offered to her, address any concerns she may have regarding this type of testing, review the options, and make a plan.

 CRITICAL ELEMENTS

Did you elicit these critical elements of the medical encounter?
- Clarification of what was meant by fatigue
- Detailed gastrointestinal review of systems
- Screening for psychiatric and cardiovascular problems contributing to fatigue
- Travel and exposure history
- Medical history including preventive health screenings, including colonoscopy

Case 3 – Diarrhea – Diarrea

Sandra Quezada, MD, MS

INTRODUCTORY INFORMATION

Patient's Name	José Martínez
Age	70 years
Date of Birth	May 5, 1949
Gender	Male
Race/ethnicity	Latino
Self-reported national or ethnic origin	Nicaragua
Language preference	Spanish
City, State	Easton, Maryland
Medical Setting	Family Medicine Clinic
Reason for visit	*"Tengo diarrea."*
Vital signs	HR 95 BP 118/68 RR 12 Temp 37.9°C O$_2$Sat 99%

MEDICAL ENCOUNTER

Doctor/a o profesional sanitario	Paciente
Presentación	
Hola Señor Martínez, soy la doctora Quezada, mucho gusto en conocerlo.	Hola doctora, mucho gusto.
Pregunta introductoria	
Dígame, ¿en qué le puedo ayudar hoy?	Vine a verla porque llevo varios meses con una diarrea muy fuerte. Pensé que se pasaría sola pero no me estoy mejorando y he bajado de peso.
Historia de la enfermedad actual	
Qué bueno que vino. Cuénteme, ¿por cuántos meses ha tenido esta diarrea?	Entre tres y cuatro meses. Al principio no era tan malo, iba una o dos veces al día y noté muy suave el popó, pero después se volvió más líquido y ahora voy entre cuatro y cinco veces al día. Tengo que tomar mucho líquido para no deshidratarme.
¿De qué color es la diarrea?	Es color café.
¿Café oscuro o claro?	Claro.
¿Puede describir más la consistencia de la diarrea? Por ejemplo, ¿es aguada, floja o dura mezclada con heces flojas?	Siempre es muy floja y a veces es aguada.
¿Usted diría que es mucha cantidad o solamente sale un poquito de líquido cada vez que va al baño?	Yo diría que a veces es poco lo que sale y en otras ocasiones es bastante.
¿Ha visto sangre en la diarrea?	No, nunca.
Antes de estos meses con diarrea, ¿cómo describiría sus evacuaciones?	Normal, iba una vez al día y no eran tan aguadas como ahora.
¿Ha cambiado su dieta?	No, doctora, normalmente como lo mismo casi todos los días.
¿Puede describirme cómo es su dieta normal?	Claro, doctora. Siempre desayuno con un café bien cargado, y con pan tostado con huevos y queso. Para almorzar normalmente una sopa o lo que sobró de la noche anterior. La cena típicamente es arroz con pollo, o carne con papas y frijoles.
¿Prefiere la carne bien cocida o a medias?	Siempre la he preferido bien cocida.
¿Ha viajado recientemente?	Pues sí, acabo de volver de Nicaragua hace seis semanas. Fui a celebrar la quinceañera de una nieta mía muy querida. Ya tenía algo de problemas con el estómago en ese entonces, pero no era tan malo y no me quería perder la celebración.
¿Se empeoró la diarrea durante su viaje?	Creo que sí. Noté que tenía que usar el baño más de lo común y me limitaba el salir con la familia, aunque todavía no estaba tan floja como ahora.
Durante su viaje, ¿comía normalmente en casa o fuera de casa?	Usualmente en casa, pero sí salíamos a comer en restaurantes de vez en cuando.

Doctor/a o profesional sanitario	Paciente
¿Bebió agua del grifo o embotellada?	Casi siempre bebía agua del grifo porque me dijeron que estaba bien tratada y que nadie se enferma al beberla.
Ahora, ¿le duele el estómago?	Pues no tanto dolor, pero sí se me infla de vez en cuando y eso me molesta.
¿Y cuánto peso ha bajado?	Como dos o tres kilos, doctora.
¿Ha habido algún cambio en sus medicamentos?	Hace un tiempo, me subieron la dosis de metformina para controlar el azúcar mejor.
¿Cuándo hicieron ese cambio en la metformina?	Hace como cuatro o cinco meses.

Síntomas asociados

¿Ha tenido fiebre, escalofríos o sudores?	No, nada de eso.
¿Ha tenido náusea o vómito?	No, doctora.
¿Siente molestia estomacal como reflujo o acidez?	A veces siento agruras, pero estoy tomando medicina para eso y me ayuda.
¿Qué tal problemas al tragar?	No tengo ningún problema con tragar.

Repaso por sistemas

¿Siente dolor o inflamación de las coyunturas?	No, nada fuera de lo normal.
¿Qué es normal para usted?	Amanezco con las manos un poco tiesas, pero eso se pasa solito.
¿Ha tenido algún brote en la piel?	No.
¿Ha tenido cambios recientes en la visión o con la memoria?	Bueno no tengo la vista de antes pero no ha habido ningún cambio reciente.
¿Y con la memoria?	No, ningún problema.
¿Ha tenido algún problema con orinar?	Tuve una infección de la orina en una ocasión y tuve que tomar antibióticos.
¿Qué antibiótico era?	Perdón, doctora, la verdad no me acuerdo cómo se llamaba el antibiótico. Era un nombre muy raro y largo.
Está bien señor Martínez, no se preocupe. ¿Más o menos cuándo ocurrió lo de la infección de orina?	Hace unos meses.
¿Ha tenido dolor de pecho o falta de aire?	No.

Historia médica

¿Qué problemas médicos ha tenido?	Diabetes, artritis, reflujo y presión alta.
¿Están bien controlados estos problemas?	Sí, tengo cuidado con lo que como y me tomo las medicinas.

Historia quirúrgica

¿Ha tenido alguna operación?	Me operaron de la vesícula.
¿Cuándo le operaron?	Hace unos cinco meses.
¿Recuerda por qué necesitó esa operación?	Me dijeron que tenía piedras en la vesícula que me estaban causando mucho dolor.

Continued on the following page

Doctor/a o profesional sanitario	Paciente
¿Alguna vez se ha hecho la colonoscopía o una endoscopía?	Sí, mi última colonoscopía fue hace cinco años, y me dijeron que estaba todo bien.

Medicamentos

¿Qué medicamentos toma regularmente?	Tomo metformina, lisinopril, omeprazole y aspirina.
Antes me mencionó que le habían cambiado la dosis de metformina. ¿Recuerda la dosis de antes y la de ahora?	No exactamente, doctora, pero antes me tomaba una pastilla por la mañana y por la noche, y ahora son dos.
¿Dos por la mañana y dos por la noche?	Sí, exactamente.
¿Y cuándo hicieron este cambio?	Hace a lo mejor cuatro o cinco meses. Fue alrededor del mismo tiempo que tuve el problema de la vesícula.
¿Se acuerda a qué nivel estaba su hemoglobina glucosilada, la "a uno c"?	Creo que estaba en ocho punto tres.
¿El nivel de azúcar ha mejorado desde entonces?	Dicen que sí.
¿Le han cambiado algunos de sus otros medicamentos recientemente?	No.
¿Usa algún suplemento natural o herbal?	No.

Alergias

¿Qué alergias tiene a medicinas?	Ninguna que yo sepa.
¿Tiene alguna otra alergia, como a las mascotas, por ejemplo?	No.

Historia social

Uso de sustancias recreativas o ilícitas

¿Cuánto alcohol toma usted?	Una cerveza, solo de vez en cuando.
¿Usted fuma?	No doctora.
¿Ha usado marihuana, cocaína, heroína u otras drogas?	Nunca.
¿Cuánta cafeína toma diariamente?	Solo tomo una taza de café al día, pero bien cargado.

Oficio/Vivienda/Relaciones

¿En qué trabaja usted?	Ya no estoy trabajando. Me jubilé hace unos años, pero antes era electricista.
¿Con quién vive?	Con mi hija, su esposo y mi nieto.
¿Hay animales en la casa?	Mi hija tiene un pájaro de mascota.
¿Alguien más en la casa ha estado enfermo o ha tenido diarrea?	Bueno mi hija tuvo el niño hace seis meses, y el pobrecito sí se enferma de vez en cuando. Me acuerdo que estuvo con diarrea cuando estaba más chiquito, con menos de dos o tres meses.
¿Ya está mejor?	Sí, ahora mismo está bien, gracias, doctora.

Doctor/a o profesional sanitario	Paciente
Historia sexual	
¿Con quién ha tenido relaciones sexuales?	Ya hace muchos años que no tengo relaciones sexuales, desde que falleció mi esposa hace siete años.
Lo siento. ¿Alguna vez tuvo una enfermedad de transmisión sexual?	No, nunca.
Violencia doméstica	
¿Ha sufrido abuso físico, verbal o sexual alguna vez?	No, doctora.
Historia médica de la familia	
¿Qué problemas médicos hay en su familia, por ejemplo, en sus padres o hermanos?	Mis papás fueron muy fuertes y sanos. Nunca supe de ningún problema médico en ellos. Mi hermano tiene diabetes y la presión alta como yo.
Otros elementos de la entrevista médica	
¿Hay alguna cosa importante de la que no hemos conversado y que me quiere contar?	No, gracias, doctora. Nada más que se me ocurra de momento.
Examen físico	
Signos vitales	Frecuencia cardíaca: 95 Presión arterial: 118/68 Frecuencia respiratoria: 12 Temperatura: 37.9°C Saturación de oxígeno: 99% Peso: 172 libras
Apariencia general del paciente	El paciente es un hombre mayor de edad y sin angustia aguda.
Cabeza, ojos, nariz, garganta	Normal, sin palidez en las conjuntivas ni ictericia.
Cuello	Sin masas.
Examen cardiovascular	Ritmo regular sin sonidos extras, frecuencia levemente rápida.
Examen pulmonar	Normal.
Examen abdominal y rectal	Abdomen blando, mínimamente distendido, pero sin dolor al palpar; sonidos intestinales hiperactivos (más ruidosos y frecuentes de lo usual).
Examen neurológico	Motor: tono normal, sin evidencia de atrofia muscular, fuerza normal y simétrica en las 4 extremidades, sin temblor. Sensación, coordinación y reflejos intactos.
Examen del estado mental y emocional	Alerta, orientado a persona, lugar y hora; Memoria y comprensión intactas; disposición y capacidad de juicio normales.
Conclusión de la entrevista médica	
¿Qué preguntas tiene?	Nada en este momento.

CASE NOTE

Case Note 1: Blank for Learner to Complete

 Available for electronic download in Appendix.

Case Note 2: Sample Spanish Version

Case Data Documentation (Comprehension of case information)	Historia del problema actual	Hombre de 70 años con historia de diabetes, presión alta, y artritis con viaje reciente al extranjero y uso reciente de antibióticos que presenta con diarrea. La diarrea no contiene sangre y ha durado 3 o 4 meses, pero se ha empeorado en ese tiempo con aumento en frecuencia de 1 o 2 veces al día a 4 o 5 veces al día. También ha cambiado en consistencia de blanda a más líquida. Ha bajado un poco de peso, aunque no ha bajado una cantidad extrema, y se siente que necesita hidratarse más de lo usual debido a la diarrea.
	Historia médica	- Diabetes, artritis, reflujo y presión alta. - Colecistectomía debido a cálculos biliares con cólico biliar hace 5 meses, sin complicaciones. - El paciente está al día con pruebas de prevención para el cáncer de colon. La última colonoscopía fue hace 5 años y reportada como "normal" según el paciente.
	Medicamentos	- Metformina, lisinopril, omeprazole y aspirina. - Recientemente tomó antibióticos para una infección de la vía urinaria. - Reciente aumento de dosis de metformina en los últimos 4 meses.
	Alergias	Ninguna.
	Aspectos importantes de la historia social, de sustancias e historia médica familiar	- Cerveza ocasionalmente; ningún uso de tabaco ni drogas recreacionales. - Viaje reciente a Nicaragua. - Tiene un pájaro en la casa como mascota. - Hay un bebé en la casa que tuvo recientes episodios de diarrea, aunque ya se han resuelto.
	Resultados claves del examen físico	- Signos vitales demuestran pulso levemente elevado, presión arterial algo baja; considerando su historia de presión alta hay que comprobar si está más baja que su presión usual. - Abdomen un poco distendido y con sonidos intestinales hiperactivos, pero sin dolor al palpar.

Medical Decision-Making Documentation
(Synthesizing case information to make medical decisions and recommendations.)

Evaluación del paciente
Por favor escriba los diagnósticos más probables para este paciente en orden empezando con el más probable e incluyendo su justificación.

El cuadro clínico del paciente es una combinación de diarrea crónica y diarrea aguda e incluye las siguientes posibles causas, algunas de las cuales podrían coexistir:

1. Diarrea crónica como efecto secundario de metformina
   Es común experimentar diarrea como efecto secundario de la metformina y el omeprazole. Además, el paciente reporta aumento de la dosis de la metformina antes del inicio de la diarrea, lo cual podría aumentar el riesgo de diarrea. La diabetes también puede afectar el intestino en hasta 75% de los pacientes con diabetes y causar diarrea en el 20% si no está bien controlada.

2. Diarrea crónica a causa de malabsorción de sales biliares después de la colecistectomía
   La diarrea puede ser un efecto secundario después de operación de la vesícula biliar. Esto puede empezar semanas después y durar hasta años después de la operación. Puede ocurrir por varias razones, la mayor siendo el aumento de sales biliares que no pueden ser reabsorbidas por el íleon terminal y, al llegar al intestino grueso, causan diarrea.

3. Diarrea infecciosa
   Colitis causada por *Clostridiodes* (antes *clostridium) difficile* podría causar sus síntomas. Esta infección es común en la comunidad, y también el paciente tiene el factor de riesgo aumentado debido a uso reciente de antibióticos. Esta infección aguda puede haber empeorado su diarrea crónica. Infecciones intestinales casuadas por virus, bacteria o parásitos también con frecuentes en la comunidad y el paciente se puede haber contagiado. Por ejemplo, infección por *Campylobacter jejuni* por el pájaro en la casa. Además, el viaje a Nicaragua aumenta el riesgo de contraer *Escherichia coli*, *Giardia lamblia* y *Norovirus*. Los bebés tienen un riesgo más alto de contraer rotavirus, y, al inicio de sus síntomas, el paciente estuvo expuesto al bebé con diarrea en su hogar.

Continued on the following page

Plan

Plan para establecer o confirmar el diagnóstico: ¿Qué pruebas o procedimientos recomienda?	Plan para el diagnóstico: a. Análisis de sangre: perfil metabólico, hemograma completo, pruebas de función hepática. b. Nivel de anticuerpos IgA contra transaminasa tisular (TTG IgA, por sus siglas en ingles) y nivel de inmunoglobina A (IgA) para evaluación de la enfermedad celíaca. c. Muestra fecal para evaluación de *Clostridiodes (clostridium) difficile*, cultivo bacteriano, ova y parásitos. d. Si los resultados son normales, consultar con gastroenterología para hacer una colonoscopía con biopsias, lo cual podría confirmar otra causa como la enfermedad de Crohn o colitis microscópica. e. Considerar hacer una tomografía computarizada abdominal para ver si hay angioedema en el intestino delgado.
Plan para el tratamiento: ¿Qué tratamientos recomienda?	Plan para el tratamiento: a. Promover nutrición adecuada y consumo de líquidos, preferiblemente líquido que contenga la recomendada proporción de sal y azúcar. b. Evitar productos lácteos. c. Medicamentos antidiarreicos si no se identifica una causa infecciosa. d. Antimicrobianos si se descubre una infección. e. Si no hay infección, intentar tratamiento con aglutinante de ácido biliar, como colestiramina, para tratar la diarrea que puede ser un efecto secundario de su colecistectomía. f. Si la diarrea continúa, retirar algunos medicamentos que son posibles causas para comprobar si hay mejoría de la diarrea.

Patient-Centered Discussion (Transforming the medical decision-making into language that the patient understands.) **Explicación centrada en el paciente** Por favor escriba cómo le explicaría su evaluación y el plan para el diagnóstico y tratamiento al paciente.	Señor Martínez, gracias por venir hoy a consultar conmigo. Para estar seguros de lo que está causando su diarrea, tendremos que hacer algunas pruebas. Pienso que lo más probable es que hay dos causas de su diarrea. Puede ser efecto de la medicina metformina o de su operación vesicular. Las dos cosas pueden causar diarrea como efecto secundario en muchas personas. También pienso que el aumento en la gravedad de la diarrea que ha tenido es porque puede haber contraído la infección *Clostridioides difficile*, que es posible contraer después de tomar antibióticos. Podemos confirmar lo que sospechamos con exámenes de sangre y de las heces para evaluar si hay infección u otra explicación. Si no encontramos nada con estos exámenes, entonces recomiendo consultar con una especialista en gastroenterología para hacer una colonoscopía. Para mientras, le recomiendo que se mantenga bien nutrido y bien hidratado. Ya que es posible desarrollar una intolerancia a los productos lácteos cuando el sistema digestivo está sensible, también le recomiendo evitar estos productos por ahora, hasta que resolvamos la diarrea. Si encontramos una infección, iniciaremos antibióticos para eliminar la infección, y si no hay infección, puede comenzar a tomar medicamentos antidiarreicos, como loperamida que se vende sin receta, para controlar sus síntomas mientras seguimos investigando la causa.

Case Note 3: Sample English Version

Case Data Documentation (Comprehension of case information)	History of present illness	70-year-old man with a history of diabetes, hypertension, arthritis, recent travel abroad, and recent antibiotic exposure presenting with diarrhea. The diarrhea is nonbloody and has lasted for 3-4 months with recent acute exacerbation in both frequency and consistency, now with 4-5 watery bowel movements daily. The diarrhea has progressed from soft to watery consistency. He notes mild weight loss and feels he needs to drink more water than usual due to the diarrhea.
	Key past medical history	- Diabetes, arthritis, acid reflux, and hypertension. - Cholecystectomy for gallstones causing biliary colic, performed 5 months ago and without complications. - Up to date on colon cancer screening. Most recent colonoscopy was 5 years ago and reported as normal per patient.
	Medications	- Metformin, lisinopril, aspirin, and omeprazole. - Recent antibiotics for urinary tract infection. - Recent increase in metformin dose about 4 months ago.
	Allergies	None.
	Key social/ substance use/ family history	- Occasional beer, no tobacco or recreational drug use. - Recent trip to Nicaragua, drank water from faucet and ate at home and in restaurants. - Pet bird in the home. - Baby at home had recent diarrhea episodes.
	Key physical examination findings	- Vital signs show mildly elevated heart rate and possibly low blood pressure; given his hypertension history, will need to assess whether the current blood pressure is baseline for the patient or not. - Soft, minimally distended abdomen with hypoactive bowel sounds and no tenderness to palpation.

Medical Decision-Making Documentation (Synthesizing case information to make medical decisions and recommendations.)	Assessment Please list your top three differential diagnoses in order of likelihood and include your justification.	Mixed picture of acute or chronic diarrhea; multiple contributing factors may co-exist, including:
		1. Chronic diarrhea caused by metformin adverse effect
		    It is common to have diarrhea as a side effect of metformin and omeprazole that this patient was taking. In addition, his diarrhea worsened when his metformin dose was increased. Further, diabetes alone, if not well controlled, as in this case, can also affect the digestive system in up to 75% of people with diabetes and cause diarrhea in up to 20%.
		2. Cholecystectomy causing bile acid diarrhea
		    After a cholecystectomy, many patients can have diarrhea weeks to years afterwards. This can be due to many causes, but the best understood is that higher amounts of biliary salts cannot be absorbed by the terminal ileum and reach the colon.
		3. Infectious diarrhea
		    C. difficile is a common community-acquired, diarrhea-causing infection, and the patient also has additional risk factor of recent antibiotic exposure.

Continued on the following page

The patient could have been exposed to other infections, including viral, bacterial, or parasitic causes of infectious diarrhea that worsened his chronic diarrheal symptoms. One possibility is *Campylobacter jejuni* infection related to the bird exposure. Also, his trip to Nicaragua increases his risk of *Escherichia coli*, *Giardia lamblia*, and *Norovirus*. Babies have higher risk of rotavirus, and the patient reports exposure to a baby with diarrhea.

Plan of Care

Diagnostic Plan:
What other tests or procedures would you recommend?

Diagnostic Plan:
a. Blood tests: complete metabolic panel (CMP), Complete blood count (CBC), hepatic function testing.
b. Antitissue transglutaminase IgA antibodies (anti-TTG-IgA) and total IgA antibodies to test for celiac disease.
c. Stool sample for *C. diff*, culture, ova, and parasites.
d. If the above exams are normal, proceed with a gastroenterology consult for colonoscopy with biopsies to assess for Crohn's disease or microscopic colitis.
e. Consider CT abdomen/pelvis if all above are negative to evaluate for bowel angioedema, which can be caused by lisinopril.
f. Review medication list for possible modifications.

Treatment Plan:
What treatments would you recommend?

Treatment Plan:
a. Maintain nutrition and hydration, ideally containing recommended proportions of salt and sugar.
b. Lactose-free diet.
c. Antidiarrheal medication if no infectious etiology is identified.
d. Antimicrobials as warranted if an infection is confirmed.
e. Trial of bile acid binders such as cholestyramine if no infection is detected.
f. Hold potentially causative medications if diarrhea continues.

Patient-Centered Discussion
(Transforming the medical decision-making into language that the patient understands.)

Mr. Martínez, thank you for coming in today. To clarify what is causing your diarrhea, we need to run some tests. I suspect the most likely explanation for your diarrhea is that it began as a side effect of the increase of the metformin dose or possibly as a side effect of your gallbladder surgery; both of these can cause diarrhea in many people. I think that the diarrhea has most likely worsened recently due to an infection called *C. difficile*, which can commonly cause diarrhea in those who had recent antibiotic exposure.

We can confirm this with blood and stool tests to rule out infectious and other causes. If these don't give us the explanation, I recommend we consult a gastroenterologist for a colonoscopy, which can help find other explanations for your diarrhea.

In the meantime, I recommend you stay well nourished and well hydrated, and avoid dairy products, as they can worsen the diarrhea. It is possible to develop a lactose intolerance when the digestive tract is sensitive, so you should avoid these products until we have resolved the diarrhea. If we find an infection, we can treat this with antibiotics, and if there is no infection, then you can begin taking over-the-counter antidiarrheal medications, such as loperamide, to help control your symptoms while we are continuing your evaluation.

CASE DISCUSSION

Critical Data to Obtain From This Patient Interview

The timing of diarrhea and determining whether it is acute (14 days or fewer in duration) or chronic (more than 30 days in duration) are extremely important in discerning its etiology. Acute onset diarrhea is most likely due to an infectious etiology, while chronic diarrhea is more complex and can be caused by inflammatory conditions, medication side effects, and food intolerances, among other possibilities.[15] As illustrated in this case, multiple risk factors can contribute to diarrhea, and it is helpful to consider the timing of symptom onset and exacerbation, as well as the probability of various conditions based on their incidence and prevalence as well as common exposures in the given patient population. Our patient's history of prescription medication use with formulations that frequently cause diarrhea and the history of recent cholecystectomy should be considered as the more likely explanations for chronic diarrhea, while an infectious process most likely explains the more acute exacerbation.[16] Key questions to ask when evaluating a patient with diarrhea include:

When did the diarrhea begin?	¿Cuándo empezó la diarrea?
Has it worsened?	¿Ha empeorado?
Is there something that makes it better?	¿Hay algo que la mejora?
Is there something that makes it worse?	¿Hay algo que la empeora?
Have you seen blood in the stool?	¿Ha visto sangre en la materia fecal?
Have you had abdominal pain?	¿Ha tenido dolor abdominal?
Have you traveled outside the country recently?	¿Ha viajado recientemente fuera del país?
Is anyone else in the home also having diarrhea?	¿Hay alguien más en la casa con diarrea?
Have you had any recent changes in your medications?	¿Ha tenido algún cambio en sus medicinas recientemente?
Have you changed your diet in any way?	¿Ha cambiado su dieta de alguna forma?
Have you had any surgeries?	¿Ha tenido alguna cirugía?

Some diagnostic considerations that are less probable in this case but should be kept in consideration, pending the results of the initial work-up, include microscopic colitis or inflammatory bowel disease. Aspirin use can cause microscopic colitis (*colitis microscópica*) or inflammatory bowel disease (*enfermedad intestinal inflamatoria*), while lisinopril has been rarely associated with intestinal bowel edema that can present with diarrhea, pain, and abdominal swelling. Obtaining a careful medication history allows the physician to have these potentially causative medications on the differential.[17] Older patients are also at risk for ischemic colitis (*colitis isquémica*), although this is less likely in our patient given his lack of significant cardiovascular history or gastrointestinal bleeding. In addition, ischemic colitis usually presents as an acute diarrheal process, which is not our patient's case. Celiac disease (*enfermedad celíaca*) is less likely in this age group but still possible; similarly Crohn's disease (*enfermedad de Crohn*) exists in older persons but at lower rates.

Tips for Interviewing in This Case

In Latino patients presenting with diarrhea, it is particularly important to ask about travel history, as this population may be traveling to their home countries, areas where infectious diarrhea is endemic. This case was challenging because there were multiple risk factors and exposures our patient had, most of which were iatrogenic, including medical and surgical treatments, potentially contributing to his diarrhea. Taking a methodical approach to the history by pausing each time a potential risk factor is identified and clarifying the timing in relation to the patient's symptom onset or progression can be helpful in establishing the likelihood of its impact as an etiologic factor.

Finally, it is important to consider that the current diarrheal presentation may be multifactorial. As a result, the explanation to the patient of the intended testing and treatment plan may also be a multistep process that can seem complex and overwhelming to the patient. Addressing the patient's concerns, such as his concern about becoming dehydrated, and providing a therapeutic plan for symptom control and reduction of complications concurrent to the testing may help in reassuring the patient that his concerns have been acknowledged. For example, reviewing specific recommendations for staying hydrated:

To keep hydrated while you have diarrhea, you should drink more fluids than usual.	Para mantenerse hidratado/a mientras tenga diarrea, debe tomar más líquidos de lo habitual.
Not all fluids are good for hydration.	No todos los líquidos son buenos para hidratarse.
I would recommend that you make a mixture of 8 teaspoons of sugar and a 1 teaspoon of salt in 1 liter of water.[13,14]	Le recomiendo que haga una mezcla de ocho cucharaditas de azúcar con una cucharadita de sal combinadas con un litro de agua.

Cultural Considerations

A linguistic challenge that can present when discussing bowel movements with Spanish-speaking patients is the temptation to use a literal Spanish translation of the term "bowel movement." A direct translation in this context, e.g. *"movimiento de intestino"* is incorrect, does not translate well, and the patient is unlikely to understand. There are several terms for "stool" such as *heces, materia fecal, evacuaciones, deposiciones,* and *excremento,* and more colloquial terms like *popó, pupú* and *caca.* The terms *popó* and *pupú* are colloquial but in very common usage, and it is reasonable for clinicians to use them during medical encounters, especially when mirroring the patient's word choices and during pediatric encounters. The colloquial term caca is considered overly vulgar by many Spanish speakers and is not recommended for use in a professional medical setting.

Mirroring the patient's language can be a way to make them feel comfortable and understood during the interview, as appropriate. Additionally, if the clinician is not certain that the patient has understood the medical, more formal term for bowel movement, then it would also be acceptable and appropriate to use a more slang term since accuracy of communication is the most important priority. Some patients may be reticent to use any term at all that directly describes "bowel movements" because they are sometimes afraid to say something inappropriate in front of a doctor or health professional. They may instead use vague phrases such as *ir al baño* or *ir del baño* that literally means "to go to the bathroom." These terms are vague and the interviewer should clarify by asking whether the patient is referring to having a bowel movement versus another bodily function.

 CRITICAL ELEMENTS

Did you elicit these critical elements of the medical encounter?
- Characteristics of diarrhea
- Duration of diarrhea to determine whether acute or chronic
- Travel and environmental exposures
- Medication history and recent changes to medication dosing
- Dietary history

Case 4 – Abdominal pain – Dolor abdominal

Pablo Serrano, MD

INTRODUCTORY INFORMATION

Patient's Name	Silvia Hernández
Age	48 years
Date of Birth	January 17, 1971
Gender	Female
Race/ethnicity	Hispanic
Self-reported national or ethnic origin	México
Language preference	Spanish
City, State	Greenville, North Carolina
Medical Setting	Emergency Department
Reason for visit	*"Me duele la panza."*
Vital signs	HR 95 BP 150/90 RR 19 Temp 37.4°C O$_2$Sat 98%

🔊 MEDICAL ENCOUNTER

Doctor/a o profesional sanitario	Paciente
Presentación	*[Se encuentra la paciente en una camilla acompañada por su esposo; ella responde a las preguntas.]*
Buenas tardes; soy el doctor Serrano.	Mucho gusto, me llamo Silvia Hernández.
Pregunta introductoria	
¿Qué le trae hoy a la sala de emergencias?	Empecé con un dolor en la panza que se ha hecho más fuerte. Además tengo muchos ascos y vuelvo el estómago; no puedo mantener nada.
Historia de la enfermedad actual	
¿Dónde le duele?	Me duele por toda la panza.
¿Se extiende el dolor a otras partes del cuerpo?	Sí, a veces se me extiende a la ingle.
¿A un lado de la ingle o a los dos lados?	Creo que a veces a un lado y a veces al otro. Con tanto dolor, la verdad que no estoy muy segura, doctor.
No se preocupe, señora Hernández. Por favor, ¿me puede describir su dolor?	El dolor viene y va, es como un retorcijón, siento como si tuviera un globo adentro de la panza y todo me está apretando.
¿Es leve, moderado o grave?	¡Es muy fuerte!
Lo siento mucho. ¿Cómo le afecta su vida?	Doctor, no he podido hacer nada en las últimas horas más que estar en cama.
¿Cuándo empezó?	Empezó el día de ayer por la mañana, pero no era tan fuerte.

Continued on the following page

Doctor/a o profesional sanitario	Paciente
¿Qué estaba haciendo cuando empezó?	Yo estaba acabando de desayunar y desde entonces me duele cada vez más fuerte.
¿Con qué frecuencia le duele?	Es casi continuo. Yo diría que tal vez cada quince minutos me aprieta más el dolor.
¿Entonces hay momentos que no tiene dolor?	Sí, es correcto, doctor. Lo siento ahora más frecuentemente, pero el dolor va y viene.
¿Qué le mejora el dolor?	Me tomé una pastilla para el dolor, pero no me ayudó. Me siento un poco mejor si no me muevo. También al volver el estómago me siento mejor.
¿Cuándo fue la última vez que vomitó?	Hace apenas unos minutos, doctor.
Dígame sobre la pastilla que tomó. ¿Qué medicina era?	Me tomé una pastilla que me dio mi tía. No me acuerdo de qué era, pero me dijo que era para el dolor.
¿Qué le empeora el dolor?	Moverme me hace que me duela más.
¿El dolor está empeorando, mejorando, o sigue igual desde que empezó?	Está empeorando, doctor. Cada vez me duele más fuerte.
¿Ha tenido fiebre o escalofríos?	Hasta ahora, no he tenido fiebre ni he tenido escalofríos. Tampoco me he chequeado la temperatura, pero ahora siento como si me fuera a dar temperatura.
¿Cuándo le empezaron la náusea y el vómito?	Empecé con náusea un par de horas después del dolor, y no vomité hasta el día de hoy.
¿Qué fue lo que vomitó?	Devolví lo que había comido en la cena, y después cada cosa que comía la devolvía, incluso el agua.
¿Tenía sangre?	No, no vi sangre.
¿Cuántas veces ha vomitado?	Más de diez. Me alivia un poco por unos minutos, pero después cada vez el dolor regresa más fuerte.
¿Ha tenido diarrea?	No. La última vez que fui al baño fue ayer en la mañana y fui bien.
¿Ha pasado algún aire desde entonces?	No creo. Desde que fui al baño ayer no he pasado nada, solo estoy eructando todo el tiempo.
¿Ha tenido problemas de estreñimiento?	No.
¿Qué tan seguido va al baño normalmente?	Yo normalmente voy todas las mañanas sin problema.
¿Qué cree que puede ser la causa?	Ayer fui a una fiesta de cumpleaños de mi sobrina y nos dieron de comer un puerco en salsa verde que yo creo que tenía mucha grasa y me tomé unas coca-colas; yo creo que algo me cayó mal.
¿Alguien más que comió con usted ayer se enfermó hoy?	No, eso es lo raro. Parece que a nadie más le afectó.
Síntomas asociados	
¿Ha notado algún otro problema de su cuerpo que ocurra junto con el dolor?	No tengo nada de apetito a pesar de que no he comido en todo el día, y no me pasa ni el agua. Todo lo regreso y no tengo ganas de comer.

Doctor/a o profesional sanitario	Paciente
¿Alguna vez le ha pasado algo parecido anteriormente?	Me ha pasado antes que la comida me ha caído mal, pero esta vez es tan fuerte, y también me siento más hinchada de la panza, que nunca me había pasado.
¿Hinchada? ¿Desde cuándo?	Sí, apenas desde las últimas horas, me siento la panza como llena, como inflamada. ¿Qué será, doctor?
Permítame hacerle algunas preguntas más y examinarla. No se preocupe, que vamos a evaluarla y ayudarla.	Gracias, doctor.

Repaso por sistemas

¿Ha tenido alguna infección reciente?	La semana pasada tuve un catarro, pero se me quitó sin ir al doctor y ya me sentía mejor cuando me empezó todo esto.
¿Ha tenido molestias o ardor al orinar?	No, para nada, ahorita solo fui una vez por la mañana y me salió el pipí muy oscuro. He tenido infecciones de orina antes pero ahorita no me molesta nada.
¿Le cuesta trabajo respirar?	No.
¿Le duele el pecho?	No.
¿Le duele la espalda?	No.
¿Ha tenido flujo o sangrado vaginal?	No, ahorita nada.

Antecedentes médicos

¿Qué problemas médicos ha tenido?	Yo sufro del azúcar y de la presión.

Historia quirúrgica

¿Qué cirugías le han hecho?	Tengo dos cesáreas, me operaron de la rodilla, una hernia y las amígdalas cuando era chica.
¿Hace cuántos años fueron las cesáreas?	Mis hijos tienen ya quince y diecisiete años.
¿Sabe por qué se las hicieron?	Con mi primer hijo, me dijeron que mi niño venía muy grande y la segunda vez, me dijeron que era más seguro hacer cesárea porque ya había tenido una.
Entiendo. ¿Recuerda dónde tenía la hernia? A veces es en la ingle o en el ombligo, por ejemplo.	Sí. Era una bola en la ingle del lado derecho.
¿Hace cuánto fue esa cirugía?	Me hicieron la cirugía hace unos cuatro años.
¿Sabe qué tipo de cirugía le hicieron?	Bueno, no sé exactamente, pero sé que entraron con los hoyitos en el ombligo. Ya después la hernia no me ha dado problemas.
Sí, perfecto. Eso es lo que quería saber.	

Medicamentos

¿Qué medicamentos toma regularmente?	Para el azúcar tomo metformina de quinientos por la mañana y por la noche, y para la presión, amlodipina de diez una vez al día.

Continued on the following page

Doctor/a o profesional sanitario	Paciente
¿Algún medicamento sin receta?	De vez en cuando tomo tailenol para el dolor. *(Note: Tailenol is used to denote the phonetic spelling of the Spanish pronunciation of a common brand name of acetaminophen [acetaminofeno o paracetamol, in Spanish]. Some Spanish speakers may pronounce it as "tilenol.")*
¿Para qué dolor?	Nada grave; por ejemplo, si me duele la cabeza o la espalda después de un día largo de trabajo. Solo de vez en cuando. No me gusta tomar muchas medicinas.
¿Usa algún suplemento natural o herbal?	Me tomo un té de manzanilla por las noches para ayudarme a dormir.
Alergias	
¿Qué alergias tiene a medicinas?	Tengo alergia a la penicilina.
¿Qué reacción tiene?	Me salen ronchas por todo el cuerpo.
¿Tiene alguna otra alergia?	No que yo sepa.
Historia social	
Uso de sustancias recreativas o ilícitas	
¿Cuántas bebidas de vino, cerveza o alcohol toma en una semana?	Cuando era joven tomaba pulque, me llegaba a tomar hasta un litro. Pero ahora ya no tomo nada.
¿Hace cuánto que no toma alcohol?	Lo dejé hace ya dieciocho años desde que me embaracé.
¿Usted usa tabaco?	No, ahora no. Probé el cigarro un par de veces, pero nunca agarré el vicio.
¿Consume algún tipo de droga?	No, nunca.
Oficio	
¿A qué se dedica como trabajo?	Trabajo limpiando casas.
¿Cuántas horas trabaja al día?	Las horas dependen del trabajo, a veces tres al día, a veces hasta doce.
¿Cuántos días a la semana?	Voy de lunes a sábado.
¿Ha tenido otros trabajos?	Sí, trabajé hace mucho tiempo en una maquila donde hacían ropa para mujer. Y hace un par de años trabajé en una granja para pollos.
Vivienda/Recreo/Relaciones	
¿Con quién vive?	Con mi esposo, mis dos hijos y los papás de mi esposo.
¿Tiene mascotas?	Sí, tenemos un perro y unas gallinas.
¿Viven dentro de la casa?	El perro sí; las gallinas están en el jardín.
¿Qué hace para relajarse?	Me gusta ver la televisión, las novelas mexicanas. También me gusta ir a platicar con mi comadre.
Historia sexual	
Es importante hacerle algunas preguntas sobre su salud reproductiva.	Claro, doctor, no se preocupe.

Doctor/a o profesional sanitario	Paciente
¿Cuántas parejas sexuales ha tenido?	Solo he estado con mi esposo.
¿Cómo se cuida para no embarazarse?	Nos cuidábamos con el condón, pero ya tenemos tiempo que no lo usamos.
¿Cuándo fue su último encuentro sexual?	Hace dos semanas.
¿Cuál es fecha de su última regla?	Hace dos meses.
¿Es usted regular?	Antes sí lo era, pero ya tengo un año que solo me baja cada dos o tres meses.

Violencia doméstica

¿Se siente segura en su casa?	Sí, a veces discuto con mi esposo, pero él siempre me trata bien.
¿Ha sufrido abuso físico, verbal o sexual alguna vez?	No, todos me tratan bien.

Historia médica de la familia

¿Qué problemas médicos hay en su familia, por ejemplo, en sus padres o hermanos?	Mi papá sufría del azúcar y me dijeron que se murió de un problema del corazon, como a los cincuenta años. Mi mamá está viva y ella no está enferma de nada que yo sepa.
¿Algo más?	Mi hermano mayor tiene cincuenta y tres años y también sufre del azúcar. También a él le dio cáncer en la próstata y lo operaron. Mi hermano de en medio tiene cincuenta y él solo sufre del azúcar y la presión igual que yo.
¿Algo más?	No, doctor. Creo que eso es todo en la familia.

Otros elementos de la entrevista médica

¿Hay algo más que quiera decirme y que no le he preguntado?	No, doctor, eso es todo.

Examen físico

Signos vitales	Frecuencia cardíaca: 95 Presión arterial: 150 / 90 Frecuencia respiratoria: 19 Temperatura: 37.2°C Saturación de oxígeno: 98% Peso: 93 kg Talla: 165 cm
Apariencia general de la paciente	La paciente está en posición fetal, parece estar nerviosa, pálida, con dolor aparente. Se observan las membranas mucosas secas.
Examen cardiovascular	Ritmo y frecuencia regulares. Los pulsos en las extremidades se sienten simétricos y normales.
Examen pulmonar	Sonidos pulmonares resonantes, normales.
Examen abdominal	Abdomen distendido, con cicatrices en la línea media infraumbilical. El abdomen se siente duro a la palpación, timpánico a la percusión, con dolor generalizado de predominio en los cuadrantes inferiores; tiene aumento de dolor con rebote abdominal. Ruidos intestinales muy disminuidos con características de ruidos metálicos.

Continued on the following page

Doctor/a o profesional sanitario	Paciente
Examen interno vaginal bimanual	Leve incomodidad durante el examen bimanual pero no reproduce el dolor de la paciente. No se aprecian masas ováricas ni uterinas. No se aprecia ningún sangrado ni secreción.
Examen cognitivo	Orientada con respecto a tiempo, espacio y persona.
Conclusión de la entrevista médica	
Señora Hernández, ¿qué preguntas tiene?	Doctor, ¿usted cree que necesite cirugía?
Tenemos que hacer algunos exámenes para definir cuál es la causa de su dolor y con eso le podré explicar más sobre el tratamiento.	Está bien, doctor, gracias.

CASE NOTE

Case Note 1: Blank for Learner to Complete

Available for electronic download in Appendix.

Case Note 2: Sample Spanish Version

Case Data Documentation (Comprehension of case information)	Historia del problema actual	Mujer de 48 años que acude con cuadro de dolor abdominal intermitente asociado con náusea y vómito. El dolor ha aumentado en intensidad y se presenta principalmente en los cuadrantes inferiores del abdomen. El dolor mejora con el vómito y empeora al moverse. El ingerir alimentos, incluso agua, provoca el vómito. No está asociado con fiebre ni diarrea. La paciente no ha presenciado una evacuación intestinal ni ha pasado gas en más de 24 horas. También refiere tener relaciones sexuales sin protección y no ha presentado menstruación en los últimos dos meses, aunque la paciente considera esta frecuencia menstrual su ciclo típico en el último año.
	Historia médica	- Dos cesáreas hace 15 y 17 años y una hernioplastia inguinal laparoscópica derecha hace 4 años. - Hipertensión y diabetes tipo dos.
	Medicamentos	- Metformina 500 mg dos veces al día. - Amlodipina 10 mg una vez al día. - Acetaminofeno según sea necesario para algún dolor. - Pastilla para el dolor que desconoce; la tomó una vez para este dolor. - Té de manzanilla por las noches.
	Alergias	Penicilina, la cual le produce reacción de salpullido.

	Aspectos importantes de la historia social, de sustancias e historia médica familiar	- Trabaja en limpieza de casas y tiene un buen entorno social. - Dejó el alcohol hace 18 años y no consume drogas. Ha probado el cigarro, pero no fuma actualmente ni lo ha hecho con regularidad nunca. - No tiene antecedentes familiares de importancia fuera de la diabetes e hipertensión.
	Resultados claves del examen físico	- Taquicardia leve y membranas mucosas secas. - Distensión abdominal, con dolor generalizado y con rebote. - Los ruidos intestinales disminuidos con sonidos metálicos. - Examen interno vaginal bimanual normal.

Medical Decision-Making Documentation
(Synthesizing case information to make medical decisions and recommendations.)
	Evaluación del paciente
	Por favor escriba los tres diagnósticos más probables para este paciente en orden empezando con el más probable e incluyendo su justificación.
		1. Obstrucción intestinal debida a adherencias/bridas o a una hernia
		   La paciente tiene una clara obstrucción intestinal, por el cuadro de dolor abdominal que se asocia con los movimientos peristálticos, la distensión abdominal, así como la mejoría del dolor al presentar vómito. La taquicardia y las membranas mucosas secas indican que la paciente se encuentra deshidratada. La principal causa de obstrucción intestinal es secundaria a una brida por una cirugía previa; la segunda causa es secundaria a hernias. La paciente tiene riesgo de ambas causas ya que tiene historial de varias cirugías abdominales y de una hernia inguinal.
		2. Apendicitis aguda
		   La paciente presenta un cuadro obstructivo que podría deberse a apendicitis aguda. Esta paciente no está en el grupo de edad más frecuente y no tiene el cuadro clínico clásico de dolor en el cuadrante inferior derecho. Por lo general los cuadros de apendicitis aguda avanzan más rápido y se pueden asociar con fiebre y peritonitis, que no tiene nuestra paciente. Sin embargo, los cuadros de apendicitis aguda pueden tener muchas presentaciones y siguen siendo frecuentes en esta población, por lo cual se debe considerar este diagnóstico.
		3. Embarazo ectópico
		   La paciente refiere que no ha utilizado métodos anticonceptivos recientemente y que su última menstruación fue hace dos meses. A pesar que por su edad este diagnóstico es poco frecuente, y podría considerarse más probable que los cambios menstruales son debidos a perimenopausia, siempre se debe de descartar un embarazo en una mujer que esté en edad reproductiva.

Continued on the following page

Plan

Plan para establecer o confirmar el diagnóstico: ¿Qué pruebas o procedimientos recomienda?	El plan para establecer el diagnóstico: a. Tomografía computarizada de abdomen con contraste intravenoso y oral. El contraste oral es preferible si la paciente es capaz de tolerar ingerirlo pese las náuseas y el vómito. b. Análisis de sangre: conteo sanguíneo completo, análisis de electrolitos. c. Prueba de embarazo (hormona gonadotrofina coriónica).
Plan para el tratamiento: ¿Qué tratamientos recomienda?	Plan para el tratamiento: a. Rehidratación con suero intravenoso. b. Descomprimir el intestino por lo que una sonda nasogástrica está indicada. c. Medicamentos analgésicos y antieméticos según sean necesarios para controlar los síntomas de dolor y náuseas. d. Si los resultados indican que la paciente está embarazada, se debe proceder con un ultrasonido pélvico para evaluar si se trata de un embrazo extrauterino o ectópico, en cuyo caso la paciente requeriría cirugía para resolverlo. e. Si la tomografía muestra una obstrucción intestinal en asa ciega, una hernia estrangulada o apendicitis, la paciente deberá ir de emergencia al quirófano para resolver el problema. f. Si la tomografía muestra una obstrucción intestinal parcial, se puede dejar descomprimir el intestino y dar manejo no quirúrgico continuando con la rehidratación y observación internada en el hospital.

Patient-Centered Discussion (Transforming the medical decision-making into language that the patient understands.) **Explicación centrada en el paciente** Por favor escriba cómo le explicaría su evaluación y el plan para el diagnóstico y tratamiento al paciente.	Señora Hernández, sus síntomas indican que usted tiene una obstrucción—un bloqueo—de los intestinos. Esto puede tener muchas causas. Lo primero que tenemos que hacer es rehidratarla y ponerle un tubo por la nariz hasta el estómago para poder descomprimir el intestino. También necesitamos algunas muestras de sangre y de orina, y le daremos medicamento para el dolor y las náuseas. Después vamos a hacer un estudio de radiología—una tomografía— para ver el punto donde está la obstrucción. La causa más frecuente son las cicatrices de previas cirugías, en su caso, como la cesárea y la hernia. La segunda posibilidad es que se trate de otra hernia y que el intestino esté metido dentro de la hernia causando el bloqueo. La tomografía es el primer paso para poder hacer el diagnóstico y de allí podemos hablar sobre el tratamiento. La mayoría de estos problemas requieren cirugía, pero no lo vamos a saber con seguridad hasta que terminemos los estudios.

Case Note 3: Sample English Version

Case Data Documentation (Comprehension of case information)	History of present illness	48-year-old woman presents with intermittent abdominal pain associated with nausea and vomiting. Pain has increased in intensity and is mainly in the inferior quadrants of the abdomen. She describes that the pain improves with vomiting and worsens when she moves. Eating or even drinking water provokes vomiting. It is not associated with fever or diarrhea. The patient has not passed gas or had a bowel movement in over 24 hours. She also has had recent unprotected sexual intercourse and has not had her menses in over 2 months, though she reports that this has been typical for her cycle over the past year.
	Key past medical history	- Two C-sections 15 and 17 years ago, and a laparoscopic right inguinal hernioplasty 4 years ago. - Hypertension and diabetes type 2.
	Medications	- Metformin 500 mg twice daily. - Amlodipine 10 mg daily. - Acetaminophen as needed for occasional aches/pains. - Unspecified analgesic given by relative at home; took one dose today. - Chamomile tea nightly.
	Allergies	Penicillin causes a rash.
	Key social/ substance use/family history	- She works as a house cleaner and has a good social environment. - She quit drinking alcohol 18 years ago and does not consume drugs. She has tried smoking tobacco but has never used it regularly and does not currently smoke. - Her only significant family medical history is diabetes and hypertension.
	Key physical examination findings	- Mild tachycardia and dry mucous membranes. - Abdominal distension with generalized pain and rebound tenderness. - Bowel sounds are diminished and metallic. - Bimanual pelvic examination is normal.

Medical Decision Making Documentation (Synthesizing case information to make medical decisions and recommendations.)	**Assessment** Please list your top three differential diagnoses in order of likelihood and include your justification.	1. Intestinal obstruction secondary to adhesions or hernia
		     This patient presents with frank intestinal obstruction. This is characterized by abdominal pain associated with peristaltic movement, abdominal distension, and improvement after vomiting. The patient's tachycardia and dry mucous membranes suggest that she is dehydrated. The most common cause of intestinal obstruction is adhesions from prior surgery, and the second most common cause is hernias. This patient has risk factors for both conditions given her prior surgical history and her prior hernia history.
		 2. Acute appendicitis
		     This could be a case of intestinal obstruction secondary to acute appendicitis. She is not in the typical age range for this condition and does not present with the classical right lower quadrant pain. Appendicitis is usually associated with fever and peritonitis that are not present in her case. Nonetheless, acute appendicitis should still be a consideration since it has multiple different presentations and is still frequent in this age group.

Continued on the following page

3. Ectopic pregnancy
    This patient has had recent unprotected sexual intercourse and her last menses was 2 months ago. Even though due to her age this is not as common as changes related to perimenopause, this diagnosis should always be considered in a woman with abdominal pain that is within reproductive age.

Plan of Care

Diagnostic Plan: What other tests or procedures would you recommend?	Plan for diagnostic evaluation: a. Abdominal CT with IV and oral contrast. Oral contrast is preferred if the patient tolerates it despite nausea and vomiting. b. Blood tests: Complete blood count and electrolytes. c. Pregnancy test (gonadotropin chorionic hormone).
Treatment Plan: What treatments would you recommend?	Plan for treatment: a. Rehydrate the patient, starting with 1 liter of intravenous fluids. b. Decompress the bowel with a nasogastric tube. c. Analgesics and antiemetics as needed for pain and nausea. d. If pregnancy is confirmed, pelvic ultrasound will be needed to evaluate for a possible ectopic pregnancy that would require surgical management. e. If the CT shows a closed loop obstruction, a strangulated hernia, or acute appendicitis, the patient will need to go to the operating room for definitive treatment. f. If CT shows a partial obstruction, the patient can be managed conservatively with rehydration and decompression under close observation while hospitalized.
Patient-Centered Discussion (Transforming the medical decision-making into language that the patient understands.)	Mrs. Hernández, you have a bowel obstruction, which is a blockage of your intestines. This can have many different causes. The first thing we have to do is to rehydrate you and place a tube through your nose to your stomach to decompress your bowel. We will also need to run some blood and urine tests, and we will give you medication for pain and nausea. Next, we need to do a CT scan, which is a special x-ray test to help us see the point of the obstruction. The most common cause for this is obstruction due to scar tissue from your prior surgeries, such as the C-section and hernia repair. The second most frequent cause is that the bowel is stuck inside another hernia. The CT scan is the first step so we can make the diagnosis and then we can talk about the treatment. Most of these problems require surgery, but we would not know for certain until we finish with all the tests.

CASE DISCUSSION

Critical Data to Obtain From This Patient Interview

In Emergency Department patients presenting with intestinal obstruction, one of the main concerns is to be able to differentiate the patient who needs surgical management from the patient who only requires rehydration and medical management.[18] The cardinal symptoms of obstruction are nausea, vomiting, colicky abdominal pain, abdominal distension, and failure to pass flatus or feces. These symptoms can vary depending on the site of the obstruction. Patients who present with higher intestinal obstructions tend to have more rapid and intense nausea and vomiting, whereas patients with more distal obstructions can present with abdominal pain, distension, and delayed nausea. It is important to know that in the beginning of the obstruction, intestinal peristalsis is increased proximally and distally to the point of obstruction. This means that a patient with intestinal obstruction can present with one or two episodes of diarrhea; therefore, patient report of diarrhea does not rule out obstruction.

In order to define the cause of obstruction, it is very important to obtain a complete history and physical examination.[19] A complete history should include asking about prior surgeries, history of hernias, and cancer, since these are common causes of intestinal obstruction. Additionally, in all women of childbearing age, it is critical to ask about last menstrual cycle and contraceptives. It is also important to know that patients who have been obstructed for longer periods can present with sepsis due to bacterial translocation of perforation from closed loop obstruction.

Tips for Interviewing in This Case

Abdominal pain (in Spanish, may be reported as *dolor de panza, dolor de barriga, dolor de vientre, dolor de estómago,* or *dolor abdominal*), can represent many different pathologies, so trying to be very specific during the medical interview about the onset, duration, and characteristics of the abdominal pain is critical to making an accurate diagnosis. Typically, intestinal obstruction presents with colicky pain every 4-5 minutes and normally presents before the onset of nausea and vomiting. It is also very important during physical examination to evaluate for abdominal scars (*cicatrices*) and hernias (*hernias*) since these can provide clues to the major causes of obstruction.[20]

Spanish-speaking patients may use variable words and phrases to describe symptoms related to abdominal pain or gastrointestinal problems. In particular, bodily functions such as those related to stooling or vomiting may be described using vague language. Occasionally, patients may not be familiar with more exact language and/or they may be uncomfortable discussing what is considered overly private or personal. This means that medical providers must make extra efforts to be as specific as possible during medical interviewing to ensure that the correct information is obtained and understood. A few examples of symptom descriptions relevant to intestinal obstruction are reviewed here:

To feel nauseous, to dry heave	Tener ascos
To feel nauseous	Tener náuseas o náusea
To vomit	Volver el estómago (Literally, "to turn the stomach inside out")
To vomit, to regurgitate	Devolver (Literally, "to return")
To vomit	Vomitar
Abdominal cramp or colic	Retorcijón, Retortijón
To pass gas	Pasar un aire, Pasar gas
To burp	Eructar
Swelling, distension	Hinchazón, Inflamación
Swollen, distended e.g., I am swollen. e.g., My stomach is swollen.	Hinchado/a ej., Estoy hinchado/a. ej., Tengo el estómago hinchado.
Swollen, inflamed	Inflamado/a
Swollen, inflated	Inflado/a

Cultural Considerations

It is common for Latinos to describe abdominal pain related to gas or distension as *retorcijón*. In some cases, patients may believe that such pain is caused by having had a large meal or eating excess fatty food. This can sometimes result in delayed presentation to medical evaluation.

Pulque is an alcoholic beverage consumed mostly in central Mexico produced from fermenting different fruits. The fermentation process of pulque is considered an artisanal process; the resulting drink can contain bacteria, and the alcohol content of the product can be variable.

CRITICAL ELEMENTS

Did you elicit these critical elements of the medical encounter?
- Characteristics of abdominal pain including duration, frequency, quality, and intensity of pain
- Association with nausea and vomiting, lack of flatus, or bowel movements
- Prior surgical history
- Sexual history and risk factors for sexually transmitted infections
- Explain the immediate plan to address pain and to investigate the cause of symptoms

Evolution of the Case

After initial medical management, the CT scan shows an intestinal obstruction with a transition point in the distal ileum. The following addendum to the patient dialogue illustrates a sample discussion of procedural consent for the recommended surgical intervention.

Doctor/a o profesional sanitario	Paciente
Dr. Serrano: Hola señora Hernández, ya tenemos los resultados de la tomografía, y tiene un bloqueo o obstrucción del intestino en la parte baja de su abdomen que le está causando el problema. Desafortunadamente esto no va a mejorar sin cirugía. Tenemos que entrar hasta ese punto y liberar el intestino del sitio de la cicatriz que lo está bloqueando.	*Sra. Hernández:* ¿Cuáles son los riesgos de la cirugía?
Dr. Serrano: El principal riesgo de la cirugía es la posibilidad de lastimar el intestino o alguna de las estructuras que estén en la misma zona. Al liberarlo del bloqueo, tenemos que evaluar que el intestino no esté lastimado. En algunos casos se tiene que quitar un segmento del intestino. Esto se llama "resección." Si hacemos una "resección" de parte del intestino, después hacemos una conexión nueva al intestino sano, o a veces se tiene que sacar el intestino a la pared de su abdomen para que se vacíe en una bolsa. Si esto sucede, luego se podría regresar a la normalidad por medio de otra cirugía para reconectar el intestino en uno o dos meses. También hay riesgo de infección, tanto en la herida como dentro del abdomen, debido a las bacterias que están dentro del intestino.	*Sra. Hernández:* ¿Cuándo voy a poder comer?
Dr. Serrano: Si no resulta necesario hacer una resección de parte del intestino, usted podrá comer en uno o dos días. Si necesitamos quitar una parte de su intestino, puede ser que tenga que estar más días sin comer para permitir que la conexión cicatrice apropiadamente.	

References

1. Saldaña R, Félix G. Fall. *¡Órale! Food and Identity Amongst Latinos. Institute for Latino Studies.* University of Notre Dame; 2011. Retrieved on April 1, 2020 from: https://latinostudies.nd.edu/assets/95357/original/studentbrief6.4.pdf.
2. Owen L, Corfe B. The role of diet and nutrition on mental health and wellbeing. *The Proceedings of the Nutrition Society.* 2017;76(4):425–426. https://doi.org/10.1017/S0029665117001057
3. Diaz Rios LK, Chapman-Novakofski K. Latino/Hispanic participation in community nutrition research: an interplay of decisional balance, cultural competency, and formative work. *Journal of the Academy of Nutrition and Dietetics.* 2018;118(9):1687–1699. https://doi.org/10.1016/j.jand.2018.04.006
4. Dahlhamer JM, Zammitti EP, Ward BW, Wheaton AG, Croft JB. Prevalence of inflammatory bowel disease among adults aged ≥ 18 years - United States, 2015. *MMWR Morbidity and Mortality Weekly Report.* 2016;65(42):1166–1169. https://doi.org/10.15585/mmwr.mm6542a3

5. Zuckerman MJ, Schmulson MJ, Bashashati M, et al. Irritable Bowel Syndrome on the US Mexico border: a survey in an indigent population using Rome III Criteria. *Journal of Clinical Gastroenterology.* 2018;52(7):622–627. https://doi.org/10.1097/MCG.0000000000000898

6. Valdovinos C, Penedo FJ, Isasi CR, et al. Perceived discrimination and cancer screening behaviors in US Hispanics: the Hispanic Community Health Study/Study of Latinos Sociocultural Ancillary Study. *Cancer Causes & Control: CCC.* 2016;27(1):27–37. https://doi.org/10.1007/s10552-015-0679-0

Case 1

7. Lobo J. Remedios caseros para la Ictericia. *Academia.* 2020. Retrieved on March 15, 2020 from: https://www.academia.edu/29813328/REMEDIOS_CASEROS_PARA_LA_ICTERICIA.

8. Crescioli G, Lombardi N, Bettiol A, et al. Acute liver injury following Garcinia cambogia weight-loss supplementation: case series and literature review. *Internal and Emergency Medicine.* 2018;13(6):857–872. https://doi.org/10.1007/s11739-018-1880-4

9. Wieland ML, Njeru JW, Okamoto JM, et al. Association of social network factors with weight status and weight loss intentions among hispanic adults. *Journal of Behavioral Medicine.* 2020;43(2):155–165. https://doi.org/10.1007/s10865-019-00131-3

10. Ofori A, Keeton J, Booker Q, Schneider B, McAdams C, Messiah SE. Socioecological factors associated with ethnic disparities in metabolic and bariatric surgery utilization: a qualitative study. *Surgery for Obesity and Related Diseases: Official Journal of the American Society for Bariatric Surgery.* 2020. S1550-7289(20)30073-3. Advance online publication https://doi.org/10.1016/j.soard.2020.01.031

11. Lormand DK, Williams VF, Fedgo A, Stahlman S. Update: Gallbladder disease and cholecystectomies, active component, U.S. Armed Forces, 2014-2018. *MSMR.* 2019;26(12):8–13.

Case 2

12. Castañeda SF, Gallo LC, Nodora J, et al. Colorectal cancer screening among Hispanics/Latinos in the HCHS/SOL sociocultural ancillary study. *Preventive Medicine Reports.* 2019;15, 100947. https://doi.org/10.1016/j.pmedr.2019.100947

Case 3

13. Nalin DR. Oral maintenance therapy for cholera in adults. *Annals of Internal Medicine.* 1969;70(5):1091. https://doi.org/10.7326/0003-4819-70-5-1091_1

14. Nalin DR, Cash RA. 50 years of oral rehydration therapy: the solution is still simple. *The Lancet.* 2018;392(10147):536–538. https://doi.org/10.1016/s0140-6736(18)31488-0

15. Bonis PAL, Lamont JT. Approach to the Adult with acute diarrhea in resource-rich settings. In: Grover S, ed. *UpToDate*; 2019. Retrieved from https://www.uptodate.com/contents/approach-to-the-adult-with-chronic-diarrhea-in-resource-rich-settings?search=acute%20diarrhea&topicRef=2717&source=see_link.

16. Wanjura V, Sandblom G. How do quality-of-life and gastrointestinal symptoms differ between post-cholecystectomy patients and the background population? *World Journal of Surgery.* 2015;40(1):81–88. https://doi.org/10.1007/s00268-015-3240-0

17. Maisey A. A practical approach to gastrointestinal complications of diabetes. *Diabetes Therapy.* 2016;7(3):379–386. https://doi.org/10.1007/s13300-016-0182-y

Case 4

18. Townsend C, Beauchamp D, Evers M, Mattox K. *Sabiston Textbook of Surgery: The Biological Basis of Modern Surgical Practice.* 20th edition. Philadelphia: Elsevier; 2017.

19. Mulholland M, Lillemoe K, Doherty G, Maier R, Simeone D, Upchurch G. *Greenfield's Surgery: Scientific Principles and Practice.* 5th edition. Philadelphia: Wolters Kluwer Health/Lippincott Williams & Wilkins; 2011.

20. Zinner M, Ashley S, Hines O. *Maingot's Abdominal Operations.* 13th edition. McGraw-Hill Medical: New York; 2017.

CHAPTER 6

Endocrine Cases – Casos endocrinos

Marco A. Alemán, MD ▪ D. Elizabeth Estrada, MD ▪
Margo McKenzie Faulk, MD, MPH ▪ Noa Schlossberg Nessim, MD

Introduction to Endocrine Cases

Some of the most common conditions a clinician will encounter are endocrine disorders such as diabetes mellitus. In the U.S., the Hispanic/Latino population, a heterogeneous group, has a 22.6% prevalence of diabetes, twice that of non-Hispanic Whites. Yet, many Hispanics/Latinos may not know that they have diabetes. In the Hispanic Community Health Study/Study of Latinos (HCHS/SOL), where all patients were screened for diabetes, nearly 40% were newly diagnosed as having diabetes and nearly 50% did not have health insurance.[1] The poor access to preventive care and resulting delayed diagnosis of diabetes will impact its control and future complications of the diabetes of Hispanics/Latinos. The prevalence of diabetes is higher in those of Mexican, Puerto Rican, or Dominican ancestry and is also affected by socioeconomic, cultural norms, dietary and exercise patterns, and environmental exposures in the country of origin and in the United States.[2] Social disparities such as quality food access and safe neighborhoods for exercise are linked to the higher risk of diabetes in Latinos. For example, living in food swamps, regions with higher numbers of high-calorie fast food businesses to grocers, has been associated with an increased risk of obesity and hospitalizations of patients with diabetes.[3,4] Individuals living in food swamp counties with greater inequality and who had less mobility had higher obesity rates.[3,4] There is concern that diabetes in Latinos may increase in the future for this young population where close to half are less than age 18.

Each encounter with a Latino patient is an opportunity to address general health issues and provide age-appropriate screening, including for diabetes. Once diabetes is diagnosed, the clinician should address nonpharmacological treatment such as weight management and exercise and consider appropriate pharmacological intervention. Regularly addressing the patient's social, cultural, and environmental barriers to modifying their diet, exercise, and their ability to obtain medication, among other factors, is crucial to educating the patient about their diabetes control, management and prevention of complications. The clinician should explore and consider culturally competent, language-appropriate education material and the patient's food choices when providing advice and referral to nutritionists knowledgeable about Latino foods to enhance appropriate changes in the diet, thus enhancing adherence.[5]

The cases in this chapter explore common endocrine conditions that allow the reader to consider multiple clinical possibilities and provide the opportunity to educate their patients about their symptoms, exam findings, and therapeutic plan.

Case 1– High blood sugar – Azúcar alta

D. Elizabeth Estrada, MD

INTRODUCTORY INFORMATION

Patient's Name	Yaritza Dulce Ramírez
Age	16 years
Date of Birth	January 25, 2003
Gender	Female
Race/ethnicity	Hispanic
Self-reported national or ethnic origin	Perú
Language preference	Spanish
City, State	Washington, DC
Medical Setting	Pediatric Endocrinology Clinic
Reason for visit	*"Mi azúcar está muy alta."*
Vital signs	HR 86 BP 130/82 RR 12 Temp 37.5°C Weight 122 kg (>99th percentile), Height 165 cm (50th percentile), BMI 45 kg/m² (>99th percentile)

🔊 MEDICAL ENCOUNTER

Doctor/a o profesional sanitario	Paciente y acompañante
Presentación	
Buenos días, soy la doctora Estrada.	Hola. *[Mujer acompañante]* Buenos días, doctora. Mucho gusto en conocerla. Yo soy la mamá de Yaritza.
Mucho gusto, señora. Hola Yaritza, ¿cómo estás hoy?	Yo me siento bien. No sé porque tuve que venir a esta clínica.
Okey. Vamos a ver. Dime, ¿en qué grado estás en la escuela? ¿Cómo te va?	Soy junior en *high school*. Tengo muy buenas notas.
Pregunta introductoria	
¿Te dijo tu doctor por qué tenías que venir hoy a la clínica?	Porque mi azúcar está muy alta.
Historia de la enfermedad actual	
¿Cómo te diste cuenta que tu azúcar estaba alta?	Pues, mi abuelita que tiene diabetes me notó que yo iba mucho al baño y me midió el azúcar con su maquinita. Luego, mi mamá me llevó al doctor que me mandó a hacerme análisis de sangre y me dijo que tenía que ir a la clínica de diabetes.
Gracias por explicarme. No he recibido los resultados de los análisis de tu doctor. Le he pedido a la enfermera que llame para que los manden por fax. ¿Recuerdas qué número salió en la máquina de tu abuelita?	Salió doscientos cincuenta cuando me midió la primera vez después del almuerzo. Al día siguiente que me midió antes del desayuno salió ciento ochenta.

Continued on the following page

Doctor/a o profesional sanitario	Paciente y acompañante
¿Te has medido el azúcar otra vez?	Mi mamá quería hacerlo, pero yo no la dejé. Esa pinchada en los dedos no me gusta porque duele mucho. Además, yo me siento bien y debe ser que ese día comí *candy*.
Ah, ya entiendo. Me dices que te sientes bien, pero tu abuelita pensó que ibas mucho al baño. Explícame un poco más.	Bueno, desde hace como un mes que tengo que orinar a cada rato. Pero solo es porque tengo mucha sed y tomo muchas bebidas.
¿En la noche también te tienes que levantar a tomar líquido e ir al baño?	*[Mamá]* Sí, doctora. Estamos muy preocupados porque ella va mucho al baño y yo no la veo bien. Sí. Casi todas las noches me levanto como una o dos veces.
Usualmente, ¿qué tomas cuando tienes sed?	Me gustan las sodas, jugo de naranja y *chocolate milk*. También a veces tomo agua porque desde que me salió el azúcar alta mi mamá ya no quiere comprar *sodas*.
Síntomas asociados	
Yaritza, ¿has tenido náusea o vómitos?	No.
¿Tienes mareo o dolor de cabeza?	No. Yo me siento bien.
¿Has notado si te sientes más cansada últimamente?	Un poco. *[Mamá]* No solo un poco, doctora. Las últimas semanas no quiere levantarse temprano para ir a la escuela. El otro día hasta se quedó dormida haciendo los deberes.
Repaso por sistemas	
¿Has bajado de peso?	No me he pesado, pero creo que un poco porque mis pantalones me quedan sueltos. *[Mamá]* Yo sí la he notado que ha bajado de peso y la veo muy ojerosa. El pediatra dijo que había perdido ocho libras desde la visita del año pasado.
Señora, dígame más acerca del peso de Yaritza.	*[Mamá]* Ella desde chiquita ha sido llenita, pero en los últimos tres años ha subido mucho. Ella ha salido al papá, en su familia todos son muy gorditos. La bajada de peso ha sido en las últimas dos semanas.
¿Alguna vez han visto a un nutricionista?	*[Mamá]* Sí. Su pediatra nos mandó y la vimos dos veces. Yaritza es muy rebelde y no quiere seguir las recomendaciones, así que ya no volvimos. Ella no come nada de vegetales. No quiere comer lo que yo cocino. Solo le gusta la pizza y comida chatarra.
Yaritza, ¿tomas desayuno?	Usualmente no porque no tengo hambre en las mañanas. Además, tengo que salir rápido para la escuela.
¿Y el almuerzo?	A veces agarro *chips* o algo así porque no me gusta la comida de la escuela.
¿Entonces casi no comes durante el día?	De regreso de la escuela voy a comer *fast food* con mis amigas. Después llego a la casa y como *snacks* si todavía tengo hambre. Mi mamá cocina para la cena. Pero no me gusta su comida, yo prefiero comer pizzas o quesadillas congeladas.

Doctor/a o profesional sanitario	Paciente y acompañante
¿Has notado diarrea o estreñimiento?	No.
¿Sientes mucho frío, aunque haga calor o tienes que usar cobijas para dormir en el verano?	No. Más bien siempre tengo calor.
¿Has notado que a veces tu cara se pone roja y sudas mucho?	No. Solo cuando hacemos *gym* en la escuela.
Aparte del *gym* o educación física en la escuela, ¿te gusta hacer ejercicio?	Camino de regreso de la escuela con mis amigas. También a veces ponemos música y bailamos.
¡Qué bien, Yaritza! Bailar es bueno y divertido. Señora, ¿ha notado si Yaritza ronca cuando duerme?	[Mamá] Antes roncaba mucho, pero mejoró después de que la operaron de las amígdalas.
Yaritza, ¿cuántos años tenías cuando te vino tu primer periodo?	Me vino a los once.
¿Tus periodos son regulares?	No me vienen todos los meses. A veces cada dos meses.
¿Has notado si tienes exceso de vello en la cara o en el cuerpo?	Sí, tengo en la barbilla y el bigote. Me hago la cera cada mes.
Historia médica	
Señora, ¿qué problemas de salud ha tenido Yaritza?	[Mamá] Gracias a Dios ella ha sido una niña sana. La única operación ha sido de las amígdalas. Por eso estoy tan preocupada ahora que nos dicen que puede tener diabetes.
¿Alguna vez le han encontrado la presión alta?	[Mamá] No. siempre le ha salido normal en los controles anuales.
¿Nació de peso normal?	[Mamá] Nació a término. Desde que nació fue una niña muy grande. Pesó nueve libras.
¿Usted tuvo complicaciones durante el embarazo?	[Mamá] Todo fue bien.
¿Tuvo azúcar alta?	[Mamá] No pasó la prueba de la glucosa así que me pusieron a dieta. Pero no necesité medicinas.
¿Y cómo fue el desarrollo de la niña para hablar y caminar? ¿Tuvo algún retraso?	[Mamá] No. Ella siempre ha sido una niña muy inteligente y estudiosa.
Historia quirúrgica	
¿Qué cirugías le han hecho?	[Mamá] Solo la de las amígdalas.
Medicamentos	
¿Qué medicamentos toma regularmente?	[Mamá] No toma medicinas. Yo le he comprado vitaminas porque no come vegetales, pero ella no las quiere tomar.
¿Algo más, Yaritza?	No tomo las vitaminas porque yo me siento bien. Tomo naproxeno cuando tengo mis periodos porque me dan cólicos.
Alergias	
¿Tiene alergias?	[Mamá] No. A veces le dan alergias con el cambio de clima, pero nada serio.

Continued on the following page

Doctor/a o profesional sanitario	Paciente y acompañante
Historia social	
Uso de sustancias recreativas o ilícitas	
Señora, quisiera conversar con Yaritza un momento en privado. ¿Le molestaría esperar en la salita unos minutos?	*[Mamá]* Claro, no se preocupe. Espero afuera. *[La madre sale de la habitación.]*
Yaritza, ¿fumas cigarros?	No fumo cigarros. Pero a veces cuando salgo con mis amigos usamos Juul.
¿Usas drogas o fumas mariguana?	He probado la mariguana, pero no me gustó.
Oficio	
¿Trabajas?	No, estoy muy ocupada con los deberes de la escuela. Quiero ir al *college*, así que tengo que sacar buenas notas. En el verano ayudo en un *daycare*.
Vivienda/Recreo/Relaciones	
¿Quién vive en casa?	Mi mamá, mi abuelita y mi hermano mayor. También paso algunos fines de semana en casa de mi papá.
¿Qué haces para relajarte?	Me gusta escuchar música, ver videos en *YouTube* y salir con mis amigos.
Historia sexual	
¿Qué orientación sexual tienes?	Soy *straight*.
¿Tienes novio?	Por ahora no.
¿Has tenido relaciones sexuales?	Sí. Con mi primer novio cuando tenía quince años.
¿Usaban protección?	Sí. Siempre usábamos condones. Yo no quiero quedar embarazada, ni tener *STDs*.
Violencia doméstica	
¿Te sientes segura en tu casa?	Sí.
¿Has sufrido abuso físico, verbal o sexual alguna vez?	Nunca he tenido esos problemas. Además, yo me sé cuidar.
Historia médica de la familia	
Yaritza, si te parece bien, voy a decirle a tu mamá que puede regresar.	Está bien.
Señora, ¿podría acompañarnos de nuevo por favor?	*[Mamá]* Sí, claro.
Señora, ¿usted tiene algún problema de salud?	*[Mamá]* Felizmente soy sana. Solo la presión un poco alta. Además, tuve el azúcar alta en mis embarazos, así que el doctor me está chequeando el azúcar. La última vez me dijo que estoy desarrollando prediabetes.
¿Y el papá de Yaritza?	*[Mamá]* Él tiene muchos problemas por su peso, pero no hace esfuerzo por rebajar. Tiene diabetes, presión alta y colesterol alto. Además, le dio un infarto hace dos años, pero ya está bien.

Doctor/a o profesional sanitario	Paciente y acompañante
¿Qué edad tiene el papá?	*[Mamá]* Tiene cuarenta y ocho años.
¿Hay otros familiares con diabetes?	*[Mamá]* Mi mamá y mi tía. Por el lado del papá hay muchos diabéticos.
¿Hay familiares con obesidad?	*[Mamá]* Bueno, en la familia del papá de Yaritza hay muchos que son gorditos, pero no tanto como obesos.

Otros elementos de la entrevista médica

Yaritza, antes de examinarte, ¿tienes algún otro comentario?	No.
Señora, ¿hay algo que se nos haya pasado?	*[Mamá]* Quisiera saber si el azúcar salió muy alta y si sabe cómo tiene el colesterol en los resultados de los análisis del pediatra.
Okey. Gracias por su pregunta. Después de examinar a Yaritza, hablaremos de los resultados.	

Examen físico

Signos vitales	Frecuencia cardíaca: 86 Presión arterial: 130/82 Frecuencia respiratoria: 12 Temperatura: 37.5°C Peso: 96 kg (99 percentil) Altura: 165 cm (60 percentil) Índice de Masa Corporal (IMC): 35.3 kg/m2 (> 99 percentil)
Apariencia general de la paciente	La paciente luce tranquila, colabora con la entrevista, obesidad de distribución general. No se aprecia dimorfismo ni rubor.
Cabeza, ojos, nariz, garganta	Normales.
Cuello	La glándula tiroides es palpable, con tamaño y consistencia normal. No se encuentra panículo adiposo en la parte de atrás del cuello.
Examen cardiovascular	Ritmo normal, sin soplos.
Examen pulmonar	Normal.
Examen abdominal	Abdomen protuberante, sin masas, blando, sin dolor con palpación y sin organomegalia.
Examen musculoesquelético	Genu varum.
Examen neurológico	Normal.
Examen de piel	Acantosis nigricans alrededor del cuello muy marcada. También localizada en las axilas. Pequeña cantidad de vello en la quijada y bigote. No se aprecian estrías ni acné.
Examen genital externo	Mamas en estado de Tanner 5. Vello púbico estado de Tanner 5.

Conclusión de la entrevista médica

¿Qué preguntas tienen?	*[Mamá]* Doctora, yo quisiera saber si Yaritza tiene una diabetes muy severa y si se puede curar. Ella es muy joven para tener diabetes.
Es una buena pregunta. Vamos a hablar del diagnóstico y de lo que tenemos que hacer.	*[Mamá]* Gracias, doctora.

Continued on the following page

Doctor/a o profesional sanitario	Paciente y acompañante
Yaritza, me imagino que será muy difícil dejar de comer las cosas que te gustan completamente.	Doctora, será muy difícil para mí dejar de comer la comida rápida y las pizzas.
Lo entiendo, Yaritza. Gracias por ser honesta conmigo. Empezaremos de poco a poco, cambiando solo algunas cosas a la vez.	

CASE NOTE

Case Note 1: Blank for Learner to Complete

 Available for electronic download in Appendix.

Case Note 2: Sample Spanish Version

Case Data Documentation (Comprehension of case information)	Historia del problema actual	Mujer adolescente de 16 años se presenta para evaluación por glucosa elevada. Historia de poliuria, polidipsia, fatiga y pérdida de peso de un mes de duración, acompañada de obesidad severa de inicio en la niñez. Glucosa medida en glucómetro casero se encontró elevada, lo cual generó evaluación por el pediatra y análisis de sangre. Los resultados confirman glucosa en ayunas en el rango de diabetes (140 mg/dL). La paciente consume gran cantidad de bebidas con alta carga de azúcar. Dieta pobre en frutas y vegetales y con alto contenido de carbohidratos, grasa y comidas procesadas. Estilo de vida sedentario.
	Historia médica	- Obesidad. - Resección de amígdalas para tratamiento de ronquido durante el sueño.
	Medicamentos	Naproxeno ocasionalmente para tratamiento de dismenorrea.
	Alergias	Ninguna.
	Aspectos importantes de la historia social, de sustancias e historia médica familiar	- Historia familiar de alta frecuencia de diabetes en familia paterna y materna. Incluyendo padre con diabetes y madre con prediabetes y con diabetes gestacional. - Historia familiar de obesidad y enfermedad coronaria de presentación temprana.
	Resultados claves del examen físico	- Obesidad severa clase 3, de distribución generalizada. - Peso 122 kg (> 99 percentil), Estatura 165 cm (50 percentil), Índice de masa corporal (IMC) 45 kg/m2 (> 99 percentil) 155% del 95 percentil. - Presión arterial por encima del 95 percentil para su edad y talla. - Acantosis nigricans. - Tiroides normal.

Medical Decision-Making Documentation
(Synthesizing case information to make medical decisions and recommendations.)

Evaluación del paciente
Por favor escriba los tres diagnósticos más probables para este paciente en orden empezando con el más probable e incluyendo su justificación.

1. Diabetes tipo 2 y obesidad severa clase 3 de origen exógeno

    El hallazgo de glucosa en ayunas en rango de diabetes (> 126 mg/dL) acompañado por síntomas, cumple criterio para el diagnóstico de diabetes. En cuanto al tipo de diabetes, tipo 1 vs tipo 2, la presentación de esta paciente es compatible con diabetes tipo 2. Tiene obesidad, historia de diabetes en la madre durante la gestación del paciente, fuerte historia familiar de diabetes y signos de resistencia a la insulina (acantosis nigricans, presión arterial elevada).

2. Enfermedad de Cushing

    El IMC de la paciente equivale al 150% del percentil 95 de acuerdo a su edad. La obesidad exógena es el diagnóstico más probable, pero la enfermedad de Cushing puede presentar con un cuadro de hiperglucemia y obesidad. En esta paciente, el examen físico muestra obesidad de distribución generalizada, sin estrías en la piel, joroba de búfalo, ni cara de luna llena, y la paciente no tiene episodios agudos de calor ni sudoración. Por lo tanto, el diagnóstico del síndrome de Cushing es poco probable.

3. Hipotiroidismo

    El hipotiroidismo puede presentar con obesidad, pero no suele tener hiperglucemia. Además, la frecuencia cardíaca es normal, no ha tenido estreñimiento, niega haber tenido intolerancia al frío, y no demuestra la piel seca, por lo cual el diagnóstico de hipotiroidismo es menos probable. En este caso, sospechamos un diagnóstico adicional de hipertensión arterial. La presión arterial durante esta visita se encuentra por encima del percentil 95. Para hacer el diagnóstico de hipertensión, la presión arterial elevada debe ser confirmada por lo menos durante 3 visitas separadas.

Plan

Plan para establecer o confirmar el diagnóstico:
¿Qué pruebas o procedimientos recomienda?

Plan para el diagnóstico:

a. No se necesitan datos adicionales para el diagnóstico de diabetes; sin embargo, algunos análisis de sangre ayudarían a evaluar la gravedad y, a largo plazo, con el manejo de la enfermedad.

b. Análisis de sangre del nivel de hemoglobina A1c (HbA1c) para evaluar el nivel de la glucosa en los 3 meses anteriores. La información también será importante para monitorizar progresivas mediciones del HbA1c en visitas de seguimiento.

c. Análisis de sangre de los anticuerpos asociados con la diabetes tipo 1 deben ser obtenidos porque los estudios de investigación han demostrado que hasta 20% de los pacientes con diabetes tipo 2 tienen anticuerpos presentes. Los pacientes con anticuerpos no responden a medicinas orales solamente, sino que requieren también tratamiento con insulina.

Continued on the following page

Plan para el tratamiento: ¿Qué tratamientos recomienda?

Plan para el tratamiento:
a. La paciente necesita bajar de peso. Se recomienda mejorar la dieta, eliminar bebidas con azúcar y aumentar la actividad física. Se le referirá al programa de control de peso.
b. Empezar metformina 500 mg una vez al día. Aumentar 500 mg cada semana hasta alcanzar la dosis de 2,000 mg por día.
c. Monitorizar la presión arterial en las siguientes visitas.

Patient-Centered Discussion
(Transforming the medical decision-making into language that the patient understands.)
Explicación centrada en el paciente
Por favor escriba cómo le explicaría su evaluación y el plan para el diagnóstico y tratamiento al paciente.

Yaritza, entiendo que tú te sientes bien, pero los niveles de azúcar en tu sangre están altos, en el rango que consideramos diabetes. Ese es uno de los problemas de la diabetes, que a veces no se reconoce por muchos años porque el paciente se siente bien y para la hora que encuentran el azúcar alta, ya existen complicaciones de la diabetes.

Es bueno que en tu caso lo estamos identificando temprano.

Hay varias cosas que han contribuido a que desarrolles diabetes. Primero, muchos de tus familiares tienen diabetes; además, tu mamá tuvo diabetes cuando estaba embrazada contigo. Esta predisposición que has heredado no se puede cambiar, pero hay otras cosas que sí podemos cambiar. Algo muy importante en el tratamiento de la diabetes es manejar el peso, ya que el sobrepeso contribuye a que los jóvenes desarrollen diabetes. Así que podemos empezar a trabajar en hacer cambios en lo que comes.

El plan no es que empieces una dieta muy estricta o que hagas una de esas dietas de moda que dicen que te harán bajar 20 libras en dos semanas. Sabemos que eso no funciona, porque después que se acaba la dieta, se vuelven a subir las 20 libras, y a veces más.

La idea es que progresivamente hagas cambios en tu dieta y aumentes la actividad física, lo que resulta en que bajarás de peso lentamente.

Quiero que consideres empezar un programa de manejo del peso que tenemos acá en el hospital. Es dirigido hacia muchachos y muchachas como tú. Tenemos un equipo de profesionales muy bueno, con nutricionistas y terapeutas que te ayudarán a que hagas tu estilo de vida de forma más saludable. Te ayudarán a desarrollar objetivos que tú puedas lograr. Por ejemplo, para empezar, ¿podrías disminuir las visitas a sitios de comida rápida a una o dos veces por semana? O, quizás si vas al restaurante de comida rápida, ¿puedes pedir algo más saludable?

Tendremos que empezar una medicina para la diabetes para bajar tu azúcar. Son unas pastillas que se llaman metformina y se toman una vez al día. Esta medicina es muy buena para la diabetes, pero a veces causa dolor de estómago y diarrea, sobre todo si no se toma con comida. Para evitar estas molestias, empezaremos con una dosis baja y la iremos subiendo cada semana. Conforme tu peso vaya mejorando, puede ser que podamos disminuir las pastillas.

La enfermera educadora de diabetes te verá enseguida y te enseñará como medirte el azúcar en la casa. Por ahora empezaremos con dos veces al día. Una vez que tu azúcar esté mejor, no tendrás que medirte tan frecuentemente.

Case Note 3: Sample English Version

Case Data Documentation (Comprehension of case information)	**History of present illness**	16-year-old adolescent woman presenting for evaluation of high blood glucose. She has a 1-month history of polyuria, polydipsia, fatigue, and weight loss, and severe obesity starting in early childhood. Blood glucose obtained with home glucometer was elevated, which prompted an evaluation with her pediatrician and further blood work. Blood tests confirmed fasting blood glucose in the diabetic range (140 mg/dL). Patient drinks large amounts of sugar-sweetened beverages. Her diet lacks fruits and vegetables; it is high in carbohydrates, fat, and processed foods. She has a sedentary lifestyle.
	Key past medical history	- Obesity - History of tonsillectomy for treatment of snoring.
	Medications	Naproxen as needed for dysmonorrhea.
	Allergies	None.
	Key social/substance use/family history	- Strong family history of diabetes in paternal and maternal families, including father with diabetes and mother with prediabetes and gestational diabetes. - Family history of obesity and early-onset coronary artery disease.
	Key physical examination findings	- Severe obesity class 3 of generalized distribution. - Weight 122 kg (>99th percentile), Height 165 cm (50th percentile), Body Mass Index (BMI) 45 kg/m^2 (>99th percentile) 155% of the 95th percentile. - Blood pressure >95th percentile for gender, age and height. - Acanthosis nigricans. - Normal thyroid gland.

Medical Decision-Making Documentation (Synthesizing case information to make medical decisions and recommendations.)	**Assessment** Please list your top three differential diagnoses in order of likelihood and include your justification.	1. Type 2 diabetes and severe obesity class 3 of exogenous etiology
		    The combination of fasting blood glucose in the diabetes range (>126 mg/dL) and presence of symptoms meet the criteria to make the diagnosis of diabetes. Regarding the diabetes type, type 1 vs. type 2, this patient's presentation is compatible with type 2. She has obesity, mother had gestational diabetes during the child's pregnancy, strong family history of diabetes, and signs of insulin resistance (acanthosis nigricans, elevated blood pressure).
		2. Cushing syndrome
		    Her BMI is at 150% of the 95th percentile. Exogenous obesity is the most likely diagnosis in this case, but Cushing syndrome can also present with hyperglycemia and obesity. This patient's physical exam shows obesity of generalized distribution, no striae, no buffalo hump, no moon facies, and no flushing episodes. Therefore, Cushing syndrome is not likely.

Continued on the following page

3. Hypothyroidism

Hypothyroidism can present with obesity, but not hyperglycemia. In addition, our patient shows no other signs and symptoms of hypothyroidism, such as low heart rate, constipation, cold intolerance, and dry skin, making hypothyroidism unlikely.

In this case, hypertension is also suspected because blood pressure at this visit was found above the 95th percentile.

To make the diagnosis of hypertension, elevated blood pressure has to be confirmed in at least 3 separate visits.

Plan of Care

Diagnostic Plan: What other tests or procedures would you recommend?

Plan to confirm diagnosis:

a. No additional data is needed to confirm the diagnosis of type 2 diabetes; however, some blood tests will be helpful to determine the severity of disease and monitor its progression.

b. Hemoglobin A1c (HbA1c) will be ordered to assess the severity of the patient's hyperglycemia over the past 3 months. This information will also be useful to compare with HbA1c results in follow-up visits.

c. Antibodies associated with type 1 diabetes should be obtained because studies show that up to 20% of patients with type 2 diabetes have these antibodies as well. If antibodies are found, patients are likely to not respond to oral medications alone and will also require insulin treatment.

Treatment Plan: What treatments would you recommend?

Treatment plan:

a. Weight loss. Patient should improve her diet, eliminate sugar-sweetened beverages, and increase physical activity. She will be referred to a weight management program.

b. Start metformin 500 mg daily. Increase by 500 mg every week until the target dose of 2,000 mg daily is reached.

c. Monitor blood pressure at future visits.

Patient-Centered Discussion
(Transforming the medical decision-making into language that the patient understands.)

Yaritza, I understand that you feel well, but your blood sugars are in the range that is considered diabetes. One of the problems with diabetes is that it may go unnoticed for many years because the patient feels well and by the time the high blood sugars are found, diabetes may already be advanced and have complications. It is a good thing that we have found your diabetes early.

Several factors make you predisposed to diabetes. First, many of your family members have diabetes, and, in addition, your mom had diabetes when she was pregnant with you. You have inherited this predisposition that cannot be changed, but there are things that we can change and will make a big difference! Weight management is very important in the treatment of diabetes because excess weight contributes to the development of diabetes in young people.

So, we can start by making changes in the things you eat and drink. The idea is not that you will go on a strict diet or that you go on one of those fad diets that claim they will make you lose 20 pounds in 2 weeks. We know that does not work because once the diet stops, you will gain the 20 pounds back and sometimes more. The idea is that you should make changes in your diet and increase physical activity gradually, so that you will lose weight slowly.

> I want you to consider joining the weight loss program in our hospital. It is dedicated to young men and women like you. We have a really good team of professionals, with nutritionists and therapists that will help you change to a healthy lifestyle. They will help you develop goals that you can actually achieve. For example, could you decrease the trips to fast food restaurants to one or two times a week? Or maybe, if you go to a fast food restaurant, can you order a healthier meal?
>
> I would like to start a diabetes medication to lower your blood sugar. It is called metformin and it is taken once a day. This medication is very good for the treatment of diabetes, but sometimes it can cause stomach aches and diarrhea, especially if it is not taken with food.
>
> To avoid side effects, we are going to start with a low dose and will increase it every week. We may be able to decrease the pills as your weight improves.
>
> Our diabetes educator will see you today. She will show you how to check your blood sugars at home. We will start with testing twice a day. Once your sugars get better, you will not have to test your sugars that often.

CASE DISCUSSION

Critical Data to Obtain From This Patient Interview

There are few conditions that cause elevated blood glucose in a child besides diabetes. Occasionally, high glucose is found in patients with acute asthma exacerbation treated with beta-agonists. This is usually mild and resolves within a few hours. Diabetes treatment depends on the type of diabetes; therefore, it is crucial to make the differential diagnosis between type 1, type 2, medication-induced, cystic fibrosis-related diabetes, and Maturity Onset Diabetes of the Young (MODY), also known as monogenic diabetes. History and physical exams provide most of the clues needed to make the differential diagnosis. History of treatment with high dose glucocorticoids, chemotherapy, or a prior diagnosis of cystic fibrosis help differentiate patients with secondary diabetes.

The following history findings help differentiate between type 1 and type 2 diabetes:

- Age of the child. Type 2 presents in postpubertal children; type 1 can present at any age.
- Body Mass Index (BMI) is increased in >90% of children with type 2. Due to the high prevalence of childhood obesity, children with type 1 may also present with obesity.
- Family history of type 2 diabetes, particularly in first-degree relatives.
- Presence of other signs of insulin resistance: acanthosis nigricans, polycystic ovarian syndrome (PCOS), hypertension, or dyslipidemia.
- History of gestational diabetes in the patient's mother during her pregnancy with the patient.
- Ethnic background: type 2 diabetes is more common in Blacks, Hispanics, Native Americans, Asians, and Pacific Islanders. It should be noted that the effects of social circumstances, structural racism, and systemic barriers to care significantly impact the increased prevalence of preventable diseases like type 2 diabetes in minoritized communities. Type 1 is more common in Whites.
- Polyuria, polydipsia, and/or weight loss are more commonly seen in children presenting with type 1 diabetes. Hyperglycemia due to type 2 diabetes is more frequently found during routine checkup or urine tests obtained for other reasons.

The history and physical examination should investigate associated signs and symptoms that can help with the differential diagnosis, such as:

- Hydration status *(nivel de hidratación):* Dehydration is more commonly found in children with type 1 diabetes.
- Fruity breath odor *(aliento afrutado, aliento con olor a frutas):* Fruity breath odor is a sign of ketosis, found in type 1 diabetes, although there is a small subgroup of patients with type 2 diabetes who may have ketosis at presentation.

- BMI (*índice de masa corporal*, IMC).
- Adipose tissue distribution *(distribución adiposa del cuerpo)*, which can be generalized or central.
- Blood pressure elevation *(presión arterial elevada)*.
- Acanthosis nigricans *(acantosis pigmentaria, tener la piel oscura y gruesa en zonas del cuerpo)*.
- Hirsutism *(hirsutismo):* Hirsutism is commonly found in girls with PCOS (*síndrome del ovario poliquístico*), which is another indicator of insulin resistance.
- Tanner stage *(escala de Tanner, para clasificar el desarrollo puberal):* Type 2 diabetes usually starts during or after puberty. Physiologically, insulin sensitivity decreases during puberty. This augments the already underlying insulin resistance found in patients predisposed to develop type 2 diabetes.

Tips for Interviewing in This Case and for Providing Nutritional Counseling

Treatment of type 2 diabetes is a two-pronged approach: weight management and pharmacotherapy. Weight management is crucial in the treatment of type 2 diabetes and should be culturally sensitive and consider lifestyle modifications that are in line with the patient's lifestyle and cultural practices. Patients who lose weight may be able to come off medications and manage their diabetes successfully with lifestyle modifications. Referral to a nutritionist or ideally a multidisciplinary weight management program is recommended.

You should eliminate sugar-sweetened beverages.	Debe evitar bebidas endulzadas con azúcar.
You should reduce portion size during meals.	Debe reducir el tamaño de la porción que se sirve.
You should increase physical activity, gradually, to 1 hour, 3-4 times per week.	Debe aumentar la actividad física gradualmente a una hora diaria, entre tres y cuatro veces a la semana.
Exercise should be intense enough to cause sweating and increase heart rate.	El ejercicio debe ser lo suficientemente intenso para que sude y le suba la frecuencia cardíaca.
You should exercise to the point that you can no longer sing, but you can still talk.	Debe hacer ejercicio hasta que no pueda cantar pero todavía pueda hablar.

Some basic lifestyle changes that the physician can recommend during clinic visit include:

Educating patients on adequate portion size and balanced meals is an important and simple way to encourage eating all food types but in moderate quantities. Graphic samples can also be effective by showing examples to which patients can relate. Pharmacological treatment includes insulin and oral or injectable medications. Most patients can be initially treated with oral medications. Patients who present with severe hyperglycemia or high HbA1c require insulin treatment, which can be weaned off after hyperglycemia is controlled and with the introduction of oral medications.

Importantly, when caring for young adults or adolescents who are accompanied by a parent, there may be significant differences in language preferences between members of the same family but different generations. In this case, we can observe the patient using a lot of colloquial words, including Spanglish and scattered English words throughout the interview. The physician is mindful of the patient's communication style and makes a note to address the mother a bit more formally while being accepting, conversational, and less formal with the 16-year-old patient. Note that in this case, the doctor addresses the young woman using *tú*, and the mother with *usted*.

Cultural Considerations

It is important to be aware of cultural beliefs when eliciting history of diabetes and obesity and to ask very specific questions. For example, many Hispanic/Latino families will report no history of obesity unless the family member is very severely obese. The concept of appropriate weight in the Latino culture may be more permissive of weight ranges that may be considered medically overweight or obese. For some Latinos, the word *obeso/a* would only be used to describe someone who is in the range of 300 lbs. or more. The terms most commonly used may include:

Fat	Gordo/a
Chubby, fatty	Gordito/a, rellenito/a
Big	Grande
Plump, chubby, full	Lleno/a
Chubby	Llenito/a
Overweight	Sobrepeso
Obese	Obeso/a
Too much weight for your health	Demasiado peso para su salud

In some Latino communities, the terms *gordo, gordito* (or other derivatives, such as *gordi* or *gordin*) are used as terms of endearment like "sweetheart" or in children, to describe a healthy, beautiful baby.

Similarly, there are misconceptions about what causes diabetes or if high blood glucose is actually pathological or just related to stress. For example, it is common for patients to say that they have *azúcar alta* or "high sugar," but not diabetes, or that it is *diabetes por nervios o por susto* meaning "emotional diabetes" or diabetes related to emotional strain. *Susto* or "fright" is a folk illness concept that some Latinos may believe where a frightening experience or trauma can frighten the soul away from the body.[6] It may cause crying, fever, insomnia, shaking spells, and other nonspecific symptoms and can be invoked by patients as a cause of diabetes and other ailments. Its treatment requires a ritual to return the body and soul to its equilibrium.

Similarly, gestational diabetes is frequently not considered diabetes, but rather referred to as *azúcar alta durante el embarazo*. Asking if the mother had gestational diabetes during the pregnancy when the child is being evaluated is a very important piece of information to obtain because it is a major risk factor for the development of type 2 diabetes in the child. Finally, it is common to see that patients may feel it is normal to develop diabetes and not take it seriously because so many family members have diabetes.

CRITICAL ELEMENTS

Did you elicit these critical elements of the medical encounter?
- Symptoms of hyperglycemia
- Family history of diabetes, including gestational diabetes in mother
- Detailed nutritional history, including snacks and sugared beverages
- History and physical exam findings suggestive of insulin resistance
- Include weight management, nutritional recommendations, and pharmacotherapy in treatment plan
- Appropriately engage the patient and parent regarding their concerns and cultural beliefs regarding diabetes

Case 2 – Malaise – Malestar

Marco A. Alemán, MD

INTRODUCTORY INFORMATION

Patient's Name	Gladys Leonora Valenzuela de Martínez
Age	74 years
Date of Birth	January 26, 1946
Gender	Female
Race/ethnicity	Hispanic
Self-reported national or ethnic origin	México
Language preference	Spanish
City, State	Albuquerque, New Mexico
Medical Setting	Outpatient Internal Medicine Clinic
Reason for visit	*"No me siento bien."*
Vital signs	HR 88 BP 136/72 RR 18 Temp 37.2°C O$_2$Sat 98%

🔊 MEDICAL ENCOUNTER

Doctor/a o profesional sanitario	Paciente
Presentación	
Buenos días, soy la doctora Escóbar.	Buenos días, doctora, me llamo Gladys Valenzuela de Martínez.
Es un placer conocerla. ¿Cómo desea que la llame?	Por favor, llámeme Gladys.
Pregunta introductoria	
Bueno, doña Gladys, ¿qué le trae hoy a la clínica?	Hice la cita para el control de mi diabetes, pero también es que no me siento bien.
Historia de la enfermedad actual	
Lo siento, Gladys. Cuénteme un poco más de eso.	Desde hace cinco días siento una pequeña molestia en la parte baja de mi estómago.
Cuando dice estómago, ¿a qué parte del vientre se refiere? ¿Me lo puede señalar?	Sí, es aquí, hacia abajo. *[La paciente señala hacia la zona púbica del abdomen]*
¿Puede describir el dolor?	Es un dolor un poco general, más bien un malestar, y a veces siento como una leve presión.
¿Se extiende el dolor a otras partes del cuerpo?	No, solo está ahí.
¿Qué tan fuerte es el dolor? ¿Es leve, moderado o grave?	Quizás es un poco más que una molestia, diría entre leve y moderado.
¿Cómo le afecta la vida? ¿Cómo la limita?	Me distrae un poco cuando hago mis quehaceres y también he notado que tengo que ir al baño a orinar más de lo usual.

Doctor/a o profesional sanitario	Paciente
¿Con qué frecuencia le duele?	Muchas veces al día. Yo diría entre cuatro a seis veces y también, últimamente, en los últimos dos días, lo he sentido por la noche.
¿Qué le mejora el dolor?	Si bebo agua parece que me ayuda un poco. También he tomado un té de manzanilla o de anís y me ayuda.
¿Qué le empeora el dolor?	Si como mucha comida picante, me siento peor, y por eso ya no como chiles.
¿Qué cree que puede ser la causa?	No sé, pero me siento muy incómoda y espero que no sea algo malo. Mi comadre me dijo que su amiga tuvo lo mismo y al fin le diagnosticaron con un quiste en el ovario. Y a mi hermana Lupita la están tratando por un tumor del colon.
Lo siento, Gladys; voy a hacer todo lo posible para ayudarla.	Gracias, doctora.

Síntomas asociados

¿Ha notado algún otro problema que ocurra junto con el dolor?	Hace dos días sentí calentura y tuve que bajar la calefacción y me sentí mejor.
¿Ha tenido algo semejante antes?	El año pasado tuve una infección de la vejiga. ¿Piensa que es eso, doctora?
No estoy segura todavía, Gladys, pero quiero hacerle más preguntas. ¿Está bien?	Sí, por supuesto, doctora.

Repaso por sistemas

¿Ha tenido ardor al orinar?	Sí, cuando orino me pica y me arde un poco.
¿Ha notado sangre en la orina?	No, eso no porque si lo hubiera visto, ya hubiese venido a pasar consulta antes de hoy.
¿Ha tenido escalofríos?	No.
¿Ha notado secreciones o flujo por la vagina?	No.
¿Ha tenido tos?	No.
¿Cómo están sus deposiciones?	Creo que normal. Voy cada día, pero hay veces que están un poco más duras que lo usual.
¿Con qué frecuencia ha notado que las deposiciones son más duras?	Yo diría que una vez por semana, más o menos.
¿Ha notado sangre en las deposiciones?	No, eso no.
¿Ha estado bebiendo más agua de lo usual recientemente?	Sí, desde hace como un mes comencé a beber un poco más de agua porque he tenido la garganta seca.
¿Cuánta agua al día está bebiendo ahora?	Si estoy en casa, bebo cuatro vasos grandes de agua cada día. Y, si no, diría que tomo tres vasos.
¿Cuánta agua bebía antes de este último mes?	Antes bebía dos vasos grandes al día, uno con el almuerzo y otro con la cena.
Además de sentir la garganta reseca, ¿ha notado dolor de garganta o dolor al tragar?	No, doctora.
¿Cómo está su peso? ¿Diría que está estable o ha cambiado recientemente?	Bueno, estaba muy contenta porque noté que había bajado un kilo en el último mes. ¿No está mal, no, doctora?

Continued on the following page

Doctor/a o profesional sanitario	Paciente
No estoy segura todavía. Necesito hacerle más preguntas.	¡Adelante, doctora! Siga con las preguntas.
¿Cómo han estado sus medidas de azúcar en casa?	Lo usual, doctora. A veces bien y a veces salen un poco altas. Es como la montaña rusa, ¡sube y baja!
¿Trajo su medidor de azúcar?	Sí, por supuesto, aquí lo tiene.
[La doctora revisa el medidor y las medidas de azúcar.] Bueno, Gladys, veo pocas medidas en el último mes, y como usted dice, varían mucho.	¡Ay, doctora! ¡Es que usted ya sabe que a mí no me gusta picarme los dedos! Soy muy miedosa y muchas veces tengo que pedirle a mi hija, Natalia, que vive conmigo, que me lo haga y, no quiero molestarla mucho… Por eso es que no hay muchas medidas.
¿A qué hora del día se revisa el nivel de azúcar?	Bueno, eso depende. Cuando puedo, me lo chequeo antes de desayunar, pero si no puedo, entonces le pido a mi hija que me lo chequee después de la cena o cuando llega del trabajo.
¿Cuántos minutos después de la cena se chequea el nivel de azúcar?	Bueno, a veces justo después de acabar de comer o puede ser antes de que me acueste, si estamos distraídas por la plática o por lo que estemos haciendo.
Entiendo. ¿Ha notado algo diferente con los pies?	Los veo igual.
Por ejemplo, ¿ha notado alguna llaga o herida?	No. Mi hija siempre me revisa los pies antes de que me acueste cada noche y me dice que los ve bien.
¿Ha tenido entumecimiento de los pies? Quiero decir que si no los puede sentir bien.	No, no he notado eso.
¿Ha notado algún cambio con la vista?	Un poco. No veo las letras tan bien como antes. Supongo que me hacen falta nuevos anteojos.

Antecedentes médicos

Gladys, quiero repasar sus antecedentes médicos. Dígame, ¿qué problemas médicos ha tenido?	Tengo la diabetes desde hace ocho años. También sufro de alta presión, alto nivel de colesterol, agruras y glaucoma.
¿Algo más?	También me dijeron hace poco que estoy eliminando mucha proteína en la orina debido a la diabetes. Y también sufro de artritis en mis pobres rodillas.

Historia quirúrgica

¿Qué cirugías le han hecho?	Me sacaron la vesícula biliar cuando tenía cincuenta y un años y también me hicieron una cesárea cuando tuve mi tercer hijo.

Medicamentos

¿Qué medicamentos toma regularmente?	Tomo la metformina, esas pastillas grandes, de mil miligramos, dos veces al día. Sigo tomando la glipizida de cinco miligramos cada día.

Doctor/a o profesional sanitario	Paciente
¿Algo más para la diabetes?	Ninguna otra pastilla, pero sí me inyecto con la insulina NPH.
¿Cuántas unidades se inyecta de la insulina?	Doce unidades por la mañana y veinte por la noche.
¿Toma algún otro medicamento?	También tomo el lisinopril de diez miligramos, atorvastatina de diez miligramos y estas gotitas para los ojos.
[La doctora revisa el frasco de las gotas.] El latonaprost de 0.005%. Aquí indica que se debe poner una gota en cada ojo cada noche. ¿Así es como lo usa?	Sí, doctora. Sigo todas las instrucciones al pie de la letra.
¿Toma o usa algún medicamento sin receta?	Si tengo dolores de las rodillas, tomo dos pastillas de ibuprofeno de doscientos cada una. Eso sí que me ayuda. Y si tengo las agruras, tomo una de esas pastillas para la acidez que contienen calcio.
¿Usa algún suplemento natural o herbal?	Mi hija me dio unas capsulitas de canela que son buenas para controlar el azúcar y tomo una cada día.

Alergias

¿Qué alergias tiene a medicinas?	La sulfa me enroncha y ya no la puedo tomar.

Historia social

Uso de sustancias recreativas o ilícitas

¿Toma café?	No, no me gusta el café, pero sí bebo té.
¿Qué tipo de té usa y cuánto té bebe al día?	Recientemente he estado usando el té de manzanilla y el té de anís una a dos veces al día para ayudar a mi estómago. Antes bebía una taza de té negro de vez en cuando.
¿Usa azúcar con el té?	No, me gusta tomar el té solo, sin azúcar.
¿Cuántas bebidas de vino, cerveza o alcohol toma en una semana?	Ahora no bebo nada que contenga alcohol. Soy una persona muy sana.
¿Desde hace cuánto no bebe alcohol?	Desde que acepté a Jesucristo como mi señor y salvador hace quince años. Antes de eso bebía una copita de vino en fiestas o celebraciones familiares.
¿Usa o ha usado tabaco?	Ni hablar, doctora. El humo me hace sentir mal y nunca he fumado.
¿Ha usado marihuana, cocaína o heroína?	Tampoco, doctora. Nunca lo he hecho.

Oficio

¿A qué se dedica?	Estoy jubilada pero antes trabajaba en una fábrica de calcetines. Estaba parada todo el día, empaquetando los calcetines en cajas y creo que eso me dañó las rodillas.
Lo siento, Gladys. ¿Qué otros trabajos tuvo antes?	Cuando recién emigramos de México, mi esposo, Hernán, que descanse en paz, y yo trabajábamos en granjas, cosechando fresas y una variedad de vegetales. Era un trabajo muy duro.

Continued on the following page

Doctor/a o profesional sanitario	Paciente
Parece que usted y su esposo tuvieron trabajos muy difíciles.	Sí, nos costó mucho, pero lo bueno es que siempre estuvimos juntos e hicimos una vida feliz para la familia.
Eso es importante.	
Vivienda/Recreo/Relaciones	
¿Con quién vive?	Desde que falleció Hernán hace dos años, vivo con mi hija, Natalia, mi yerno, Óscar, y sus dos hijos, Luis y Clarita. Todos son muy buenos conmigo.
¿Tienen mascotas?	Sí, tenemos un perrito, Papi, y un lorito, Chavo. Me gusta darle de comer a Chavo, pero ya no puedo salir a caminar con la familia y con Papi, como antes, por mis rodillas.
¿Qué hace para relajarse?	Yo vivo para ir al templo los miércoles y domingos. Me encanta escuchar la palabra de Dios y también cantar con mis hermanos en Cristo. Cuando estoy en casa, me gusta tejer, jugar a los naipes con mi familia y ver mi telenovela. También me gusta cocinar.
¡Qué bueno! ¿Qué tipos de comida prepara?	Yo hago de todo. Pollo en mole, fajitas, burritos, camarones Monterrey, envueltos en tocino y con su quesito, ¡Ay, qué rico! También preparo los huevos rancheros y aún más, pero el chile colorado, ese ya no lo puedo comer porque me cae mal en el estómago. Mi especialidad es hacer las tortillas de harina a mano y a todos les gustan. Cuando quiera probar mi comida, la invito a la casa.
Gracias por la invitación, Gladys.	A sus órdenes, doctora.
¿Y de qué tamaño diría que son las porciones de comida que usted se sirve?	Yo como porciones muy bien servidas. Si voy a cocinar, pues quiero llenar mi plato.
¿Cuántas tortillas come cada día, Gladys?	Entre seis y ocho, pero son de tamaño mediano, no muy grandes.
¿Y qué le gusta beber con las comidas?	Bueno, trato de no hacerlo a menudo, pero si bebo un refresco de vez en cuando. Más que nada, usualmente bebo agua.
Me agrada saber que bebe más agua que refrescos. Cuando usted dice 'refresco,' ¿a qué se refiere?	Bueno, como la Coca-Cola o el Esprai. *(Note: Esprai is used to denote common Spanish pronunciation of the soft drink Sprite.)*
¿Come refrigerios?	No sé, ¿qué es eso, doctora?
Son las meriendas.	Todavía no la entiendo. Discúlpeme, doctora. ¿Qué son meriendas?
Lo que uno come entre las comidas.	Ah, ¡usted se refiere lo que nosotros, los mexicanos, llamamos las botanas! Sí, doctora. Como botanas varias veces en el día.
Gracias por enseñarme esa palabra. ¿Qué tipo de botanas come y con qué frecuencia?	Ay, doctora, ¿de veras quiere saber?

Doctor/a o profesional sanitario	Paciente
Sí, Gladys, me ayudaría mucho en cómo poder ayudarla.	Para no mentirle doctora, me gusta comer el pan dulce mexicano una o dos veces al día, con un poco de té, ya sea de manzanilla o de anís, si mi estómago me duele. También me encantan las galletitas María y me como cinco o seis al día.
¿Se las come porque tiene hambre o por otra razón?	Es por por costumbre, pero a veces también si me siento triste, sola o si tengo estrés, como un poquito más.
¿Qué más come si tiene estrés o si se siente sola?	Me encanta el chocolate de leche y me como un poquito a la vez si me siento mal. Sé que usted no me lo permite, pero es lo único que me hace sentir mejor.
¿En alguna ocasión ha consultado con una nutricionista?	Sí, fui una vez, pero no creo que nos entendimos mucho. Aunque usó el intérprete, me dio cambios de comida para un americano y yo no como esas comidas. No me ayudó en cambiar las mías así que sigo comiendo lo mismo.
Entiendo.	

Violencia doméstica

¿Ha sufrido abuso físico, verbal o sexual alguna vez?	Gracias a Dios, nunca he sufrido de eso. Mi esposo siempre me trataba muy bien y nos respetábamos el uno al otro.

Historia médica de la familia

¿Qué problemas médicos hay en su familia, por ejemplo, en sus padres o hermanos?	Mi padre falleció de una embolia a los pulmones a los sesenta y seis años. Mi madre murió hace tres años, a los noventa y dos años por complicaciones de diabetes y problemas de riñones.
¿Algo más?	Tengo una hermana, Lupita, que vive en México. Creo que le mencionó antes que la están tratando por un cáncer del colon. Ella me preocupa mucho.
Lo siento. ¿Hay otros problemas médicos en la familia?	También mi hermana menor, Charito, ha superado el cáncer de seno y ahora está bien. Mis dos hermanos también tienen diabetes.

Otros elementos de la entrevista médica

Gladys, me dijo que la salud de su hermana Lupita le preocupa. ¿Me podría decir cómo la afecta?	Ay, doctora. Cada vez que la llamo me cuenta qué débil se siente y que los doctores no le dan mucho tiempo para vivir y eso me pone muy triste.
Debe ser muy duro oír eso de su hermana. ¿Qué hace para solucionar su tristeza?	Lo bueno es que hablo con mi pastor y él me ayuda mucho, me consuela y me dice que todo está en manos de Dios y Jesucristo y que hay que confiar en ellos. También platico con mi hija y ella me escucha mucho.
¿Hace algo más?	Rezo mucho por mi hermanita y le pido al Señor que la ayude y la mejore y que no se la lleve. También, si me siento muy triste, como mi chocolate o galletas con mi té y eso me calma un poco.

Continued on the following page

Doctor/a o profesional sanitario	Paciente
En las últimas dos semanas, ¿usted encuentra que tiene poco interés o que encuentra poco placer en hacer las cosas?	No, sigo haciendo todos mis quehaceres, como lo normal.
¿En las últimas dos semanas se ha sentido desanimada, deprimida o sin esperanzas?	No creo.
Si esto cambia, por favor avíseme.	Sí, doctora.
Examen físico	
Signos vitales	Frecuencia cardíaca: 88 Presión arterial: 136/72 Frecuencia respiratoria: 18 Temperatura: 37.2°C Saturación de oxígeno: 98%, aire ambiental Peso: 82 kg Talla: 5' 3"
Apariencia general de la paciente	La paciente es una mujer obesa que aparenta su edad. Se ve tranquila.
Cabeza, ojos, nariz, garganta	Conjuntivas normales, sin palidez. No se nota ictericia en la esclerótica. Faringe normal, si lesiones y mucosa húmeda. Dentaduras maxilares en buena posición.
Cuello	Pulsos carotideos normales. No se palpan ganglios cervicales agrandados.
Examen cardiovascular	Ritmo y frecuencia regulares. Ruidos 1 y 2 normales. No se aprecian ruidos R3, R4 o soplos.
Examen pulmonar	Resonantes, normales.
Examen abdominal	Abdomen obeso, cicatrices quirúrgicas normales, sin palpación de hernias. Ruidos abdominales normales. Sin dolor a la palpación. No hay dolor a la palpación en los ángulos costovertebrales ni con puñopercusión. No se aprecian masas o hepatoesplenomegalia.
Examen musculoesquelético	Ambas rodillas con leve agrandamiento y presencia de crepitaciones, pero sin dolor a la palpación. No se aprecian derrames intraarticulares, enrojecimiento ni hinchazón.
Examen de los pies	Ambos pies con juanetes. No se notan callos, úlceras ni cambios en la piel. La prueba de sensación con el monofilamento demuestra sensibilidad en 7 de los 8 puntos de evaluación. Pulsos pedios y tibiales normales.
Conclusión de la entrevista médica	
¿Qué preguntas tiene?	¿Qué puedo tomar para mi estómago?

CASE NOTE

Case Note 1: Blank for Learner to Complete

 Available for electronic download in Appendix.

Case Note 2: Sample Spanish Version

Case Data Documentation (Comprehension of case information)	**Historia del problema actual**	Mujer de 74 años con diabetes quien presenta para revisión rutinaria para control de diabetes, pero también reporta malestar y cinco días de dolor en la parte baja del abdomen asociado con ardor y aumento de frecuencia al orinar. Ha notado calentura, pero no se ha medido la temperatura y no tiene sangre en la orina, escalofríos ni tos. Sus deposiciones tienden a ser un poco duras, pero sin sangramiento. Teme que tenga algo malo en su abdomen.
		Con respecto a su diabetes, reporta un mes de aumento de sed y orina, y pérdida de un kilo de peso sin intención. Está comiendo alimentos grasosos y altos en carbohidratos con porciones grandes. Por ejemplo, come muchas tortillas y botanas, incluyendo pan endulzado, galletas y dulces, especialmente cuando está estresada por problemas personales. No se mide el nivel de azúcar en casa mucho debido al temor y depende mucho de su hija para realizar las mediciones. El repaso del medidor de azúcar revela pocas mediciones y una variación en el rango de valores con varias medidas tomadas menos de dos horas después de las comidas. No reporta entumecimiento de los pies ni llagas. Ha notado cambios nuevos con la vista.
	Historia médica	- Diabetes tipo 2, diagnosticada hace ocho años, complicada por microalbuminuria. - Alta presión arterial. - Hiperlipidemia. - Reflujo gastroesofágico. - Osteoartritis. - Glaucoma. - Cirugías: colecistectomía y una cesárea.
	Medicamentos	- Metformina 1,000 mg dos veces al día. - Glipizida XL 5 mg una al día. - Lisinopril 10 mg al día. - Insulina NPH 12 unidades por la mañana y 20 por la noche. - Atorvastatina 10 mg una por la noche. - Pastillas de calcio para la acidez. - Latonaprost 0.005% una gota en cada ojo cada noche. - Una cápsula de canela al día. - Té de manzanilla o anis según sea necesario para el estómago o para nervios.
	Alergias	Sulfa causa ronchas.
	Aspectos importantes de la historia social, de sustancias e historia médica familiar	- Hogar: Es viuda desde hace dos años y vive con su hija y su familia quienes la ayudan y apoyan. Es cristiana y va al templo dos veces por semana. - Hábitos: Ha dejado de caminar por problemas de las rodillas. Sus pasatiempos incluyen el tejer, jugar a los naipes y ver telenovelas. No fuma, bebe alcohol ni usa sustancias recreativas. - Historia familiar de diabetes por parte de su madre y dos hermanos. Una hermana superó cáncer de seno y otra tiene cáncer de colon avanzado.

Continued on the following page

	Resultados claves del examen físico	- Mujer obesa con signos vitales normales menos un alto índice de masa corporal (IMC) de 31.9. - Las conjuntivas son normales. - No se aprecian masas, hernias ni sensibilidad a la palpación del abdomen. - Agrandamiento de las rodillas, sin dolor ni derrame. - No se notan llagas ni úlceras en los pies, pero la sensación está un poco reducida según la prueba de monofilamento.

Medical Decision-Making Documentation (Synthesizing case information to make medical decisions and recommendations.)	**Evaluación del paciente** Por favor escriba los tres diagnósticos más probables para este paciente en orden empezando con el más probable e incluyendo su justificación.	1. Diabetes tipo 2 descontrolada a raíz de una dieta alta en carbohidratos
		   El aumento de sed y de frecuencia urinaria, la pérdida de un kilo de peso sin intención y nuevos cambios en la vista encajan con el diagnóstico de descontrol de diabetes. Su dieta consiste de muchas harinas como las tortillas, las fajitas y burritos y también de muchos dulces como el pan dulce mexicano, galletas, el chocolate de leche y consumo de refrescos endulzados ocasionalmente. La nutrición ha empeorado debido a su reacción al estrés reciente.
		2. Diabetes tipo 2 descontrolada por una infección urinaria
		   Los síntomas de calentura, dolor púbico, aumento en la frecuencia de orinar y ardor al orinar indican la posibilidad de una cistitis. La ausencia de fiebre, escalofríos, dolor de costado o dolor con palpación o puñopercusión reducen la probabilidad de que su infección urinaria sea por una pielonefritis. La ausencia de flujo vaginal reduce la posibilidad de que el descontrol de diabetes haya causado una vaginitis micótica, la cual, cuando presente, puede provocar una infección urinaria.
		3. Diabetes tipo 2 descontrolada a raíz de empeoramiento de estado de ánimo debido a aumento de estrés y aislamiento social
		   El estrés por preocupaciones por sus familiares vinculado con el ingreso de muchas botanas que contienen dulce, harinas y calorías pueden estar contribuyendo al descontrol de diabetes.
		   Ha reducido su ejercicio por dolores de rodilla y ya no camina con la familia y perro como solía hacerlo antes. Esto también incrementa el aislamiento social, el cual causa estrés y su reacción de sobrealimentación. Un trastorno de depresión mayor podría coexistir con la diabetes y empeorar su habilidad para cuidarse el azúcar, aunque según su presentación actual, la paciente aún no cumple con los criterios diagnósticos de este trastorno.

Plan		
	Plan para establecer o confirmar el diagnóstico: ¿Qué pruebas o procedimientos recomienda?	Plan para el diagnóstico: a. Prueba de hemoglobina A1c. b. Prueba de análisis de orina. c. Cultivo de orina si el análisis de orina sugiere una infección.

Plan para el tratamiento:
¿Qué tratamientos recomienda?

Plan para el tratamiento:
a. Si se confirma una infección urinaria, empezar antibióticos por vía oral.
b. Educación nutricional:
   - Reducir consumo de tortillas, pan dulce, galletas y chocolate.
   - Eliminar bebidas azucaradas.
   - Referir a un/a nutricionista con conocimientos de comida mexicana.
c. Educación sobre manejo de estrés, incluyendo referir a un/a consejero/a o psicólogo/a.
d. Educación sobre auto-medición de azúcar, como mínimo 2 veces al día.
e. Iniciar acetaminofén 500-1000 mg cada ocho horas si le es necesario para controlar los dolores de rodilla.
f. Referir a un/a fisioterapeuta para tratar los dolores de rodilla y fortalecer los muslos.

Plan adicional si la A1c está elevada:
a. Aumentar la dosis de insulina NPH apropiadamente teniendo en cuenta que, de momento, tenemos pocas mediciones y que la paciente posiblemente va a hacer cambios de dieta. Es mejor hacer el cambio de dosis gradualmente para evitar la hipoglucemia.
b. Considerar cambios a los medicamentos dependiendo de los niveles de azúcar medidos durante las próximas semanas y de su tipo de seguro médico.

Otros temas de prevención:
a. Referir a oftalmología para control anual y para evaluar si tiene retinopatía.
b. Análisis anual de orina para revisión de microalbuminuria.
c. Repasar expediente de vacunas, especialmente para asegurar que haya recibido la vacuna. neumocócica polisacárida (PPSV 23, por sus siglas en inglés) que se debe administrar a todos los adultos con diabetes y repetirla a la edad de 65 años.
d. Evaluación anual de sensación de los pies con el monofilamento que fue realizada durante la consulta de hoy.

Patient-Centered Discussion
(Transforming the medical decision-making into language that the patient understands.)

Explicación centrada en el paciente

Por favor escriba cómo le explicaría su evaluación y el plan para el diagnóstico y tratamiento al paciente.

Gladys, pienso que su diabetes está descontrolada por varias razones, incluyendo una posible infección de orina, sus alimentos, el estrés y sus dolores de rodilla que le limitan su ejercicio. Lo bueno es que podemos evaluar y mejorar mucho de esto.
Voy a pedirle una muestra de orina para evaluar si tiene una infección. También, vamos a hacer algunas pruebas de sangre para medir la hemoglobina glucosilada, la A uno c (A1c) para ver cómo ha estado su control de diabetes en los últimos tres meses. Dependiendo de este resultado, podré hacer cambios en los medicamentos para controlar su diabetes mejor.
También quiero hablar de mejorar sus hábitos para la comida. Por ejemplo, las tortillas tienen muchos carbohidratos que se convierten en azúcar en la sangre. Me gustaría que coma menos tortillas con las comidas. ¿Qué le parece reducir la cantidad a cuatro tortillas por comida? Como sabe, el pan dulce, las galletas y el chocolate no son buenos para usted. Podemos hablar de algunas botanas más saludables que todavía le gusten. Puede seguir bebiendo agua o té.

Continued on the following page

La felicito por traer su medidor a la visita y quiero que lo siga haciendo. Pero quiero que mi enfermera le enseñe a usarlo sin miedo para que no tenga que depender de su hija, Natalia, y así, pueda obtener más medidas de azúcar en casa. Debe seguir revisándose el azúcar antes del desayuno. También, una vez al día, quiero que se mida el azúcar dos horas después de haber comido. ¿Cree que podría hacer esto?

También voy a referirle a una nutricionista que conoce las comidas mexicanas y que le pueda ayudar a mejorar el control de su diabetes. Creo que una consejera o psicóloga también le puede ayudar con estrategias para controlar el estrés. Entiendo que su dolor de artritis le está afectando y que no puede hacer ejercicio. Quiero que tome acetaminofén de 500 mg, una a dos pastillas cada ocho horas, según lo necesite, para controlar el dolor de rodillas y la voy a referir a un fisioterapeuta. Al fortalecer las piernas y muslos, podremos disminuir los dolores de rodilla. Me gustaría que pueda regresar a caminar con su familia y con su perro, Papi.

Case Note 3: Sample English Version

Case Data Documentation (Comprehension of case information)	History of present illness	74-year-old woman with diabetes who presents for a regular follow-up, but who also reports feeling unwell and with 5 days of lower abdominal pain, associated with dysuria and urinary frequency. She has felt warm, but has not measured her temperature, and has not noticed blood in the urine, chills, or cough. She has some hard stools but without rectal bleeding. She is concerned that she may have something serious in her abdomen.
		Regarding her diabetes, she reports a 1-month history of polyuria and polydipsia along with unintended weight loss of 1 kilogram. She has been eating greasy and carbohydrate-rich meals in large portions. For example, she eats many tortillas, Mexican sweetbread, cookies, and chocolates, especially when she is stressed due to personal issues. She does not check her blood sugar levels at home much due to fear and depends often on her daughter to perform the measurement. Review of her glucose meter shows few readings with a wide variation of when they were obtained, with several being taken less than 2 hours after meals. She does not report numbness or lesions of the feet. She has noticed new vision changes.
	Key past medical history	- Type 2 diabetes diagnosed 8 years ago, complicated by microalbuminuria. - Hypertension. - Hyperlipidemia. - Gastroesophageal reflux disease. - Osteoarthritis. - Glaucoma. - Surgeries: cholecystectomy, one cesarean section.

Medications		- Metformin 1,000 mg twice a day. - Glipizide XL 5 mg one a day. - Lisinopril 10 mg one a day. - NPH insulin 12 units in the morning and 20 units at night. - Atorvastatin 10 mg at night. - Calcium pill as needed for acid reflux. - Latonaprost 0.005% solution, one drop in each eye every night. - One capsule of cinnamon a day. - Chamomile or anise tea, as needed for stomach symptoms or nerves.
Allergies		Sulfa causes hives.
Key social/ substance use/family history		- Home: She has been a widow for 2 years and lives with her daughter and her family, who provide assistance and emotional support. She is a Christian who goes to church twice a week. - Habits: She has stopped walking due to bilateral knee pain from osteoarthritis. In her free time, she plays cards and watches soap operas. She does not smoke, drink alcohol, nor use illicit substances. - Family history of diabetes in her mother and two brothers. One sister has received treatment for breast cancer and another is battling advanced colon cancer.
Key physical examination findings		- Obese woman who appears well and has normal vital signs except elevated BMI of 31.9. - Normal conjunctivae. - The abdominal exam does not reveal masses, hernias or tenderness on palpation. - Bilateral bony overgrowth of both knees without tenderness or effusions. - Feet are normal, without ulcers or lesions with minimally decreased sensation on monofilament testing.

Medical Decision-Making Documentation (Synthesizing case information to make medical decisions and recommendations.)	**Assessment** Please list your top three differential diagnoses in order of likelihood and include your justification.	1. Diabetes type 2, uncontrolled due to diet high in carbohydrates
		    The increase in thirst and urination, unintended weight loss of 1 kg, and new visual changes support the diagnosis of uncontrolled diabetes. Her diet consists of a large amount of carbohydrates, including the tortillas, fajitas, and burritos, fatty foods, and many sweets such as Mexican sweet bread, cookies, milk chocolate, and occasional sodas.
		2. Diabetes type 2, uncontrolled due to a urinary tract infection
		    Her symptoms of feeling warm, suprapubic pain, increase in urinary frequency, and burning with urination suggest the possibility of cystitis. The lack of fever, chills, flank pain, or costovertebral angle tenderness reduce the probability of a pyelonephritis. The absence of a vaginal discharge reduces the possibility that the uncontrolled diabetes has caused a fungal vaginal infection that in turn could cause a urinary tract infection (UTI).

Continued on the following page

3. Diabetes type 2, uncontrolled due to worsening of mood state related to increased stress and social isolation

The stress related to her concern about her family's health has led to an increase in snacking of foods that are high in carbohydrates, sweets, and calories that could be contributing to her lack of diabetes control. She has reduced her exercising due to knee pain and no longer joins her family on their usual walks with the dog. This also leads to social isolation that causes stress and overeating. Major depressive disorder could coexist with diabetes and worsen her ability to self-care and monitor her sugars, although her current presentation does not meet criteria for this diagnosis.

Plan of Care

Diagnostic Plan:
What other tests or procedures would you recommend?

Diagnostic plan:
a. Hemoglobin A1c.
b. Urinalysis (UA).
c. Urine culture, if UA shows signs of infection.

Treatment Plan:
What treatments would you recommend?

Treatment plan:
a. If UTI is confirmed, treat with oral antibiotics.
b. Nutritional education:
  - Reduce intake of tortillas, sweet bread, cookies, and chocolate.
  - Stop sugared soft drinks.
  - Refer to a nutritionist knowledgeable about Latino, especially Mexican, foods.
c. Education on stress management, including referral to a psychologist or counselor.
d. Education about self-measuring her glucose, twice per day at minimum.
e. Start acetaminophen 500-1000 mg every 8 hours, as needed, for knee pain.
f. Refer her to a physical therapist to help reduce knee pain and strengthen thigh and leg muscles.

Additional plan if A1c is elevated:
a. Increase the NPH insulin dose appropriately, keeping in mind that currently, with few readings and potential pending changes in food intake, it is best to make gradual changes to avoid hypoglycemia.
b. Consider medication changes depending on future blood sugar measurements and type of health insurance.

Other diabetes-related prevention recommendations:
a. Refer to an ophthalmologist for a yearly eye exam to assess for retinopathy.
b. Urinalysis annually to assess for microalbuminuria.
c. Review her vaccine record, especially to make sure she has received the polysaccharide pneumococcal vaccine (PPSV 23) that should be provided to every adult with diabetes and repeated after age 65.
d. Annual foot exam, including monofilament test that was performed at today's visit.

Patient-Centered Discussion (Transforming the medical decision-making into language that the patient understands.)	Gladys, I think that your diabetes is uncontrolled for several reasons, including a possible urinary tract infection, your foods, the stress, and your knee pain that limits your ability to exercise. The good news is that we can assess and treat many of these issues.
	I am ordering a urine test to evaluate whether you have an infection. I am also ordering a blood test called hemoglobin A1c to evaluate the control of your diabetes over the last 3 months. Depending on this result, I will be able to make changes to your medications to better control your diabetes.
	I also want to talk about improving your eating habits. For example, tortillas have many carbohydrates that become sugar in your blood. I would like you to eat fewer tortillas with your meals. What do you think about reducing to four tortillas per meal? As you know, the sodas, pan dulce, cookies, and chocolate are not good for you. We can talk about some snacks that are healthier and that you still like. You can keep drinking the water and tea.
	I congratulate you on bringing your glucose meter to today's visit and I want you to continue bringing it to every visit. I want my nurse to teach you how to use it without fear so that you do not have to depend on your daughter, Natalia. That way you can obtain more sugar readings at home. You should continue checking your blood sugar before breakfast. Also, once a day, I want to ask you to check your sugar 2 hours after eating. Do you think you can do this?
	I am also going to refer you to a nutritionist who is familiar with Mexican foods and who can better help you to better control your diabetes. I also think a counselor or psychologist can also help you with strategies to cope with your stress. I understand that your arthritis pain is really affecting you and that you cannot exercise. I want you to take acetaminophen 500 mg, one or two pills at a time, every 8 hours as needed, to better control your knee pain. I am also referring you to a physical therapist. By strengthening your thigh and leg muscles, we can reduce your knee pain. I would like you to be able to return to your walks with your family and with your dog, Papi.

CASE DISCUSSION

Critical Data to Obtain From This Patient Interview

Adult patients with diabetes require regular office visits to assess their disease.[7] If a the diabetes is well controlled, visits and hemoglobin A1c measurements may only be needed twice a year, but other patients may require visits every 3 months. When assessing adults with diabetes, the clinician should address their general well-being and inquire regarding symptoms that may be related to worsening diabetes, such as polyuria, polyphagia, weight loss, changes in vision, numbness, or lesions of the feet. It is also useful to assess for adherence to medications and the reasons why a patient may not be complying with the recommended treatment, such as medication side effects, difficulty in obtaining medications due to cost, transportation challenges, or misunderstanding of medication instructions.

A detailed review of the medications using a list on the electronic record and any bottles or medications brought by the patient is very important. In addition, dedicating time to a careful review of the patient's diet to assess the quantity and quality of foods, including snacks, sweetened beverages, and access to fresh foods and produce can help to clarify causes of hyperglycemia that can be modified with lifestyle changes.

Many patients with diabetes or other chronic diseases are at a higher risk of mental health issues. Therefore, addressing mental health at every medical visit and exploring how their emotional state is influencing their life, including ability to self-care and manage their diabetes, is crucial. Use of open-ended questions such as *¿Qué hace para solucionar su tristeza?* (What do you do to resolve your sadness?) allow the clinician to obtain rich information. In this case, the clinician also uses the two Personal Health Questionnaire (PHQ-2) questions to finish screening for depression and asks her to call her if her situation and feelings were to change. Every visit is an opportunity to educate the patient about diabetes and related conditions and complications, including the goals of therapy and use of medications, how to use a glucose meter, and how to recognize symptoms of high or low blood sugar states, as indicated.

If a patient with diabetes has elevated blood sugars, clinicians should have a low threshold to evaluate for possible infection. Infections increase the body's stress response, including raising blood sugar levels. Unlike our patient in this case, many times patients may not recognize or volunteer acute symptoms of infections, and the clinician needs to explore this further with a thorough review of systems. Additionally, autonomic or peripheral nerve dysfunction in long-time diabetic patients may limit their ability to recognize symptoms of infection, such as infected foot ulcers or cellulitis.

Tips for Interviewing in This Case

When assessing diabetes control, the clinician should carefully evaluate how patients are managing their sugar at home, including the time of day of measurements, how often they check blood sugar levels, and barriers to testing. It is ideal to ask the patient to bring the glucose meter to the visit to review the number of actual readings and to view the average and range of glucose measurements. Some useful words and phrases include:

Blood sugar level	Nivel de azúcar
Glucose meter	Medidor de glucosa, Medidor de azúcar, Máquina o aparato para medir el azúcar
Glucometer	Glucómetro
Measure	Medir
Check	Chequear, Revisar, Controlar
How well is your diabetes controlled?	¿Cómo está el control de su diabetes?
Did you bring your glucose meter?	¿Trajo su medidor de azúcar?
How many times a day do you check your blood sugar level?	¿Cuántas veces al día se revisa el nivel de azúcar?
When do you check your blood sugar level at home?	¿Cuándo se mide el nivel de azúcar en casa?, ¿A qué horas?
What are your typical readings	¿Cuáles son sus mediciones típicas
...before breakfast?	...antes del desayuno?
...before lunch?	...antes del almuerzo?
...before dinner?	...antes de la cena?
...before bed?	...antes de acostarse?
Do you measure your blood sugar after meals?	¿Se mide el nivel de azúcar después de las comidas?
How much time do you wait after eating to check your blood sugar?	¿Cuánto tiempo espera después de haber comido para medir su nivel de azúcar?
It is best to wait 2 hours after eating to check your blood sugar.	Es preferible esperar dos horas después de haber comido para medirse el azúcar.

At each visit, the clinician should ask about symptoms of low or high sugars, as was done in our case. Each encounter is also an opportunity to ask about general health and wellness and to educate on how to recognize hypo/hyperglycemia symptoms and how to treat them.

The concepts of *bienestar* and *malestar* are important to many Latino patients, where *bienestar* refers to health and wellness, and *malestar* refers to feeling generally unwell. Oftentimes, the symptoms of hypo/hyperglycemia are vague and may be considered by patients as a generalized malaise or feeling of unwellness. Below are some useful questions to assess hypoglycemia or hyperglycemia:

Have you been more thirsty?	¿Ha tenido más sed?
Are you drinking more water than usual?	¿Ha estado bebiendo más agua de lo usual?
Are you urinating more than usual?	¿Ha estado orinando más de lo usual?
Have you noticed a vision problem?	¿Ha notado algún cambio en la vista?
Have you noticed blurry vision?	¿Ha tenido la visión borrosa?
Have you had weight loss?	¿Ha tenido pérdida de peso?
Have you felt tired?	¿Ha tenido cansancio?
Have you had tremors?	¿Ha notado temblores?
Have you felt your heart racing?	¿Ha sentido que el corazón se acelera?
Have you had palpitations?	¿Ha sentido palpitaciones?
Have you had sweats?	¿Ha tenido sudores?
Have you felt dizzy?	¿Se ha sentido mareado/a?
Have you felt more irritable?	¿Se ha sentido más irritable?
How is your mood?	¿Cómo está su estado de ánimo?

Cultural Considerations

The patient's name in this case demonstrates an older custom in many Latin American countries where the woman, upon marrying, drops her mother's last name (second surname) and adds her husband's paternal surname, linking them with the use of *de* (of). Our patient has kept her first and second names, Gladys Leonora, her father's last name, Valenzuela, and added her husband's paternal last name of Martínez, preceded by *de*. She can be addressed as *señora* de Martínez or as *señora* Martínez. Since the patient asks to be called by her first name, the clinician complies and at times addresses her as *doña* Gladys, since *doña* is a title of honor and respect that is frequently used when addressing older members of the community, either using their first or last name.

Our patient is consuming many snacks and this case illustrates the various words, in Spanish, that can be used to represent snacks, including *botanas* (México), *meriendas, refigerios,* and *bocadillos* (in some Spanish-speaking countries this word is more specific for "sandwiches"). A sweetened carbonated drink in the United States is referred to in different ways in various Latin American countries. Therefore, it is always best for the clinician to ask the patient what she means when using these terms:

Soda, pop	Gaseosa, Refresco (México)
Carbonated beverages	Bebidas gaseosas, Gaseosas
Fruit-based nonalcoholic drink	Agua frescas (México), Refrescos (Perú)

In this case, the patient reports that her strong faith and family support help her deal with her feelings. While many Latinos are Catholic due to the spread of Catholicism by Spain in Latin America in the colonial period, Latinos can be of any faith, including nondenominational Christian, Seventh-day Adventists, Jehovah's Witnesses, Church of the Latter Day Saints,

Judaism, and Islam, among others. To be inclusive and avoid assumptions, clinicians should use more general terms such as *¿Es usted una persona de fe?* (Are you a person of faith?), *¿Es miembro de algún grupo religioso?* (Are you a member of a religious group?), or *¿Participa en una comunidad religiosa o espiritual?* (Are you part of a religious or spiritual community?).

The U.S. has historically encouraged and allowed foreign-born people to work in the agriculture sector as farmworkers. One of the best known programs was the *bracero* program (from *brazos*, "arms"), signifying manual laborer, begun in 1942 that contracted with Mexican nationals to come to the U.S. legally to work in farms.[8] Currently, the farmworkers can come under contract to a farmer under an H2A temporary agricultural worker visa, but many farmworkers are undocumented workers. In 2016, there were 2.4 million farmworkers in the USA; 73% were immigrants with 83% being Latino and of whom 77% spoke Spanish as their primary language.[9] Our patient was a former farmworker who comments about her hard life in that job and believes that this work, along with other manual labor, has caused her knee arthrosis. It is recommended that clinicians review current and past occupations as triggers for their patient's medical and psychological conditions. While current access to medical care for farmworkers has improved with federal funding for after-hours clinics, the clinician seeing a current farmworker should consider the limits in access to care related to the lack of transportation, long work hours, and language discordance. In addition, clinicians should recognize that farmworkers are at a higher risk of musculoskeletal injury, exposure to sun and pesticides, heat stroke, depression, and anxiety and, if farming tobacco, to nicotine exposure, also known as "green tobacco illness."

CRITICAL ELEMENTS

Did you elicit these critical elements of the medical encounter?
- Patient's home blood sugar testing habits and recent results
- Detailed medication list and patient adherence with medications
- Detailed history of nutritional intake
- Mental health screening
- Screening for symptoms of infection or other possible causes of uncontrolled diabetes

Case 3 – Tiredness – Cansancio

Marco A. Alemán, MD   Margo McKenzie Faulk, MD, MPH
Noa Schlossberg Nessim, MD

INTRODUCTORY INFORMATION

Patient's Name	Luis M. Nieves
Age	28 years
Date of Birth	January 26, 1992
Gender	Male
Race/ethnicity	Hispanic
Self-reported national or ethnic origin	Latino
Language preference	Spanish
City, State	El Paso, Texas
Medical Setting	Outpatient Family Medicine Clinic
Reason for visit	*"Estoy muy cansado."*
Vital signs	HR 88 BP 94/64 RR 16 Temp 37°C O₂Sat 98%

🔊 MEDICAL ENCOUNTER

Doctor/a o profesional sanitario	Paciente
Presentación	
Buenas tardes, soy el doctor Ricardo Pérez.	Buenas, doctor, soy Luis Nieves.
Pregunta introductoria	
¿Qué le trae hoy a la clínica?	Doctor, es que estoy pero muy cansado.
Historia de la enfermedad actual	
Por favor, ¿me puede explicar qué siente cuando dice que está cansado?	Siento que me falta energía y me siento débil.
¿Se siente débil en todo su cuerpo o solamente en algunas partes del cuerpo?	En todo el cuerpo, como si estuviese flojo o decaído.
¿Cuándo comenzó a sentirse así?	Hace como tres semanas.
¿Qué estaba haciendo cuando empezó?	Estaba en casa, sentado y tratando de relajarme.
¿Algo ocurrió entonces?	Sí. Al pararme, me sentí mareado y se me dificultó el caminar porque sentía que mis piernas estaban débiles.
¿Las dos piernas a la vez?	Sí, las dos, y también mis brazos los sentí débiles.
¿Tuvo dificultad para levantarse del sofá o para caminar o para ambas cosas?	Eso es lo raro, no es que fuera difícil levantarme ni caminar. Camino bien, pero más lento.
Entonces, ¿el problema con sentirse débil al caminar ha continuado?	Sí, doctor.
¿Puede levantar los brazos para peinarse o para sacar comida del almacén?	Sí, no tengo ningún problema para levantar los brazos, pero se me cansan rápidamente.
¿Le dolían o le duelen los músculos?	Un poco. He notado que los músculos de las piernas y brazos me duelen y no sé por qué. Parece que hubiese hecho mucho ejercicio.
¿Ha hecho mucho ejercicio últimamente?	No, a lo contrario, no he hecho nada de ejercicio porque me siento tan mal.
¿Se ha caído?	No.
¿Qué lo hace sentirse mejor?	Si me siento o estoy tranquilo, no me siento tan cansado.
¿Hay algo más que le ayuda?	Comencé a tomar una taza de café al mediodía y me ayuda a sentirme un poco mejor.
¿Ha tomado algún medicamento para mejorar cómo se siente?	Raramente tomo una pastilla de acetaminofón para los dolores.
¿Y eso le ayuda?	Un poco con los dolores, pero no con el cansancio.
¿Cuánta agua bebe al día?	Tomo cinco o seis vasos de agua al día.
¿Cómo diría que está su apetito?	Tengo buen apetito y como tres comidas al día.
¿Qué cree que pueda ser la causa?	No sé, pero no a veces pienso que es porque me falta algún alimento o vitamina.
Síntomas asociados	
¿Ha notado algún otro problema de su cuerpo que ocurra junto con lo que siente?	También me duelen los codos y las muñecas, pero no me he hecho daño ni me he esforzado mucho.

Continued on the following page

Doctor/a o profesional sanitario	Paciente
¿Ha tenido algo semejante antes?	Sí, me sentí muy cansado después de que estuve internado en el hospital hace cuatro meses.
¿Por qué tuvo que ser hospitalizado?	Porque comencé a sangrar debido a la colitis ulcerosa y no estaba comiendo bien.
Lo siento. Dígame más, por favor.	Sí, me puse mal, no tenía ganas de comer y bajé de peso. Llegué a tener siete deposiciones con pura sangre diariamente por muchos días y comencé a sentirme decaído y sin energías. Entonces llamé a mi gastroenteróloga y me internó.
¿Qué le encontraron?	Me diagnosticaron con una crisis de colitis ulcerosa muy grave y me dijeron que tenía anemia.
¿Le tuvieron que dar una transfusión de sangre?	No, me dijeron que no necesitaba transfusión de sangre.
¿Se acuerda de qué otros tratamientos le dieron?	Sí, aquí está la hoja que me dieron cuando me dieron de alta. Dice que me dieron esteroides por vena por cuatro días, una infusión de *remicahde* y el otro es, ¡ay no puedo pronunciarlo! ¿Qué dice, doctor?
[El doctor lee el informe] Infusión de Remicade (infliximab) e iniciaron mercaptopurina de cincuenta miligramos cada día y prednisona de sesenta miligramos con indicaciones de disminuir la dosis según está indicado.	Sí, ¡eso es! Y me pararon la mesalamina que había tomado por años.
¿Cómo se sintió cuando le dieron de alta del hospital?	Mejor, estaba comiendo más y había parado de sangrar.
Repaso por sistemas	
¿Ha tenido fiebre?	No.
¿Ha tenido dolor de cabeza?	No.
¿Ha tenido dolor de garganta?	No.
¿Ha tenido tos?	No.
¿Ha tenido dolor del cuello?	No, tampoco.
¿Ha tenido cambios en su peso?	Creo que estoy recuperando las cinco libras que perdí cuando estuve enfermo hace poco y he aumentado dos libras en las últimas semanas.
¿Ha estado estreñido?	No, mis deposiciones son normales ahora. Tengo una o dos cada día.
¿Ha notado cambios en la piel, por ejemplo, la tiene más reseca o más oscura?	Pienso que mi piel está más reseca pero el color sigue igual y no la veo más oscura.
¿Ha notado cambios en el cabello?	No.
¿Ha notado que se siente más frío que antes sin ninguna razón?	Sí, a veces tengo que subir la calefacción o ponerme un suéter porque tengo frío.
¿Ha notado sangrado por la boca?	No.
¿Ha notado pérdida de sangre en alguna otra parte del cuerpo?	Sí, por ahí abajo.
¿En sus deposiciones?	Ahora no, pero sí hace cuatro meses, antes de que me internaran en el hospital.

Doctor/a o profesional sanitario	Paciente
¿Ha notado sangre por la orina?	No. Bueno, todavía estoy en mis días cada mes.
No entiendo, por favor, dígame más.	No he tenido ninguna terapia de afirmación de género.
Discúlpeme, pero supuse que usted era un hombre por su nombre y cómo viste. Lo siento, no debería de haber supuesto su género.	Yo sí soy hombre, doctor. Un hombre transgénero.
Okey. Gracias por explicarme. Entonces, ¿cómo desea que lo llame?	Llámeme Luis, por favor.
¿Qué pronombre desea que use para referirme a usted, Luis?	Él.
Muy bien.	

Historia médica

¿Qué problemas médicos ha tenido?	Me diagnosticaron con colitis ulcerosa hace cinco años. Estaba bien controlado con mesalamina y de vez en cuando me subían la dosis y me daban prednisona por una semana a la vez si tenía una crisis.
¿Algo más?	Cuando era más joven tuve la mononucleosis.

Historia quirúrgica y hospitalizaciones

¿Qué cirugías le han hecho?	Me hacen colonoscopías regularmente. En la de hace cuatro meses, encontraron que mi intestino estaba muy mal con la colitis.
¿Le han operado para quitar parte del intestino?	No. Me han dicho que algún día es posible que lo necesite.
¿Le han operado en alguna otra parte del cuerpo?	Me operaron de la rodilla izquierda después de un accidente por un problema del menisco.
Ya me informó que fue hospitalizado hace cuatro meses por la colitis. ¿Ha estado hospitalizado en otras ocasiones por cualquier causa?	Sí. Casi me olvidé que hace cinco semanas me hospitalizaron por una infección de riñón. Me dieron antibióticos y suero por vena y me dieron de alta a los dos días.

Medicamentos

¿Qué medicamentos toma regularmente?	Acá están los frascos, doctor.
[El doctor revisa los frascos de medicamentos] Okey, gracias por traer los frascos; esto es muy importante. Los voy a repasar con usted. ¿Toma la mercaptopurina de cincuenta miligramos cada día?	Sí, comencé a tomarla hace cuatro meses, después de la última crisis de la colitis ulcerosa.
¿Toma el sulfato ferroso de trescientos veinticinco miligramos cada día?	Sí, cada día. A veces lo tomo con un poco de jugo de naranja para que se absorba mejor, como me dijeron que hiciera.
¿Sigue tomando la prednisona de sesenta miligramos? Tiene un frasco aquí con muchas pastillas.	Ahora no. Las tomé como me indicaron, reduciendo la dosis poco a poco después de mi tratamiento por la crisis de la colitis ulcerosa.
Okey. Aun así, no entiendo por qué tiene estas pastillas de sobra. ¿Alguien le dijo que no se las tomara?	No pues, es que después de que me dieron de alta hace cinco semanas por mi tratamiento de la infección de riñones no me dijeron que las siguiera tomando así que no lo hice.

Continued on the following page

Doctor/a o profesional sanitario	Paciente
¿Así que la última vez que tomó la prednisona fue hace cinco semanas?	Sí, así es.
Okey. Veo que ya acabó de tomar sus antibióticos de ciprofloxacina para la infección urinaria porque el frasco está vacío.	Sí, me las tomé todas y me ayudaron.
¿Usa algún medicamento sin receta?	Solamente el acetaminofén de quinientos miligramos de vez en cuando.
¿Usa algún suplemento natural o herbal?	No.
Alergias	
¿Qué alergias tiene a medicinas?	Ninguna.
Historia social	
Uso de sustancias recreativas o ilícitas	
¿Cuántas bebidas de vino, cerveza o alcohol toma en una semana?	Muy raramente bebo una copita de vino en eventos sociales.
Además de la taza de café cada día, ¿bebe otras bebidas con cafeína, como té o bebidas energéticas?	No, solamente el café.
¿Usa alguna sustancia recreativa como marihuana, cocaína o heroína?	No, nunca.
¿Usted fuma?	No.
Oficio	
¿A qué se dedica?	Trabajo como asistente en un laboratorio de investigación. Ahora no estoy trabajando debido a mi enfermedad, pero pienso regresar pronto si me mejoro.
Vivienda/Recreo/Relaciones	
¿Con quién vive?	Vivo con dos compañeros de cuarto en un apartamento.
¿Tiene mascotas?	Tenemos dos pajaritos y un perro pastor alemán.
¿Qué le gusta comer?	Más que nada me gusta el pescado, en el horno o a la plancha, pero a veces como pollo o pavo. No me gusta la carne de res.
Lo felicito; esas son buenas fuentes de proteína. ¿Ha modificado su dieta desde que salió del hospital?	Sí, estoy comiendo más ensaladas y verduras y menos leche y yogur desde que me enfermé.
¿Qué hace para relajarse?	Me gusta salir a bailar con amigos y también antes iba al gimnasio un par de veces por semana, pero ahora me siento muy cansado para hacer esas actividades. Cada mes iba de caminatas en las montañas con un grupo.
Historia sexual	
¿Cuántas parejas sexuales tiene?	Me separé de mi última pareja hace cinco meses y como he estado enfermo no he tenido la oportunidad de salir mucho ni de tener otra relación íntima.

Doctor/a o profesional sanitario	Paciente
¿Qué actividades sexuales realiza?	Con mi última pareja, una mujer transgénera, mayormente el sexo oral, y antes con mujeres cisgéneras era lo mismo.
Lo siento, ¿me puede explicar qué significa cisgénero?	Es alguien en quien el sexo de nacimiento encaja exactamente con su identidad de género.
Gracias, entiendo. Y usted me dijo antes que usted es un hombre transgénero y todavía no ha tenido ninguna terapia de afirmación de género. ¿Eso incluye las hormonas?	Correcto; no he encontrado alguien quien me pueda recetar la testosterona.

Violencia doméstica

¿Se siente seguro en su hogar?	Sí, me siento muy seguro con mis compañeros de apartamento. Ellos me tratan muy bien.
¿Ha sufrido abuso físico, verbal o sexual alguna vez?	Hay veces cuando salgo que la gente me mira mal y aún peor si voy a un baño público.
Lo siento.	

Historia médica de la familia

¿Qué problemas médicos hay en su familia, por ejemplo, en sus padres o hermanos?	Mi madre sufre de artritis reumatoide y tiene alta presión. Mi padre tiene diabetes, la gota y bebe mucho alcohol. Una hermana menor también tiene artritis reumatoide y un hermano mayor está bien de salud.
¿Alguien en su familia tiene colitis ulcerosa?	No, gracias a Dios, nadie más en mi familia lo tiene.

Historia obstétrica/ginecológica

Entiendo que estas preguntas pueden ser un poco delicadas, pero son importantes para entender su estado de salud.	Sí, doctor, está bien.
¿Qué palabra desea que use para referirnos a su periodo?	Yo uso el ciclo.
¿Ha estado embarazado?	Sí, una vez y me hice el legrado.
¿Cuándo tuvo el primer ciclo?	Cuando tenía doce años.
¿Cuándo fue el primer día de su último ciclo?	Comenzó hace tres días y todavía lo tengo.
¿Cuántos días duran sus ciclos?	Entre cuatro y cinco días.
¿Sus ciclos son regulares?	Sí, usualmente me tocan cada veintiocho días.
¿Ha notado cambios en sus ciclos?	Sí, doctor. Como le comenté antes, en los últimos tres meses he tenido más sangrado y tengo que usar más toallas sanitarias. También he tenido una ocasión hace un mes en la cual sangré entre los ciclos. No le presté mucha atención porque pensé que era porque estaba enfermo con el colon.
¿Ha visto coágulos de sangre?	No he notado eso.

Examen físico

Signos vitales	Frecuencia cardíaca: 88
	Presión arterial: Decúbito 96/60
	    Sentado 94/64
	    De pie 90/58
	Frecuencia respiratoria: 16
	Temperatura: 37°C
	Saturación de oxígeno: 98%, aire ambiental
	Peso: 72 kg
	Talla: 160 cm

Continued on the following page

Doctor/a o profesional sanitario	Paciente
Apariencia general del paciente	El paciente se nota tranquilo.
Cabeza, ojos, nariz, garganta	Pelo de distribución y textura normal. Se nota palidez de las conjuntivas. No se aprecia ictericia de la esclerótica. Garganta con mucosa normal, húmeda, sin úlceras. Lengua normal, sin agrandamiento.
Cuello	Normal, flexible. No se aprecian ganglios cervicales. La glándula tiroides es normal a la palpación.
Examen cardiovascular	Ritmo y frecuencia regulares. Ruidos 1 y 2 normales. No se aprecian soplos o galopes.
Examen pulmonar	Resonantes, normales.
Examen abdominal	Obeso, ruidos intestinales normales. Sin dolor a la palpación. No se palpan masas. El ano es normal, sin lesiones visibles.
Examen musculoesquelético	No se aprecia hinchazón de las coyunturas de las manos, muñecas, codos, hombros, rodillas o tobillos. Los músculos de las extremidades se notan normales, sin dolor a la compresión.
Examen neurológico	Fuerza motriz normal. Reflejos tendinosos normales, con relajación normal.
Examen genital	Examen genital externo, incluyendo el vello púbico, es normal. Vagina sin eritema ni cambios de color con poca presencia de sangre. Cérvix normal, sin pólipos ni dolor con manipulación. Matriz normal, sin masa ni dolor a la palpación.
Examen dermatológico	Con resequedad difusa, pero sin salpullido. Color trigueño. No se aprecia aumento de pigmento en las palmas o encías. Relleno capilar normal, uñas de color normal.
Conclusión de la entrevista médica	
¿Qué preguntas tiene?	¿Necesito una transfusión de sangre o solo una vitamina? Espero que me pueda ayudar porque ya no aguanto esta debilidad.
Lo siento, Luis. Entiendo que se siente muy mal y voy a hacer todo lo posible para ayudarlo.	Gracias, doctor.

CASE NOTE

Case Note 1: Blank for Learner to Complete

 Available for electronic download in Appendix.

Case Note 2: Sample Spanish Version

Case Data Documentation (Comprehension of case information)	**Historia del problema actual**	Hombre transgénero de 28 años con historia de colitis ulcerosa quien presenta con cansancio por tres semanas. Siente debilidad generalizada acompañada por mareos, pero sin caídas ni síncope. También siente dolores musculares y de varias coyunturas. Ha tenido varias crisis de la colitis ulcerosa y hace cuatro meses fue internado por una semana debido a sangrado intestinal y la colonoscopia reveló una colitis ulcerosa fulminante. Fue tratado con esteroides intravenosos por cuatro días y, como no le ayudaron, se inició inflixamab por infusión venosa y mercaptopurina por vía oral, con mejoramiento. También se inició prednisona oral de alta dosis con indicaciones de disminuir la dosis lentamente pero el paciente paró de tomarlas hace cinco semanas cuando fue internado por una infección renal. Está hidratándose y comiendo bien, con aumento de dos libras en las últimas dos semanas (después de la pérdida de peso causada por la crisis de colitis ulcerosa). Reporta sangrado menstrual abundante, más de lo usual, ahora y en los últimos tres meses. No ha tenido sangrado oral ni urinario, fiebre, tos, dolor de cabeza, estreñimiento ni cambios del cabello. Ha notado resequedad de la piel.
	Historia médica	- Colitis ulcerosa. - Infección renal, tratada con antibióticos intravenosos hace 5 semanas. - Mononucleosis, resuelta. - Artroscopia y menisectomía parcial de la rodilla izquierda después de un accidente. - Un embarazo y un aborto electivo; dilatación y legrado.
	Medicamentos	- Mercaptopurina 50 mg cada día. - Sulfato ferroso 325 mg cada día. - Acetaminofén 500 mg según sea necesario para dolores ocasionales. - Infliximab, vía intravenosa, completó las tres infusiones con la última infusión hace seis semanas.
	Alergias	Ninguna.
	Aspectos importantes de la historia social, de sustancias e historia médica familiar	- Bebe vino en ocasiones sociales. Bebe una taza de café al día. No usa sustancias recreativas. - Trabaja en un laboratorio, pero ahora tiene permiso médico y no está trabajando. - Vive con dos amistades, dos pájaros y un perro. - Ha tenido parejas sexuales de mujeres cisgénero y mujeres transgénero.
	Resultados claves del examen físico	- Signos vitales demuestran baja presión sin ortotatismo. - Presencia de palidez de las conjuntivas. - Examen abdominal y rectal normal. - Examen interno vaginal no demuestra lesiones ni anormalidades del cérvix ni la matriz. - Examen normal de músculos y coyunturas. La piel está reseca, pero no se nota hiperpigmentación.

Continued on the following page

Medical Decision-Making Documentation
(Synthesizing case information to make medical decisions and recommendations.)

Evaluación del paciente
Por favor escriba los tres diagnósticos más probables para este paciente en orden empezando con el más probable e incluyendo su justificación.

1. Insuficiencia suprarrenal
   El uso reciente de esteroides de alta dosis por vía intravenosa y de prednisona de 60 mg con disminución incompleta y cesación abrupta del medicamento, cansancio, pérdida de peso, dolor muscular y de coyunturas sin anormalidades en el examen físico, hipotensión y el cambio de ciclo menstrual apoyan una insuficiencia suprarrenal[11]. La causa puede ser sobreuso de esteroides o un nuevo panhipopituitarismo. Es menos probable que sea por insuficiencia suprarrenal primaria (enfermedad de Addison) dada la ausencia de ortotatismo, hiperpigmentación de la piel, dolor abdominal, náuseas o vómitos.

2. Anemia
   Este diagnóstico debe de ser considerado por el cansancio, la baja presión, los mareos y la palidez de las conjuntivas. La anemia puede ser causada por el sangrado intestinal durante los varios episodios de crisis de la colitis ulcerosa[10] o el aumento en el sangramiento menstrual. Además la anemia puede empeorar por una posible insuficiencia suprarrenal o hipotiroidismo.

3. Hipotiroidismo
   El cansancio, dolor muscular, intolerancia al frío, cambios en el ciclo y anemia apoyan este diagnóstico. Sin embargo, este paciente no muestra otras señales de hipotiroidismo, como cambios significativos de la piel ni la lengua, aumento de peso, estreñimiento, bradicardia, ni disminución de reflejos tendinosos.

Plan

Plan para establecer o confirmar el diagnóstico:
¿Qué pruebas o procedimientos recomienda?

Plan para el diagnóstico:
a. Prueba de cortisol, preferiblemente por la mañana.
b. Prueba de hormona adrenocorticotrófica (ACTH).
c. Conteo sanguíneo completo (CSC).
d. Pruebas de electrolitos y función renal.
e. Prueba de tiroides, hormona tiroestimulante (HTE) y tiroxina libre (FT4).
Plan para interpretar los resultados de las pruebas diagnósticas:
a. Si el nivel de cortisol está bajo, a menos de 3 mcg/dL, y la prueba de ACTH también está baja, se confirma el diagnóstico de insuficiencia suprarrenal secundaria por uso indebido de esteroides.
b. Si el nivel de cortisol está bajo, pero el nivel de ACTH está alto, el diagnóstico más probable sería insuficiencia suprarrenal primaria, aunque también podría indicar insuficiencia secundaria con recuperación parcial. Si el nivel de cortisol es más de 10 mcg/dL, es menos probable que tenga este diagnóstico.
c. En pacientes con un nivel indeterminado de cortisol (ni muy bajo ni muy alto), es recomendable obtener una prueba de provocación con 1 mcg de cosintropina, ACTH sintética, por vía venosa y medir el nivel de cortisol y ACTH antes, 30 y 60 minutos después. El resultado es normal si el nivel de cortisol sobrepasa un nivel de 20 mcg/dL y anormal si es menos.

Plan para el tratamiento:
¿Qué tratamientos recomienda?

Plan para el tratamiento:
a. Si se confirma la insuficiencia suprarenal, se debe tratar con esteriodes y repetir las pruebas de ACTH y cortisol en el futuro.
b. Si se diagnostica insuficiencia suprarrenal secundaria, tratar con hidrocortisona por vía oral 20 mg por la mañana y 10 mg por la tarde.
c. Si se diagnostica anemia y la hemoglobina está a menos de 7 g/dL, considerar transfusión de sangre. Evaluar si la anemia es debida a sangrado gastrointestinal, sangrado menstrual, hipotiroidismo, insuficiencia suprarrenal u otra causa. Obtener pruebas de ferritina y saturación de hierro.
d. Si los niveles de HTE y FT4 están bajos, puede reflejar panhipopituitarismo y, si los resultados de cortisol y ACTH apoyan este diagnóstico, obtener imágenes por resonancia magnética (IRM) del cerebro para evaluar la posibilidad de un tumor o sangrado en la glándula pituitaria. Si hay hipopitutitarismo, tratar el bajo nivel de cortisol primero antes de iniciar levotiroxina para evitar causar una crisis suprarrenal, colapso vascular y shock.
e. Referir a un/a endocrinólogo/a.

Patient-Centered Discussion
(Transforming the medical decision-making into language that the patient understands.)
Explicación centrada en el paciente
Por favor escriba cómo le explicaría su evaluación y el plan para el diagnóstico y tratamiento al paciente.

Luis, hizo bien en venir a la consulta y pienso que sí le puedo ayudar. Su cansancio puede ser por varias razones, Incluyendo su sangrado reciente por la colitis ulcerosa y el ciclo más pesado. Pero yo creo que el problema principal es una de sus hormonas relacionada con la prednisona. El hecho de que hace cinco semanas usted paró la prednisona sin gradualmente reducir la dosis y quizás también las varias veces que ha usado prednisona en el pasado, pueden afectar la producción de hormonas en su cuerpo.

Los esteroides son hormonas necesarias para muchas funciones de nuestro cuerpo. Cuando el cuerpo se acostumbra a recibir esteroides a través de medicamentos (como la prednisona), esto hace que el cuerpo pare de crear su propia hormona esteroide llamada cortisona. Si usted para de tomar el esteroide de repente, y el cuerpo aún no ha recuperado su función normal de producir la hormona, su cuerpo nota la ausencia de esteroide. La falta de esteroide causa cansancio, baja presión arterial y mucho de lo que usted siente.

Otra posibilidad puede ser un problema con la hormona tiroidea, que controla el metabolismo. He pedido pruebas de sangre para evaluar estas hormonas, y también para ver cómo está la anemia, la función de los riñones y los niveles de sodio, potasio y otros electrolitos. Dependiendo de los resultados, podré darle un diagnóstico y empezar tratamiento o remitirle a un especialista si fuera necesario.

Case Note 3: Sample English Version

Case Data Documentation (Comprehension of case information)	**History of present illness**	28-year-old transgender man with a history of ulcerative colitis who presents with tiredness for 3 weeks. He feels general weakness associated with dizziness but without falls or syncope. He also has muscle aches and pain of several joints. He has had several ulcerative colitis flares, and most recently a hospitalization for intestinal bleeding 4 months ago diagnosed as severe ulcerative colitis confirmed by colonoscopy.[10] He was treated with intravenous steroids for 4 days and, when that failed, with infliximab infusion and discharged on oral mercaptopurine. He was also started on high-dose prednisone with a slow taper, but the patient stopped the medication abruptly 5 weeks ago after a hospitalization for a renal infection.
		He is hydrating and eating well, with gain of 2 pounds in the last 2 weeks (after weight loss associated with his ulcerative colitis flare). He reports heavy monthly menstrual cycles, more than usual, now and for the last 3 months. He has not had bleeding from the mouth or urine, fever, cough, headache, constipation or changes in his hair. He has noticed some skin dryness.
	Key past medical history	- Ulcerative colitis. - Kidney infection, treated with antibiotics 5 weeks ago. - Mononucleosis, resolved. - Left knee arthroscopy and partial menisectomy after an accident. - One pregnancy and one elective abortion; dilation and curettage.
	Medications	- Mercaptopurine 50 mg one a day. - Ferrous sulfate 325 mg one a day. - Acetaminophen 500 mg as needed. - Infliximab by intravenous infusion; completed the third and last infusion 6 weeks ago.
	Allergies	None.
	Key social/ substance use/ family history	- Drinks wine socially. Drinks one cup of coffee a day. No use of recreational substances. - Works at a research laboratory but currently on medical leave and not working. - Lives with two friends, two birds, and a dog. - Sexual partners have been cisgender and transgender women.
	Key physical examination findings	- Vital signs show low blood pressure without orthostatic changes. - Pale conjunctivae. - Normal abdominal and rectal examinations. - Pelvic exam does not reveal lesions or abnormalities of the cervix or uterus. - Muscle and joint exams are normal. The skin is dry but without hyperpigmentation.

Medical Decision-Making Documentation
(Synthesizing case information to make medical decisions and recommendations.)

Assessment
Please list your top three differential diagnoses in order of likelihood and include your justification.

1. Adrenal Insufficiency

   The recent use of high-dose intravenous steroids and of prednisone 60 mg a day with incomplete titration and abrupt cessation, tiredness, weight loss, muscle and joint pain without physical exam abnormalities, low blood pressure, and the recent changes in monthly cycle support this diagnosis.[11] Overuse of steroids or a new panhypopituitarism could also be a possible cause. It is less likely that it is a primary adrenal insufficiency (Addison's disease) due to the lack of orthostatic blood pressure changes, lack of hyperpigmentation of the skin, and lack of abdominal pain, nausea or vomiting.

2. Anemia

   This diagnosis should be considered due to his tiredness, low blood pressure, dizziness, and conjunctival pallor. The anemia could be due to the various episodes of gastrointestinal bleeding from the ulcerative colitis flares or the increased menstrual bleeding. Also, the anemia could be augmented by possible adrenal insufficiency or hypothyroidism diagnoses.

3. Hypothyroidism

   His fatigue, muscle aches, cold intolerance, changes in menstruation, and anemia support this diagnosis. However, the lack of significant skin changes, loss of weight, constipation or bradycardia, and the normal tongue and deep tendon reflexes make this diagnosis less probable.

Plan of Care

Diagnostic Plan:
What other tests or procedures would you recommend?

Diagnostic plan:
a. Cortisol test, preferably in the morning.
b. Adrenocorticotrophic hormone (ACTH).
c. Complete blood count (CBC).
d. Electrolytes and creatinine.
e. Thyroid tests, including thyroid-stimulating hormone (TSH) and free thyroxine (FT4).

Plan to interpret diagnostic tests:
a. If the cortisol level is low, below 3 µg/dL, and the ACTH level is also low, we confirm the diagnosis of secondary adrenal insufficiency due to misuse of steroids.
b. If the cortisol level is low but the ACTH level is high, this is more consistent with primary adrenal insufficiency, although it could also indicate secondary adrenal insufficiency with partial recovery.
c. In patients with an indeterminate cortisol level (neither too low nor too high), it is recommended to obtain a stimulation test, best in the morning, using cosyntropin, a synthetic ACTH, administering 1 µg by vein and checking cortisol and ACTH levels before, 30 minutes, and 60 minutes afterwards. The result is considered normal if the cortisol level rises to more than 20 µg/dL and abnormal if lower.

Continued on the following page

Treatment Plan: What treatments would you recommend?	Treatment plan: a. If the adrenal insufficiency is confirmed, treat with steroids and repeat ACTH and cortisol levels in the future. b. If secondary adrenal insufficiency is diagnosed, treat with hydrocortisone orally 20 mg in the morning and 10 mg in the afternoon. c. If an anemia is diagnosed and the hemoglobin is less than 7 g/dL, consider a blood transfusion. Assess whether the cause of anemia is due to the gastrointestinal blood loss, the uterine bleeding, hypothyroidism, adrenal insufficiency, or other. Obtain ferritin and iron saturation levels. d. If the TSH and FT4 are both low, this could reflect a panhypopituitarism and if the cortisol and ACTH levels are also consistent with this diagnosis, obtain an MRI of the brain to assess for pituitary gland tumor or bleeding. If there is panhypopituitarism, treat the low cortisol level first before starting thyroid hormone replacement to avoid precipitating an adrenal crisis and vascular collapse. If the TSH is elevated and/or the FT4 is low, consider a diagnosis of primary hypothyroidism and treat accordingly with levothyroxine after careful assessment of the cortisol need. e. Refer to an endocrinologist.
Patient-Centered Discussion (Transforming the medical decision-making into language that the patient understands.) **Patient-Centered Discussion** Please write *in Spanish* how you would explain your assessment and plan to the patient.	Luis, I am glad you came to see me, and I think I can help you. Your tiredness could be due to various reasons, including the bleeding from your ulcerative colitis and your cycles. However, I think that the main problem is due to a hormone in your body related to the prednisone. The fact that 5 weeks ago, you stopped the prednisone without gradually decreasing the dose, and also the various times you have needed prednisone in the past, can affect the hormone production in your body. Steroids are hormones that are needed for many body functions. When the body gets used to receiving steroids through medications (such as prednisone), this causes the body to stop producing its own steroid hormone called cortisone. If you stop taking steroid all of a sudden, and your body has not yet recovered its normal function of producing the hormone, your body will notice the lack of steroid. Lack of steroid causes tiredness, low blood pressure, and much of what you are feeling. Another possibility could be a low level of thyroid hormone that normally controls your metabolism. I have ordered blood tests to evaluate these hormone levels, to check on how your anemia is doing, your kidney function, and sodium, potassium, and other electrolytes. Depending on the results, I will be able to give you a diagnosis and to start treatment or refer you to a specialist if needed.

CASE DISCUSSION

Critical Data to Obtain From This Patient Interview

When approaching a patient with *cansancio,* or "tiredness," one first has to ascertain what the patient means by tiredness. The clinician needs to consider if is it due to exhaustion after usual daily activities or if it is a decrease or lack of energy when attempting to start an activity. This will help guide the clinician during the history when considering a very broad set of conditions including cardiovascular, pulmonary, hematological, endocrinological, neurological, medication, sleep, and psychiatric etiologies, among others. In this case, the use of open-ended questions regarding timing and onset allows the patient to explain his story. A few examples include:

Can you please tell me what you feel when you are tired?	Por favor, ¿me puede explicar lo que siente cuando está cansado?
Is the tiredness in your entire body or only in some parts of your body?	¿El cansancio está en todo su cuerpo o en algunas partes del cuerpo?

Other ways to encourage patients to describe how they feel and to continue explaining how the events evolved include:

Please, tell me more.	Por favor, dígame más.
Tell me.	Cuénteme.
Continue, please.	Siga, por favor.
I am listening to you.	Le escucho.
I understand.	Entiendo.

In this case, the clinician is able to use the patient's specific responses to guide the history. Once he identifies the description of the problem as being a muscular sensation, the clinician expands the questioning, inquiring about weakness, muscle strain, injury, and potential causes of muscle inflammation, including thyroid disease and autoimmune disease. Patients who have tiredness often complain that they are weak. Conversely, patients who truly have motor weakness may provide more specific descriptions of activities that they are unable to perform, for example, going up or down the stairs, holding a cup or pen, or raising their arms to reach for objects. Our clinician explores these issues and asks about difficulty rising from a chair to assess weakness of the proximal hip musculature or lifting the arms above the horizontal plane, such as when combing hair *(peinarse)* or using a hair dryer *(usar el secador de pelo)* to assess the upper arm strength.[12] Asking about muscle pain *(músculos adoloridos)* is useful to assess for muscle overuse *(agujetas)*, cramps *(calambres)*, and fibromyalgia. Sometimes patients may describe stiffness *(rigidez)* when moving the extremities, which can be seen in joint problems, contractures, or polymyalgia rheumatica.

When assessing a patient with tiredness, the physical exam should be comprehensive yet tailored to the pretest probabilities based on the history. Patients with primary adrenal insufficiency often have orthostatic hypotension, loss of axillary or pubic hair in women, and hyperpigmentation of the skin, including of the mucosa and palmar creases. Assessing for muscle tenderness on compression can elucidate various types of myopathies from viral or autoimmune inflammation, infection (trichinellosis), thyroid disease (considered in our patient), drug-related causes (e.g., statins), or inherited metabolic myopathies. The clinician should assess for motor strength as well as complete a full neurological exam to ensure that the fatigue and weakness sensation if not due to a central or peripheral neurological origin. In secondary adrenal insufficiency, hypotension is less common (due to present mineralocorticoid activity) and hyperpigmentation is not seen.

In hypothyroidism, the clinical findings to seek include skin discoloration, coarse hair and hair loss, brittle nails, bradycardia, nonpitting edema of the extremities or around the eyes (periorbital edema) and tongue enlargement. Other useful signs to assess include iron deficiency findings in women of childbearing age (due to menorrhagia), signs of heart failure in those with preexisting heart disease, delayed relaxation phase of deep tendon reflexes and signs of encephalopathy. This case illustrates the utility of open-ended questions by the clinician to explore the crucial recent hospitalization for rectal bleeding due to a severe ulcerative colitis flare and its treatment that hold critical clues to potential diagnoses of anemia or adrenal insufficiency.

Tips for Interviewing in This Case

This case displays that as clinicians, we commonly make assumptions regarding the patient's gender that occasionally may be inaccurate. The clinician's response is measured and he offers an apology for making the assumption, and then clarifies the patient's name and preferred pronouns. Also, the physician is careful about asking the patient what terminology he uses for his bodily functions. In addition, when the patient volunteers his gender identity, the clinician mirrors this language both in conversation and in his documentation to ensure that future providers use the correct terms. It is good practice to also ask what terms a patient uses for gendered body parts, such as the genitals and breasts.[13] This honest and respectful approach allows for the clinician-patient relationship to continue and the patient to be more comfortable being open about gender, sexuality, and sensitive medical issues. Only 28% of transgender people report that all of their providers know about their gender identity, meaning that many providers treat transgender patients without ever knowing their gender identity.

Many clinicians have not been trained in the care of transgender people and may feel uncomfortable conducting an interview or exam. In general, viewing the patient as the best source of knowledge about their own identity is a respectful approach to every patient; it is always acceptable to ask clarifying questions. Below are some useful questions and terminology when assessing a transgender person in Spanish. Note that when asking about preferred pronouns, the Spanish formulation of the question is different than the English phrasing because pronoun usage is different in Spanish versus English. For example, "he" and "him" are both equivalent to *él,* "she" and "her" is *ella,* and possessive pronouns in Spanish are *su* for both his and hers. Therefore, whereas in English, we typically ask about pronouns in plural, in Spanish, using the singular *pronombre* is more accurate.

What are your pronouns?	¿Qué pronombre desea que use para referirme a usted?
What sexual activities do you engage in?	¿Qué actividades sexuales realiza?
Transgender	Transgénero
Transgender man	Hombre transgénero
Transgender woman	Mujer transgénero
Cisgender man	Hombre cisgénero
Cisgender woman	Mujer cisgénero
Transgender affirmation therapy	Terapia de afirmación de género
Transgender affirmation surgery	Cirugía de afirmación de género
Hormone therapy	Terapia hormonal
Reconstructive surgery	Cirugía reconstructiva
Top surgery	Cirugía superior
Chest surgery	Cirugía de pecho
Bottom surgery	Cirugía inferior
Genital reconstruction	Reconstrucción genital

Our case illustrates the utility of a detailed medication review, especially in complex clinical situations and with patients who have general complaints such as tiredness. Review of all current and past medications used can assist the clinician in identifying past diagnoses, therapies and whether they influence the current clinical situation. In this case, the open-ended questions also help the clinician clarify the outpatient medication therapy, including the many prescriptions of oral steroids, when these were provided, how they were used, if therapy was completed, and whether they were tapered or not. This is crucial to this case of adrenal insufficiency due to corticosteroid use. Fortunately, the patient brought his hospitalization discharge summary and old medication bottles that the clinician reviewed in detail, asking probing questions regarding how and when the patient used the prescribed medications, including why the remnant prednisone taper pills were not taken.

Cultural Considerations

Bias and discrimination against lesbian, gay, bisexual, transgender, queer/questioning, or other non-binary (LGBTQ+) people is prevalent across many cultures, including many Latinx communities. In a 2013 study, an estimated 1.4 million Latinx people living in the U.S. identified as LGBT.[14] It is common to refer to the same LGBTQ+ or LGBT acronyms in Spanish. Related terminology is still in flux in Spanish and may include terms like *lesbiana, gay, homosexual, bisexual, and transgénero*. To reflect the fluidity of gender in their language, many Spanish-speaking people, including our patient, are using the term Latinx, with the "x" replacing the "o" or "a" that usually designates gender or may use Latine, to indicate a gender neutral alternative to what was previously referred to only as either Latino or Latina.

The cultural concept of *familismo* involves placing other family members and their needs above one's own individual needs and is very prevalent in Latinx culture. Often this concept influences how, and even if, transgender individuals pursue social, medical, or legal gender affirmation. While many Latinx families accept their children's sexuality and gender identity, in some families or communities, a family member "coming out" (*salir del armario o salir del clóset*) can be viewed as a threat to the family's reputation or even safety. Coming out can be particularly difficult for Latinx individuals, since such a decision may be interpreted as the individual valuing self above the needs of the family and thus, rejecting *familismo*.

Additionally, in the Latinx community, traditional gender and behavioral norms associated with masculinity and femininity are often rigid.[15] The concepts of *machismo*, an exaggerated masculinity role, and *marianismo*, a stereotyped ideal of female purity, are present in many, though not all, Latinos. Navigating these issues can cause stress for many people of all gender identities and can be particularly distressing for those who are transgender.[16] In our case, our patient seemed hesitant to mention genital bleeding directly but, when approached

CRITICAL ELEMENTS

Did you elicit these critical elements of the medical encounter?
- Patient's self-described gender identity
- Gynecological, endocrine, and gastrointestinal review of systems
- History of past medical problems, surgeries, and hospitalizations
- Detailed medication history including changes in medications and use of prednisone
- Physical exam findings for anemia, hypothyroidism, and adrenal insufficiency

in a nonjudgmental manner by the clinician, he opened up more. Prior negative experiences with clinicians or members of the community may affect a patient's comfort in revealing critical medical information.

References

1. Schneiderman N, Llabre M, Cowie CC, et al. Prevalence of diabetes among Hispanics/Latinos from diverse backgrounds: the Hispanic Community Health Study/Study of Latinos (HCHS/SOL). *Diabetes Care.* 2014;37(8):2233–2239. https://doi.org/10.2337/dc13-2939.
2. Avilés-Santa ML, Colón-Ramos U, Lindberg NM, Mattei J, Pasquel FJ, Pérez CM. From sea to shining sea and the Great Plains to Patagonia: a review on current knowledge of diabetes mellitus in Hispanics/Latinos in the US and Latin America. *Frontiers in Endocrinology.* 2017;8:298. https://doi.org/10.3389/fendo.2017.00298.
3. Cooksey-Stowers K, Schwartz MB, Brownell KD. Food swamps predict obesity rates better than food deserts in the United States. *International Journal of Environmental Research and Public Health.* 2017;14(11):1366. https://doi.org/10.3390/ijerph14111366.
4. Hager ER, Cockerham A, O'Reilly N, et al. Food swamps and food deserts in Baltimore City, MD, USA: associations with dietary behaviours among urban adolescent girls. *Public Health Nutrition.* 2017;20(14):2598–2607. https://doi.org/10.1017/S1368980016002123.
5. Brown SA, Garcia AA, Kouzekanani K, Hanis CL. Culturally competent diabetes self-management education for Mexican Americans: the Starr County border health initiative. *Diabetes Care.* 2002;25(2):-259–268. https://doi.org/10.2337/diacare.25.2.259.

Case 1

6. Weller SC, Baer RD, de Alba Garcia JG, et al. Regional variation in Latino descriptions of susto. *Culture, Medicine and Psychiatry.* 2002;26(4):449–472. https://doi.org/10.1023/a:1021743405946.

Case 2

7. American Diabetes Association. *Standards of Medical Care in Diabetes-2020* Abridged for Primary Care Providers. *Clinical Diabetes: a Publication of the American Diabetes Association.* 2020;38(1):10–38. https://doi.org/10.2337/cd20-as01.
8. Program Bracero. Wikipedia; 2020, 15 February. Retrieved March 15, 2020 from https://en.wikipedia.org/wiki/Bracero_program.
9. Hernández T, Gabbard S. Findings from the National Agriculture Workers Survey (NAWS) 2015-2016. In: *A Demographic and Employment Profile of United States Farmworkers*; 2018. Retrieved March 15, 2020 from https://www.doleta.gov/naws/research/.

Case 3

10. Rubin DT, Ananthakrishnan AN, Siegel CA, Sauer BG, Long MD. ACG clinical guideline: ulcerative colitis in adults. *The American Journal of Gastroenterology.* 2019;114(3):384–413. https://doi.org/10.14309/ajg.0000000000000152.
11. Charmandari E, Nicolaides NC, Chrousos GP. Adrenal insufficiency. *Lancet (London, England).* 2014;383(9935):2152–2167. https://doi.org/10.1016/S0140-6736(13)61684-0.
12. Miller ML. Approach to the patient with muscle weakness. *UpToDate*; 2019. Retrieved March 21, 2020 from https://www.uptodate.com/contents/approach-to-the-patient-with-muscle-weakness?search=muscle%20weakness&source=search_result&selectedTitle=1~150&usage_type=default&display_rank=1.
13. Glosario de términos LGBT para equipos de atención de salud. (n.d.). National LGBT Health Education Center. Retrieved March 21, 2020 from https://www.lgbthealtheducation.org/publication/glosario-de-terminos-lgbt-para-equipos-de-atencion-a-la-salud/.
14. Gates GJ. LGBT adult immigrants in the United States. Los Angeles, CA: The Williams Institute; 2013. Retrieved from: http://williamsinstitute.law.ucla.edu/research/census-lgbt-demographics-studies/us-lgbt-immigrants-mar-2013/.
15. Gray NN, Mendelsohn DM, Omoto AM. Community connectedness, challenges, and resilience among gay Latino immigrants. *American Journal of Community Psychology.* 2015;55(1-2):202–214. https://doi.org/10.1007/s10464-014-9697-4.
16. James SE, Herman JL, Rankin S, Keisling M, Mottet L, Anafi M. *The Report of the 2015 U.S. Transgender Survey.* Washington, DC: National Center for Transgender Equality; 2016.

CHAPTER 7

Genitourinary Cases – Casos genitourinarios

Marco A. Alemán, MD ▪ Ana Laura Bermúdez, MD ▪
Marie A. Cabiya, MD ▪ Joseph J. Cooper, MD ▪
Pilar Ortega, MD ▪ Sarah Inés Ramírez, MD

Introduction to Genitourinary Cases

Patients presenting with genitourinary symptoms may be embarrassed to discuss what they feel, and this may delay their seeking medical attention. This reticence to discuss genitourinary and reproductive health may be more pronounced in some Hispanic/Latino patients due to cultural norms or limited access to care.[1] In these situations, patients may particularly prefer a Spanish-speaking clinician with whom they would feel more comfortable addressing their condition, for example, when Latinas have pelvic organ prolapse.[2] Thus, the clinician needs to be even more sensitive and respectful, yet detailed and precise, when interviewing patients with these conditions. In addition to causing disease and symptomatology of the affected genitourinary organ(s), these conditions may also present initially with other complaints, which may represent sequelae of systemic disease or referred pain.

Hispanics have the same prevalence of chronic kidney disease (CKD) as that of non-Hispanic Whites although studies have demonstrated that there is subgroup variability.[3] However, there is a higher prevalence of end-stage renal disease (ESRD) requiring dialysis in Hispanics versus non-Hispanics.[4] This disparity is not well understood but may indicate a higher risk of CKD progression[4] in part due to decreased likelihood of patients achieving blood pressure control. Hispanic patients may also have lower likelihood of being prescribed medications such as a angiotensin-converting enzyme (ACE) inhibitor or angiotensin receptor (ARB) blocker[4,5] and pointing out a systemic disparity in treatment practices for this group of patients. When treating Hispanic/Latino patients with hypertension, diabetes, and/or CKD, clinicians should remain mindful of the linguistic, socioeconomic, and cultural barriers to care and use available resources to help mitigate them.

The cases in this chapter explore common genitourinary complaints that allow the reader to consider multiple clinical possibilities and provide the opportunity to educate patients about their symptoms, exam findings, and therapeutic plan.

Case 1 – Irregular periods – Regla irregular

Marie A. Cabiya, MD

INTRODUCTORY INFORMATION

Patient's name	Alejandra Salazar
Age	47 years
Date of Birth	May 27, 1972
Gender	Female

Race/Ethnicity	Hispanic
Self-reported national or ethnic origin	Latina
Language preference	Spanish
City, State	Chicago, Illinois
Medical Setting	Outpatient Clinic
Reason for visit	*"Me enfermé dos veces este mes."*
Vital signs	HR 89 BP 119/77 RR 17 Temp 97.8°F O_2 Sat 100% RA

◑ MEDICAL ENCOUNTER

Doctor/a o profesional sanitario	Paciente
Presentación	
Buenos días, soy la doctora Padilla. ¿Cómo la puedo ayudar hoy?	Doctora, estoy preocupada porque este mes me enfermé dos veces y con bastantes coágulos cuando me bajó.
Historia de la enfermedad actual	
¿Esto le había pasado antes?	Nunca. Mi regla siempre ha sido regular desde que fui señorita. Ahora también estoy sintiendo calores por la noche.
¿Cuántos días sangra normalmente?	Usualmente cuatro o cinco días, pero este mes sangré por once días.
¿Cuántas toallas sanitarias usa al día?	Más o menos seis al día.
¿Tiene dolor con su periodo?	Tengo mucho dolor de espalda cuando me enfermo, también cólicos en el vientre y unos coágulos que parecen pedazos de hígado.
¿Tiene dolor aparte de cuando tiene la regla?	A veces unos días antes siento un poco de molestias en los ovarios.
¿Qué toma para el dolor?	Mi mamá me da té de tilo y uso compresas calientes, pero, cuando me pongo bien mal, me tomo una pastilla para el dolor.
¿Qué medicina toma para el dolor y cuál es la dosis que toma?	Me tomo una de esas pastillitas verdes de ibuprofeno. No sé de cuánto serán.
¿Eso le alivia el dolor?	Solo un poco.
¿Cuándo es que siente más dolor?	Yo diría que el primer día es el peor.
¿Cuán severo es el dolor del uno al diez? Diez siendo el peor dolor que se pueda imaginar.	Le pongo un ocho cuando está muy fuerte.
¿Cómo le afectan los síntomas a su calidad de vida? ¿Hay algo que no puede hacer debido a su sangrado?	Pues el primer día de sangrado me pongo bien mal y a veces tengo que faltar al trabajo. También, tengo miedo de tener un accidente cuando salgo a la calle por lo mucho que estoy sangrando.
¿Qué le agrava el dolor?	El dolor empeora si estoy muy activa.
¿Tiene dolor al tener relaciones sexuales, evacuar u orinar?	No, eso no.

Doctor/a o profesional sanitario	Paciente
¿Qué es lo que más le preocupa a usted?	Pues yo quiero saber por qué estoy sangrando así. Quisiera asegurarme de que todo está bien. No sé si estaré pasando por el cambio.
Síntomas asociados	
¿Ha sentido mareos o debilidad?	A veces me fatigo cuando subo varios pisos.
¿Ha sentido palpitaciones?	¿Qué es eso?
Cuando siente que el corazón le late rápido o puede sentir que salta un latido.	Ah, eso no.
Repaso por sistemas	
¿Tiene algún problema con su vejiga?	¿Qué tipo de problemas?
Por ejemplo, ¿ardor al orinar?	No, eso no me pasa.
¿Orina con más frecuencia?	No, tampoco.
¿Tiene incontinencia cuando tose, estornuda, o levanta algo pesado?	A veces siento que se me sale un poco la orina si me río mucho pero yo pensaba que eso era normal.
Eso es algo que podemos evaluar.	
Antecedentes médicos	
¿Qué problemas médicos ha tenido?	Hace varios años tuve piedras en los riñones, pero eso es todo.
Historia obstétrica/ginecológica	
¿Cuántas veces ha estado embarazada?	He estado encinta tres veces y tengo dos hijos.
¿Tuvo un aborto electivo o espontáneo?	Tuve un aborto espontáneo cuando tenía dos meses de embarazo.
¿Tuvo partos naturales o cesáreas?	Tuve a mi primer niño natural y el segundo por cesárea.
¿Alguna complicación como análisis o ultrasonidos anormales o problemas durante el parto?	No, no tuve ninguna complicación aparte de que me tuvieron que hacer la cesárea.
¿Ha tenido algún historial de Papanicolaou anormal?	Una vez tuve uno, pero lo repitieron y me dijeron que estaba bien.
¿Alguna vez le han hecho alguna biopsia, colposcopia o tratamiento para un Papanicolaou anormal?	Nunca.
¿Algún historial de enfermedades de transmisión sexual?	No.
Historia quirúrgica	
¿Qué cirugías le han hecho?	Solamente la cesárea con mi último niño.
Medicamentos	
¿Qué medicamentos toma regularmente?	Bueno, a veces me tomo una pastilla de esas que son para las alergias, pero nada más.
¿Algún suplemento?	A veces me tomo una pastilla natural para los calores.
¿Sabe qué tipo de pastilla?	Creo que tiene soya; me la recomendó una amiga.

Continued on the following page

Doctor/a o profesional sanitario	Paciente
Alergias	
¿Es alérgica a alguna medicina?	Soy alérgica a la sulfa.
¿Qué reacción tiene?	Me da una erupción en la piel.
¿Tiene alguna otra alergia?	Solo al polen.
Historia social	
Uso de sustancias recreativas o ilícitas	
¿Cuántas bebidas de vino, cerveza o alcohol toma en una semana?	Solo tomo en las fiestas, una o dos copas de vino una vez a la semana más o menos.
¿Usa alguna droga como marihuana, cocaína o heroína?	No, nunca.
¿Usted fuma?	No, pero mi esposo sí.
Oficio	
¿En qué trabaja usted?	Yo trabajo en una oficina donde estoy sentada todo el día.
Vivienda/Recreo/Relaciones	
¿Con quién vive?	Vivo con mi esposo solamente. Mis hijos ya están grandes.
¿Tiene mascotas?	Tengo dos perritos.
¿Hace ejercicio?	Camino todos los días como cinco cuadras para tomar el tren.
Historia sexual	
¿Tiene relaciones sexuales con mujeres, hombres o ambos?	Mi única pareja es mi esposo.
¿Está usando algún método anticonceptivo?	Mi esposo me cuida.
Violencia doméstica	
Siempre me gusta saber si está segura. ¿Alguien le ha dado, la ha amenazado o la ha obligado a hacer algo que la hace sentir incómoda?	Tuve ese problema con otra pareja hace tiempo pero todo está bien con mi esposo.
Historia médica de la familia	
¿Qué problemas médicos hay en su familia? Por ejemplo, en sus padres o hermanos.	Mi papá tiene diabetes y ambos mi papá y mi mamá tienen la presión alta. Solo tengo una hermana y ella está saludable.
Examen físico	
Signos vitales	Frecuencia cardíaca: 89 Presión arterial: 119/77 Frecuencia respiratoria: 17 Temperatura: 97.8°F Saturación de oxígeno: 100% Peso: 167 lb

Doctor/a o profesional sanitario	Paciente
Apariencia general de la paciente	Normal
Cabeza, ojos, nariz, garganta	Conjuntivas sin palidez
Examen abdominal	Suave, sin distensión ni dolor a la palpación, sin masas.
Examen genital	Externo: normal Vagina: normal Cérvix: normal Bimanual: matriz agrandada midiendo de entre 8 a 10 semanas, sin dolor a la palpación; no se detectan masas en los ovarios.
Conclusión de la entrevista médica	
¿Qué preguntas tiene?	Por ahora ninguna, solo quiero asegurarme de que todo esté bien y que no tenga cáncer.

CASE NOTE

Case Note 1: Blank for Learner to Complete

Available for electronic download in Appendix.

Case Note 2: Sample Spanish Version

Case Data Documentation (Comprehension of case information)	Historia del problema actual	Mujer de 47 años de edad con menorragia y reglas irregulares. La paciente describe sangrado excesivo con más dolor de lo habitual con duración aumentada de once días y dos menstruaciones durante el último mes. Anteriormente, siempre ha tenido reglas regulares que duraban entre cuatro y cinco días. La paciente dice que ha tenido un poco de cansancio y de calores.
	Historia médica	- Nefrolitiasis. - Dos partos, uno vaginal y una cesárea. - Un Papanicolaou anormal pero la subsiguiente prueba resultó normal.
	Medicamentos	Uso ocasional de ibuprofeno, "medicina para la alergia" (probablemente un antihistamínico) y suplementos de soya.
	Alergias	Sulfa (salpullido).
	Aspectos importantes de la historia social, de sustancias e historia médica familiar	Sexualmente activa con una pareja masculina, su esposo.
	Resultados claves del examen físico	- Signos vitales normales. - Matriz agrandada de 8-10 semanas, sin dolor a la palpación y sin masas ováricas.

Continued on the following page

Medical Decision-Making Documentation
(Synthesizing case information to make medical decisions and recommendations.)

Evaluación del paciente
Por favor escriba los tres diagnósticos más probables para este paciente en orden empezando con el más probable e incluyendo su justificación.

1. Fibromas uterinos
   Este diagnóstico es el más probable dada la historia clínica de sangrado excesivo con evidencia de matriz agrandada en el examen físico.
2. Perimenopausia
   La perimenopausia es una causa común de sangrado excesivo e irregularidades de la regla en pacientes de esta edad debido a la ovulación irregular.
3. Embarazo
   Un embarazo no planificado es otra posibilidad en esta paciente que usa el coito interrumpido como método anticonceptivo y con evidencia de matriz agrandada en el examen físico.
   Otros posibles diagnósticos menos probables incluyen otros problemas endocrinos (ej., hipotiroidismo) y cáncer del endometrio.

Plan

Plan para establecer o confirmar el diagnóstico:
¿Qué pruebas o procedimientos recomienda?

Plan para el diagnóstico:
a. Prueba de embarazo.
b. Conteo sanguíneo completo, CSC.
c. Hormona tiroestimulante, HTE.
d. Ultrasonido de la pelvis preferiblemente con infusión salina para excluir pólipos intracavitarios.
e. Biopsia del endometrio.

Plan para el tratamiento:
¿Qué tratamientos recomienda?

Plan para el tratamiento (dependiendo del resultado de la evaluación diagnóstica):
a. Si la evaluación revela fibromas intramurales o subserosos o perimenopausia, el tratamiento puede incluir: observación, antiinflamatorios no esteroides, métodos anticonceptivos incluyendo pastillas o dispositivo intrauterino de progesterona.
b. La ablación del endometrio se puede considerar si la paciente no tiene adenomiosis o factores de riesgo para cáncer del endometrio.
c. Si la evaluación, sin embargo, revela fibromas intracavitarios o pólipos, el tratamiento incluye una histeroscopía con miomectomía o polipectomía.
d. Si el problema persiste y los síntomas son graves, se puede considerar una histerectomía.

Patient-Centered Discussion
(Transforming the medical decision-making into language that the patient understands.)
Explicación centrada en el paciente
Por favor escriba cómo le explicaría su evaluación y el plan para el diagnóstico y tratamiento al paciente.

Señora Salazar, lo que usted tiene es una irregularidad con su regla, su menstruación. Hay varias posibles causas. Usted misma me mencionó que pensaba que podía ser el cambio, la menopausia. Esa es una posibilidad. También hay otras causas comunes como un fibroma en la matriz o incluso el embarazo.

Le recomiendo varias pruebas para determinar la causa de sus síntomas: una prueba de embarazo, análisis de sangre, un ultrasonido y una biopsia del endometrio. Hacer una biopsia quiere decir obtener una muestra de las células de adentro de la matriz. Usted me preguntó si podía ser cáncer. En mi opinión, basándome en la información que tenemos ahora, la posibilidad de cáncer no es probable, pero la biopsia nos va a dar la respuesta definitiva para diagnosticar la causa del sangrado. Una vez que tengamos esa información, podremos decidir juntas sobre las opciones de tratamiento.

Case Note 3: Sample English Version

Case Data Documentation (Comprehension of case information)	History of present illness	47-year-old woman with menorrhagia and irregular menses. The patient describes excessive bleeding with increased pain compared to her norm and increased duration of bleeding to 11 days. She also reports two menstruations during the past month. Previously, she reports normal periods once per month lasting 4-5 days. She has had some tiredness and hot flashes.
	Key past medical history	- Nephrolithiasis. - Two deliveries, one vaginal and one c-section. - One abnormal Pap smear that was repeated and then determined to be normal.
	Medications	Occasional ibuprofen use, "medications for allergies" (probably antihistamine), and soy supplements.
	Allergies	Sulfa (rash).
	Key social/substance use/family history	Sexually active with one male partner, her husband.
	Key physical examination findings	- Normal vital signs. - Enlarged uterus measuring 8-10 weeks in size, non-tender, and no adnexal masses.

Continued on the following page

Medical Decision-Making Documentation
(Synthesizing case information to make medical decisions and recommendations.)

Assessment
Please list your top three differential diagnoses in order of likelihood and include your justification.

1. Uterine Fibroids
   Uterine fibroids are the most likely diagnosis, based on the history of excessive bleeding and the finding of enlarged uterus on exam.
2. Perimenopause
   Perimenopausal hormonal changes can also lead to irregular bleeding in the age range of this patient due to oligo-ovulation.
3. Pregnancy
   An unplanned pregnancy is a possibility in this patient who uses the withdrawal method as contraception and has evidence of an enlarged uterus on exam.
   Other less likely possibilities include other endocrine problems (e.g., hypothyroidism) or uterine cancer.

Plan of Care

Diagnostic Plan:
What other tests or procedures would you recommend?

Diagnostic plan:
a. Pregnancy test.
b. Complete blood count, CBC.
c. Thyroid-stimulating hormone, TSH.
d. A pelvic ultrasound preferably with saline infusion to rule out intracavitary polyps.
e. An endometrial biopsy.

Treatment Plan: What treatments would you recommend?

Treatment Plan (depending on the results of the diagnostic evaluation):
a. If the evaluation reveals intramural/subserosal fibroids or perimenopause, treatment may include: expectant management, NSAIDs, contraceptive methods including pills, or a progesterone-containing intrauterine device.
b. Endometrial ablation can be considered if the patient does not have adenomyosis or risk factors for uterine cancer.
c. However, if the evaluation reveals intracavitary fibroids or polyps, treatment would include hysteroscopic myomectomy or polypectomy.
d. If the problem persists and symptoms are severe, a hysterectomy may be considered.

Patient-Centered Discussion
(Transforming the medical decision-making into language that the patient understands.)

Mrs. Salazar, you have an irregularity related to your usual cycle, your menstruation. There are several possible causes. You mentioned to me that you wondered whether you were going through the change. This is one possibility. There are other common causes, such as a fibroid in the uterus, or pregnancy.

I recommend several tests to determine the cause of your symptoms: a pregnancy test, blood tests, an ultrasound, and an endometrial biopsy. Doing a biopsy means that we would take a sample from the cells that line your uterus. You asked me whether your symptoms could be caused by cancer. In my opinion, based on the information we have, the possibility of cancer is not likely, but the biopsy will give us the definitive answer to diagnose the cause of your bleeding. Once we have that information, we can decide together which treatment option is best for you.

CASE DISCUSSION

Critical Data to Obtain From This Patient Interview

The patient is complaining of menorrhagia, metrorrhagia, and dysmenorrhea. The differential diagnosis includes pregnancy, anatomical issues (such as polyps, fibroids, adenomyosis), hormonal issues (such as thyroid disturbances or perimenopausal changes), or, less commonly, bleeding disturbances and premalignant lesions (such as endometrial hyperplasia) or cancers of the reproductive tract. Given this, answers such as the onset of the menorrhagia and any other associated symptoms (for example, pain) are critical. In addition, one would not want to miss significant anemia that would require immediate Emergency Department (ED) evaluation, which is why it is important to know how many pads the patient is using per day and whether there are any associated symptoms suggestive of significant anemia.

Typical instructions for patients with heavy vaginal bleeding are to go to the ED if they are soaking one pad every hour. To give these instructions in Spanish, the doctor might say *"Usted debe ir a la sala de emergencias si está empapando de sangre una compresa cada hora. Esa cantidad de sangrado puede ser peligrosa."* ED evaluation may be also be appropriate, depending on whether it is feasible to obtain expeditious lab results in the clinical practice setting to which the patient presented in order to rule out anemia requiring a blood transfusion. Lastly, it is vital to understand how the problem is affecting her quality of life and what concerns the patient the most, as this will help guide treatment decisions.

Tips for Interviewing in This Case

Spanish-speaking patients may use variable, vague, or regionally influenced words or phrases to refer to menstruation and related symptoms. Some challenging and useful phrases related to this case include:

Menstrual period	Periodo, Regla, Menstruación
When I had my period	Cuando me enfermé (Literally, "when I got sick")
Those days of the month	Esos días del mes
Since I got my first period	Desde que fui señorita (Literally, "Since I became a young woman")
Since I got my first period	Desde que me bajó la primera regla
Pelvic cramping	Cólicos en el vientre, Retortijones
We use the withdrawal contraception method.	Mi esposo me cuida. (Literally, "My husband takes care of me.")
Hot flashes	Calores, Bochornos, Sofocos
To go through the change (menopause)	Pasar por el cambio
Menopause	Menopausia

Cultural Considerations

Cultural issues that may affect a patient's care regarding treatment for uterine fibroids or other menstrual problems include strong belief in home remedies and including family and friends in medical decision-making. Hispanic patients often value a doctor's opinion highly (potentially placing their own personal preferences last) so it is particularly important to probe the patient to explore the patient's own quality of life or treatment priorities so that they can be taken into consideration when making management decisions. For example, "Is it more important to you to avoid surgery (and consider a method such as intrauterine device or pills) or to stop bleeding immediately and definitively (and consider a method such as hysterectomy, a surgery to remove your uterus)?" To ask a patient in Spanish, the doctor might say *"Todas las pacientes tienen un punto de vista diferente y yo quiero saber cómo se siente usted. ¿Qué considera usted más importante? ¿Evitar la cirugía y considerar un tratamiento con un dispositivo intrauterino o con pastillas? ¿O parar el sangrado de inmediato y de forma definitiva con una histerectomía, una cirugía para sacarle la matriz?".*

CRITICAL ELEMENTS

Did you elicit these critical elements of the medical encounter?
- Obstetrical and gynecological history and sexual history including current contraception method
- Complete menstrual history including recent changes, quantity of bleeding, frequency of bleeding, and associated symptoms
- Evaluate for symptoms and signs of anemia during history and physical examination
- Pelvic examination
- Address the patient's questions and concerns

Case 2 – Behavioral change – Cambio de comportamiento

Joseph J. Cooper, MD   Pilar Ortega, MD

INTRODUCTORY INFORMATION

Patient's Name	José María Ramos
Age	86 years
Date of Birth	May 14, 1934
Gender	Male
Race/ethnicity	Hispanic
Self-reported national or ethnic origin	México
Language preference	Spanish
City, State	Seattle, Washington
Medical Setting	Nursing home staff called the on-call physician at the urging of the patient's daughter.
Reason for visit	Daughter states, *"Se niega a ir al baño."*
Vital signs	HR 82 BP 172/84 RR 14 Temp 37.7°C O$_2$ Sat 98%

MEDICAL ENCOUNTER

Doctor/a o profesional sanitario	Paciente y su hija
Presentación	*El paciente y su hija están en la habitación del paciente en el centro de rehabilitación cuando entra el médico.*
Hola, soy el doctor Cooper.	*[Hija]* Mucho gusto, doctor Cooper. Soy Nieves, y este es mi padre, José María Ramos.
Pregunta introductoria	
Encantado. ¿Cómo le puedo ayudar, señor?	*[Hija]* Está muy mal, doctor, me parece que está enfadado con nosotros por dejarle aquí.
Gracias, Nieves. Y usted, señor, ¿me puede decir cómo cree que le puedo ayudar hoy?	*El paciente no contesta.* *[Hija]* Doctor, él no le puede contestar.
Historia de la enfermedad actual	
¿Me puede contar un poco más sobre por qué dice que le ve muy mal?	Es que mi padre es un hombre con mucho orgullo y dignidad, y no debe estar en un sitio como este. Me siento avergonzada por dejarle aquí después de todo lo que él hizo por nosotros, para que pudiéramos tener una vida mejor en este país. Pero es que tengo que trabajar, y mi hija también, y él ya no puede quedarse solo en casa.
Entiendo que la decisión de utilizar una residencia de mayores es frecuentemente una decisión muy difícil para muchas familias. Me parece que usted ha notado un cambio en su padre recientemente. La enfermera me contó que ella también ha notado cambios.	Doctor, cuando él está conmigo, le puedo convencer, pero con los que trabajan aquí, él se niega a ir al baño. Creo que es su manera de expresar lo enfadado que está.
Entiendo, gracias por explicármelo. ¿Me puede contar un poco más sobre las capacidades de su papá recientemente? Por ejemplo, cuando está con usted, ¿él puede hablar? o ¿sabe adónde está?	Habla menos cada vez que lo visito. Lleva aquí tres meses, y al principio, sí, sabía dónde estaba y hablaba conmigo, pero hace una semana que ha dejado de hablar.
Y, antes de la última semana, ¿normalmente sabía la fecha y la hora del día?	Bueno, ya hace tiempo que hablaba como si estuviéramos en el año mil novecientos ochenta y ocho, antes de que mi madre falleciera. Pero sí, sabía la hora del día, y sabía si era hora de desayunar o cenar o de acostarse.
Y, cuénteme ¿cuánta ayuda necesitaba con cosas diarias, como con vestirse, comer o ir al baño?	Para escoger ropa, ya lleva tiempo que, si no la dejamos preparada, se queda con el mismo pijama puesto por días. Pero él podía ponerse un suéter y el pantalón solo si se los dejaba listos encima de su cama. Necesitaba ayuda para limpiarse o asearse en el cuarto de baño, pero podía ir solo para orinar. Y se alimentaba sin ayuda. Pero ahora no hace casi nada y hay ratos como ahora que ni habla ni sale de la cama.
Imagino que ya no maneja coche ni está encargado de asuntos financieros ni prepara comida. ¿Es correcto?	Es correcto, doctor; esas cosas hace mucho tiempo que no las hace. Me parece que lleva más de cinco años que dejó de manejar, y yo me encargo de las finanzas de la familia desde bastante antes que eso. Con lo de preparar comida, no creo que le haya visto hacerlo en toda mi vida; la cocina siempre fue reino de mi madre.

Doctor/a o profesional sanitario	Paciente y su hija
Muchas gracias. Y, pensando en la última semana, además de hablar y responder menos, ¿ha notado otros cambios?	Está comiendo menos y con mucho esfuerzo de mi parte o de las enfermeras. Se niega a tomar sus medicinas, y ha tenido accidentes en la cama. A veces está más despierto que ahora, pero muy a menudo se niega a participar con lo que le dicen, no sé si está confundido o solamente tan deprimido y enfadado que no quiere hablar.
¿Usted cree que tiene dolor por alguna parte?	A veces cuando se acuesta sobre el lado izquierdo hace un gesto de dolor y se cambia de posición en la cama. Y una vez que tuvo un accidente de orina estaba llorando y gritando, no sé si le dolía o si solo se sentía angustiado por haber perdido el control de la vejiga.
¿Qué otros cambios ha notado?	Parece triste, a veces lo veo llorando. Yo creo que está triste aquí y que quisiera estar en casa.
¿Ha tenido episodios parecidos anteriormente?	Nada parecido. Bueno, estaba triste cuando se murió mi madre, lo normal. Y una vez tuvo infección en la orina, y le dolía al ir al baño. Pero eso de no comer ni hablar ni responder, no, eso nunca había pasado.
¿Qué estaba pasando la semana pasada cuando esto empezó? Quiero decir si hubo algún incidente o algo diferente en su rutina.	Nada en particular. Solo le visité un día y respondía menos, y pensaba que solo era un mal día, pero hoy estoy convencida de que algo ha empeorado. Por eso le pedí a la enfermera que lo llamara a usted.
Síntomas asociados	
¿Ha tenido fiebre o escalofríos?	Que yo sepa, no.
¿Ha tenido algún cambio en el color de la orina? ¿Como a color marrón o rojo como sangre?	La vez que lo llevé hoy al baño, la orina era de un amarillo muy oscuro. No parecía tener sangre.
¿Ha tenido cambios en su materia fecal? Por ejemplo, ¿ha notado sangre o color muy oscuro o negro?	No me han comentado las enfermeras. No sé.
¿Ha bajado de peso últimamente?	Antes mi papá era siempre llenito y redondito, y ahora lo veo muy flaco, pero lleva algunos años más o menos así.
Repaso por sistemas	
¿Ha tenido tos?	No.
¿Le ha notado falta de aire o dificultad para respirar?	No.
¿Ha tenido vómito?	No.
¿Ha tenido estreñimiento?	No sé exactamente, pero si no quiere ir al baño a hacer pipí, me imagino que tampoco estará yendo mucho al número dos.
Entiendo. Hablaré con la enfermera para preguntarle si sabe más sobre eso. ¿Usted sabe si su padre se ha hecho alguna vez una colonoscopía?	Sí, yo siempre me aseguro de que tenga todas sus visitas médicas en orden. Lo ha hecho cada diez años como le han recomendado y siempre salieron bien.

Doctor/a o profesional sanitario	Paciente y su hija
Gracias. ¿Está durmiendo bien de noche?	Antes siempre dormía bien, pero desde hace seis meses se ha estado levantándose de noche confundido. En realidad, es una de las razones de por qué está aquí en la residencia, porque estábamos preocupadas de que iba a sufrir una caída mientras caminaba por la noche.
¿Y durante la última semana?	Pues, ahora está dormido la mayoría del día. No estoy muy segura si se levanta. ¿Usted sabe lo que le está pasando, doctor?
Aún no, pero debemos hacer algunas pruebas para averiguarlo. Primero, me quedan algunas preguntas más, ¿Se ha caído o golpeado la cabeza?	Que yo sepa, no.
Antecedentes médicos	
¿Qué problemas médicos tiene?	Pocos. Sufrió un ataque al corazón, pero hace más de diez años y se recuperó sin problema. Toma unas pastillitas para la presión, azúcar y colesterol, pero considerando su edad, ya sabe, cosas normales.
¿Le han diagnosticado con demencia?	Pues, su médico nunca ha usado esa palabra, pero, nosotras sospechamos de que es parte de lo que le ha estado pasando durante los últimos años y la razón que lo tuvimos que ingresar aquí. Lo que no sé es si esto es normal con hacerse mayor o no.
Historia quirúrgica	
¿Ha necesitado alguna cirugía?	Lo pusieron un stent después del ataque de corazón. Y una vez le operaron la próstata, pero nos dijeron que el problema no era cáncer.
Medicamentos	
¿Qué medicamentos toma regularmente?	Tengo su lista conmigo: aspirina, metformina, lisinopril, simvastatina, tamsulosina, metoprolol clopidogrel y oxibutinina.
Perfecto, gracias. También voy a repasar la lista de medicamentos que estén dándole aquí en el centro, por si acaso ha habido algún cambio recientemente y para revisar cuándo recibió la última dosis.	Claro, doctor, se lo agradezco.
¿Usa algún suplemento natural o herbal?	No, nunca los ha usado.
Alergias	
¿Qué alergias tiene a medicinas?	Ninguna, doctor.
Historia social	
Uso de sustancias recreativas o ilícitas	
¿Cuánto alcohol toma su padre?	Dejó de tomar ya hace muchos años. Nunca tomó mucho ni usó drogas de ningún tipo.
Vale, entiendo. ¿Y cuánta cafeína toma diariamente?	Normalmente toma café por la mañana.
¿Y tabaco?	Fumó, pero lo dejó ya hace cinco años o así.

Continued on the following page

Doctor/a o profesional sanitario	Paciente y su hija
Oficio	
¿En qué trabajó él?	Compraba casas y edificios para rehabilitar y vender. Dirigía un equipo y se encargaba de todos los aspectos del asunto. Mi hija y yo seguimos con el negocio que aprendimos de él.
Vivienda/Recreo/Relaciones	
Me dijo que su papá lleva tres meses aquí, ¿con quién vivió antes?	Conmigo y con mi hija. Mi madre también, pero como le comenté, ella falleció hace muchos años.
Historia sexual	
Yo sé que puede ser una pregunta difícil para usted como su hija, pero, ¿usted sabe si su padre ha tenido alguna enfermedad de transmisión sexual?	¡Ay! Pues, no creo, doctor. Yo creo que mi madre es la única mujer de su vida.
Historia médica de la familia	
¿Qué problemas médicos hay en la familia de su padre, por ejemplo, en sus padres o hermanos?	Sus padres murieron de jóvenes en un accidente, y él es hijo único.
Otros elementos de la entrevista médica	
¿Usted sabe si su padre tiene una directiva médica por adelantado, o instrucciones para momentos como ahora, en los cuales él mismo no es capaz de tomar decisiones sobre su propia salud?	No hemos creado un documento oficial, pero yo quiero hacer todo lo posible para ayudarlo, doctor. Él ha hecho tanto por mí y por mi hija.
De acuerdo, gracias. ¿Hay otros hijos, hijas o familiares involucrados en el cuidado médico de su papá?	Tengo dos hermanas y un hermano, pero viven un poco lejos así que, aunque les mantengo informados, yo siempre he sido la encargada de la salud de nuestros padres.
¿Algo más que le parece importante y no le he preguntado?	No creo. Gracias por su ayuda, doctor.
Examen físico	
Signos vitales	Frecuencia cardíaca: 82 Presión arterial: 172/84 Frecuencia respiratoria: 14 Temperatura: 37.7°C Saturación de oxígeno: 98% Peso: 58 kilogramos
Apariencia general del paciente	El paciente es un hombre mayor, con los ojos cerrados; se encuentra tumbado en la cama, quieto.
Cabeza, ojos, nariz, garganta	Normal, sin señales traumáticas, sin lesiones, rojez ni hinchazón orofaríngea.
Cuello	Sin masas.
Examen cardiovascular	Ritmo y frecuencia regular sin sonidos extras, pulsos normales en las 4 extremidades.
Examen pulmonar	El examen es limitado debido a poco esfuerzo y falta de participación del paciente, pero no se aprecian ronquidos, estertores ni sibilancias.

Doctor/a o profesional sanitario	Paciente y su hija
Examen abdominal	Sin masas palpables ni distensión. Reacciona con gestos como si tuviera dolor durante examinación del cuadrante superior izquierdo, y aún más durante la percusión del ángulo costovertebral izquierdo. No reacciona de esta forma al palpar el lado derecho.
Examen neurológico	Limitado debido a falta de participación. Nervios craneales: pupilas con forma irregular y poca reacción a la luz, movimientos extraoculares intactos cuando yo muevo su cabeza, rostro simétrico. Motor: volumen muscular reducido y tono muscular levemente reducido pero simétrico en las 4 extremidades. Sensación: imposible de examinar, reacciona a estímulo doloroso. Coordinación: imposible de examinar. Reflejos: reflejos tendinosos profundos intactos bilatoralmente bíceps / tríceps / braquiorradialus / rótula / tobillo, reflejo plantar flexor y normal bilateralmente. Marcha y estación: imposible de examinar.
Examen del estado mental	El paciente está en estado de estupor con los ojos cerrados. No responde a la voz. Cuando provoco dolor presionándole las uñas o examinando el lado izquierdo del abdomen y del costado izquierdo responde con una mueca de incomodidad o dolor, pero sin vocalización alguna.
Conclusión de la entrevista médica	
Nieves, ¿usted sabe si su padre ha tenido cirugía para las cataratas?	Sí, se me había olvidado, ya hace casi diez años que le operaron.
Gracias por dejarme participar en atender a su padre, Nieves. Voy a hablar con la enfermera, y en unos minutos regreso para comunicarle el plan de las pruebas que debemos hacer.	Muy bien. Gracias a usted, doctor.

CASE NOTE

Case Note 1: Blank for Learner to Complete

 Available for electronic download in Appendix.

Case Note 2: Sample Spanish Version

Case Data Documentation (Comprehension of case information)	Historia del problema actual	Hombre de 86 años que actualmente reside en una residencia de mayores. La razón principal de la evaluación es la preocupación de su hija por el comportamiento del paciente, específicamente que se niega a ir al baño y se encuentra menos comunicativo y menos activo. El paciente se encontraba en su estado de salud normal hasta hace una semana. Lleva 3 meses en la residencia de mayores y según su hija, lleva años con empeoramiento gradual de su comportamiento y funciones cognitivas, aunque no le han diagnosticado oficialmente con demencia. Hasta hace una semana, era capaz de vestirse y alimentarse solo, hablaba y estaba generalmente orientado sobre su situación, aunque a veces con confusión sobre fechas y el año actual. Durante la última semana ha llegado a casi no responder, y no habló durante mi entrevista. Ha estado negándose a ir al baño con las enfermeras, y accede a ir al baño con su hija con bastante dificultad. También a veces se niega a comer y a tomar sus medicamentos. Está durmiendo más y más. No ha tenido fiebre. Ha bajado de peso crónicamente.
	Historia médica	- Presión alta. - Diabetes. - Hipercolesterolemia. - Infarto cardíaco hace 10 años con stent. - Hiperplasia prostática benigna. - Pupilas quirúrgicas debido a cirugía de cataratas en ambos ojos. - Probable demencia crónica (aún no diagnosticada). El empeoramiento crónico en la capacidad del paciente para realizar independientemente las actividades de la vida diaria indican una probabilidad alta de demencia crónica.
	Medicamentos	- Aspirina. - Metformina. - Lisinopril. - Tamsulosina. - Metoprolol. - Oxibutinina. - Simvastatina. - Clopidogrel.
	Alergias	Ninguna.
	Aspectos importantes de la historia social, de sustancias e historia médica familiar	Ningún uso significativo actual de sustancias recreacionales. Uso previo de tabaco, el cual paró hace cinco años.
	Resultados claves del examen físico	No habla y no responde a instrucciones verbales. Responde al dolor con gestos; especialmente parece tener dolor en el cuadrante superior izquierdo abdominal y en el ángulo costovertebral izquierdo.

Medical Decision-Making Documentation
(Synthesizing case information to make medical decisions and recommendations.)

Evaluación del paciente
Por favor escriba los tres diagnósticos más probables para este paciente en orden empezando con el más probable e incluyendo su justificación.

El diagnóstico más probable del cambio de comportamiento y dolor abdominal del paciente es el delirio causado por un problema genitourinario o abdominal.

1. Proceso genitourinario, incluyendo infección urinaria, pielonefritis, cálculos renales o retención urinaria

   Una infección de la vía urinaria, especialmente pielonefritis, podría causar el dolor que el paciente demuestra durante el examen físico y podría causar que el paciente esté confundido debido a delirio. La ausencia de fiebre, como en nuestro paciente, es común en personas mayores con infecciones y no descarta la posibilidad de una infección. Sus antecedentes de hiperplasia prostática y diabetes podrían también provocar retención urinaria, la cual podría causar mucho dolor y dificultad con orinar.

2. Proceso abdominal, incluyendo estreñimiento, diverticulitis, apendicitis, isquemia vascular abdominal, cáncer u otras causas

   El paciente podría tener numerosas causas abdominales que expliquen su dolor y que podrían provocar un estado de delirio y confusión debido al dolor o a infección sistémica. Ya que el paciente no puede expresarse verbalmente, los posibles diagnósticos intraabdominales son numerosos. El estreñimiento es un problema común en ancianos con demencia y el uso de oxibutinina podría haber causado o empeorado el estreñimiento en nuestro paciente.

3. Proceso neuropsiquiátrico, incluyendo isquemia o hemorragia cerebral, ingestión de sustancia desconocida o intoxicación anticolinérgica

   En este caso, un proceso neuropsiquiátrico es menos probable dada la falta de evidencia focal en el examen neurológico y lo que parece ser un estado clínico que va y viene. Sin embargo, el paciente tiene numerosos factores de riesgo vasculares incluyendo hipertensión, hipercolesterolemia, diabetes y un previo infarto cardíaco. Estos aumentan la posibilidad de isquemia cerebral. El riesgo de caídas y la medicación con clopidogrel y aspirina aumentan el riesgo de hemorragia. El medicamento oxibutinina es un medicamento anticolinérgico y podría causar o empeorar delirio.

Plan

Plan para establecer o confirmar el diagnóstico:
¿Qué pruebas o procedimientos recomienda?

Plan para el diagnóstico:
a. Análisis de sangre: electrolitos, creatinina, hemograma completo, pruebas de función hepática.
b. Análisis de orina.
c. Prueba fecal de sangre oculta.
d. Tomografía computarizada (TC) del abdomen y pelvis con contraste intravenoso, después de confirmar la función renal del paciente.
e. TC del cerebro para descartar una hemorragia cerebral.

Continued on the following page

Plan para el tratamiento: ¿Qué tratamientos recomienda?	Plan para el tratamiento: a. Hidratación intravenosa. b. Parar el medicamento oxibutinina. c. Traslado al hospital médico para realizar las pruebas necesarias. d. Tratamiento adicional dependiendo de los resultados de los análisis y pruebas radiográficas. e. Después de que se resuelva el episodio, referir a la clínica de memoria o de geriatría para establecer el diagnóstico de demencia y su tratamiento a largo plazo.
Patient-Centered Discussion (Transforming the medical decision-making into language that the patient understands.) **Explicación centrada en el paciente** Por favor escriba cómo le explicaría su evaluación y el plan para el diagnóstico y tratamiento al paciente.	Nieves, gracias por llamarme para evaluar a su padre hoy. Antes de estar seguro de lo que está causando su deterioro, tenemos que hacer algunas pruebas. Estoy preocupado de que tiene dolor en el abdomen y en el costado. Es posible que tenga una infección u otro problema en la vía urinaria, como en la vejiga o en los riñones, o en otras partes del abdomen, como en los intestinos. A veces un problema así puede manifestarse con empeoramiento del comportamiento, especialmente en personas como su padre que ya tienen algunas limitaciones en sus funciones diarias. Vamos a hacer análisis de sangre, orina, heces y también algunas radiografías especiales, llamadas tomografías o escáner, para investigar las posibles causas. Para hacer las pruebas del modo más seguro y eficaz, va a ser necesario trasladarlo al hospital de inmediato. Allí los médicos podrán también monitorizar su estado de hidratación y alimentación y también asegurar que reciba los medicamentos necesarios cuanto antes.

Case Note 3: Sample English Version

Case Data Documentation (Comprehension of case information)	**History of present illness**	86-year-old man who is currently a nursing home resident is evaluated at the urging of his daughter for concern of behavioral decline, bathroom refusal, and reduced communication and activity, interviewed and examined by this author in Spanish. He was in his usual state at the nursing home until 1 week prior. His daughter reports that his baseline in the 3 months at the nursing home includes a suspected but undiagnosed dementia, with gradual behavioral and cognitive decline over the last several years. However, prior to a week ago he was able to dress and feed himself, was verbal, generally oriented to his situation, but with some confusion over dates and the current year. Over the past week, he has become minimally responsive, with progression to him being non-verbal during the interview. He has been refusing to go to the bathroom with staff, and only very reluctantly with his daughter at times. Also refuses food and medications. He has become markedly more somnolent. No fevers. He has had chronic weight loss.

	Key past medical history	- Hypertension. - Diabetes. - Dyslipidemia. - Myocardial infarction (MI) 10 years ago with stent placement. - Benign prostatic hyperplasia (BPH). - Surgical pupils bilaterally (history of cataract surgery). - Probable dementia, undiagnosed—chronic decline in independence of activities of daily living.
	Medications	- Aspirin. - Metformin. - Lisinopril. - Tamsulosin. - Metoprolol. - Oxybutynin. - Simvastatin. - Clopidogrel.
	Allergies	None.
	Key social/ substance use/ family history	No contributory current substance use. Previous tobacco use; stopped 5 years ago.
	Key physical examination findings	Nonverbal, unresponsive to verbal commands, responds grimacing to pain, particularly abdominal pain in the left upper quadrant and left costovertebral angle tenderness.

Medical Decision-Making Documentation (Synthesizing case information to make medical decisions and recommendations.)	**Assessment** Please list your top three differential diagnoses in order of likelihood and include your justification.	The most likely diagnosis for the behavioral change and abdominal pain is delirium caused by a genitourinary or abdominal condition
		1. Genitourinary process, including urinary tract infection, pyelonephritis, nephrolithiasis, or urinary retention.
		   Infection, especially pyelonephritis, could cause the pain noted on physical exam and confusion due to delirium. The absence of fever, as in our patient, is common in older adults with infections and it does not rule out an infection. Pre-existing conditions including BPH and diabetes can contribute to urinary retention, which could also cause pain.
		2. Abdominal process, including constipation, diverticulitis, appendicitis, ischemic bowel, cancer, or other causes
		   The patient could have numerous abdominal causes of pain and delirium due to pain or infection. The differential is hard to narrow due to the patient's inability to communicate. Constipation is a common problem in the elderly with dementia, and the patient's use of oxybutynin could have caused or worsened constipation.
		3. Primary neuropsychiatric process, including ischemic or hemorrhagic stroke, unknown ingestion, anticholinergic intoxication
		   A stroke is less likely, given the lack of focal findings on exam and what sounds like a waxing and waning clinical picture. However, the patient has many vascular risk factors including hypertension, dyslipidemia, diabetes, and a previous MI, all of which predispose to an ischemic event. His fall risk and use of clopidogrel and aspirin increase his risk of hemorrhage. Use of chronic anticholinergic medicine, oxybutynin, can cause or worsen delirium.

Continued on the following page

Plan of Care	
Diagnostic Plan: What other tests or procedures would you recommend?	Diagnostic Plan: a. Blood tests: electrolytes, creatinine, complete blood counts, liver function tests. b. Urinalysis. c. Fecal occult blood testing. d. Computed tomography (CT) scan of the abdomen and pelvis with contrast, pending the results of the patient's renal function. e. CT head to evaluate for intracranial bleed.
Treatment Plan: What treatments would you recommend?	Treatment Plan: a. Intravenous hydration. b. Hold oxybutynin. c. Transfer to acute medical hospital to complete the necessary tests. d. Additional treatment depending on the results of diagnostic work-up. e. Following the acute episode, referral to a memory or geriatric clinic to establish dementia diagnosis and long-term treatment plan.
Patient-Centered Discussion (Transforming the medical decision-making into language that the patient understands.)	Nieves, thank you for calling me to evaluate your father today. Before we can be sure about what is causing his decline, we need to complete some tests. I am worried about the pain in his side, and it is possible he has an infection or other problem in his urinary tract, including his bladder or kidneys, or his abdomen, including his bowels. Sometimes problems in other parts of the body can cause worsening behavior, especially in patients like your father who he already have some limitations in their ability to be independent. We are going to do some blood and urine tests as well as a type of x-ray, called a CT scan, to look for possible causes. To complete all of these tests, it will be safest to transfer him to the medical hospital. There, the doctors will be able to better monitor his hydration and nutritional status, and make sure he is receiving the medications he needs.

CASE DISCUSSION

Critical Data to Obtain From This Patient Interview

Particularly in nursing home or geriatric settings, medical diagnoses often first present with behavioral symptoms or mental status changes. It is important to navigate differential causes, which include both brain-based neuropsychiatric causes and primary peripheral systemic causes having secondary effects on the brain (i.e., delirium). It is common for families to emphasize the behavioral aspects. In particular, mood fluctuations are common in the setting of delirium and may not represent a consistent or accurate reflection of the patient's underlying mood state. Other points to consider include that dementia is often not considered a "medical problem," but rather a normal or inevitable part of aging. As a result, patients may not come to medical attention until more advanced stages of cognitive decline.

Conducting a thorough review of systems in a patient who is unable to communicate may involve not only interviewing a family member such as the daughter, who in this case is fairly well informed, but also others involved in caretaking of the patient. In this case, some information needs to be corroborated with the nursing home staff since the daughter is not present at all times during the patient's care at the nursing home.

When considering potential causes for the patient's acute behavioral changes, infection and sepsis are critical considerations in the elderly. Older patients with an infection may not mount a febrile response, so the absence of fever does not rule out an infectious etiology, including severe sepsis with mental status changes. Further, paying attention to the medication history is critical, since many medications may cause adverse effects on cognition or may mask normal response to infection. For example, beta-blockers may prevent a tachycardic response in a patient with an infection or sepsis. In addition, a detailed review of the medications prescribed and taken by the patient, using the medication administration record (MAR) at the skilled nursing facility, as done by the clinician, can elucidate useful information. For example, his use of oxybutynin, which has anticholinergic properties, can cause or contribute to his constipation and delirium.

Tips for Interviewing in This Case

Addressing patients directly is central to demonstrating respect, and may be even greater in traditionally hierarchical cultures, including many Hispanic communities. It may be tempting to immediately directly address the daughter in this case, given the rather significant cognitive impairments in the patient. However, it is a sign of respect for the patient to assume his autonomy until he demonstrates an incapacity, at which point addressing the daughter primarily is appropriate.

Getting a careful history from the daughter and paying attention to the patient's baseline is critical to understanding the reported behavioral change in the context of the patient's life and medical history. Further, keeping a broad differential diagnosis in mind throughout the interview is especially critical in cases in which the patient is unable to verbally report symptoms. Clinicians should pay particular attention to the things the patient is able to express, such as grimaces during the physical examination that may be communicating pain. The behavioral change itself, such as the chief complaint in this case, refusing to go to the bathroom, may hint toward a problem with urination such as dysuria, or could point towards worsening of the patient's symptoms related to prostatic hyperplasia, or, more rarely but possible considering the patient's age, prostate cancer, and causing urinary retention or a related complication such as renal insufficiency. Constipation and lack of regular oral hydration are also common problems in the elderly, especially those with cognitive decline, and may worsen urinary symptoms or renal problems. For example, dehydration can lead to renal insufficiency, making stooling more difficult or even painful due to hard stools, and this in turn can lead to further urinary obstruction.

Cultural Considerations

In many Hispanic families, caring for elders in the home is a value held highly. In this case, we see this principle manifest in the daughter's guilt over utilizing the nursing home for her father's needed care. These feelings project themselves at times into the medical history, and some of the affect that she attributes to her father (e.g., being angry or sad) may be her over-interpretation of the common mood symptoms of delirium combined with her own feelings about not being able to (or possibly not really wanting to) take care of her father in the family home. Her decisions in his care must be supported, yet without overinterpreting the subtle mood symptoms of the case, which are minor compared to the patient's profound cognitive impairment and do not suggest a primary mood disorder as a cause of his presentation. It is common for families to elaborate and over-interpret mood symptoms in the setting of delirium. Understanding what the caretakers are thinking may be helpful in allowing medical providers to ensure that caretakers have the resources they need to preserve their own health and wellness and to support their desire to provide excellent care to their elders.[6,7]

"Nursing home" is a term with many possible Spanish equivalents and significant regional variation. The following terms may be used to describe nursing homes in various circumstances:

Nursing home	Residencia de mayores (Literally, "residence for elders")
Geriatric residence	Residencia geriátrica
Geriatric residence	Asilo de ancianos (Literally, "asylum for the elderly")
Skilled nursing facility	Centro de enfermería especializada
Medical rehabilitation facility	Clínica de recuperación médica
Rehabilitation center	Centro de rehabilitación

This case raises the issue of advanced directives *(directivas médicas por adelantado)*. This is a challenging conversation which can be had at many points in a patient's care. Patients who prefer languages besides English and underrepresented minorities are less likely to discuss end-of-life issues with their medical providers.[8] Ideally, clinicians would have a discussion with patients when all of their cognitive abilities are intact, and then encourage them to share their wishes with the family. However, that ideal situation is often not feasible. In this case, the patient has profound acute cognitive impairments and moderate to severe chronic cognitive impairments, so he is unable to meaningfully contribute to the conversation. In the acute setting, a discussion with the present family members and a review of the other family members involved in such decisions is appropriate. After the acute episode, follow-up care should include advanced directive planning for future events, taking into account the patient's current condition and long-term prognosis, and the surrogate decision makers' best estimation of his wishes, if he remains unable to express them.

 CRITICAL ELEMENTS

Did you elicit these critical elements of the medical encounter?
- Patient's cognitive baseline and recent change from baseline
- Detailed, comprehensive review of systems
- Past medical history and list of medications
- Advanced directives
- Caregiver's concerns

Case 3 – Tiredness – Cansancio

Ana Laura Bermúdez, MD

INTRODUCTORY INFORMATION

Patient's Name	M. Teresa Fuster
Age	58 years
Date of Birth	August 25, 1961
Gender	Female
Race/ethnicity	Hispanic
Self-reported national or ethnic origin	Cuba
Language preference	Spanish
City, State	Miami, Florida
Medical Setting	Internal Medicine Clinic
Reason for visit	*"Estoy cansada."*
Vital signs	HR 76 BP 165/86 RR 16 Temp 37.2°C O$_2$ Sat 98%

🔊 MEDICAL ENCOUNTER

Doctor/a o profesional sanitario	Paciente
Presentación	
Hola, soy la Doctora Bermúdez.	Hola, soy María Teresa Fuster, pero por favor llámeme Teté. Mucho gusto, doctora.
Pregunta introductoria	
Mucho gusto, Teté. ¿Qué le trae hoy a la clínica?	Doctora, yo he estado muy cansada en estos últimos meses. Mi familia me dice que es porque siempre estoy trabajando y no descanso mucho, pero yo creo que hay algo más.
Siento mucho que se sienta tan cansada. Permítame tratar de ayudarla.	Doctora, ¿no le importa tutearme? Es que me siento muy vieja si me trata de usted.
Ah, ok, lo intentaré, Teté. Gracias por expresar tu preferencia.	
Historia de la enfermedad actual	
¿Me puedes contar un poco más sobre lo que me quieres decir cuando dices que estás cansada?	No tengo energía durante todo el día. Yo creo que todo empezó hace tres meses cuando salí del hospital.
¿Y por qué estuviste en el hospital?	Tuve una infección en la pierna y tuvieron que darme antibióticos por la vena.
¿Te acuerdas del nombre del antibiótico y por cuánto tiempo te trataron?	Se llamaba vancomicina y me lo estuvieron dando por dos semanas pero después me lo pararon porque me dijeron algo de los riñones.
¿Así que el antibiótico vancomicina te hizo daño a los riñones?	Sí, eso entiendo, pero después me hicieron otros análisis de sangre y me dijeron que los riñones se me habían mejorado. Pero lo que no entiendo es por qué ahora todavía estoy cansada el día entero. Desde que me despierto hasta que me acuesto. Nunca he sido así. Yo siempre era de las personas que tenía mucha energía. Pero doctora, ya yo terminé con el tratamiento. ¿Usted cree que el cancansio que tengo ahora puede ser todavía por el antibiótico?
Por ahora no lo sé. Pero déjame hacerte más preguntas para averiguar lo que te puede estar pasando. Quiero hacerte algunas preguntas más sobre el cancansio. ¿Te sientes cansada sin hacer alguna actividad o te sientes cansada si inicias alguna activad?	Aunque no haga nada me siento cansada. No tengo la energía para hacer mis quehaceres.
¿Estás durmiendo bien?	Duermo ocho horas sin despertarme durante la noche.
¿Y cómo te sientes cuando te despiertas?	Todavía me siento cansada. ¡Es tan frustrante!
Entiendo.	Ay, espero que me pueda ayudar, doctora.
Síntomas asociados	
¿Has notado otras cosas fuera de lo común para ti?	Sí, doctora, he notado que la orina mía está muy, muy oscura y no estoy orinando tanto como lo hacía antes.

Continued on the following page

Doctor/a o profesional sanitario	Paciente
¿De qué color es la orina?	Un color amarillo pero intenso, como si estuviese concentrada.
¿Cuánto tiempo has estado orinando así, más oscuro?	Desde que salí del hospital hace tres meses. Yo pensé que era porque no estaba tomando mucha agua y traté de aumentar la cantidad de agua que tomo pero no ha funcionado y la orina sigue del mismo color.
¿Cuánta agua bebes ahora cada día?	Ahora bebo tres o cuatro botellas de agua al día.
¿De qué tamaño son las botellas?	Tengo una que relleno en casa y la llevo conmigo. Aquí la tengo y se la puedo enseñar. *[Le enseña a la doctora la botella.]*
Gracias, aquí indica que caben doce onzas. ¿Entonces crees que tomas tres o cuatro de estas al día?	Sí, trato de hacerlo.
Anteriormente ¿te había pasado algo así?	No, doctora, nunca.
¿Has tenido sangre en la orina?	No.
¿Has tenido dolor, ardor o incomodidad al orinar?	No.
¿Has notado si estás orinando más o menos veces al día que antes?	Creo que igual... no sé.
Cada vez que vas al baño a orinar, ¿notas si sale la misma cantidad de orina que lo normal, o crees que orinas más o menos cantidad?	Ahora que lo menciona, me parece que estoy orinando menos cantidad cuando voy al baño.
Repaso por sistemas	
¿Has notado pérdida de peso?	Pues mire que sí. He bajado quince libras desde que empecé con el cancansio. Yo lo encontré raro porque estoy tan cansada que ni siquiera he querido ir a caminar por la cuadra con mis vecinas. Tampoco he estado comiendo mucho estas últimas semanas.
¿Y por qué crees que no has estado comiendo mucho estas últimas semanas?	No lo sé. Yo siempre he sido de buen comer. Ahora que lo pienso bien, esta última semana he estado con muchas náuseas.
¿La sensación de náuseas es continua o va y viene?	Va y viene.
¿Cuándo tienes las náuseas?	Puede ser a cualquier hora.
¿Las sientes más al comer?	No.
¿Cómo está tu apetito?	No muy bien. No me apetece la comida y como porque sé que tengo que comer algo, pero es muy poco.
¿Has vomitado?	No.
En algún momento ¿has escupido o vomitado sangre?	¡Ay, no, doctora!
¿Has visto sangre en tus deposiciones?	No, nunca.
¿Has visto cambios en tus deposiciones, como el color de las heces?	Algunas veces he notado que el popó es muy, muy negro. No siempre ocurre, nada más que de vez en cuando.

Doctor/a o profesional sanitario	Paciente
¿Desde cuándo has notado estas deposiciones negras?	Yo diría que en los últimos dos meses.
¿Has tenido diarrea?	No, ninguna diarrea.
¿Has notado algún dolor en el estómago?	No siento dolor en el estómago, solo las náuseas.
¿Has notado algo más asociado con las náuseas?	¿Como qué, doctora?
Por ejemplo, ¿has tenido mareos?	No.
¿Has tenido dolores de cabeza?	Tampoco.
¿Te duele el cuello?	No, el cuello lo siento bien.
¿Has tenido fiebre?	No me he tomado la temperatura, pero no siento calentura.

Historia médica

¿Qué problemas médicos has tenido?	Tengo la presión alta y me duelen mucho las coyunturas. Me dijeron una vez que tenía osteoartritis y por eso tomo el ibuprofeno.
¿Has tenido infecciones frecuentes de orina?	Me ha pasado alguna vez, pero solamente cuando era jovencita.
Aparte del problema de riñones con la vancomicina, ¿en algún momento te han dicho que tienes algún otro problema de riñones?	No, esa fue la única vez.
¿Has tenido diabetes?	No.
¿Has consultado con otra doctora o doctor anteriormente para tus revisiones de salud?	Sí, antes me atendía en otra clínica, pero no he ido en dos años.
¿Te has hecho pruebas de prevención regularmente como la colonoscopía o la mamografía?	Sí, me hice la colonoscopía pronto después de cumplir los cincuenta y la última mamografía el año pasado.

Historia quirúrgica

¿Te han hecho alguna cirugía?	Sí, tuve una cesárea con mi segundo hijo.
¿Algo más?	No.

Medicamentos

¿Qué medicamentos tomas regularmente?	Una pastilla para la presión, creo que se llama lisinopril. También tomo una pastilla para subirme el nivel de hierro porque mi vecina me dijo que esas pastillas serían buenas para mí.
¿Sabes la dosis del lisinopril? ¿Cuántos miligramos?	Creo que es de diez miligramos.
¿Hay algún medicamento que uses de vez en cuando?	Solamente el ibuprofeno para mis dolores y las pastillas de hierro.
¿El ibuprofeno es de los que se compran sin receta, de doscientos miligramos?	Sí, esos son y me tomo cuatro a la vez dos veces al día, mañana y noche casi todos los días para mi osteoartritis. Esta última semana me he tenido que tomar el ibuprofeno hasta tres veces al día porque el cambio de clima me da más dolor.

Continued on the following page

Doctor/a o profesional sanitario	Paciente
¿Por cuánto tiempo has estado tomando el ibuprofeno diariamente?	Ya hace tiempo, doctora, a lo mejor seis meses.
Dijiste que tomas las pastillas de hierro de vez en cuando. ¿Con qué frecuencia las tomas?	Las tomo un día sí y un día no. Algunas veces me tomo tres pastillas al día y otros días me tomo solamente una. Más o menos me las tomo cuando me acuerdo.
¿Usas algún otro suplemento natural o herbal?	Tilo para poder dormir.
Alergias	
¿Qué alergias tienes a medicinas?	Ninguna.
Historia social	
Uso de sustancias recreativas o ilícitas	
¿Cuánto alcohol tomas?	Tomaba una copa de vino tinto con la comida pero como he estado con náusea, no lo he estado tomando por muchas semanas.
¿Cuántas veces a la semana tomabas vino?	Una copa cada día.
¿Cuántas cervezas tomas en una noche?	No tomo cerveza.
¿Fumas?	No, doctora.
¿Y usas marihuana?	No.
¿Usas cocaína, heroína u otras drogas?	¡Ay no!
Oficio	
¿En qué trabajas?	Soy costurera.
Vivienda/Recreo/Relaciones	
¿Con quién vives?	Vivo con mi esposo, Quico, y nuestros dos hijos, Manuel Ángel y Eugenio.
¿Has vivido en otro país o has viajado recientemente?	Nací en Cuba pero he estado en Miami por treinta años. No he viajado recientemente.
Historia sexual	
¿Tienes relaciones sexuales con mujeres, hombres o ambos?	Solo con mi esposo.
¿Usan ustedes protección o contracepción?	No, porque yo me ligué las trompas después de la cesárea.
¿Has tenido alguna enfermedad de transmisión sexual?	Nunca.
Violencia doméstica	
¿Has sufrido abuso físico, verbal o sexual alguna vez?	No, nunca.
Historia médica de la familia	
¿Qué problemas médicos hay en tu familia, por ejemplo, en tus padres o hermanos?	Mi mamá tiene diabetes y la presión alta. Mi papá murió cuando yo tenía diez años y no sé mucho sobre su historia médica.
¿Algo más?	Mi hermana tiene la presión alta y mi esposo también. Mis hijos están bien.

Doctor/a o profesional sanitario	Paciente
¿Algún problema de riñones en la familia?	Que yo sepa no.
Otros elementos de la entrevista médica	
¿Hay otras cosas que te parecen importantes y que no te he preguntado?	Me preocupa lo de la orina. No me había percatado de que no estaba orinando normal hasta que usted me lo preguntó.
Entiendo, Teté. Vamos a hacer el examen físico y después hablamos de lo que puede ser el problema y de cómo podemos ayudarte.	Muchas gracias, doctora.
Examen físico	
Signos vitales	Frecuencia cardíaca: 76 Presión arterial: 165/86 Frecuencia respiratoria: 16 Temperatura: 37.2 °C Peso: 135 libras Saturación de oxígeno: 98%, aire ambiental
Apariencia general de la paciente	La paciente es una mujer delgada sentada cómodamente en la silla.
Cabeza, ojos, nariz, garganta	Conjuntivas normales, sin palidez. Orofaringe con mucosa húmeda, sin lesiones ni obstrucción de la vía aérea superior.
Examen cardiovascular	Ritmo y frecuencia regulares. Ruidos 1 y 2 normales. Sin soplo, frote, R3 ni R4. No se nota edema de las extremidades.
Examen pulmonar	No aparenta tener problemas al respirar con aire ambiental. Pulmones claros a la auscultación bilateralmente.
Examen abdominal	Blando, sin dolor al palpar. No se aprecia viceromegalia. Sonidos intestinales normales. Cicatriz presente en el cuadrante inferior derecho.
Examen rectal	Examen digital rectal sin masas ni sangre visible. Prueba de heces no demuestra sangre oculta.
Examen musculoesquelético	Los dedos de las manos demuestran cambios de agrandamiento óseo de todas las articulaciones distales interfalángicas y de ambas rodillas. No se nota eritema, hinchazón ni dolor a la palpación.
Examen dermatológico	La pierna izquierda tiene una zona de la espinilla a media distancia entre la rodilla y el tobillo hiperpigmentada donde la paciente indica que tuvo la reciente infección. No hay evidencia de rojez, dolor, hinchazón, secreción ni lesiones abiertas en la piel.
Examen neurológico	Nervios craneales: las pupilas son simétricas y la reacción bilateral a la iluminación dirigida a ambos ojos es normal, movimientos extraoculares normales, las facciones de la cara son simétricas, la sensación facial intacta al tacto ligero, audición intacta, lengua / paladar / úvula sin desviación.

Continued on the following page

Doctor/a o profesional sanitario	Paciente
	Motor: fuerza normal y simétrica en las 4 extremidades, sin temblor. Sensación: intacta al tacto ligero en las 4 extremidades. Coordinación: movimientos de dedo-a-nariz son normales. Reflejos: reflejos tendinosos profundos de bíceps, rótula y Aquiles son normales bilateralmente. Marcha y postura: normales.
Examen del estado mental	Alerta y completamente orientada, tranquila y cooperativa, comportamiento apropiado, habla con fluidez normal en español, proceso de pensamiento lineal.
Conclusión de la entrevista médica	
¿Qué preguntas tienes?	¿Usted cree que me puede dar una pastilla para que me dé más energía?

CASE NOTE

Case Note 1: Blank for Learner to Complete

Available for electronic download in Appendix.

Case Note 2: Sample Spanish Version

Case Data Documentation (Comprehension of case information)	Historia del problema actual	Mujer de 58 años con historia clínica de hipertensión y osteoartritis se presenta con tres meses de cansancio después de una hospitalización para tratar una celulitis con el antibiótico vancomicina por vía intravenosa. El antibiótico fue suspendido porque le afectó los riñones aunque la paciente comenta que después de parar el antibiótico, le dijeron que la función renal se recuperó. No ha tenido problemas renales anteriores. Además del cansancio, la paciente reporta orina más oscura y reducción del volumen de orina, aunque ha aumentado la cantidad de agua que está tomando. También reporta náuseas, falta de apetito y pérdida de peso de quince libras y heces oscuras recientemente. No reporta dificultad para dormir, disuria, hematuria, diarrea ni fiebre.
	Historia médica	- Hipertensión. - Osteoartritis. - Algunas infecciones de la vía urinaria durante su adolescencia. - Celulitis bacteriana de la pierna izquierda. - Insuficiencia renal temporal hace 3 meses como efecto secundario de vancomicina. - Una cesárea. - Ligadura de trompas. - Reporta haberse hecho una colonoscopía (hace 8 años) y mamografía (hace 1 año).

Medicamentos		- Lisinopril 10 mg diariamente. - Ibuprofeno 800 mg entre 3 y 4 veces diarias, con aumento de uso por seis meses y aún más en la última semana. - Suplementos de hierro ocasionalmente. - Té de tilo para relajarse según sea necesario.
Alergias		Ninguna.
Aspectos importantes de la historia social, de sustancias e historia médica familiar		- Actualmente no consume alcohol, tabaco ni drogas recreacionales. - Historia familiar de diabetes y presión alta.
Resultados claves del examen físico		- Signos vitales demuestran hipertensión. - Ninguna anormalidad cardiovascular, pulmonar, abdominal o neurológica. - La zona de celulitis bacteriana con sanación normal. No se nota erupción de la piel. - No tiene señales de deshidratación. - Las coyunturas no están hinchadas ni enrojecidas. - Resultado normal de la prueba de sangre oculta en el examen digital rectal.

Medical Decision-Making Documentation (Synthesizing case information to make medical decisions and recommendations.)	**Evaluación del paciente** Por favor escriba los tres diagnósticos más probables para este paciente en orden empezando con el más probable e incluyendo su justificación.	1. Daño renal agudo debido a medicamentos
		   Los síntomas de recientes náuseas, bajo apetito, fatiga, oliguria y cambio de color de la orina sugieren una insuficiencia renal aguda[9]. El uso del antibiótico vancomicina recientemente es una posible causa. Aunque la paciente piensa que se recuperaron los riñones, se debe considerar la posibilidad de que no se recuperaron completamente. Además, la paciente puede estar sufriendo de nefritis intersticial aguda (NTA) debido al uso excesivo y prolongado de ibuprofeno. El aumento de la dosis de ibuprofeno recientemente apoya este diagnóstico.
		2. Empeoramiento de enfermedad renal crónica debido a la hipertensión
		   Es probable que la paciente ya tenga enfermedad crónica de los riñones a base de la alta presión. La deshidratación, uso reciente de vancomicina, aumento en la dosis de ibuprofeno o posible obstrucción de los riñones, pueden haber provocado empeoramiento de la función renal que ya crónicamente podría estar limitada debido a la hipertensión. La pérdida de peso y apetito, náuseas y oliguria son síntomas de posible uremia y comienzo de fallo renal. La ausencia de un frote pericárdico sugiere ser temprano en el proceso de la uremia.
		3. Anemia
		   La pérdida de sangre, usualmente una pérdida crónica por la vía gastrointestinal, puede causar síntomas de cansancio, y podría estar relacionada con cambios de peso y apetito y heces de color negro. La ausencia de sangre oculta hace menos probable pero no descarta el diagnóstico.

Continued on the following page

Plan

Plan para establecer o confirmar el diagnóstico: ¿Qué pruebas o procedimientos recomienda?	Plan para el diagnóstico: a. Panel metabólico. b. Conteo sanguíneo completo. c. Ultrasonido renal. d. Análisis de orina incluyendo microscopía. e. Obtener copia del expediente médico relacionado con la reciente hospitalización, incluyendo resultados de análisis de sangre. f. Si hay un cambio entre los dos niveles de creatinina (nivel previo y nivel actual) de más de 0.3 mg/dL, se confirma la insuficiencia renal aguda y hay que identificar la causa. Las posibles causas se clasifican como insuficiencia prerenal, parenquimatosa y obstructiva.
Plan para el tratamiento: ¿Qué tratamientos recomienda?	Plan para el tratamiento[10,11]: a. Si se identifica una obstrucción en el tracto urinario, se debe colocar una sonda urinaria en la vejiga. b. Si se confirma hipovolemia y la proporción del examen de nitrógeno ureico en sangre (NUS o BUN, por sus siglas en inglés) a creatinina sérica es más de veinte (BUN:Cr > 20), se le debe dar suero intravenoso y monitorizar la creatinina en 24 a 72 horas. c. Si se confirma anemia, evaluar la causa de pérdida de sangre y tratarla. d. Consulta con nefrología para una evaluación y una biopsia renal si ninguno de los exámenes hechos confirma la causa de la insuficiencia renal. e. Controlar factores de riesgo para enfermedad renal crónica, como la presión arterial y el azúcar por medio de cambios de dieta, hábitos y medicamentos. f. Eliminar uso de ibuprofeno y lisinopril y ofrecer un tratamiento alternativo para la artritis y alta presión con menos toxicidad para los riñones.
Patient-Centered Discussion (Transforming the medical decision-making into language that the patient understands.) **Explicación centrada en el paciente** Por favor escriba cómo le explicaría su evaluación y el plan para el diagnóstico y tratamiento al paciente.	Teté, estoy preocupada de que el cansancio puede ser debido a que los riñones no están funcionando bien. Esta posibilidad me preocupa porque me dices que no has estado orinando tanto como antes, la orina está más oscura, y has notado pérdida de peso y náuseas. Hay varias cosas que pueden haber causado daño a los riñones, incluyendo el tener la presión alta a largo plazo, el ibuprofeno, el antibiótico vancomicina y el uso de lisinopril. Las heces negras pueden ser debido a las pastillas de hierro, pero también podrían ser por sangre en el aparato digestivo, aunque en el examen de hoy no encontramos sangre en las heces. Me gustaría obtener algunos análisis de sangre y de orina y un ultrasonido de los riñones. Tu presión arterial está muy alta hoy y me preocupa que esto puede empeorar tus riñones. Vamos a hablar de cómo mejorar el control de tu presión arterial. También vamos a recomendar algunos cambios a los medicamentos. Por ejemplo, hay que parar el ibuprofeno y lisinopril de inmediato y reducir la sal en la comida. Vamos a hablar de otras maneras de controlar el dolor de la artritis. Creo que la fisioterapia puede ser muy buena para ayudarte a mejorar los dolores. También vamos a hablar de qué tipo de alimentos son mejores para ti.

Case Note 3: Sample English Version

Case Data Documentation (Comprehension of case information)	**History of present illness**	58-year-old woman with history of hypertension and osteoarthritis presents with 3 months of tiredness after a hospitalization for cellulitis treated with intravenous (IV) vancomycin. The antibiotic was stopped after causing renal insufficiency, although the patient states that after stopping the antibiotic, she believes that the renal function improved. She does not report prior kidney problems. In addition to the tiredness, the patient reports dark urine and reduced urine volume despite increasing her water intake. She also reports nausea, lack of appetite, weight loss of 15 pounds, and recent dark stools.
	Key past medical history	- Hypertension. - Osteoarthritis. - Some urinary tract infections during adolescence. - Bacterial cellulitis of the left leg. - Renal insufficiency 3 months ago due to effect of vancomycin (resolved, per patient). - One C-section. - Tubal ligation. - Reports having had a colonoscopy (8 years ago) and mammography (1 year ago).
	Medications	- Lisinopril 10 mg daily. - Ibuprofen 800 mg between 3-4 times per day, with recent increase in use over past 6 months and even more in the past 1 week for arthritis pain. - Iron supplements, occasionally. - *Tilo* (lime or linden) tea to relax as needed.
	Allergies	None.
	Key social/ substance use/ family history	- Currently does not consume alcohol, tobacco, or recreational drugs. - Family history of diabetes and hypertension.
	Key physical examination findings	- Vital signs significant for hypertension. - No cardiovascular, pulmonary, abdominal, or neurologic abnormality. - Area of recent cellulitis demonstrates normal healing. No skin rash. - No signs of dehydration. - Joints are not swollen or red. - Normal occult blood testing during rectal examination.
Medical Decision-Making Documentation (Synthesizing case information to make medical decisions and recommendations.)	**Assessment** Please list your top three differential diagnoses in order of likelihood and include your justification.	1. Acute renal injury due to medications The symptoms of recent nausea, low appetite, fatigue, oliguria, and color change in the urine suggest an acute renal insufficiency.[9] The recent use of the antibiotic vancomycin is a possible cause. Although the patient believes that the kidney function improved, the possibility that it did not recover completely should be considered. Also, the patient could have acute interstitial nephritis (AIN) due to excessive and prolonged use of ibuprofen. The recent increase in ibuprofen dose also supports this diagnosis.

Continued on the following page

2. Worsening of chronic renal insufficiency due to hypertension

It is likely that the patient has preexisting chronic kidney disease (CKD) due to her hypertension. Dehydration, vancomycin use, increase in ibuprofen, or possible renal obstruction could have provoked worsening of chronically reduced renal function. The weight loss, decreased appetite, nausea, and oliguria are symptoms of possible uremia and the start of renal failure. The lack of a pericardial rub suggests it is still early in the process of uremia.

3. Anemia

Loss of blood, usually related to chronic losses through the gastrointestinal tract, can cause symptoms such as tiredness, and could also be associated with her weight change, appetite loss, and black stools. The lack of occult blood makes it less likely but does not completely rule out the diagnosis.

Plan of Care

Diagnostic Plan:
What other tests or procedures would you recommend?

Diagnostic Plan:[10,11]
a. Basic metabolic panel.
b. Complete blood count.
c. Renal ultrasound.
d. Urinalysis including microscopy.
e. Obtain recent hospitalization records, including laboratory results.
f. If the difference in the prior creatinine to current level is greater than 0.3 mg/dL, then this confirms the diagnosis of acute kidney injury and the cause must be investigated.

Treatment Plan:
What treatments would you recommend?

Treatment Plan:
a. If a urinary tract obstruction is identified, a urinary catheter should be placed in the bladder.
b. If hypovolemia is confirmed by an elevated blood urea nitrogen (BUN) to creatinine (Cr) ratio, (BUN:Cr > 20), IV fluids should be given and Cr should be monitored for improvement in 24-72 hours.
c. If anemia is confirmed, the cause of blood loss should be identified and treated.
d. Consult nephrology for evaluation and renal biopsy if the tests do not identify the etiology.
e. Control risk factors for CKD, including hypertension and blood glucose by means of dietary, lifestyle and medication changes.
f. Stop use of ibuprofen and lisinopril and offer alternative medication therapy that has less renal toxicity.

Patient-Centered Discussion
(Transforming the medical decision-making into language that the patient understands.)

Teté, I am concerned that your tiredness could be due to your kidneys not working well. The reason I am concerned is that you tell me that you have not been urinating as much as usual, that your urine is dark, that you have lost weight, and that you have nausea. There are various things that could have caused kidney damage, including having high blood pressure over many years, taking ibuprofen, the antibiotic vancomycin, and the use of lisinopril. The black stools could be because of the iron pills, but they could also be from blood in the digestive tract, although today's test did not show any blood in the stool. I would like to obtain some blood and urine tests and an ultrasound of your kidneys.

> Your blood pressure is very high today, and I am worried that this can worsen your kidneys. We will talk about how to improve control of your blood pressure. We will also recommend some changes to your medications. For example, you need to stop using ibuprofen and lisinopril right away and reduce the amount of salt or salty foods you eat. We will talk about other ways to control your arthritis pain. I believe that physical therapy can be very good to improve your pain. I also want to discuss what types of foods will be good for you.

CASE DISCUSSION

Critical Data to Obtain From This Patient Interview

The patient is presenting with the very vague complaint of *estar cansada* (being tired). It is important to be as detailed as possible when asking patients to describe exactly what they mean by *cansancio* (tiredness). Is it due to exhaustion after participating in usual daily activities or is it a decrease or lack of energy when attempting to start an activity? Questions such as these will help guide the clinician during the history when considering a very broad set of conditions that can cause tiredness or fatigue, including cardiovascular, pulmonary, hematological, endocrinological, kidney, neurological, medication, and sleep and psychiatric etiologies, among others. In this case, the use of open-ended questions regarding timing and onset allows the patient to explain her story in her own words.

Additionally, eliciting a careful review of systems and obtaining a full physical examination are critical actions in this case. The questions and physical exam should pay particular attention to all the systems that could be involved in causing fatigue, including a mental status exam to detect cognitive changes that could be associated with uremia and, more commonly, to screen for depression and other mental health problems that could lead to tiredness. There are several ways that a patient might represent fatigue, including:

To be fatigued	Estar fatigado/a
To be tired	Estar cansado/a
To be exhausted	Estar agotado/a, exhausto/a
To have lack of energy	Tener falta de energía

In this case, the clinician obtained a description of the fatigue and thoughtfully followed up on the history of recent hospitalization provided early in the interview by the patient. This approach provided useful clues to possible etiologies, including the recent use of vancomycin, transient renal failure, ongoing use of lisinopril, and use of higher than usual doses of ibuprofen, all of which can contribute to the differential diagnoses of worsening renal function as a cause of her fatigue.

During the interview process, patients might initially focus on their chief complaint and answer questions related to that. However, it is important to continue using open-ended questions and ask patients whether they have noticed any other associated changes that may enable a recall of additional symptoms that they did not initially consider important. In this case, the patient had not brought up her decreased urine output and change in urine color until she was asked what other changes she had noticed. When taking a history, it is helpful to remain curious and to continue asking questions that may lead to a plausible explanation for the patient's chief complaint.

Tips for Interviewing in This Case

When interviewing patients in Spanish, the formal *usted* is generally recommended, particularly with older patients, authority figures, and people who are unknown to the interviewer. Using the less formal *tú* (the action of which is also known as *tutear)* is the normal approach amongst friends or with younger people. In this case, the patient is an adult woman who the clinician does not know, therefore the initial greeting takes on a more formal approach using *usted.* However, the conversation takes on a more informal approach at the request of the interviewee, and the clinician obliges by using the informal *tú* in subsequent questioning. Clinicians should use the *usted* initially with most patients, unless their patient is a child. In this case, selecting and using the desired patient pronoun for "you" established an atmosphere of respect and the process of rapport building between patient and clinician.

Cultural Considerations

The topic of food can be of particular cultural significance to many Latino patients. In this case, the patient referred to herself as being *de buen comer* (literally, "of good eating [habits or tendencies]"), which means that she typically has a big appetite. The typical Cuban diet usually starts with *desayuno* (breakfast) of *café con leche* (coffee with milk) and *tostadas* ("toast"). Lunch or dinner may consist of sandwiches with bread, meats, cheese, and condiments, or a plate of seasoned stewed, slow-cooked or grilled meats accompanied by rice and beans and sometimes a vegetable such as *plátanos maduros* (fried plantains) or *boniato* (sweet potato). Popular meat dishes include *lechón,* a slow-cooked shredded pork dish, and *ropa vieja,* a dish of shredded beef mixed with stewed tomatoes, onions and peppers. While many of the typical Cuban dishes might be prepared with a generous amount of salt, physicians might consider counseling patients who would particularly benefit from a low-salt diet (such as patients with chronic renal disease) to replace some of the salt they typically use with spices or condiments that do not have added sodium. Using spices popular in Cuban cuisine, such as *comino* (cumin), *orégano* (oregano), *cilantro* (cilantro), *ojas de laurel* (bay leaves), and *ajo* (garlic) can increase flavor without adding salt. Clinicians should take the time to review nutrition labels with patients to make sure they are able to recognize ingredients that represent added salt content.

Physicians should also consider explicitly describing to patients the link between certain chronic medical conditions (e.g., hypertension) and lifestyle habits (e.g., salt intake) and long-term kidney health and disease. Since hypertension is most often asymptomatic, patients may not appreciate the long-term consequences to multiple organs of the body, such as the kidneys. Since they may not consider their high blood pressure to be causing problems, they may have reduced compliance with medication regimens more than they would if they understood the connection to end-organ damage. Likewise, explaining in patient-centered language that the kidneys are important in dealing with the salt content in our bodies and that we need to keep the amount of extra salt we eat low to keep our kidneys healthy over time might make an important difference in changing diet. Finally, using culturally friendly approaches to dietary changes, as described above, can help patients to see that it is feasible to make small changes that make a big difference and still eat delicious food that tastes like home.

CRITICAL ELEMENTS

Did you elicit these critical elements of the medical encounter?
- Open-ended questions to understand what the patient meant by tiredness
- Urinary, gastrointestinal, and hematological review of systems
- Past medical history, including recent hospitalization and therapies received
- Detailed medication history, including recent NSAIDs and vancomycin use
- Hydration and nutrition history

Evolution of the Case

The patient's complete blood count showed a normal hemoglobin which had not changed from her baseline hemoglobin. As a result, the possible diagnosis of anemia secondary to gastrointestinal bleed was considered less likely. The metabolic panel showed an elevated creatinine from her baseline, urinalysis had large amounts of protein, and urine microscopy showed muddy brown casts indicating acute tubular necrosis (ATN) as the cause of her acute kidney injury in the setting of progression of CKD due to uncontrolled hypertension. The patient was referred to a nephrologist and she was evaluated for possible start of dialysis due to worsening kidney function and decreasing urine output.

Case 4 – Amenorrhea – Amenorrea

Sarah Inés Ramírez, MD

INTRODUCTORY INFORMATION

Patient's Name	María Núñez
Age	31 years
Date of Birth	August 22, 1988
Gender	Female
Race/ethnicity	Hispanic
Self-reported national or ethnic origin	Dominican Republic
Language preference	Spanish
City, State	Bronx, New York
Medical Setting	Family and Community Medicine Clinic
Reason for visit	*"No tuve mi período."*
Vital signs	HR 88 BP 124/68 RR 12 Temp 36.9°C O$_2$ Sat 99% BMI 42

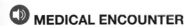 **MEDICAL ENCOUNTER**

Doctor/a o profesional sanitario	Paciente
Presentación	
Hola, soy la doctora Smith.	Buenos días, soy María. Mucho gusto, doctora.
Pregunta introductoria	
Mucho gusto, María. ¿Qué la trae hoy a la clínica?	Doctora, no entiendo por qué, pero mi período no me vino. Esto me pasa a cada rato. Estoy frustrada con mi cuerpo. Mami me dice que esto me pasa por estar tan estresada, pero ella no entiende que mi vida no es fácil y ahora esto. ¡Ayúdeme!
Historia de la enfermedad actual	
María, calma. Ayúdeme a entender lo que le ha estado pasando. ¿Me puede contar un poco más?	Doctora, no he tenido mi período en tres meses. Sé que no estoy embarazada porque me hice tres pruebas de embarazo en casa y todas decían que no lo estoy.

Continued on the following page

Doctor/a o profesional sanitario	Paciente
Entiendo por qué está preocupada, María. Explíqueme un poco más sobre su período.	Bueno doctora, mire, todos los meses espero mi período y nada. Cuando me baja es como sorpresa.
¿Cuál fue el primer día de su último período?	Hace dos meses.
María, ¿desde hace cuánto tiempo le está pasando esto?	Como desde hace ya diez años.
¿Cuántos años tenía cuando le comenzó el período?	Tenía doce años.
¿Con qué frecuencia le venía el período antes de este cambio hace diez años?	Una vez al mes y todos los meses.
¿Le ha mencionado esto a otro médico?	No, nunca.
Diez años puede ser mucho tiempo para vivir con períodos tan irregulares. Me gustaría entender mejor, ¿por qué no ha hablado con un médico sobre esto antes?	La verdad es que me da pena, doctora. Pensaba que se me iba a arreglar. Pero ya voy teniendo más años y no parece mejorar.
Entiendo, María. No se preocupe. Estoy aquí para ayudarla. Tengo algunas preguntas más. ¿Tiene hijos o hijas?	No doctora. Nunca he estado embarazada. Mi mamá y tía me han dicho que eso no está bien porque todas las mujeres deben tener hijos. ¿Será ese el problema?
Cada mujer es diferente, María, y nuestras hormonas cambian en diferentes partes de nuestras vidas. Permítame hacerle algunas preguntas más antes de hablar de posibles causas.	Okey, doctora.

Repaso por sistemas

¿Ha notado crecimiento de vello o pelo en partes inesperadas de su cuerpo?	Sí, doctora. Hace como cinco años que me comencé a sacar el pelo de la barbilla con pinzas. No son muchos, pero se ven.
¿Ha notado un cambio en el crecimiento del cabello?	No.
María, hábleme de su peso. ¿Ha notado algún cambio?	¡Ay, doctora! Me dice Mami que me he puesto gorda. Yo sé que he subido de peso. Esta situación con mi período es muy estresante.
¿Cree que el estrés le provoca el comer más?	Sí, eso creo.
¿Ha notado algún cambio en su tono de voz?	No, doctora.
¿Ha tenido dolores o retortijones fuera de lo común con su período recientemente?	No creo. Siempre me duele un poco, pero no es demasiado fuerte.

Antecedentes médicos

¿Qué problemas médicos ha tenido?	Tengo diabetes y presión alta.
¿Cuándo le diagnosticaron con la diabetes y con la presión alta?	Hace cuatro años el médico familiar me dijo que debía empezar a tomar medicinas para las dos cosas.

Historia quirúrgica

¿Le han hecho alguna cirugía?	No.

Medicamentos

¿Qué medicamentos toma regularmente?	Tomo metformina y lisinopril. Nada más.

Doctor/a o profesional sanitario	Paciente
¿Hay algún medicamento que usa de vez en cuando?	Solamente ibuprofeno para dolores de la espalda o algo así.
¿Con qué frecuencia tiene dolores de la espalda?	No mucho, a lo mejor una vez cada dos o tres meses.
¿Usa algún suplemento natural o herbal?	No.
Alergias	
¿Qué alergias tiene a medicinas?	Ninguna.
Historia social	
Uso de sustancias recreativas o ilícitas	
¿Cuánto alcohol toma y con qué frecuencia?	Tomo una copita de vino el día de navidad y para el año nuevo.
¿A veces toma otro tipo de alcohol, como cerveza o licor?	No.
Maria, ¿cuánta cafeína toma diariamente?	Tomo un café diariamente. También me gustan los refrescos y tomo una lata diariamente.
¿Qué le gusta comer?	Me gusta comer la bandera dominicana, el locrio y, por supuesto, el mangú acompañado de un frío frío que es súper refrescante.
¿Y cuánto tabaco usa?	No, nada, no me gusta.
¿Y marihuana?	Tampoco.
¿Usa cocaína, heroína u otras drogas?	No, nada.
Oficio	
¿En qué trabaja?	Estoy trabajando como recepcionista en una oficina dental.
Vivienda/Recreo/Relaciones	
¿Con quién vive?	Con mi novio.
¿Ha vivido en otro país o ha viajado recientemente?	Nací en Santo Domingo, pero soy ciudadana americana. He vivido en este país toda la vida, desde que mi familia me trajo de bebé.
Historia sexual	
¿Tiene relaciones sexuales con hombres, mujeres o ambos?	Con hombres; nada más con mi novio.
En su vida, ¿cuántas parejas ha tenido?	Dos, nada más.
¿Usan ustedes protección o contracepción?	No, doctora.
¿Ha tenido alguna enfermedad de transmisión sexual?	No, nunca.
Violencia doméstica	
¿Ha sufrido abuso físico, verbal o sexual alguna vez?	No, nunca.
Historia médica de la familia	
¿Qué problemas médicos hay en su familia, por ejemplo, en sus padres o hermanos?	Mi mamá tiene diabetes. Mi papá tiene la presión y el colesterol alto.
¿Hay cáncer en la familia?	Que yo sepa, no.

Continued on the following page

Doctor/a o profesional sanitario	Paciente
Otros elementos de la entrevista médica	
¿Hay otras cosas que son importantes para usted y que no le he preguntado?	Hemos hablado de mucho. No se me ocurre nada más en este momento, doctora.
Examen físico	
Signos vitales	Frecuencia cardíaca: 88 Presión arterial: 124/68 Frecuencia respiratoria: 12 Temperatura: 36.9 °C Saturación de oxígeno: 99% Peso: 210 libras IMC: 42
Apariencia general de la paciente	La paciente es una mujer obesa sin angustia aguda que aparenta su edad.
Cabeza, ojos, nariz, garganta	Normal, sin señales traumáticas.
Cuello	Sin masas.
Examen cardiovascular	Ritmo regular sin sonidos extras.
Examen pulmonar	Normal.
Examen abdominal	Normal.
Examen interno vaginal	Sin masas ni dolor a la palpación uterina ni ovárica durante el examen bimanual. El examen es limitado dada la obesidad de la paciente. No tiene presencia de secreciones, flujo ni sangrado vaginal actualmente.
Examen cutáneo	Se nota la presencia de vello grueso en la barbilla y de varias cicatrices a causa de acné en la mejilla izquierda.
Conclusión de la entrevista médica	
¿Qué preguntas tiene?	Solo quiero saber si tiene usted alguna idea de lo que está pasando con mi período.
Una muy buena pregunta, María. Le voy a explicar lo que creo que está pasando y lo que me gustaría que hagamos para confirmar.	Okey, gracias.

CASE NOTE

Case Note 1: Blank for Learner to Complete

 Available for electronic download in Appendix.

Case Note 2: Sample Spanish Version

Case Data Documentation (Comprehension of case information)	Historia del problema actual	Paciente obesa de 31 años y nulípara presenta por preocupación con su menstruación por ser irregular. Ella ha tenido ciclos menstruales irregulares durante los últimos 10 años. Su último período fue hace 2 meses. Durante los últimos 5 años, ha notado vello excesivo de la barbilla y aumento de peso.
	Historia médica	Diabetes e hipertensión.
	Medicamentos	- Metformina. - Lisinopril. - Ibuprofeno de vez en cuando para dolor de espalda.
	Alergias	Ninguna.
	Aspectos importantes de la historia social, de sustancias é historia médica familiar	- Labora como recepcionista en una oficina dental. - Uso de alcohol es mínimo, dos veces al año. Ningua otra sustancia recreativa. - Historia médica familiar: Su mamá tiene diabetes. Su papá sufre de hipertensión e hipercolesterolemia.
	Resultados claves del examen físico	- Apariencia normal con signos vitales normales. - Índice de masa corporal demuestra obesidad. - Se le nota vello grueso en la barbilla y cicatrices de acné en la mejilla izquierda. - Examen abdominal y examen interno vaginal son normales.

Medical Decision-Making Documentation (Synthesizing case information to make medical decisions and recommendations.)	Evaluación del paciente
	
	Por favor escriba los tres diagnósticos más probables para este paciente en orden empezando con el más probable e incluyendo su justificación.
		1. Síndrome de ovario poliquístico
		   El diagnóstico de síndrome de ovario poliquístico es el más probable. Se basa en gran medida en la presentación clínica. En este caso, el diagnóstico se realiza debido a la presencia de obesidad, oligomenorrea, hirsutismo y diabetes.
		2. Hipotiroidismo
		   El hipotiroidismo puede causar irregularidades menstruales y aumento de peso y puede aumentar el riesgo de desarrollar diabetes. El hipotiroidismo, sin embargo, no está relacionado con hirsutismo ni hipertensión.
		3. Tumores secretores de andrógenos
		   Esta afección puede causar hirsutismo y acné, pero a diferencia del síndrome de ovario poliquístico, el hirsutismo causado es grave y es poco probable que se controle tan bien con pinzas como en esta paciente. Los tumores secretores de andrógenos también pueden causar calvicie frontal, clitoromegalia, aumento de la masa muscular o profundización de la voz, ninguno de los cuales está presente en esta paciente.

	Plan	
	Plan para establecer o confirmar el diagnóstico: ¿Qué pruebas o procedimientos recomienda?	Plan para establecer el diagnóstico: a. Hormona tiroestimulante (HTE). b. Prueba de embarazo. c. Testosterona total. d. Prolactina. e. 17–hidroxiprogesterona.

Continued on the following page

Plan para el tratamiento:
¿Qué tratamientos recomienda?

Plan para el tratamiento:
a. Continuar con metformina.
b. Referido a la nutricionista para promover hábitos alimenticios más saludables para promover la pérdida de peso. Ejercicio aeróbico diario.
c. Si el nivel HTE está elevado, confirmaremos el diagnóstico obteniendo el nivel de la tiroxina libre. Si el nivel de la tiroxina libre es normal, simplemente observaremos y repetiremos la HTE en unos meses. Si la tiroxina libre está baja, se realiza el diagnóstico de hipotiroidismo y se iniciará el reemplazo con hormona tiroidea.
d. Si el nivel de testosterona total está elevado, pediremos una tomografía computarizada abdominal para evaluar las glándulas suprarrenales. En caso de que las glándulas suprarrenales estén agrandadas, nos preocuparía la posibilidad de una malignidad y referiríamos a la paciente a endocrinología.
e. Los niveles elevados de prolactina sugerirían hiperprolactinemia y se justificaría una evaluación adicional.
f. El nivel de 17-hidroxiprogesterona temprano por la mañana en la fase folicular en las mujeres con posible diagnóstico de ovarios poliquísticos es útil para descartar hiperplasia suprarrenal congénita no clásica (NCCAH, por sus siglas en inglés) debida a la deficiencia de 21-hidroxilasa.

Patient-Centered Discussion
(Transforming the medical decision-making into language that the patient understands.)
Explicación centrada en el paciente
Por favor escriba cómo le explicaría su evaluación y el plan para el diagnóstico y tratamiento al paciente.

Señorita María, su problema de ciclos menstruales irregulares e infrecuentes es probablemente debido al síndrome de ovario poliquístico. Este síndrome se caracteriza principalmente por niveles elevados de hormonas llamadas andrógenos. Cuando estos niveles están elevados, las hormonas pueden prevenir que los ovarios liberen un óvulo cada mes (un proceso llamado ovulación). Los altos niveles de andrógenos también causan el crecimiento del pelo no deseado y el acné que observan muchas mujeres con el síndrome de ovario poliquístico. En usted, es probable que el crecimiento del vello en la barbilla y la diabetes estén relacionados con este síndrome. También sabemos que la obesidad está asociada con este síndrome.

Vamos a hacer un análisis de sangre para detectar problemas con la glándula tiroides y el nivel de testosterona, ya que estas posibilidades también pueden causar síntomas similares.

Le recomiendo que siga tomando la metformina y el lisinopril. Es muy importante que coma más saludable y por eso le voy a recomendar una nutricionista que la puede ayudar mucho. También recomiendo ejercicio aeróbico por 30 minutos al día, 5 días a la semana.

Debe hacer una cita conmigo en dos semanas para hablar de los resultados. Si confirmamos el diagnóstico de ovarios poliquísticos, vamos a hablar del tratamiento durante esa visita.

Case Note 3: Sample English version

Case Data Documentation (Comprehension of case information)	History of present illness	A 31-year-old obese nulliparous woman presents due to concern about her irregular menstrual cycle. She has had irregular menstrual cycles for the past 10 years. Her last period was 2 months ago. For the past 5 years, she has also noticed dark and coarse hair growth on her chin and significant weight gain.
	Key past medical history	Diabetes and hypertension.
	Medications	- Metformin. - Lisinopril. - Ibuprofen as needed for occasional back pain.
	Allergies	No known drug allergies.
	Key social/substance use/family history	- She works as a receptionist at a dental office. - Minimal social alcohol use; no other recreational substances. - Family history: Mother with diabetes, father with hypertension and hypercholesterolemia.
	Key physical examination findings	- Normal appearance and normal vital signs. - Body mass index is consistent with obesity. - Coarse hair growth noted on the chin and acne scars on the left cheek. - Abdominal and pelvic examinations are normal.

Medical Decision-Making Documentation (Synthesizing case information to make medical decisions and recommendations.)	Assessment
	Please list your top three differential diagnoses in order of likelihood and include your justification.
		1. Polycystic ovary syndrome (PCOS)
		   The diagnosis of PCOS is the most likely and is largely based on clinical presentation. In this case, the diagnosis is made based on the presence of obesity, oligomenorrhea, hirsutism, and diabetes.
		2. Hypothyroidism
		   Hypothyroidism can cause menstrual irregularities, weight gain, and may increase the risk of developing diabetes, but is unlikely to cause hirsutism and hypertension.
		3. Androgen-secretory tumors
		   This condition can cause hirsutism and acne, but unlike PCOS, the hirsutism caused is more severe and is unlikely to be controlled as well with tweezers, as in this patient. Androgen-secreting tumors can also cause frontal baldness, clitoromegaly, increased muscle mass, or deepening of the voice, none of which are present in this patient.

Continued on the following page

Plan of Care

Diagnostic Plan: What other tests or procedures would you recommend?	Plan to establish the diagnosis: a. Thyroid-stimulating hormone (TSH) level. b. Pregnancy test. c. Total testosterone level. d. Prolactin level. e. 17-hydroxyprogesterone level.
Treatment Plan: What treatments would you recommend?	Treatment plan: a. Continue with metformin. b. Referral to the nutritionist to promote healthier eating habits and to promote weight loss. Daily aerobic exercise. c. If the TSH result is high, we will confirm hypothyroidism by obtaining the free thyroxine level. If the free thyroxine is normal, we will simply observe and recheck the TSH in a few months. If free thyroxine is low, the diagnosis of hypothyroidism is made and thyroid hormone replacement will begin. d. If the total testosterone level is high, we will order a computed tomography (CT) scan to evaluate the adrenal glands. If the adrenal glands are enlarged, this would be concerning for malignancy and we would refer the patient to endocrinology. e. Elevated levels of prolactin would suggest hyperprolactinemia and further evaluation would be warranted. f. The early morning level of 17-hydroxyprogesterone in the early follicular phase in all women with PCOS is useful to rule out non-classic congenital adrenal hyperplasia (NCCAH) due to 21-hydroxylase deficiency.
Patient-Centered Discussion (Transforming the medical decision-making into language that the patient understands.)	Miss María, your problem of irregular and infrequent menstrual cycles is most likely due to polycystic ovary syndrome. This syndrome is due to elevated levels of hormones called androgens. When androgen levels are high, the ovaries may be prevented from releasing an egg each month (a process called ovulation). Elevated androgen levels can also cause unwanted hair growth and acne in many women with PCOS. Your chin hair growth and diabetes are likely to be related to this syndrome. We also know that obesity is associated with this syndrome. We will also check your blood for thyroid problems and testosterone levels, as these can cause symptoms similar to yours as well. I recommend that you continue taking metformin and lisinopril. It is very important that you work on healthier eating, and we have referred you to a nutritionist who can help you with this. I also recommend aerobic exercise for 30 minutes a day, 5 days a week. You should make an appointment with me in 2 weeks to discuss the test results. If we confirm the diagnosis of PCOS, we will also talk about the treatment plan during that visit.

CASE DISCUSSION

Critical Data to Obtain From This Patient Interview

In a patient with irregular menstrual cycles, it is important to obtain a careful and detailed sexual history. In a female patient of reproductive age presenting with an altered menstrual pattern, it is important to exclude pregnancy and its usual associated symptoms. Symptoms of nausea, emesis, breast engorgement/discomfort, pelvic cramping, and fatigue, while non-specific, in the context of irregular menses can suggest pregnancy. It is also important to establish a timeline of symptom onset. Often, polycystic ovarian syndrome (PCOS) presents in adolescence or early adulthood.[12] Presentations later in life or insidious in onset can point to alternative diagnosis such as malignancy (e.g., androgen-secreting ovarian or adrenal tumors). While oligomenorrhea (infrequent menstruation) is a hallmark of PCOS, this can also occur in hypothyroidism, hyperthyroidism, and hyperprolactinemia. However, hyperandrogenic symptoms are uncommon features of these diseases. Clinical symptoms and signs of hypo- and hyperthyroidism include menstrual disturbance, fatigue, vision changes, and enlargement of the thyroid gland. In hyperthyroidism, findings may include unintentional weight loss, hand tremors, and increased frequency of bowel movements, while hypothyroidism more typically presents with weight gain, slowed mental processing, and constipation.

While navigating through the various parts of the medical interview, the clinician should recall that PCOS is characterized clinically by the presence of ovarian dysfunction, hyperandrogenism, polycystic ovaries, and metabolic issues. Ovarian dysfunction is marked by irregularities in the menstrual cycle, specifically oligomenorrhea, where the frequency is diminished, and less often by amenorrhea. Hirsutism, acne, and male-pattern hair loss are all examples of hyperandrogenism. While not necessary to make the diagnosis, the presence of multiple cysts on the ovaries on transvaginal ultrasound can also be present.

It is important to have a high index of suspicion of PCOS due to the associated risk factors of cardiovascular disease in these women. Up to 85% of women with PCOS are overweight or obese. Insulin resistance can be present as well. Women with PCOS are at increased risk for developing type 2 diabetes mellitus, making screening for this condition very important. Other associated risk factors for cardiovascular disease associated with PCOS include dyslipidemia, fatty liver, and obstructive sleep apnea. For this reason, maximizing the patient's health by promoting a healthy diet and compliance with her diabetes and hypertension medication regimen is a critical action in this case's treatment plan.

Tips for Interviewing in This Case

In Spanish, various words may be used interchangeably for menstruation. This is illustrated in this case by the use of *ciclo, período, regla, menstruación*. Other words and phrases that are more vague can also be used in reference to menstruation, such as: *enfermarse* (literally, "to get sick"), *visita mensual* ("monthly visit"), or *cuando me baja* ("when it comes down"). Clinicians should always ask for clarification if a vague phrase is used with which they are unfamiliar.

In this case, the patient immediately presents herself to the physician by her first name. Some clinicians may choose to use the less formal *tú* rather than using the more formal *usted* if the patient introduces herself using first name. When in doubt about propriety, it is better to err on side of formality and use *usted*. Some adolescent or young adult patients may prefer or may even state a preference for being referred to by others using *tú* (a practice known as *tutear*). Nonetheless, it is common for Spanish as a second language learners to occasionally interchange use of *tú* versus *usted* during conversation. Although consistency is preferred, in the authors' experience, such grammatical *faux pas* rarely cause problems in patient interactions.

Cultural Considerations

The absence of menstruation in the Hispanic culture can be viewed as *tener el cuerpo sucio o estar sucia [la mujer]* (with *sucio/a* meaning "dirty") due to the belief that a woman must menstruate monthly *para limiparse* ("in order to be cleaned") For this reason, some women might present with shame or disgust if they have not been menstruating monthly. Their family members might share in this belief, thus affecting her mental health and the stress related to this issue. Also, the possible infertility associated with this diagnosis can cause significant stress to the patient. It is important, therefore, to provide reassurance when possible. For patients with PCOS who are obese and concerned about infertility, counseling regarding weight loss will be very important as well as highlighting that this may lead to improved fertility. This is also the case when there is evidence of hyperandrogenism, as the use of metformin can help to enhance fertility.

Additionally, an important aspect of the doctor-patient relationship as it pertains to the Latino community is the concept of *personalismo*. The concept of *personalismo* in the context of health care refers to an expectation among Latino patients that they will develop a personal connection with their clinician, preferring providers who show a genuine interest in their lives. Perceived absence of *personalismo* together with existing historical distrust of "outsiders" can lead to non-adherence with treatment and follow-up recommendations in this population. One way to build *personalismo* is to display empathy during the interview process using words such as the following:

I understand.	Entiendo.
Pardon.	Disculpe.
I am sorry.	Lo siento.
Let's take this calmly.	Calma. (If said in a calm and soothing tone, this can be comforting and indicate the feeling "let's take this one step at a time.")
Don't worry, I'm here to help.	No se preocupe, estoy aquí para ayudarlo/a.

When addressing nutritional counseling for this patient, it is important to consider foods that the patient finds comforting and/or important to her diet. Common foods from the Dominican Republic include *bandera dominicana*, which is stewed or fried meat with side dishes of rice, beans, and *tostones*, twice-fried plantains.[13] A *locrio* is a Dominican seasoned mixed rice-based dish, similar to a paella, made with either chicken, Dominican salami, or pork. The *mangú* is a typical Dominican meal made of crushed plantains with onions and fried in oil, usually served at breakfast or dinner. A *frío frío* (literally translated as "cold cold") is a flavored crushed ice.

 CRITICAL ELEMENTS

Did you elicit these critical elements of the medical encounter?
- Obstetrical and gynecological history, including complete menstrual history as well as any recent changes
- Sexual history and contraception use
- Endocrine review of systems, including hyperandrogenic symptoms
- Past medical history, including diabetes and associated risk factors, such as nutritional habits
- Elicit and appropriately respond to the patient's fears, concerns, and questions about her problem

Case 5 – Testicular pain – Dolor testicular

Marco A. Alemán, MD

INTRODUCTORY INFORMATION

Patient's Name	Ricardo Núñez
Age	22 years
Date of Birth	June 29, 1997
Gender	Male
Race/ethnicity	Hispanic
Self-reported national or ethnic origin	El Salvador
Language preference	Spanish
City, State	Las Vegas, Nevada
Medical Setting	Emergency Department
Reason for visit	*"Me duelen las partes privadas."*
Vital signs	HR 104 BP 138/80 RR 16 Temp 37.2°C O$_2$ Sat 98%

MEDICAL ENCOUNTER

Doctor/a o profesional sanitario	Paciente
Presentación	
Buenos días, soy el doctor Jorge Romero.	Buenas, doctor, me llamo Ricardo Núñez.
Pregunta introductoria	
¿Qué le trae hoy a la sala de urgencias?	Tengo mucho dolor en los huevos.
Historia de la enfermedad actual	
Siento que tenga dolor. ¿Exactamente dónde le duele?	Es aquí, en el testículo izquierdo.
Por favor, describa su dolor.	Es muy fuerte, como si se fuese a reventar. ¡Ay, no aguanto el dolor!
¿Como si tuviera algo hinchado?	Sí, eso mismo. Ay, lo siento. Disculpe, pero es el dolor.
¿Qué tan fuerte es el dolor? ¿Es leve, moderado o grave?	Ahorita es pero muy grave. Es el peor dolor de mi vida. Le dije a la enfermera que era un diez en la escala de dolor.
Lo siento, señor Núñez. Permítame hacerle más preguntas para poderlo ayudar.	Sí, por favor. Hágame todas las preguntas que quiera.
¿Cuándo empezó este dolor?	Pues, hace seis horas, más o menos.
¿Qué estaba haciendo cuando empezó?	Estaba acabando con mi clase de karate y justo había lanzado una gran patada en el aire con la pierna izquierda cuando sentí un jalón y dolor en mis partes privadas.

Continued on the following page

Doctor/a o profesional sanitario	Paciente
Sí, entiendo. Por favor, dígame más.	Yo pensé que me había lastimado la ingle o algo así y me sentí un poco incómodo en esa zona cuando traté de caminar. Me senté, bebí un poco de agua y me toqué la ingle, pero no sentí dolor ahí.
Siga, por favor.	Me fui al baño a ducharme y, durante la ducha, sentí un pequeño dolor en los testículos al asearme ahí.
¿Alguien le había pegado en la ingle o en los testículos cuando hacía karate?	No, eso no ocurrió.
¿Hizo algo más para aliviar el dolor?	Cuando llegué a la casa, me apliqué una bolsa de plástico con hielo en los testículos y me acosté en el sofá. Pero eso no me ayudó mucho.
¿Qué pasó después?	Como no me sentía bien, me tomé dos pastillas de ibuprofeno, esas que se compran en la farmacia sin receta.
¿El ibuprofeno le ayudó?	Pienso que ayudó un poco, pero no me quitó el dolor.
¿Sintió algo más?	Bueno, creo que sí porque tenía un poco de náuseas.
¿Tuvo vómitos?	No, no vomité.
¿Qué hizo después?	Intenté pararme para ir al baño a orinar y sentí más dolor y me di cuenta que era solo en el testículo izquierdo.
¿Tuvo dolor al orinar?	No, ningún dolor.
¿Vio sangre en la orina?	Nada de sangre.
¿Notó pus o drenaje de su pene?	No vi pus, solo salía la orina que estaba un poco oscura.
¿El dolor ha sido constante o va y viene?	Ha sido constante; no se va. Hasta tuve que tomarme dos pastillas de acetaminofén para ver si eso me ayudaba.
¿Notó mejoría?	Dentro de una hora me sentí un poco mejor.
¿El problema está empeorando, mejorando o sigue igual desde que empezó?	Creo que está empeorando y no se ha calmado completamente con todo lo que he hecho.
¿Hace cuántas horas tomó el acetaminofén?	Creo que hace dos o tres horas.
¿Ha tenido algo semejante en el pasado?	No, nunca.
¿Qué cree que pueda ser la causa?	No sé, pero temo que sea una hernia porque algo semejante le pasó a mi primo.
Síntomas asociados	
¿Ha tenido o notado algún otro problema de su cuerpo que ocurra junto con el dolor?	No, solo las náuseas que van y vienen.
Y usted ya me dijo que no había vomitado, ¿correcto?	Correcto, no tuve vómitos.
¿Cuándo fue la última vez que comió?	En el desayuno, como una hora antes de ir a hacer ejercicio.

Doctor/a o profesional sanitario	Paciente
¿Ha bebido algo después, aparte del agua que mencionó?	Siempre tomo agua en los descansos, pero no he tomado nada más que eso.

Repaso por sistemas

¿Ha tenido fiebre?	No.
¿Ha tenido escalofríos?	No, tampoco.
¿Ha tenido un resfrío recientemente?	No, me he sentido bien hasta hoy día.
¿Ha tenido hinchazón de la cara, del cachete o debajo de la oreja?	No.
¿Ha recibido todas sus vacunas, incluyendo las de paperas?	Creo que sí, de niño me pusieron todas las vacunas, pero tendré que verificar con mi madre.

Antecedentes médicos

¿Qué problemas médicos ha tenido?	Sufro de alergias al polen, acidez de estómago y estoy un poco sordo en el oído izquierdo.

Historia quirúrgica

¿Qué cirugías le han hecho?	Cuando era niño me pusieron unos tubos en los oídos porque tenía muchas infecciones de oído.

Medicamentos

¿Qué medicamentos toma regularmente?	Me tomo la loratadina de diez miligramos cada día. También uso el espray de fluticasona, dos veces al día.
¿Algún medicamento sin receta?	El ibuprofeno y el acetaminofén de vez en cuando.
¿Sabe la dosis que usa?	El ibuprofeno es de doscientos miligramos, pero me tomo dos a la vez cuando lo necesito. El acetaminofén creo que es de quinientos miligramos, y me tomo uno.
¿Usa algún suplemento natural o herbal?	Estoy tomando una pastilla de maca cada día. Mi amigo me las dio para darme más energía.

Alergias

¿Qué alergias tiene a medicinas?	Ninguna.

Historia social

Uso de sustancias recreativas o ilícitas

¿Cuántas bebidas de vino, cerveza o alcohol toma en una semana?	Si salgo con amigos, bebo entre cuatro y seis cervezas en un fin de semana.
¿Usa alguna sustancia recreativa como marihuana, cocaína o heroína?	Fumo marihuana casi todos los días.
¿Usted fuma cigarrillos?	No, nunca los he fumado.

Oficio

¿Cuál es su trabajo?	Estoy entrenando para ser electricista.

Vivienda/Recreo/Relaciones

¿Con quién vive?	Vivo con mis padres, mi abuelita y mis hermanos.
¿Qué hace para relajarse?	Practico el karate y me gusta ver películas.

Historia sexual

¿Cuántas parejas sexuales tiene?	Por el momento, ninguna.

Continued on the following page

Doctor/a o profesional sanitario	Paciente
¿Tiene relaciones con mujeres, hombres o ambos?	Solamente con mujeres.
¿Cuándo fue su última relación sexual?	Hace tres meses.
¿Usa algún tipo de protección cuando tiene relaciones?	Siempre uso un condón.
¿Alguna vez ha tenido una enfermedad de transmisión sexual?	No, doctor.
Historia médica de la familia	
¿Qué problemas médicos hay en su familia, por ejemplo, en sus padres o hermanos?	Mi mamá tiene cincuenta y siete años y solo tiene alta presión y mi papá tiene cincuenta y nueve y padece de diabetes, gota y piedras en los riñones.
¿Tiene hermanos o hermanas?	Tengo tres hermanos y todos están bien.
¿Hay otros problemas médicos en la familia?	Varios tíos tienen problemas de hígado. Un tío falleció porque bebió mucho alcohol y el otro tuvo cáncer del hígado.
Examen físico	
Signos vitales	Frecuencia cardíaca: 104 Presión arterial: 138/80 Frecuencia respiratoria: 16 Temperatura: 37.2°C Saturación de oxígeno: 98%, aire ambiental
Apariencia general del paciente	Se le nota muy adolorido.
Cabeza, ojos, nariz, garganta	No se nota hinchazón o agrandamiento de las glándulas parótidas.
Examen abdominal	No se aprecian hernias inguinales. Un poco sensible a la palpación en la fosa ilíaca izquierda. Ruidos intestinales normales. No tiene dolor ni masas durante la palpación del resto del abdomen.
Examen genital	Escroto difusamente hinchado, sin decoloración. Testículo izquierdo agrandado, en posición transversal, elevado y sensible al tacto. El tamaño del testículo derecho es normal y el paciente no siente dolor durante la palpación. Pene normal, no circuncidado, sin lesiones ni drenaje. El reflejo cremastérico está ausente en el lado izquierdo pero está presente y normal en el lado derecho. No se aprecia ninguna masa ni salpullido en el perineo ni en los órganos genitales.
Conclusión de la entrevista médica	
¿Qué preguntas tiene?	¿Sabe por qué me duele tanto el testículo?
Sí; le voy a explicar la causa probable y lo vamos a ayudar.	Gracias, doctor. ¿Pero me puede dar algo para este dolor?
Sí, por supuesto. Voy a pedirle un medicamento para el dolor de inmediato.	Se lo agradezco mucho, doctor.

CASE NOTE

Case Note 1: Blank for Learner to Complete

Available for electronic download in Appendix.

Case Note 2: Sample Spanish Version

Case Data Documentation (Comprehension of case information)	Historia del problema actual	Hombre de 22 años quien presenta con seis horas de dolor en el testículo izquierdo que empezó de manera súbita después de hacer una maniobra brusca con la pierna izquierda mientras hacía ejercicio (karate). Se asocia con un leve dolor abdominal en la parte inferior izquierda y náuseas. No reporta fiebre, escalofríos, trauma directamente al testículo, relaciones sexuales recientes, drenaje del pene ni hematuria. El dolor es constante con poca mejoría al acostarse y con aplicación de hielo. El ibuprofeno y acetaminotén solo ayudaron brevemente.
	Historia médica	Alergias ambientales, reflujo gastroesofágico y sordera en el oído izquierdo debido a infecciones frecuentes del oído en la niñez que requirieron miringotomía con colocación de tubos de ventilación.
	Medicamentos	- Loratadina 10 mg diariamente. - Espray nasal fluticasone dos veces al día. - Ibuprofeno 400 mg y acetaminofén 500 mg según sean necesarios. - Suplemento maca.
	Alergias	Ninguna.
	Aspectos importantes de la historia social, de sustancias e historia médica familiar	- Practica karate. - Usa marihuana diariamente. - Ocasionalmente bebe entre 4 y 6 cervezas en un fin de semana socialmente. - Historia médica familiar: Padre sufre de cálculos renales, gota y diabetes. - Historia sexual: No ha tenido enfermedades de transmisión sexual; última pareja sexual hace 3 meses; usa condones.
	Resultados claves del examen físico	- Se le nota incómodo, con dolor. Signos vitales con taquicardia, sin fiebre. - Cara sin agrandamiento de las glándulas parótidas. Abdomen con leve dolor a la palpación en la fosa iliaca izquierda, pero sin hernias. - Se nota hinchazón del escroto, y el testículo izquierdo está más elevado, en posición horizontal con mucho dolor a la palpación y sin reflejo cremastérico. La examinación del pene es normal, sin drenaje. - No tiene salpullido.

Continued on the following page

Medical Decision-Making Documentation
(Synthesizing case information to make medical decisions and recommendations.)

Evaluación del paciente
Por favor escriba los tres diagnósticos más probables para este paciente en orden empezando con el más probable e incluyendo su justificación.

1. Torsión testicular aguda

   Este es el diagnóstico más probable debido a que su dolor inició de manera súbita, después de haber hecho ejercicio muy intenso. La intensidad del dolor, sin mejoría al usar analgésicos, dolor abdominal, náuseas y los resultados del examen físico que demuestran el testículo doloroso, elevado y en posición horizontal sin reflejo cremastérico apoyan el diagnóstico.

2. Epididimitis aguda

   Posible diagnóstico porque suele presentar con dolor e hinchazón de escroto y testículo, como en nuestro paciente, pero usualmente limitado a la zona posterior del escroto, donde se palpa un epidídimo hinchado y doloroso. Tiene alto riesgo de contraer una epididimitis, con *Neisseria gonorrhoeae* y *Chlamydia trachomatis* debido a su edad y que ha estado activo sexualmente, pero la ausencia de activad sexual por los últimos tres meses, uso de condones durante las relaciones, inicio súbito de dolor, la falta de fiebre y la ausencia de drenaje del pene reducen, aunque no eliminan, la posibilidad del diagnóstico.

3. Hernia inguinal

   Puede tener una hernia inguinal, especialmente si está encarcelada y estrangulada, basado en la historia de dolor abdominal intenso que no mejora y las náuseas. El hecho de que no se palpa una hernia durante el examen físico disminuye la posibilidad de este diagnóstico, aunque no lo elimina.

Plan

Plan para establecer o confirmar el diagnóstico:
¿Qué pruebas o procedimientos recomienda?

Plan para el diagnóstico:
a. Ultrasonido con Doppler a color del escroto y testículos.
b. Análisis de orina.
c. Pruebas de clamidia y gonorrea de orina o del pene, usando un hisopo.
d. El paciente no debe comer ni beber nada mientras esperamos los resultados del ultrasonido por si necesita cirugía.

Plan para el tratamiento:
¿Qué tratamientos recomienda?

Plan para el tratamiento:
a. Consulta urológica.
b. Posible intervención quirúrgica para la reducción de la torsión testicular: Si el ultrasonido confirma una torsión del testículo izquierdo, con disminución o falta de flujo sanguíneo al testículo, esto se consideraría una emergencia ya que es preferible restablecer el flujo de sangre al testículo en las primeras seis horas del inicio de la torsión para salvar el testículo.

c. Posibles antibióticos: Si el ultrasonido no demuestra una torsión de testículo, pero demuestra hinchazón del epidídimo o la prueba de orina demuestra infección, tratar con ceftriaxona 250 mg intramuscular, una aplicación, y doxiciclina 100 mg por vía oral dos veces al día por diez días.

Patient-Centered Discussion (Transforming the medical decision-making into language that the patient understands.) **Explicación centrada en el paciente** Por favor escriba cómo le explicaría su evaluación y el plan para el diagnóstico y tratamiento al paciente.	Señor Núñez, pienso que su dolor es debido a una torsión del testículo que ocurre cuando la parte de adentro del tésticulo se dobla o se tuerce. Ocurre si una parte del testículo no se queda bien fijada en el escroto, la bolsa de piel que contiene los testículos. Esto permite que el testículo se enrosque en sí mismo. Especialmente puede ocurrir durante un ejercicio brusco, como pienso que le sucedió a usted, estrangulando la sangre al testículo y causando su dolor. Vamos a hacer un ultrasonido de sus testículos para ver si eso es lo que le está pasando. También vamos a consultar con un urólogo, un especialista en los testículos y órganos masculinos. Si confirmamos una torsión, es muy probable que necesite una cirugía para restaurar el flujo de sangre al testículo. Esto resolvería el problema y prevendría daño permanente que requeriría que le saquen el testículo. Para mientras, voy a darle medicamentos para su dolor y también he pedido una prueba de orina para evaluar si tiene una infección.

Case Note 3: Sample English Version

Case Data Documentation (Comprehension of case information)	**History of present illness**	22-year old man who presents with a 6-hour history of sudden left testicular pain after doing a high left leg kick while exercising (karate). He has associated mild left lower quadrant discomfort and nausea. He does not report fever, chills, testicular trauma, recent sexual activity, penile discharge, or hematuria. The pain is constant, without much improvement with lying down or ice application. Ibuprofen and acetaminophen use only provided short-term relief.
	Key past medical history	Seasonal allergies, acid reflux disease, and partial left ear deafness because of frequent ear infections as a child requiring tympanostomy tube placement.
	Medications	- Loratadine 10 mg daily. - Fluticasone nasal spray twice daily. - Ibuprofen 400 mg, acetaminophen 500 mg as needed. - Maca supplement.
	Allergies	None.
	Key social/ substance use/ family history	- He practices karate. - Uses marihuana daily. - Occasionally drinks 4-6 beers per weekend during social gatherings. - Family medical history: Father with renal calculi, gout, and diabetes. - Sexual history: No history of sexually transmitted infections; last sexual partner 3 months ago; uses condoms.

Continued on the following page

	Key physical examination findings	- He appears uncomfortable, in pain. Vital signs show tachycardia but no fever. - The parotid glands are normal. Mild left lower quadrant tenderness on palpation but no palpable inguinal hernia. - The scrotum is swollen and the left testicle is elevated, in a horizontal position, tender to the touch, and lacking a cremasteric reflex. The penile examination is normal and without discharge. - No rash.

Medical Decision-Making Documentation (Synthesizing case information to make medical decisions and recommendations.)	**Assessment** Please list your top three differential diagnoses in order of likelihood and include your justification.	1. Acute testicular torsion
		    This is the most likely diagnosis due to his acute onset of pain after exercising vigorously and sudden movement. This diagnosis is also supported by the severe intensity of the pain not improved by analgesics, abdominal pain, and a tender left testicle that is elevated, in a horizontal position, and lacking a cremasteric reflex.
		2. Acute Epididymitis
		    Possible diagnosis as it usually presents with a swollen and tender scrotum and testicle, as seen in our patient. However, the pain and swelling are usually limited to the posterior area of the scrotum, where the epididymis is located. He is at a higher risk for an epididymitis due his age and prior sexual activity, especially with pathogens *Neisseria gonorrhoeae and Chlamydia trachomatis.* However, his lack of sexual activity in the last 3 months, the acute onset of symptoms, lack of fever and lack of penile discharge make this a less likely diagnosis.
		3. Inguinal hernia
		    He could have an incarcerated hernia causing strangulation of bowel contents given the history of the acute onset of the pain that is persistent, the lower abdominal pain, and nausea. The lack of a palpable hernia diminishes but does not rule out this diagnosis.

	Plan of Care	
	Diagnostic Plan: What other tests or procedures would you recommend?	Diagnostic plan: a. Scrotal ultrasound, with color Doppler. b. Urinalysis. c. Tests for chlamydia and gonorrhea, either by urine or the penis using a urethral swab. d. Nothing by mouth pending ultrasound results in case surgery is needed.
	Treatment Plan: What treatments would you recommend?	Treatment plan: a. Urology consult. b. Possible surgical intervention for torsion reduction. If the scrotal ultrasound demonstrates and confirms a left testicular torsion with decreased or absent arterial blood flow, this is considered a urological emergency. It is best to undergo surgery within 6 hours of onset of pain to have the best likelihood of testicular arterial flow restoration and salvage of the testicle.

	c. Possible antibiotics: If the ultrasound does not show a torsion of the testicle or if it shows a swollen epididymis, or the urinalysis shows signs of infection, treat with ceftriaxone 250 mg intramuscularly once and doxycycline 100 mg by mouth twice a day for 10 days.
Patient-Centered Discussion (Transforming the medical decision-making into language that the patient understands.)	Mr. Núñez, I think that your pain is due to a torsion or twisting of your testicle. This occurs when part of the testicle is not well attached to the inside part of your scrotum, the sac around your testicles. This allows the testicle to spin and twist, choking the blood flow to the testicle and causing intense pain. We will do an ultrasound test of your testicles to confirm whether this is happening to you. I will also consult with a urologist, a specialist in the testicles and male organs. If we confirm a torsion, you would need a surgery right away to restore blood flow to the testicle. This surgery would resolve the problem and prevent permanent damage that could otherwise require removal of the testicle. In the meantime, we will give you pain medications, and I have ordered a urine test to check for an infection.

CASE DISCUSSION

Critical Data to Obtain From This Patient Interview

The differential diagnosis in a patient with acute scrotal pain includes acute torsion of the testicles, epididymitis or epididymo-orchits, and Fournier's gangrene, a necrotizing fasciitis affecting the perineum and scrotum.[14,16] As in this case, the clinician should have a low threshold of suspicion for acute torsion of the testicle, as this is a urological emergency where the number of hours from symptom onset to definitive therapy determines salvage of the testicle. If exploratory surgery is performed within 6 or less hours, there is a 90-100% salvage rate of the testes. If surgery is done after 12 hours, the salvage rate decreases to 50%, and if performed on or after 24 hours of onset, the salvage rate is less than 10%. While more common in infants and adolescents, testicular torsion needs to be considered in any adult presenting with acute testicular pain or with lower abdominal pain alone.[15,17]

The type of onset of scrotal pain, sudden *(súbito/súbitamente, repentino/repentinamente, de repente)* vs. gradual *(gradual/gradualmente, lento/lentamente)* is critical. If the onset is acute and sudden, the clinician should highly consider torsion or trauma and if the onset is slower, it may be more likely to reflect and epididymitis or epididymo-orchitis. Asking about sports participation (especially hockey or lacrosse, with a higher rate of scrotal injury) or a non-sports injury may lead to consider testicular trauma. If the onset of pain is slow, and especially if there is fever, scrotal swelling or penile discharge, infections such as epididymitis and/or orchitis should be considered. In a sexually active man, especially if younger than age 35, asking about sexual activity, number and types of sexual encounters, and use of barrier protection are important to assess for sexually transmitted infections (STIs) such as *Neisseria gonorrhoeae* and *Chlamydia trachomatis*. While penile discharge may be present in gonorrhea, it usually is not in chlamydia, so a lack of its presence in the history or exam does not rule it out. Asking about prior history of STIs and their treatment is also important, as it indicates a risk factor for recurrent infection.

Fournier's gangrene should be suspected in patients who are diabetic, are immunosuppressed, have fever, have long-term indwelling urinary catheters, or have urethral trauma if there is ongoing infection. An acute orchitis may also be due to acute mumps infection and should be considered, especially in patients who have not received their vaccinations or whose vaccination records cannot be accessed, such as in our patient. In these patients, asking about swollen parotid glands, fever, and headache as well as the immunization record is useful.

The clinical exam should focus on the scrotal exam. The clinician needs to identify if the entire scrotum is swollen or only part of it. One should consider acute testicular torsion, epididymitis/orchitis and Fournier's disease when there is diffuse scrotal swelling. A seasoned clinician may be able to distinguish the very swollen testicle in torsion from the less sensitive epididymis posteriorly or, in epididymitis, the more swollen epididymis located behind the testicle unless there is combined epididymo-orchitis, in which both the epididymis and testicle are swollen and tender.

In testicular torsion, the testicle is pulled upwards and lies horizontally, in a "bell clapper" position. Patients with testicular torsion usually have an absence of the cremasteric reflex, but not always.[14,17] The cremasteric reflex is more commonly absent in children who have testicular torsion.[18] The cremasteric reflex is elicited by stroking or pinching the inner thigh and observing if the ipsilateral testicle is pulled upwards by the cremasteric muscles.[16] This maneuver activates the sensory fibers of the ilioinguinal nerve (L1) and the motor unit of the genital component of the genitofemoral nerve (L2).

Tips for Interviewing in This Case

Men may have difficulty finding the exact words to refer to their genitalia or they may use slang words. Our patient initially uses the word *huevos* (literally "eggs") to represent his testicles, prompting a clarifying question from the clinician. Below are some useful vocabulary words that may also be used to refer to male genitalia. Clinicians should use anatomical words rather than colloquial words but may expect to hear some colloquialisms and possibly even some vulgar words from patients if they are unfamiliar with other more respectful terms. It is always acceptable and encouraged for clinicians to ask for clarification if ever unsure about the meaning of specific words.

Testicle(s)	Testículo(s)
Scrotum	Escroto
Groin, Inguinal area	Ingle, Área inguinal
Testicles (slang)	Huevos (Literally, "eggs")
Testicles (slang)	Pelotas, Bolas (Literally, "balls")
Testicles (slang, vulgar)	Cojón, cojones
Private parts	Partes privadas
Genital area	Zona genital, Área genital

Cultural Considerations

Latino men generally seek medical care less often than Latina women. However, men, including Latinos, will usually seek medical attention for serious conditions affecting their genitalia. One must also take into account that some Latino men may ascribe to the *machismo* concept that is an exaggerated masculinity role. Given this concept of masculinity, some Latino men may experience particularly intense fear of having any damage to this visible physical representation of their virility and masculinity. The added stress to an already emotional situation will require the clinician to remain supportive and reassure the patient, as done in this case.

When considering an acute scrotal process in a Latino man, the clinician must consider that Latino young men as a group have an increased risk of sexually transmitted infections (STIs), including HIV.[19] Latino men who subscribe to traditional gender roles use condoms less often, increasing their risk for STIs. Therefore, in these patients, the clinician has to be especially attuned to and diligent in obtaining a detailed sexual history and offering testing for STIs.

Our patient is using the supplement maca, *Lepidium meyenii,* a cruciferous vegetable that grows at high altitude in Perú and also known as the "Peruvian ginseng." Supported by limited research data,[20,21] men use the powdered maca root to increase fertility and sex drive. While patients may use it to increase energy, as in our case, the evidence for this use is not as strong. While generally considered safe, maca contains goitrogens that may interfere with thyroid gland function and clinicians should consider this potential adverse effect.

CRITICAL ELEMENTS

Did you elicit these critical elements of the medical encounter?
- Type of onset of symptoms (acute vs. gradual) and associated activity
- Sexual history and risk factors for sexually transmitted infections
- Genital examination findings
- Supplemental medication use
- Recognition of a medical emergency and development of a plan for rapid intervention

Evolution of the Case

The scrotal ultrasound with color Doppler showed absence of blood flow to the left testicle, consistent with testicular torsion. The patient was taken immediately by urology to the operating room, where bilateral orchiopexy was performed successfully. He recovered well and subsequent evaluation showed that his left testicular function had returned to normal.

References

1. Siddiqui NY, Ammarell N, Wu JM, Sandoval JS, Bosworth HB. Urinary incontinence and health-seeking behavior among White, Black, and Latina Women. *Female Pelvic Medicine & Reconstructive Surgery.* 2016;22(5):340–345. https://doi.org/10.1097/SPV.0000000000000286
2. Alas AN, Dunivan GC, Wieslander CK, et al. Health care disparities among english-speaking and spanish-speaking women with pelvic organ prolapse at public and private hospitals: what are the barriers? *Female Pelvic Medicine & Reconstructive Surgery.* 2016;22(6):460–466. https://doi.org/10.1097/SPV.0000000000000315
3. Ricardo AC, Flessner MF, Eckfeldt JH, et al. Prevalence and correlates of CKD in Hispanics/Latinos in the United States. *Clinical Journal of the American Society of Nephrology: CJASN.* 2015;10(10):1757–1766. https://doi.org/10.2215/CJN.02020215
4. Desai N, Lora CM, Lash JP, Ricardo AC. CKD and ESRD in US Hispanics. *American Journal of Kidney Diseases: The Official Journal of the National Kidney Foundation.* 2019;73(1):102–111. https://doi.org/10.1053/j.ajkd.2018.02.354
5. Fischer MJ, Go AS, Lora CM, et al. CKD in Hispanics: Baseline characteristics from the CRIC (Chronic Renal Insufficiency Cohort) and Hispanic-CRIC studies. *American Journal of Kidney Diseases: The Official Journal of the National Kidney Foundation.* 2011;58(2):214–227. https://doi.org/10.1053/j.ajkd.2011.05.010

Case 2

6. Luchsinger JA, Burgio L, Mittelman M, et al. Comparative effectiveness of 2 interventions for Hispanic caregivers of persons with dementia. *Journal of the American Geriatrics Society.* 2018;66(9):1708–1715. https://doi.org/10.1111/jgs.15450.
7. Iribarren S, Stonbraker S, Suero-Tejeda N, et al. Information, communication, and online tool needs of Hispanic family caregivers of individuals with Alzheimer's disease and related dementias. *Informatics for Health & Social Care.* 2019;44(2):115–134. https://doi.org/10.1080/17538157.2018.1433674.
8. Mayeda DP, Ward KT. Methods for overcoming barriers in palliative care for ethnic/racial minorities: a systematic review. *Palliative & Supportive Care.* 2019;17(6):697–706. https://doi.org/10.1017/S1478951519000403.

Case 3

9. Palevsky PM. Definition and staging criteria of acute kidney injury in adults. In: *UpToDate*; 2019. Retrieved February 19, 2020 from https://www-uptodate-com.libproxy.lib.unc.edu/contents/definition-and-staging-criteria-of-acute-kidney-injury-in-adults?search=uremia%20symptoms&topicRef=14035&source=see_link.
10. Khwaja A. KDIGO clinical practice guidelines for acute kidney injury. *Nephron Clinical Practice*. 2012;120(4):c179–c184. https://doi.org/10.1159/000339789.
11. KDIGO. Clinical practice guideline for acute kidney injury; 2012. Retrieved February 19, 2020 from https://kdigo.org/wp-content/uploads/2016/10/KDIGO-2012-AKI-Guideline-English.pdf.

Case 4

12. Legro RS, Arslanian SA, Ehrmann DA, et al. Diagnosis and treatment of polycystic ovary syndrome: an Endocrine Society clinical practice guideline. *The Journal of Clinical Endocrinology and Metabolism*. 2013;98(12):4565–4592. https://doi.org/10.1210/jc.2013-2350.
13. Platos dominicanos típicos y su significado: diccionario dominicano a español en gastronomía. Retrieved January 11, 2020 from https://www.barcelo.com/pinandtravel/es/viajes-republica-dominicana-diccionario-dominicano/.

Case 5

14. Sharp VJ, Kieran K, Arlen AM. Testicular torsion: diagnosis, evaluation, and management. *American Family Physician*. 2013;88(12):835–840.
15. Cummings JM, Boullier JA, Sekhon D, Bose K. Adult testicular torsion. *Journal of Urology*. 2002;167(5):2109–2110.
16. Eyre RC. Evaluation of Acute Scrotal Pain in Adults. In: *UpToDate*; 2019. Retrieved February 22, 2020, from https://www-uptodate-com.libproxy.lib.unc.edu/contents/evaluation-of-acute-scrotal-pain-in-adults?search=testicular%20pain&source=search_result&selectedTitle=1~73&usage_type=default&display_rank=1.
17. Thomas SZ, Diaz VI, Rosario J, Kanyadan V, Ganti L. Emergency department approach to testicular torsion: two illustrative cases. *Cureus*. 2019;11(10), e5967. https://doi.org/10.7759/cureus.5967.
18. Yancey LM. Testicular Torsion. In: Sherman SC, Weber JM, Schindlbeck MA, Rahul GP, eds. *Clinical Emergency Medicine*. 1e New York, NY: McGraw-Hill; 2014. http://accessemergencymedicine.mhmedical.com.libproxy.lib.unc.edu/content.aspx?bookid=991&sectionid=55139152. Accessed 22 February 2020.
19. Deardorff J, Tschann JM, Flores E. Sexual values among Latino youth: measurement development using a culturally based approach. *Cultural Diversity & Ethnic Minority Psychology*. 2008;14(2):138–146. https://doi.org/10.1037/1099-9809.14.2.138.
20. Shin BC, Lee MS, Yang EJ, Lim HS, Ernst E. Maca (L. meyenii) for improving sexual function: a systematic review. *BMC Complementary and Alternative Medicine*. 2010;10:44. https://doi.org/10.1186/1472-6882-10-44.
21. Lee MS, Lee HW, You S, Ha KT. The use of maca (Lepidium meyenii) to improve semen quality: A systematic review. *Maturitas*. 2016;92:64–69. https://doi.org/10.1016/j.maturitas.2016.07.013.

CHAPTER 8

Neurologic Cases – Casos neurológicos

Joseph J. Cooper, MD ■ Ana Cristina Gonçalves Félix, MBBCh, FAAN ■ Pilar Ortega, MD ■ Daniel Roque, MD

Introduction to Neurologic Cases

The evaluation of neurologic problems in Spanish-speaking individuals should consider the evaluation of patients in their general health context. Understanding the patient's baseline cognition and functioning are critical to understanding deficits or concerns that the patient may express. The degree of loss of function experienced by a patient with a neurologic problem depends highly on social context and personal perception of distress or impairment. This in turn may influence how likely a patient is to accept the risks of a particular treatment recommendation. In the Hispanic/Latino culture, these conversations may best include family members who can help provide information about the patient's baseline functioning. Conducting a neurologic examination is an advanced skill that requires the clinician to provide careful instructions and patient comprehension and cooperation in order to properly interpret the results of each maneuver.

Hispanic/Latino patients have been found to present at more advanced stages of neurologic disease such as stroke.[1] In the United States, public health campaigns to increase recognition of stroke symptoms have historically not targeted Spanish speakers. Such campaigns may require focused, culturally and linguistically competent attention to addressing cardiovascular risk factors to minimize future stroke risk, such as nutrition and medication counseling.[2] Spanish versions of educational materials for stroke are often provided, but are usually translations of English public health campaigns that may have limited effectiveness and, in some cases, limited accuracy. Understanding the reasons why patients may seek medical care in what appears to be a delayed presentation to care is key for public health experts and clinicians to make an impact with appropriate resources for this vulnerable population.

The cases discussed in this chapter include various neurologic complaints in which clinicians should evaluate for multiple possible etiologies and should consider how to best educate the patient about symptoms, diagnosis, and plan of care for a most effective outcome.

Case 1 – Weakness – Debilidad

Daniel Roque, MD

INTRODUCTORY INFORMATION

Patient's Name	Armando Concepción
Age	57 years
Date of Birth	May 5, 1962

Continued on the following page

Gender	Male
Race/ethnicity	Hispanic White
Self-reported national or ethnic origin	Bolivia and Canary Islands, Spain
Language preference	Spanish
City, State	Denver, Colorado
Medical Setting	Emergency Department
Reason for visit	Wife states, *"Está débil y no está hablando bien."*
Vital signs	HR 97 BP 178/93 RR 13 Temp 98.6°F O$_2$Sat 97%

MEDICAL ENCOUNTER

Doctor/a o profesional sanitario	Paciente o representante legal
Presentación	*[El Sr. Concepción está acompañado por una mujer.]*
Buenos días, señor Concepción. Soy el doctor Robles. ¿Qué lo trae a la sala de emergencias hoy?	*[Paciente]:* Dolor…no….como…mano…sirve…. *[Mujer acompañante]:* Perdone, doctor, pero el problema es que encontré a Armando con dificultades para hablar.
Gracias por acompañarlo. ¿Cómo se llama usted y cuál es su relación con Armando?	Claro, doctor. Disculpe, es que estoy muy preocupada. Me llamo Miriam y soy la esposa de Armando.
Lo comprendo perfectamente, señora Miriam.	
Historia de la enfermedad actual	
Armando, ¿usted puede entender lo que estoy diciendo?	*[Armando sube y baja la cabeza en reconocimiento.]*
Armando, ¿usted me da permiso de hablar con su esposa sobre su historia médica?	*[Armando sube y baja la cabeza en asentimiento.]*
Gracias. Señora Miriam, entonces ¿qué fue lo que observó usted?	Pues, estuvimos desayunando esta mañana juntos, platicando como siempre. Salí de la casa para tirar la basura, pero al regresar me lo encontré en el piso de la sala, tratando de levantarse. Cuando le pregunté "¿Qué te pasó?" no me pudo contestar.
¿Lucía su expresión como si estuviese confundido?	Tenía cara de frustrado. Además bravo pero con miedo. En su frustración, usaba la mano izquierda para señalar hacia el otro brazo. También en ese momento me di cuenta de que su cara estaba jorobada.
¿Qué quiere decir cuando describe su cara de forma "jorobada"?	Parecía como que no pudiera mover bien la boca. Especialmente en el lado derecho cuando intentaba hablar.
¿No era confusión, en su opinión?	No creo, más bien parecía asustado o frustrado. Me parece que él estaba consciente de que algo no estaba funcionando bien.
¿Sí? Dígame más, por favor.	A mí me parecía que estaba de lado. Incluso ahora no se ve normal su boca. Pensaba al principio que quizás los labios se le jorobaron por haber estado acostado en el piso o por darse un golpe al caer, pero al sentarse no se le mejoró. *[Armando]* ¡Débil! ¡Débil! *[mientras apunta hacia su muslo derecho con la mano izquierda]*

Doctor/a o profesional sanitario	Paciente o representante legal
	[Miriam] Ah, sí. Cuando lo intenté parar después de unos minutos, se apoyaba bien con su pierna izquierda y con el brazo izquierdo. Pero no se apoyaba con la pierna derecha. Al caminar, arrastraba el pie derecho contra la alfombra y me costó mucho trabajo meterlo en el carro. Ya supe al observar su modo de caminar que tenía que traerlo de emergencia.
Hizo bien en traerlo. Necesito hacerle una pregunta muy importante. ¿Hace cuánto tiempo salió a tirar la basura? Por favor, intente pensar en la hora más exacta que pueda.	¡Ay, perdone, doctor! No estoy segura. Todo pasó tan rápido que nunca me enfoqué en el reloj.
Entiendo, señora Miriam. ¿Quizás puede pensar en otra cosa que estaba haciendo? A veces eso le puede ayudar a recordar qué hora era. ¿Algo que veía en el televisor? ¿Una alarma que ponen para despertar? ¿La hora en que desayunaron?	¡Sí! Es cierto que se estaba acabando el noticiero de por la mañana. O sea, debía de haber sido casi las ocho de la mañana.
Bien, entonces hace dos horas. Agradezco mucho esta información. Me indica que debemos de actuar rápido para conseguir más información y examinarlo porque me preocupa la posibilidad que esté pasando por un ataque cerebral. En este caso, como han llegado rápido después de que empezaron los síntomas, tenemos la oportunidad de ofrecerle un tratamiento si califica. Para saber si califica, necesito hacerle algunas preguntas más.	Sí, doctor, lo que usted diga.

Síntomas asociados

¿Alguna vez le ha pasado algo parecido anteriormente?	No, no creo, doctor. *[Armando niega con la cabeza.]*
Me pregunto si en algún momento anteriormente le haya pasado alguna debilidad o falta de sensación en el cuerpo, pero más leve, o que no durara tanto.	Se queja de que no tiene buena sensación en los pies, pero de eso ha hablado ya por varios años. Nunca de un cambio como hoy.
Entiendo. ¿En algún momento ha tenido debilidad de solamente un brazo o de una pierna en el pasado?	No, doctor.
¿Ha tenido dificultades para hablar, incluyendo momentos en los que ha dicho palabras o frases que no tienen sentido?	No, tampoco, hasta hoy.
Cuando lo encontró en el piso, ¿notó si se había orinado?	No, doctor. Los pantalones estaban secos cuando lo ayudé a pararse.
¿Notó si estaba sangrando por la boca o si se había mordido la lengua?	No. Cuando hablaba, pude verle la lengua y la boca y no hubo sangramiento.
¿Estuvo despierto todo el rato que usted lo vio?	Sí. Solo que no podía hablar.

Continued on the following page

Doctor/a o profesional sanitario	Paciente o representante legal
Repaso por sistemas	
¿Ha tenido alguna caída recientemente, además de hoy?	No.
¿Ha tenido dolores de cabeza?	No.
¿Ha tenido dolor de pecho?	No.
¿Ha tenido falta de aire o dificultad respiratoria?	No.
¿Ha tenido sangrado en alguna parte del cuerpo?	No.
¿Ha tenido convulsiones?	No.
Historia médica	
¿Qué problemas médicos ha tenido anteriormente o cuáles tiene actualmente?	Sufre de presión alta y del azúcar.
¿Nunca le han diagnosticado ningún problema cardíaco?	No, nunca, doctor.
¿Qué tal un ataque o derrame cerebral anteriormente?	No.
Historia quirúrgica	
¿Le han hecho cirugía en el pasado, especialmente en los últimos dos meses?	No, nunca ha necesitado cirugías.
Medicamentos	
Gracias. ¿Toma pastillas para algún problema médico crónico?	Sí, se toma una pastilla para la presión, y también otra para su azúcar.
¿Sabe cómo se llaman?	No, perdone, doctor. Con las prisas se me olvidaron los frasquitos.
No se preocupe. ¿No se toma una aspirina diaria ni un anticoagulante?	No, doctor.
¿Algún medicamento sin receta?	No, doctor.
¿Usa algún suplemento natural o herbal?	No.
Alergias	
¿Qué alergias tiene a medicinas?	Ninguna, doctor.
Historia social	
Uso de sustancias recreativas o ilícitas	
En este momento o anteriormente ¿Armando ha fumado, bebido alcohol o consumido drogas ilegales?	Fumó tabaco por cinco años, pero ya hace quince años que dejó el vicio.
¿Qué tal alcohol?	Bebe alcohol los fines de semana religiosamente pero nunca más de dos botellas de cerveza.
¿Algo más? ¿Otra sustancia?	Nunca ha tocado las drogas.
Oficio, relaciones y vida social	
¿Cuál es el trabajo de Armando?	Trabaja como ingeniero mecánico de automóviles.

Doctor/a o profesional sanitario	Paciente o representante legal
¿Su trabajo es más de oficina, de trabajo manual o es una combinación?	Realmente hace las dos cosas. Lidera un equipo entonces siempre está con reuniones y dando instrucciones. También trabaja con su equipo directamente con los carros así que sus manos le son imprescindibles también. Ahora hace mucho de forma virtual por la mudanza.
Cuénteme, ¿ha habido algún cambio en su vida recientemente?	Somos abuelos por primera vez. Nuestra hija mayor tuvo un bebé hace unos meses y decidimos mudarnos aquí a Denver, donde vive nuestra hija y su familia.
¡Oh, felicidades! ¿Dónde estaban antes?	Gracias, doctor. Estábamos en las Islas Canarias. Llevábamos allí casi desde que nos casamos, aunque somos de Bolivia.
¿Cuándo se mudaron a Denver?	Hace seis meses, poco antes de que naciera el bebé.
¿Se han ajustado bien al cambio?	Sí, lo importante es estar con la familia. Además es un sitio muy bonito y se puede estar afuera mucho.
¿Han podido ya establecer un medico primario?	Sí, eso sí, doctor. Es lo primero que hicimos. Armando es diabético y eso es lo primero que nuestra hija nos coordinó incluso antes de mudarnos.
¡Qué bueno! Me alegro. Ahora lo voy a examinar.	

Examen físico

Signos vitales	Frecuencia cardíaca: 97 Presión arterial: 178/93 Frecuencia respiratoria: 13 Temperatura: 98.6°F Saturación de oxígeno: 97% Peso: 97.5 kg
Apariencia general del paciente	El paciente parece estar ansioso.
Cabeza, ojos, nariz, garganta	Sin señales traumáticas (no hay moretones, rojez en la piel, cortes ni laceraciones). La lengua sin lesiones ni cortes.
Cuello	El cuello tiene el rango de movimiento normal y sin dolor a la palpación.
Examen cardiovascular	Frecuencia levemente rápida y ritmo regular. No se aprecian murmullos, galopes ni roces.
Examen pulmonar	Sonidos claros de respiración. Sin crepitaciones, estertores o sibilancias.
Examen cognitivo y estado mental	Estado mental: despierto y alerta, sigue instrucciones de dos pasos cruzando la línea media usando el lado izquierdo de su cuerpo, pero con uso limitado del lado derecho de su cuerpo debido a su debilidad. No puede producir más de dos palabras juntas a la vez y se nota inhabilidad de hablar de forma fluida. La pronunciación de las pocas palabras que dice es difícil de entender, y la esposa está de acuerdo que está arrastrando las palabras, lo que es inusual en él. No puede nombrar objetos, ni leer de un papel, ni repetir una oración.

Continued on the following page

Doctor/a o profesional sanitario	Paciente o representante legal
Examen neurológico	
Examen de nervios craneales	Pupilas simétricas, redondas y reactivas a la luz. Movimientos extraoculares intactos en todas las direcciones. Las pruebas de campo visual muestran una hemianopsia homónima derecha parcial. La sensación del lado derecho de la cara está disminuida a estímulo ligero y puntiagudo comparado con el lado izquierdo (reacción normal en el lado izquierdo). El aspecto inferior derecho de la cara no se activa, pero puede levantar las cejas y cerrar los ojos sin dificultad bilateralmente. La lengua parece sobresalir hacia el lado derecho de la línea media. Cuando el examinador sostiene los labios del paciente en forma simétrica, se corrige la desviación de la lengua y la lengua permanece en la línea media. Demuestra fuerza máxima en los hombros y al girar la cabeza.
Examen motor	Tono fuerte y normal en el lado izquierdo. Disminución del tono en el lado derecho del cuerpo con debilidad mostrada con cualquier esfuerzo. La debilidad es mayor en el deltoides, tríceps, extensores de la muñeca, flexores de la cadera, flexores de la rodilla y dorsiflexores del tobillo.
Examen de reflejos	Los reflejos tendinosos profundos están aumentados a lo largo del lado derecho, normales a lo largo del lado izquierdo. Para las pruebas plantares, tiene una respuesta flexora al lado izquierdo y una respuesta extensora al lado derecho.
Examen sensorial	La sensación está disminuida, pero no ausente, en el hemicuerpo derecho en comparación con el izquierdo en las modalidades de vibración, tacto ligero y estímulo puntiagudo. El sentido de posición articular está intacto bilateralmente.
Coordinación	Sin ataxia en el lado izquierdo, pero la debilidad en el derecho hace imposible la evaluación de la coordinación en las extremidades derechas.
Marcha	El paciente requiere que una persona deambule a su lado en todo momento, y arrastra la pierna derecha mientras soporta su peso sobre la pierna izquierda y sobre el examinador. Es posible que tenga circunducción (elevar y abducir la cadera) de la pierna derecha mientras camina.
Conclusión de la entrevista médica	
Armando, tenemos que hacer algunas pruebas rápidamente para poder decidir si tendremos oportunidad de ofrecerle un tratamiento que solo se puede dar por un tiempo limitado después de que empezaron los síntomas.	*[El paciente indica su asentimiento con la cabeza.]*

CASE NOTE

Case Note 1: Blank for Learner to Complete

 Available for electronic download in Appendix.

Case Note 2: Sample Spanish Version

Case Data Documentation (Comprehension of case information)	Historia del problema actual	Hombre de 57 años con antecedentes de hipertensión y diabetes se presenta a la sala de emergencia en vehículo privado acompañado por su esposa debido a debilidad del lado derecho y dificultad con el habla. El paciente tiene disminución de palabras, pero parece entender las palabras e instrucciones que escucha. Ya que el paciente no puede hacerlo, su esposa da el informe, pero no estuvo presente para observar la caída ni los síntomas inmediatos. La esposa explica que encontró al paciente en el piso después de regresar de tirar la basura alrededor de las 8 de la mañana; el paciente no le contestaba cuando ella le habló. Describe que el paciente tuvo dificultad para hablar, para usar el brazo derecho y la pierna derecha y para caminar. Según las indicaciones de la esposa, no demuestra evidencia de haber sufrido una convulsión.
	Historia médica	- Hipertensión. - Diabetes tipo 2, con probable complicación de neuropatía diabética. - Ninguna cirugía. - Ningún ataque cerebral previo.
	Medicamentos	- Medicamento para la presión alta, nombre desconocido. - Medicamento oral para la diabetes, nombre desconocido. - Ningún remedio sin receta, casero ni herbal. - Ningún anticoagulante.
	Alergias	Ninguna.
	Aspectos importantes de la historia social, de sustancias	- Originalmente de Bolivia, pero vivió mucho tiempo en Islas Canarias; recientemente se mudó a Denver por motivos familiares. Historia de uso de sustancias según la esposa: - 5 años de fumar tabaco, pero lo dejó hace 15 años. - Bebe alcohol (2 cervezas) durante los fines de semana. - No usa drogas ilegales.
	Resultados claves del examen físico	- Presión arterial elevada, taquicardia leve. - Ninguna señal de traumatismo en la cara, cuello ni cabeza. - Déficit motor grave del lado derecho del cuerpo y de la cara. - Déficit grave de la parte inferior del séptimo nervio craneal y hemianopsia homónima derecha parcial. - Déficit sensorial del lado derecho del cuerpo y de la cara. - Coordinación intacta en el lado izquierdo, sin poder evaluar en el lado derecho debido a la debilidad. - Afasia expresiva grave.

Continued on the following page

Medical Decision-Making Documentation
(Synthesizing case information to make medical decisions and recommendations.)

Evaluación del paciente
Por favor escriba los tres diagnósticos más probables para este paciente en orden empezando con el más probable e incluyendo su justificación.

1. Accidente cerebrovascular isquémico
   El paciente presenta déficits repentinos y peristentes, con factores de riesgo en su historia médica, incluyendo alta presión, diabetes y uso de tabaco previamente.
2. Accidente cerebrovascular hemorrágico
   El paciente puede haber sufrido una hemorragia cerebral. Presenta déficits repentinos y peristentes, y sufrió una caída. No tenemos evidencia de que haya sufrido alteración de la conciencia, pero la esposa no estuvo presente durante la caída. Aunque no tiene marcas traumáticas en la cabeza ni en la cara, y no usa medicamentos anticoagulantes, aún sería importante descartar este diagnóstico.
3. Convulsión
   El paciente fue encontrado en el piso y la esposa no presenció el momento de la caída. No hay evidencia de que tuviera movimientos convulsivos ni rigidez, pero pueden haber ocurrido antes de que ella regresara. No todas las convulsiones están asociadas con incontinencia. También, los síntomas de parálisis que a veces ocurren después de una convulsión podrían imitar los efectos de un accidente cerebrovascular una vez que cesa el evento electrográfico (el fenómeno de Todd).

Plan

Plan para establecer o confirmar el diagnóstico:
¿Qué pruebas o procedimientos recomienda?

Plan para el diagnóstico:
a. Neuroimágenes: Tomografía computarizada de la cabeza inmediatamente. Si se descarta una hemorragia, se debe considerar hacer imágenes de resonancia magnética del cerebro.
b. Análisis de sangre: hemograma completo, panel metabólico, panel de lípidos, análisis de coagulación.
c. Radiografía del pecho y posiblemente ecocardiograma.
d. Imágenes vasculares: ultrasonido carotídeo o angiograma de la cabeza y el cuello.

Plan para el tratamiento:
¿Qué tratamientos recomienda?

Plan para el tratamiento inmediato:
a. Evaluar la candidatura del paciente para recibir terapia trombolítica (ej., activador del tejido plasminógeno, trombectomía u otros.)
b. Ingresar al hospital y monitorizar la presión arterial y el examen neurológico.
Plan para el tratamiento a largo plazo:
a. Reducir factores de riesgo para futuros ataques cerebrales con terapia antiplaquetaria o anticoagulación.
b. Evaluaciones de fisioterapia y terapia del habla.

Patient-Centered Discussion (Transforming the medical decision-making into language that the patient understands.) **Explicación centrada en el paciente** Por favor escriba cómo le explicaría su evaluación y el plan para el diagnóstico y tratamiento al paciente.	Señor Armando, quiero repasar mis pensamientos sobre lo que está causando sus síntomas. Creo que está sufriendo una isquemia cerebral. También se llama un ataque cerebral causado por isquemia. Esto significa que no hay suficiente flujo sanguíneo y oxígeno llegando a ciertas partes de su cerebro, por lo que puede haber un daño que puede causar problemas para hablar, debilidad, pérdida de sensación, problemas de equilibrio u otros síntomas. Algunas personas conocen esto como un "derrame" aunque en su caso, creemos que no es un sangrado, sino la *falta* de sangre al cerebro que lo causa. Es muy bueno que usted y su esposa llegaron rápidamente a la sala de emergencias. Cuanto antes confirmemos que tiene un ataque cerebral y que sus síntomas no se deben a otras causas, antes podremos ofrecerle un tratamiento intravenoso que probablemente pueda ayudar a mejorar sus síntomas. Cuanto más esperemos para administrar la terapia, menos completa será la recuperación y puede tener más riesgos. Sin tratamiento, usted podría quedarse con sus síntomas actuales de forma más permanente. Sin embargo, también debemos hacer algunas pruebas más para asegurarnos de que sepamos que podemos administrarle esta terapia, ya que el sangrado es un efecto secundario que podría ocurrir con el tratamiento y puede ser muy grave si ocurre. Es por eso que usted nos ve apurados tratando de ayudarle. Vamos a hacer análisis de sangre, algunas radiografías especiales y también vamos a ingresarlo en el hospital. A menos que desee que paremos lo que estamos haciendo, deberíamos completar rápidamente nuestras evaluaciones y le pondremos al día con los resultados y el plan de tratamiento cuanto antes.

Case Note 3: Sample English Version

Case Data Documentation (Comprehension of case information)	**History of present illness**	57-year-old man with past medical history of hypertension and diabetes presents to the Emergency Department by private vehicle accompanied by his wife due to right-sided weakness and speech difficulty. The patient has paucity of words but appears to understand others' words and instructions. Since the patient is unable to speak, his wife provides the medical history. His wife did not witness the fall or the immediate symptoms. His wife explains that she found the patient on the floor after she returned from throwing out the trash around 8 am. The patient did not respond when she spoke to him. She describes that the patient had difficulty speaking, using his right arm and right leg, and walking. According to his wife's observations, there is no evidence of the patient having had a seizure.
	Key past medical history	- Hypertension. - Diabetes type 2, probably complicated by diabetic neuropathy. - No surgeries. - No prior strokes.
	Medications	- Unknown blood pressure medication. - Unknown oral diabetes medication. - No over-the-counter medications, herbal, or folk remedies. - No anticoagulants.

Continued on the following page

	Allergies	None.
	Key social/substance use/family history	- Originally from Bolivia, but lived much of his life in the Canary Islands. Recently moved to Denver for family reasons. Substance use history according to his wife: - 5 years of tobacco smoking but quit 15 years ago. - Alcohol (2 beers) on weekends. - No illicit drug use.
	Key physical examination findings	- Elevated blood pressure, mild tachycardia. - No sign of head, face, or neck trauma. - Severe motor deficit of the right side of the body and face. - Severe deficit of the inferior branch of the 7th cranial nerve and right partial homonymous hemianopsia. - Sensory deficit of the right side of the body and face. - Intact coordination of the left side. - Inability to evaluate coordination on the right side due to severity of weakness. - Severe expressive aphasia.

Medical Decision-Making Documentation (Synthesizing case information to make medical decisions and recommendations.)	**Assessment** Please list your top three differential diagnoses in order of likelihood and include your justification.	1. Ischemic stroke
		   The patient presents with sudden, persistent deficits and has significant vascular risk factors, including high blood pressure, diabetes, and previous tobacco use in his medical history.
		2. Hemorrhagic stroke
		   The patient could have suffered a hemorrhagic stroke. He presents with sudden and persistent deficits, and he suffered a fall. We do not have evidence of any alteration of consciousness, but his wife did not witness the fall. Although he does not have evidence of head or facial trauma and he does not use anticoagulant medications, it would be important to rule out this diagnosis.
		3. Seizure
		   The patient was found on the floor and his wife did not witness the fall. There is no evidence that he had seizure-like movements nor rigidity, but these changes could have occurred and resolved prior to her being present. Not all seizures are associated with incontinence. Also, the symptoms of paralysis that can occur after a seizure can mimic the symptoms of a stroke once the electrographic event ceases (Todd's paralysis).

	Plan of Care	
	Diagnostic Plan: What other tests or procedures would you recommend?	Diagnostic plan: a. Neuroimaging: Immediate CT scan of the brain. If a hemorrhagic stroke is ruled out, nonemergent MRI of the brain should be considered. b. Blood tests: complete blood count, metabolic panel, lipid panel, coagulation panel. c. Chest radiograph and possible echocardiogram. d. Vascular imaging to be considered: carotid ultrasound or head and neck angiogram.

Treatment Plan: What treatments would you recommend?

Immediate treatment plan:

a. Evaluate the patient's candidacy for thrombolytic therapy (e.g., tissue plasminogen activator, thrombectomy, among others).

b. Admit to hospital and monitor blood pressure and neurologic examination.

Plan for long-term treatment:

a. Reduce risk factors for future strokes with antiplatelet or anticoagulant treatment.

b. Physical therapy and speech therapy evaluations.

Patient-Centered Discussion

(Transforming the medical decision-making into language that the patient understands.)

Mr. Armando, I want to review my thoughts about what is causing your symptoms.

I believe you are suffering from an ischemic stroke to the brain. This means that there is not enough blood flow or oxygen reaching parts of your brain, and so there can be sudden damage, which can cause you to have speech problems, weakness, loss of sensation, lack of balance, or other symptoms.

Some people may refer to this as a "stroke." There are different types of strokes, some due to bleeding and others due to lack of blood and oxygen. We believe yours is ischemic, which means lack of blood and oxygen, and the tests we do now will let us know for sure.

The good news is that you and your wife came quickly to the emergency room to be evaluated. The sooner we confirm that you are experiencing an ischemic stroke and that your symptoms are not from other causes, the sooner we can provide treatment that could likely help improve your symptoms. The longer we wait to deliver therapy, the less complete the recovery and the more risky the treatment. Without treatment, you could be left with your current symptoms for the foreseeable future. However, we also need to do some testing to make sure it is safe to give you this therapy, since bleeding is a serious side effect that could occur.

This is why you see everyone in a hurry trying to help you. We need to draw blood and do a scan of your head to make sure there is no blood in or around the brain. We need to admit you to the hospital.

Unless you wish for us to stop what we are doing, we should quickly complete our assessments. We will keep you informed on our results and treatment plan as soon as we can.

CASE DISCUSSION

Critical Data to Obtain From This Patient Interview

Acute neurological symptoms are often described by patients, caregivers, and clinicians as frightening. Approaching a patient with acute neurological symptoms requires that a clinician develop confidence with not only the diagnostic and therapeutic approach to the possible etiologies, but with the ability to communicate and interpret the subtext of verbalized history at the time of the patient interview.

The case illustrates not only the potential difficulties inherent with interpreting personal accounts of neurological symptoms, but doing so strictly through the point of view of an observer who may be speaking in a language different from the physician's dominant language. For example, the patient was found down on the floor and we do not know how he got there. Could he have lost consciousness prior to falling? Could he have tripped? Could his knees have buckled? Could he have had shaking movements of his arms and legs? Note how the physician in the case scenario addresses these by always attempting to verify the report with further details. Asking about postictal confusion or incontinence can help assess for the likelihood of either an episode of loss of consciousness or electrographic seizure even if the event was not directly witnessed.

Directed questioning should not cause the clinician to overlook open-ended interviewing skills. On the contrary, with acute neurological symptoms, both rapid responses and a high degree of accuracy of the information are essential since therapeutic options are time-sensitive and can have adverse effects. Though the physician starts with an open-ended question, he quickly identifies the presence of acute onset symptoms and starts asking directed questions to better understand the risk of an ischemic penumbra which might be amenable to intervention. The concept of "time is brain" applies to cerebral ischemic insults and triggers the interviewer to obtain the most important elements of history that will help make crucial decisions in the treatment algorithm. Some less critical elements of a full interview were intentionally deferred in this case in the interest of minimizing the time to diagnosis, such as the family history, but the interviewer can go back to obtain this information later.

When was the patient last seen normal? In order to consider a patient for acute thrombolytic therapy, strict timing criteria must be established. It can prove difficult for patients and witnesses to provide exact times of events, but the interviewer can help with time recall by introducing temporally associated cues for the patient or witness, such as these:

What were you doing when it happened?	¿Qué estaba haciendo cuando ocurrió?
Were you watching television?	¿Estaba viendo la televisión?
What were you watching on television?	¿Qué estaba viendo en la tele?
At what time is that show?	¿A qué hora es ese programa?
Did it happen before or after eating?	¿Ocurrió antes o después de comer?
What meal? Breakfast, lunch, or dinner?	¿Qué comida? ¿El desayuno, el almuerzo o la cena?
Did you (or did the patient) wake up with the problem?	¿Se despertó con el problema?
At what time did you (or the patient) go to bed?	¿A qué hora se fue a dormir?
Did you notice any problems when you went to bed?	Cuando se acostó, ¿notó algún problema?
Did you wake up to use the restroom during the night?	¿Se levantó a usar el baño durante la noche?
When you got up to use the restroom, did you notice any problem or symptom?	Cuando se levantó para ir al baño, ¿notó algún problema o síntoma?

Tips for Interviewing in This Case

Aphasia can have a significant impact on history-taking. Acute aphasias are often mixed with both expressive components (i.e., difficulty with output of speech) and receptive components (i.e., difficulty understanding speech). As such, it becomes rather important to delineate whether the patient can comprehend what is asked of them. Though not directly performed during this case scenario, it would become evident through testing whether the patient can follow midline, lateralizing (i.e., left versus right), and multistep commands to determine their understanding of speech. When speech is nonfluent, this should already tip off the examiner to a possible expressive component to the patient's aphasia. If speech output is impaired, obtaining a history could be challenging at a minimum; thus, attempting to use written language or obtaining history from witnesses could be a good option for interviewing effectively.

Keeping all of these history-taking skills into account, the physician in our case was able to delineate that the patient's presentation is likely a result of an ischemic insult. With this particular patient, confidence in the diagnosis stems from his history of multiple vascular risk factors—hypertension, diabetes, regular alcohol intake, and history of tobacco use. As best we know, there was no loss of consciousness nor incontinence to suggest that the etiology was more likely related to syncope or an epileptic event. With continued symptoms lasting less than 3 hours, the provider had to hurry along the therapeutic algorithm so that a decision to potentially deliver acute thrombolytic therapy may be considered in a timely fashion.

Cultural Considerations

Terms like "weakness" (*debilidad*) may have different connotations to patients (e.g., any decreased function of a limb) as opposed to clinicians (e.g., specific diminished ability to fully resist a force against a muscle group). Further, some words in Spanish can easily be misinterpreted by the clinician when reported by patient or family. For example, in this case scenario, the patient's face was contorted, which was described by his wife as *jorobado*. It takes further questioning to reveal that Mr. Concepción's face was not contracted such as with seizure or hemifacial spasm, but instead was drooping and otherwise poorly activating when he attempted to speak. In Spanish, catch phrases such as "slurred speech" or "facial droop" are not typically used, so it can be hard to ask these questions or to understand patient's descriptions, as each one may describe the symptoms differently. A few examples are provided here:

Distorted, misshapen, deformed	Jorobado/a
Distorted	Distorsionado/a
One side different from the other	Un lado diferente que el otro
Asymmetric	Asimétrico/a

Sideways, distorted
    e.g., His/her/their mouth is sideways/distorted.
	De lado
	    ej., La boca está de lado.

Speech difficulty, Difficulty with speech	Problemas para hablar, Problemas con el habla
Word-finding difficulty	Dificultad para encontrar palabras
Difficulty understanding others' speech	Dificultad para entender palabras que dicen otras personas
To mumble or drag words	Arrastrar las palabras
The sound of his/her/their words is slurred or difficult to understand.	El sonido de sus palabras suena arrastrado o difícil de entender.

Additionally, the word "stroke" is sometimes translated in Spanish as *derrame* and is often known colloquially as *derrame* by Hispanic/Latino patients. However, the word *derrame* literally means leakage or spill, which, in other parts of the body, is commonly used to denote hemorrhage, bleeding, or effusion. Therefore, it is important for physicians to understand that the word *derrame* may lead to the patient misunderstanding the cause of ischemic strokes and therefore misunderstanding the purpose of offered emergent treatments such as tissue plasminogen activator (TPA). While it may be useful to use the term *derrame* since it is a word that patients are often familiar with, we advocate for the use of *isquemia cerebral* as a more accurate but reasonably accessible patient-centered term for ischemic stroke. Further, Spanish words for "stroke" that are in common usage vary regionally, and patients may differ in their familiarity with them; in addition to *derrame*, other terms may include: *ictus, embolia, apoplejía, trombosis,* or *infarto cerebral*.

Ischemic stroke	Isquemia cerebral
Brain attack caused by ischemia	Ataque cerebral causado por isquemia
Embolic stroke	Embolio cerebral
Brain infarct	Infarto cerebral
Hemorrhagic stroke	Hemorragia cerebral
Brain bleeding	Sangrado cerebral
Brain attack (non-specific)	Ataque cerebral
Brain hemorrhage, but often used more generally as non-specific brain attack	Derrame cerebral

Finally, Hispanic/Latino patients, such as the one in this case, may be less likely to use ambulances to access emergency care. This is likely a multifactorial issue that may include the under recognition of certain symptoms as a medical emergency combined with significant concerns over out-of-pocket costs and immigration-related distrust. For example, some patients are under the impression that calling 911 will result in a police visit in which they will need to provide documentation of their legal status in the U.S. and may be a particular concern for individuals who have undocumented members of the household. Additionally, some data suggests that there is a disparity in use of inter-hospital helicopter transport for Hispanic stroke patients compared to other groups.[3] Some strategies to increase access to care for Hispanics and participation in clinical trials include improving language-appropriate access to research and medical care.[4]

CRITICAL ELEMENTS

Did you elicit these critical elements of the medical encounter?
• Clarify type and severity of neurologic deficits
• Timing of the symptoms, including last known normal state
• Potential contraindications to giving TPA
• Patient's job history and functional status
• Cardiovascular risk factors in medical history

Case 2 – Attacks – Ataques

Joseph J. Cooper, MD

INTRODUCTORY INFORMATION

Patient's Name	Manuel Sánchez
Age	20 years
Date of Birth	August 22, 1999
Gender	Male
Race/ethnicity	Hispanic
Self-reported national or ethnic origin	México
Language preference	Spanish
City, State	Chicago, Illinois

Medical Setting	Family Medicine Clinic
Reason for visit	*"Me están dando ataques."*
Vital signs	HR 88 BP 124/68 RR 12 Temp 36.9°C O₂Sat 99%

🔊 MEDICAL ENCOUNTER

Doctor/a o profesional sanitario	Paciente
Presentación	
Hola, soy el doctor Cooper.	Hola, soy Manuel. Mucho gusto, doctor.
Pregunta introductoria	
Mucho gusto, Manuel. ¿Qué lo trae hoy a la clínica?	Pues, es un poco difícil de explicar, pero resulta que he tenido unos ataques, y mi madre dice que estoy poseído por un demonio. A mí no me gusta creer en esas cosas, pero tampoco tengo una buena explicación para lo que me está pasando.
Historia de la enfermedad actual	
Bueno, gracias por confiar en mí, espero poderlo ayudar. ¿Me puede contar un poco más sobre lo que está pasando?	Sí, doctor, intentaré. A veces me encuentro en un lugar extraño, y no sé cómo llegué allí o qué está pasando. Me siento despistado.
Bueno, Manuel, entiendo que eso le puede dar un poco de miedo. ¿Qué recuerda de estos ataques?	Yo no recuerdo nada.
¿Su madre o alguien ha observado un ataque?	Sí, mi madre. Me ha dicho que estaba diciendo unas locuras que no tenían sentido.
¿Me puede dar un ejemplo de lo que ella ha observado?	Bueno, me dijo que yo estaba diciendo que olía huevos podridos, pero ella dijo que no había ningún olor raro.
Y después del olor, ¿qué pasó?	Ella dijo que después me caí al suelo haciendo una locura y moviéndome como si estuviera poseído por un demonio. Ella quería llevarme a la curandera. Pero mi novia me dijo que es mejor ir a un médico como usted. Yo no sé. Mi madre me dijo que los médicos de aquí no entienden de este tipo de cosas.
Gracias por su confianza. Seguro que su madre estaba muy asustada de verlo así, y entiendo que ella lo quiere ayudar. ¿Sabe usted cuánto tiempo duró esa parte de los movimientos?	Lo siento, doctor, la verdad no lo sé.
No se preocupe, Manuel. A veces es difícil saber. ¿Usted cree que duró más o menos un minuto, cinco minutos, una hora o más?	No puedo estar seguro, pero quizá unos minutitos, y después mi mamá me dijo que me quedé dormido un buen rato y ella no me podía despertar.
¿Estos ataques son siempre iguales?	Tampoco sé. Ella me observó una vez. Y el otro día me encontré en el suelo de la cocina, pero no sé cómo llegué allí. En total creo que han sido tres ataques que no puedo explicar.

Continued on the following page

Doctor/a o profesional sanitario	Paciente
¿Cuándo fue el primer ataque?	Hace dos meses me desperté en el suelo al lado de mi cama a media noche. En ese momento pensé que solamente me había caído de la cama. Ahora estoy pensando que a lo mejor fue lo mismo que vió mi madre.
¿A qué hora del día fue el ataque que vio su madre?	Pues, por la tarde, despés de cenar, a las ocho o nueve de la tarde.
¿Y cuándo fue el último ataque?	El domingo pasado. Ya había hecho la cita con usted para hoy.
¿Y sabe usted a qué hora ocurrió?	Me desperté en la cocina a las seis de la mañana, entonces pasó en algún momento de la noche mientras dormía.
¿Hay algo especial o diferente que haya hecho o que haya comido o tomado esos días cuando ocurrieron los episodios?	Lo he pensado y no se me ocurre nada, doctor.

Síntomas asociados

¿Sabe usted si se ha mordido la lengua durante alguno de los ataques?	Sí, doctor, aquella vez en la cocina me desperté con la lengua sangrando.
Lo siento, Manuel. ¿Sabe si ha perdido control de la vejiga o del intestino durante un ataque?	¡Ay! Menos mal que eso no me ha pasado.
¿Ha tenido o notado algún otro problema de su cuerpo que ocurra con los ataques?	No creo.

Repaso por sistemas

¿Ha tenido otros episodios de perder el conocimiento?	No.
¿Ha tenido alguna lesión traumática de la cabeza, como un golpe fuerte?	Cuando me desperté en la cocina tenía un buen chichón en la frente.
En cualquier otro momento, aparte de los ataques, ¿se ha dado un golpe fuerte en la cabeza?	Una vez, jugando al fútbol americano me choqué de cabezas con un amigo, y los dos nos caímos mareados. Tuvimos que parar el partido, pero al día siguiente ya me sentía mejor.
¿Ha tenido cambios en la vista durante un ataque o en otro momento recientemente?	No.
¿Ha notado debilidad o falta de sensación en los brazos o las piernas?	No.
¿Ha notado dolor de pecho o falta de aire?	No.
¿Ha tenido palpitaciones o taquicardia?	No, nunca he sentido eso.
¿Ha vuelto a oler ese olor raro como huevos podridos u otro olor raro que otros no podían oler?	Sí, me pasó una vez la semana pasada, olía algo desagradable, como goma quemada. Estaba trabajando pero mis compañeros me dijeron que no olían nada. Solo duró poco tiempo y se me quitó solo, entonces seguí trabajando.
¿Cómo ha notado su estado de ánimo recientemente?	Pues, estoy un poco preocupado con lo que me está pasando. Pero además de eso, me siento normal.
¿Ha pensado en suicidarse?	No, nunca, doctor.

Doctor/a o profesional sanitario	Paciente
Antecedentes médicos	
¿Qué problemas médicos ha tenido?	La verdad es que no tengo ninguno.
¿Ha consultado con otro doctor anteriormente?	Mis padres me llevaban a la pediatra cuando era pequeño, pero, ya de adulto, no.
Historia quirúrgica	
¿Le han hecho alguna cirugía?	No.
Medicamentos	
¿Qué medicamentos toma regularmente?	No tomo ningún medicamento a diario.
¿Hay algún medicamento que usa de vez en cuando?	Solamente ibuprofeno para dolores de cabeza o algo así.
¿Con cuánta frecuencia tiene dolores de cabeza?	No mucho, a lo mejor una vez al mes.
¿Usa algún suplemento natural o herbal?	A mi madre le encanta preparar todo tipo de infusiones y hierbas, pero yo no las tomo.
Alergias	
¿Qué alergias tiene a medicinas?	Ninguna.
Historia social	
Uso de sustancias recreativas o ilícitas	
¿Cuánto alcohol toma usted?	Tomo unas cervezas de vez en cuando con mis amigos, pero no diría que tomo mucho.
¿Cuántas veces a la semana toma alcohol?	Solamente los fines de semana, una o dos veces a la semana.
¿Cuántas cervezas toma en una noche?	Cuando salimos, puede que cinco o seis, pero nunca demasiado.
¿A veces toma otro tipo de alcohol, como vino o licor?	Bueno, si alguien trae una botellita de ron, la compartimos. Pero tampoco es para tanto.
¿Entonces diría usted que el alcohol que toma es cinco o seis cervezas y algo de licor, una o dos veces a la semana?	Tampoco es cada fin de semana, y el licor es muy de vez en cuando. Pero eso sería lo máximo.
¿Sabe si usted tomó alcohol los días en que ocurrieron los ataques?	No lo había pensado, pero puede que todos eran fines de semana. Sí, yo creo que es posible, doctor. ¿Usted piensa que el alcohol puede causar esos episodios?
Es una buena pregunta, Manuel, y la verdad es que todavía no lo sé. Tengo que seguir con unas preguntas más antes de poder darle una opinión.	Como usted diga, doctor.
¿Cuánta cafeína toma diariamente?	Tomo un café cada mañana, pero eso es todo.
¿Y cuánto tabaco?	No, nada.
¿Y marihuana?	La probé una vez, pero me hizo sentir muy mareado, entonces no la he vuelto a tocar.
¿Usa cocaína, heroína u otras drogas?	No, doctor.
Oficio	
¿En qué trabaja usted?	Estoy trabajando para un negocio de mudanzas.
Vivienda/Recreo/Relaciones	
¿Con quién vive?	Con mis padres y mis dos hermanitas.

Continued on the following page

Doctor/a o profesional sanitario	Paciente
¿Ha vivido en otro país o ha viajado recientemente?	Nací en México; llevo solamente tres años aquí en Chicago.
¿Ha comido puerco que no estaba cocinado por completo? ¿Especialmente cuando estaba en México?	A mí me gusta la carne en su punto, pero siempre cocinada, no cruda.

Historia sexual

¿Tiene relaciones sexuales con mujeres, hombres o ambos?	Con mujeres; tengo una novia.
¿Cuántas parejas ha tenido?	Ella es la primera, bueno, la única.
¿Usan ustedes protección o contracepción?	Sí, usamos condones.
¿Ha tenido alguna enfermedad de transmisión sexual?	No, nunca.

Violencia doméstica

¿Ha sufrido abuso físico, verbal o sexual alguna vez?	No, nunca.

Historia médica de la familia

¿Qué problemas médicos hay en su familia, por ejemplo, en sus padres o hermanos?	Mis padres tienen buena salud en general. Mi abuelita tiene diabetes y la presión alta. Y mis hermanas no tienen enfermedades. Mis padres tenían un hijo mayor que yo, pero falleció cuando mi madre estaba embarazada conmigo y apunto de dar a luz. Él tenía menos de un año, pero sé muy poco de lo que pasó porque mi padre prefiere que no hablemos del tema. Él cree que es demasiado para mi madre.
Lo siento. ¿Sabe si él tenía convulsiones febriles? Son ataques de movimiento que pueden ocurrir a niños pequeños si tienen fiebre, como con la gripe.	No lo sé, nadie habla de él. Pero yo sé que mi hermana tuvo algún tipo de ataques cuando era muy pequeña, pero no sé si tenían algo que ver con fiebre. Mi madre me dijo que la llevó a la curandera y ella quitó sus malas energías con un huevo o algo así, y nunca ha vuelto a tener un ataque. Por eso quiere que yo haga lo mismo.
¿Cuándo fue el último ataque de su hermana?	Creo que yo tenía alrededor de diez años, así que mi hermana tendría dos o tres años cuando mi madre la llevó a la curandera. Después no tuvo más ataques.
¿Alguien más en la familia ha tenido ataques o convulsiones?	A una de mis tías le daban ataques de algún tipo. No sé si eran convulsiones o qué.

Otros elementos de la entrevista médica

¿Hay otras cosas que a usted le parecen importantes pero que no le haya preguntado?	Hemos hablado de mucho. No se me ocurre nada más en este momento.

Examen físico

Signos vitales	Frecuencia cardíaca: 88 Presión arterial: 124/68 Frecuencia respiratoria: 12 Temperatura: 36.9°C Saturación de oxígeno: 99% Peso: 129 libras

Doctor/a o profesional sanitario	Paciente
Apariencia general del paciente	El paciente es un hombre joven delgado y sin angustia aguda.
Cabeza, ojos, nariz, garganta	Normal, sin señales traumáticas.
Cuello	Sin masas.
Examen cardiovascular	Ritmo regular sin sonidos extras.
Examen pulmonar	Normal.
Examen abdominal	Normal.
Examen neurológico	Nervios craneales: las pupilas son simétricas y la reacción bilateral a la iluminación dirigida ambos ojos es normal, movimientos extraoculares normales, las facciones de la cara son simétricas, la sensación facial intacta al tacto ligero, audición intacta, lengua / paladar / úvula sin desviación. Motor: tono normal, sin evidencia de atrofia muscular, fuerza normal y simétrica en las 4 extremidades, sin temblor. Sensación: intacta al tacto ligero y vibración en las 4 extremidades. Coordinación: movimientos de dedo-a-nariz, talón-a-espinilla y de alternación rápida están intactos bilateralmente. Reflejos: reflejos tendinosos profundos intactos bilateralmente bíceps / tríceps / braquiorradialus / rótula / tobillo, reflejo plantar flexor y normal bilateralmente. Marcha y postura: normal Sin pérdida de equilibrio durante la prueba de Romberg.
Examen del estado mental	Alerta y completamente orientado, tranquilo y cooperativo, comportamiento apropiado, habla con fluidez normal en español, proceso de pensamiento lineal, sin evidencia de psicosis ni pensamientos suicidas. Reporta alucinaciones olfativas transitorias. Capacidad de introspección y juicio intactos Capaz de recitar los meses del año hacia adelante y en reverso rápidamente sin errores, capaz de dibujar un reloj con las manecillas indicando las 11 y 10 minutos, capaz de recordar 3/3 palabras correctamente después de 5 minutos.

Conclusión de la entrevista médica

¿Qué preguntas tiene?	Solo quiero saber si tiene usted alguna idea de lo que me está pasando.
Gracias por su pregunta. Le voy a explicar lo que vamos a hacer para evaluar el diagnóstico y la causa.	

CASE NOTE

Case Note 1: Blank for Learner to Complete

 Available for electronic download in Appendix.

Case Note 2: Sample Spanish Version

Case Data Documentation (Comprehension of case information)	Historia del problema actual	Hombre de 20 años, entrevistado por este autor en español, se presenta sin acompañante para evaluar 3 "ataques" extraños, por los cuales su madre ha planteado la preocupación de posesión demoníaca. Estaba en su estado de salud habitual hasta tener 3 episodios en los últimos 2 meses. El único episodio observado involucró una alucinación olfativa desagradable seguida por movimientos temblorosos de todas las extremidades de corta duración, seguidos por un período más prolongado de letargo y sueño posteriores al episodio. El paciente tiene amnesia con respecto al episodio y a otros dos en los que se despertó en un lugar inusual. Una vez se mordió la lengua. No ha tenido pérdida de función intestinal o urinaria. También hubo un cuarto episodio de solo alucinación olfativa desagradable, sin alteración de conciencia ni periodo amnésico. Hay una posible asociación temporal con el consumo de alcohol durante los fines de semana. El paciente residió en México hasta hace 3 años, con posible consumo de carne de cerdo cruda en México.
	Historia médica	Una lesión cerebral traumática leve.
	Medicamentos	Ninguno regularmente; ibuprofeno cuando es necesario para dolores de cabeza.
	Alergias	Ninguna.
	Aspectos importantes de la historia social, de sustancias e historia médica familiar	- Consumo de 6 o más bebidas de alcohol en los fines de semana. - Antecedentes familiares notables por posibles ataques febriles u otro tipo de convulsiones en una hermana antes de los 3 años, muerte súbita de origen desconocido en un hermano mayor antes del primer año, posiblemente epilepsia en una tía con "ataques".
	Resultados claves del examen físico	Exámenes físicos, neurológicos y mentales normales, incluyendo breves exámenes cognitivos.
Medical Decision-Making Documentation (Synthesizing case information to make medical decisions and recommendations.)	Evaluación del paciente Por favor escriba los tres diagnósticos más probables para este paciente en orden empezando con el más probable e incluyendo su justificación.	1. Epilepsia, incluidas convulsiones debidas a neurocisticercosis Los episodios representan convulsiones epilépticas, posiblemente relacionadas temporalmente con el consumo excesivo de alcohol. La asociación con alucinaciones olfativas podría indicar un origen en lóbulo temporal medio. Tiene factores de riesgo para la neurocisticercosis. 2. Episodios de origen cardiovascular: síncope, pre-síncope o ataque isquémico transitorio

La pérdida transitoria de conocimiento requiere la evaluación de un posible origen vascular. El origen vascular puede ser cardíaco o neurovascular. En este caso, la asociación con consumo de alcohol y los síntomas olfatorios no sugieren una causa cardiovascular. Un diagnóstico de ataque cerebral isquémico es menos probable dada la ausencia de déficits neurológicos y la edad joven del paciente, pero todavía sería posible el diagnóstico de un ataque isquémico transitorio.

3. Episodios funcionales no epilépticos

Los episodios funcionales no epilépticos son comunes en general, y también son comunes en los pacientes con diagnóstico de episodios epilépticos. El paciente no reporta síntomas psiquiátricos, pero esto no excluye un diagnóstico funcional. Un posible diagnóstico de episodios funcionales no epilépticos solo se podría hacer después de excluir causas médicas para los episodios—en este caso, los diagnósticos 1 y 2.

Plan

Plan para establecer o confirmar el diagnóstico:
¿Qué pruebas o procedimientos recomienda?

Plan para el diagnóstico:
a. Electroencefalograma.
b. Imágenes por resonancia magnética del cerebro con contraste.
c. Electrocardiograma.
d. Ultrasonido carotídeo.
e. Ecocardiograma.
f. Análisis de sangre: Electrolitos, hemograma completo, pruebas de función hepática.
g. Consulta con especialista de neurología.

Plan para el tratamiento:
¿Qué tratamientos recomienda?

Plan para el tratamiento:
a. Debe comenzar 500 mg de ácido valproico dos veces al día.
b. Debe abstenerse de usar alcohol hasta que se confirme el diagnóstico.
c. No manejar un carro.

Patient-Centered Discussion
(Transforming the medical decision-making into language that the patient understands.)

Explicación centrada en el paciente
Por favor escriba cómo le explicaría su evaluación y el plan para el diagnóstico y tratamiento al paciente.

Manuel, gracias por venir a consultar conmigo. Para estar seguros de lo que está causando sus ataques, tendremos que hacer algunas pruebas. Yo creo que lo más probable es que los ataques son convulsiones epilépticas. Esto quiere decir que hay un problema en el cerebro con las señales eléctricas, el cual puede causar un ataque de convulsiones y pérdida de conocimiento. Quiero hacer algunas pruebas relacionadas con el cerebro, la sangre y el corazón, porque hay varias posibles causas de ataques como los suyos. También le voy a recetar un medicamento anticonvulsivo, para que lo tome mientras estamos haciendo los exámenes. Recomiendo que le explique a su familia y amigos que si usted tiene un ataque de movimientos que dura más de cinco minutos, ellos deben llamar al número de emergencia.

También recomiendo que no tome alcohol mientras estamos investigando la causa de los ataques. Usted no puede manejar un carro (conducir un coche o un vehículo) hasta que terminemos de evaluar este problema. Si usted tuviera un episodio mientras maneja, esto podría poner su vida, y la de otros, en peligro.

Debe hacer otra cita conmigo después de las pruebas para repasar los resultados y también recomiendo que usted haga una cita con un neurólogo. Le voy a dar una recomendación de un neurólogo especialista en convulsiones.

Case Note 3: Sample English Version

Case Data Documentation (Comprehension of case information)	**History of present illness**	20-year-old man, interviewed by this author in Spanish, presents alone for evaluation of 3 odd "attacks," for which his mother has raised the concern of demonic possession. He was in his usual state of health until 3 episodes over the last 2 months. The one observed episode involved a foul olfactory hallucination, followed by shaking movements of all extremities of short duration, followed by a longer period of postepisode lethargy and sleep. Patient reports amnesia for this episode and 2 others where he awoke in an unusual place, once having bitten his tongue. He has not had loss of bowel or bladder function. There was also a fourth episode of only foul olfactory hallucination without alteration of consciousness or amnesic gap. Possible temporal association with alcohol consumption on the weekends. Patient resided in México until 3 years ago, and exposure to undercooked pork in México is possible.
	Key past medical history	One mild traumatic brain injury.
	Medications	None regularly; ibuprofen as needed for headaches.
	Allergies	No known drug allergies.
	Key social/ substance use/ family history	- Occasional binge drinking of six or more drinks on the weekend. - Family history notable for possible febrile or other type of seizures in sister prior to age three, sudden death of unknown origin in an older brother prior to age one, possibly epilepsy in an aunt with "attacks."
	Key physical examination findings	Normal physical, neurologic, mental state exams, including brief cognitive screening tests.

Medical Decision-Making Documentation (Synthesizing case information to make medical decisions and recommendations.)	**Assessment** Please list your top three differential diagnoses in order of likelihood and include your justification.	1. Epilepsy, including seizures due to neurocysticercosis
		     The patient's episodes are concerning for epileptic seizures, possibly temporally related to withdrawal from binge alcohol use. Association with olfactory hallucinations is concerning for a medial temporal origin. Risk factors for neurocysticercosis are present.
		2. Cardiovascular origin: syncope, presyncope or transient ischemic attack
		     Transient loss of consciousness warrants an investigation of vascular origins, either cardiac or neurovascular. The association with alcohol consumption and the olfactory symptoms do not point towards a cardiovascular etiology. The lack of residual deficits and the young age of the patient make an ischemic stroke unlikely but does not rule out the possibility of a transient ischemic attack.
		3. Functional nonepileptic episodes
		     Functional nonepileptic episodes are common in general and are also common in patients with comorbid epileptic episodes. The patient does not report psychiatric symptoms, although this does not rule out a functional diagnosis. A potential diagnosis of functional nonepileptic episodes could only be made after medical causes have been reasonably excluded, in this case diagnoses numbers 1 and 2 above.

Plan of Care

Diagnostic Plan: What other tests or procedures would you recommend?	Diagnostic plan: a. Electroencephalogram (EEG). b. Magnetic resonance imaging (MRI) with contrast. c. Electrocardiogram (EKG). d. Carotid ultrasound. e. Echocardiogram. f. Blood tests: electrolytes, complete blood count, liver function tests. g. Neurology referral.
Treatment Plan: What treatments would you recommend?	Treatment plan: a. Start valproic acid 500 mg twice a day. b. Refrain from alcohol use until the diagnosis is confirmed. c. Refrain from driving.
Patient-Centered Discussion (Transforming the medical decision-making into language that the patient understands.)	Manuel, thank you for coming to consult with me today. Before we can be sure about what is causing your attacks, we need to complete some tests. I think the most likely explanation is that you are experiencing epileptic seizures. What that means is that there is a problem with the electrical signals in the brain, and on occasion, this can cause an episode of shaking movements and losing consciousness. I would like to run some tests of your brain, blood and heart to evaluate several factors that might contribute to attacks like yours. I would also like to prescribe an anti-convulsant medication that you may take in the meantime while we are completing the tests. I recommend that you tell your family and friends that if you have an attack with shaking movements that lasts longer than 5 minutes, they should call the emergency number. I also recommend that you refrain from drinking alcohol until we find out the cause of these attacks. You are not allowed to drive until you are fully evaluated for this problem since having an episode while driving could be life threatening for you or others. We will make a follow-up appointment when you have completed the tests, so that we can review the results together, and I also recommend you make an appointment with a neurologist. I will give you a referral to a neurologist who specializes in epileptic seizures.

CASE DISCUSSION

Critical Data to Obtain From This Patient Interview

Un ataque, literally, "an attack" is a nonspecific term that can be used to refer to varied symptoms that occur in episodes or flares. It is of utmost importance that the clinician keep an open mind, as this word may be used commonly in a broad range of neuropsychiatric and cardiopulmonary syndromes, as well as to refer to an intense episode of almost any medical or psychological distress. Patients do not always use descriptors to characterize the type of *ataque* they are referring to, although the clinician should inquire as needed to clarify. Starting with open-ended questions and following the patient's lead are critical. Examples of the varied use of the word *ataque* include:

Epileptic seizure	Ataque epiléptico
Heart attack	Ataque al corazón
Asthma flare, asthma exacerbation	Ataque de asma
Anxiety attack	Ataque de ansiedad, Ataque de nervios
Panic attack	Ataque de pánico, Ataque de nervios

In this case, reflecting the patient's chosen word *ataques* to refer to the episodes helps the clinician both with rapport-building and in terms of not closing off differential diagnostic possibilities prematurely. If the clinician had quickly changed to the words *convulsiones* or *episodios*—terms with which the patient may be unfamiliar—the word choice might have limited the patient's understanding and/or ability to give detailed answers.

Also critical to this medical encounter, the clinician should screen for potential vascular causes of transient loss of consciousness. For example, asking about palpitations (which can be referred to as *palpitaciones* or *taquicardia* in Spanish), chest pain *(dolor de pecho)* or shortness of breath *(falta de aire)*.

Tips for Interviewing in This Case

When patients talk about their symptoms as explained by religious experiences or beliefs (e.g., demonic possession), it may be tempting for physicians to disregard the potential medical implications or causes of the patient's presentation or to erroneously attribute the symptoms to a psychotic delusion or to religious fanaticism. The clinician's role should maintain a personal separation from the potential beliefs or stated concerns of the patient. This is not to say that the concerns or beliefs should be ignored; quite the contrary. They should be factored in as additional data points that may significantly aid in understanding the clinical picture and also provide insight into the patient's cultural belief system, fears, and concerns. Information about the patient's personal beliefs on etiology of a condition should not solely determine the physician's differential diagnosis, but such information should inform the clinician on valuable aspects of the patient's presentation, personal or family values, and how they may respond to the physician's recommendations.

The alcohol history was challenging in this case because the patient's first answer gave enough information for the clinician to consider not asking follow-up questions. However, this portion of the interview demonstrates the importance of nonjudgmentally exploring alcohol intake.[8] Some patients may associate the word *alcohol* with hard alcohol only, so the clinician should consider asking specifically about wine *(vino)* or beer *(cerveza)*. Maintaining a nonjudgmental approach to questions and indicating empathy during responses to patients helps build trust and rapport, and may facilitate more accurate information gathering.

Patients who are diagnosed with possible seizures should be given information about self-care and safety precautions to share with family should another episode occur.[5] In the case presented, the patient describes an olfactory experience, a strange odor *(olor raro)*, which appears to be his symptom of partial seizure onset. Previously, such symptoms preceding a generalized seizure were known as "auras" *(auras)*, but have more recently been labeled as partial seizures *(convulsiones parciales o convulsiones focales)* based on EEG characterization of brain activity during such episodes.[7] In this patient's case, a future olfactory experience can thus be used as a signal to assume a safe position prior to possible secondary generalization of the seizure. In other patients with different partial-onset semiology, their particular symptoms should be used to personalize this advice. Some examples of how to explain seizure safety precautions to the patient include:

If you notice [the strange odor], you should lie down on the floor on top of a soft blanket or carpet, if possible, to avoid falling. *Note: the phrase in brackets should be replaced with whatever symptom the patient typically experiences during the partial seizure that may precede a generalized seizure.*	Si nota [el olor raro], usted se debe acostar en el suelo, preferiblemente encima de una alfombra o manta suave, para evitar caerse.
You should tell your family about your condition.	Debe explicarle su diagnóstico a su familia.
Your family members should know what to do if you have a seizure.	Sus familiares deben saber qué hacer si usted tiene una convulsión.

Explaining precautions to family members may include the following examples:

During the seizure, please look at a clock or watch and measure how long the movements last.	Durante una convulsión, por favor mire el reloj para contar la duración de los movimientos.
Never put anything in his/her/their mouth during the seizure, not even medications.	Nunca le ponga nada en la boca mientras está convulsionando, ni siquiera medicamentos.
During a seizure, make sure the patient is in a safe place and does not get injured.	Durante una convulsión, asegúrese de que esté en un lugar seguro y que no se lastime.
If the seizure lasts longer than 5 minutes, you should call 9-1-1 or go to the Emergency Department.	Si la convulsión dura más de 5 minutos, usted debe llamar al nueve once (9-11) o ir a la sala de urgencias.
If the patient has more than one seizure in a row, without recovering consciousness in between, you should call 9-1-1 or go to the Emergency Department.	Si tiene más de una convulsión seguida, sin recuperar la conciencia entre las convulsiones, usted debe llamar al 9-11 o ir a la sala de urgencias.
If you are not sure whether it is serious enough to go to the hospital, please call your doctor's office first.	Si no está seguro/a si es lo suficientemente grave para ir al hospital, por favor, llame al consultorio médico primero.

Cultural Considerations

Epilepsy has a long history of important spiritual, moral, religious, or psychological origin in many cultures. In some Hispanic/Latino communities, the terms epileptic or epilepsy may be associated with crazy or inappropriate behavior, and there may therefore be a tendency to avoid presenting to medical attention.[6] Individuals with seizures can sometimes suffer from stigma similar to other mental disorders. The idea of seeking advice or treatment from a community spiritual or folk healer, such as a *curandera*, as mentioned in this case, would be a common recourse, both in Latin America, as well as in many Hispanic/Latino communities in the U.S. This case highlights a young patient navigating his acculturation to the U.S. with multiple social influences in his desire to seek help for his attacks.

 CRITICAL ELEMENTS

Did you elicit these critical elements of the medical encounter?
- Description of attacks
- Neurologic, cardiovascular, and psychiatric review of systems
- Personal medical and family history of neurologic disorders
- Patient and family concerns regarding the symptoms
- Detailed neurologic examination

Case 3 – Headache – Dolor de cabeza

Ana Cristina Gonçalves Félix, MBBCh, FAAN

INTRODUCTORY INFORMATION

Patient's Name	María González-López
Age	32 years
Date of Birth	December 4, 1987
Gender	Female
Race/ethnicity	Latina
Self-reported national or ethnic origin	Brazil
Language preference	Spanish or Portuguese
City, State	Siler City, North Carolina
Medical Setting	Outpatient Family Medicine Clinic
Reason for visit	*"Me duele mucho la cabeza."*
Vital signs	HR 78 BP 142/79 RR 16 Temp 98°F O$_2$Sat 99% Weight 250 lbs

🔊 MEDICAL ENCOUNTER

Doctor/a o profesional sanitario	Paciente
Presentación	
Buenos días, soy el doctor Jiménez.	Buenos días, doctor.
Pregunta introductoria	
¿Qué le trae hoy a la clínica?	Sí, doctor. Es la cabeza. Me duele mucho.
Historia de la enfermedad actual	
¿Dónde le duele?	Comienza detrás de los ojos pero a veces lo siento más en un lado de la cabeza.
¿Le duele más un lado que otro?	No, doctor. A veces es el lado derecho y a veces el izquierdo. Otras veces, los dolores me comienzan en la nuca y me suben por la cabeza, hasta los ojos.
Por favor, describa su dolor.	Es un dolor palpitante y muy fuerte.
¿Cómo le afecta su vida?	Cuando me duele, tengo que acostarme. No puedo cuidar a mis hijos ni trabajar. La luz y el ruido me molestan mucho. Y también tengo muchas náuseas. No puedo hacer nada. Ni siquiera las tareas del hogar.
¿Cuándo empezó a tener dolores de cabeza como estos?	Ya me siento mal desde hace tres meses, y nada ha mejorado. Fui a la sala de emergencias el fin de semana pasado. El dolor mejoró durante dos días y luego regresó.
¿Entonces los dolores empezaron hace tres meses?	Se pusieron peor hace tres meses. Pero yo diría que he notado más dolores de cabeza ya por un año.

Doctor/a o profesional sanitario	Paciente
¿Con qué frecuencia le duele?	Me duele casi todos los días por la mañana. Luego mejora un poco durante el día.
¿Todos los días es igual de fuerte?	Tengo dolores muy fuertes una o dos veces a la semana. Y a veces, tengo náuseas y vómitos también, pero no siempre.
¿Ha probado algo para mejorar el dolor?	He tomado acetaminofeno e ibuprofeno, pero no me ayudan mucho. Lo que me dieron en la sala de emergencia me ayudó más, pero no sé lo que era.
¿Qué le empeora el dolor?	El estrés, doctor. Cuando me siento estresada, se pone peor. Creo que a veces, cuando no tomo mi café, también me siento peor.
¿Cuánto café o cuántas bebidas con cafeína toma diariamente?	Tomo una taza de café por la mañana y otra por la tarde, a las cinco o seis de la tarde.
¿Alguna otra bebida con cafeína?	No.
¿Duerme bien?	¡Ja! No, doctor, ¡Ojalá! ¡Nunca duermo bien! Y cuando duermo peor, los dolores son mucho más fuertes.
Explíqueme más sobre el problema de dormir.	Me siento muy cansada por la noche y al principio me quedo dormida bien. Pero, a las dos o tres de la mañana, me levanto y ya no puedo volverme a dormir.
Ya entiendo, lo siento. Usted se debe sentir muy cansada durante el día.	Sí, doctor. Me siento muy cansada por la mañana, pero tengo mucho que hacer y no puedo descansar durante el día. Trabajo desde las nueve de la mañana hasta las seis de la tarde. Tengo cinco hijos y mi esposo.
¿Qué hay de su esposo?	No me entiende. Se enoja mucho con los niños. Y a él también le gusta beber. Ahorita, ya no vive con nosotros; está viviendo con su hermano.
¿Se siente segura en casa?	Oh sí, doctor. Vivo con mis cinco niños, y él no me pega, gracias a Dios. Pero, estoy muy preocupada por el dolor. ¿Qué hago si ahora no puedo atender mis responsabilidades con mis hijos?
Entiendo su preocupación, señora González-López.	Debo tener un tumor cerebral; me dijo mi cuñada que puedo ser eso y me tiene muy nerviosa. ¿Usted qué cree?
Por lo que me dice, no creo que sufra de un tumor, sino de migrañas. La forma en que sabemos si sufre de migrañas es con las preguntas y también con el examen neurológico. Voy a hacerle algunas preguntas más y examinarla y luego hablaremos sobre los próximos pasos en su tratamiento también. ¿Le parece bien?	Sí, claro. Muchas gracias.

Síntomas asociados

¿Ha tenido algo semejante antes?	Sufrí mucho con migrañas desde que tenía trece años. Mi madre me llevó al médico en Brasil, me dieron medicamentos, pero incluso con eso, muchas veces no iba a la escuela debido al dolor. Después de un tiempo se me quitaron y no he tenido problemas con dolor de cabeza hasta ahora.

Continued on the following page

Doctor/a o profesional sanitario	Paciente
¿Usted recuerda si los dolores cuando era niña eran parecidos a los que tiene ahora?	No estoy segura. Me acuerdo que también eran fuertes y sufría mucho con ellos. Pero no me daban todos los días como ahora.
Repaso por sistemas	
¿Ha tenido fiebre?	No.
¿Ha tenido cambios de visión?	Bueno, me duelen los ojos y me molesta mucho mirar cuando hay luces encendidas.
¿Ha notado visión borrosa o manchas en la vista?	No.
¿Ha tenido cambios en el oído como dolor o pérdida de oído?	No.
¿Ha tenido problemas o dolor de la garganta?	No.
¿Ha tenido erupciones en la piel?	No.
¿Ha subido o bajado de peso recientemente?	O, sí, doctor. He subido casi treinta libras en los últimos cuatro o cinco meses.
¿Ha notado que está comiendo más de lo que comía antes o que tiene más apetito?	Sí, creo que estoy comiendo más.
¿Ha notado debilidad de un brazo, una pierna u otra parte del cuerpo?	Me siento débil pero es todo el cuerpo. Creo que es el cansancio por no dormir.
¿Se ha caído o ha sufrido algún golpe a la cabeza recientemente?	No.
¿Ha notado temblores o movimientos del cuerpo?	No.
Antecedentes médicos	
¿Qué problemas médicos ha tenido, como por ejemplo, hipertensión o diabetes?	Ninguno, doctor, más que las migrañas de niña.
Historia quirúrgica	
¿Qué cirugías le han hecho?	Ninguna cirugía.
Medicamentos	
¿Qué medicamentos, suplementos naturales o hierbas toma regularmente?	No, ninguno, doctor. No me gusta tomar medicina de ningún tipo. Me he tomado a veces algo para el dolor cuando no aguanto más, como le comenté. Pero tampoco me ayuda mucho, así que casi mejor no tomar nada.
Alergias	
¿Qué alergias tiene a medicinas?	No tengo alergias que yo sepa.
Historia social	
Uso de sustancias recreativas o ilícitas	
¿Cuántas bebidas de vino, cerveza o alcohol toma en una semana?	No tomo alcohol, doctor. Le tengo pánico ya que mi marido bebe demasiado.
¿Usted fuma?	Nunca he fumado.
Oficio	
¿Cuál es su trabajo?	Trabajo en una fábrica de ropa.

Doctor/a o profesional sanitario	Paciente
Vivienda/Recreo/Relaciones	
¿Qué hace para relajarse?	No tengo tiempo para relajarme, doctor.
Historia médica de la familia	
¿Qué problemas médicos hay en su familia, por ejemplo, en sus padres o hermanos?	Mi padre y hermanos están bien. Mi madre falleció en un accidente hace unos años.
Lo siento mucho.	Gracias, doctor.
¿En su familia, alguien más sufre de dolores de cabeza?	Mi madre sufría de dolores cuando yo era niña. Mi niña, que tiene trece años, tiene muchos dolores de cabeza también.
Otros elementos de la entrevista médica	
¿Usted escribe con la mano derecha o la izquierda?	Escribo con la mano derecha.
Examen físico	
Signos vitales	Frecuencia cardíaca: 78 Presión arterial: 142/87 brazo derecho, sentada Frecuencia respiratoria: 16 Temperatura: 98°F Saturación de oxígeno: 99% Peso: 250 libras
Apariencia general de la paciente	La paciente parece estar ansiosa.
Cabeza, ojos, nariz, garganta	Normales.
Cuello	Dolor al palpar el cuello, sobre zona occipital. Es capaz de mover el cuello con rango de moviemiento completo, sin limitaciones ni dolor.
Examen neurológico	Nervios craneales 2-12 normales. Examen fundoscópico normal. Motor: tono normal, sin evidencia de atrofia muscular, fuerza normal y simétrica en las 4 extremidades, sin temblor. Sensación: intacta al tacto ligero y vibración en las 4 extremidades. Coordinación: movimientos de dedo-a-nariz, talón-a-espinilla y de alternacion rápida están intactos bilateralmente. Reflejos: reflejos tendinosos profundos intactos bilateralmente bíceps / tríceps / braquiorradialus / rótula / tobillo; reflejo plantar flexor y normal bilateralmente. Marcha y postura: normal.
Examen cognitivo	Ansiosa, alerta y completamente orientada. El lenguaje es fluido. La memoria está intacta para los detalles de la historia.
Conclusión de la entrevista médica	
¿Qué preguntas tiene?	¿Piensa usted que puedo tener un tumor?

CASE NOTE

Case Note 1: Blank for Learner to Complete

 Available for electronic download in Appendix.

Case Note 2: Sample Spanish Version

Case Data Documentation (Comprehension of case information)	Historia del problema actual	Mujer casada, diestra, de 32 años con antecedentes de dolores de cabeza fuertes desde su adolescencia, pero ningún otro historial médico pasado, que presenta con dolores de cabeza graves por un año. Los dolores han empeorado en intensidad y frecuencia en los últimos 3 meses. Recientemente fue evaluada en el departamento de emergencias, con una mejoría transitoria de los síntomas y le preocupa que pueda tener un tumor cerebral. Ella describe dos tipos de dolor de cabeza: un dolor de cabeza diario más leve, presente en la primera parte del día y un dolor de cabeza más fuerte, que ocurre 2-3 veces a la semana y afecta sus actividades de la vida diaria. Es típicamente un dolor punzante unilateral, afectando a ambos lados, asociado con náuseas y vómitos, fotofobia y fonofobia. La ubicación es típicamente retroorbital, temporal u occipital, irradiando hacia adelante. Ella informa que empeora con el estrés, si no toma su café habitual o si duerme poco. Los dolores mejoran con el descanso en lugares tranquilos y oscuros. Ella ha tomado acetaminofeno e ibuprofeno sin mejoría. La paciente ha subido 30 libras de peso en los últimos 4-5 meses.
	Historia médica	Migrañas en la adolescencia.
	Medicamentos	Ninguno (no le gusta tomar medicamentos).
	Alergias	Ninguna.
	Aspectos importantes de la historia social, de sustancias e historia médica familiar	- Nacida en Brasil, vive con 5 hijos, trabaja en horario diurno, pero recientemente se separó de su esposo, que no ha sido solidario y bebe demasiado alcohol, según la paciente. Ella no está durmiendo bien, informa el despertar demasiado temprano en la mañana. - Ella toma café en la mañana y a las 5-6 PM y no descansa durante el día. - Hay antecedentes familiares de dolores de cabeza en su difunta madre y su hija adolescente.
	Resultados claves del examen físico	- La presión arterial está elevada. La paciente tiene sobrepeso (250 libras). La paciente está ansiosa. - Tiene dolor a la palpación sobre la región occipital. - El examen fundoscópico es normal. - El examen neurológico es normal.

Medical Decision-Making Documentation (Synthesizing case information to make medical decisions and recommendations.)

Evaluación del paciente

Por favor escriba los tres diagnósticos más probables para este paciente en orden empezando con el más probable e incluyendo su justificación.

1. Migraña

   La paciente cumple con los criterios clínicos para migraña. Además, su examen neurológico es normal, incluido el examen fundoscópico. Se deben evaluar los posibles factores desencadenantes para la migraña y así reducir los episodios.

2. Dolor de cabeza por tensión

   Típicamente es un dolor de cabeza más leve al despertar e incrementa durante el día. También la paciente sufre de múltiples factores estresantes y que podrían ser desencadenantes de dolores de cabeza por tensión o incluso de migrañas. Por ejemplo, tiene problemas para dormir, despertarse demasiado temprano en la madrugada sin poder conciliar el sueño, y preocupaciones posiblemente excesivas. Se debe también considerar la posibilidad de un diagnóstico relacionado de trastorno de ansiedad o depresión.

3. Hipertensión intracraneal idiopática

   Aunque menos común, la paciente tiene sobrepeso y aumento de peso reciente, lo que concuerda con esta posibilidad. El examen fundoscópico normal no excluye este diagnóstico.

Plan

Plan para establecer o confirmar el diagnóstico:
¿Qué pruebas o procedimientos recomienda?

Plan para el diagnóstico:

a. Asesorar a la paciente sobre el diagnóstico de dolores de cabeza que es un diagnóstico clínico. Basándonos en los síntomas y resultados del examen físico, se considera muy improbable un tumor cerebral.

b. Obtener el expediente de la visita reciente al servicio de urgencias (para ver si hubo presión arterial elevada, qué medicamentos se administraron, resultados de las pruebas, incluidos los resultados de imágenes y de los análisis de sangre, si se hicieron).

c. Las imágenes cerebrales no son necesarias si se ha realizado un examen físico normal y un historial claro de la enfermedad actual y los antecedentes médicos. Sin embargo, en un paciente adulto con un dolor de cabeza nuevo o cambiante, se recomienda hacer imágenes cerebrales; por lo tanto, en este caso, consideraríamos imágenes por resonancia magnética, si no se han hecho anteriormente.

Plan para el tratamiento:
¿Qué tratamientos recomienda?

Plan para el tratamiento:

a. Repasar con la paciente los factores desencadenantes de la migraña, incluida la cafeína (demasiada, particularmente por la tarde), el estrés y la interrupción del sueño.

b. Recomendar modificaciones del estilo de vida para aliviar los síntomas: cambios en la higiene del sueño, consejería para ayudar con el estrés, estrategias de meditación o relajamiento mental y reducción en el consumo de cafeína.

Continued on the following page

     c. Para el tratamiento abortivo, recomendamos un medicamento antiinflamatorio no esteroideo con un medicamento triptán al comienzo del dolor de cabeza, con medicamentos para las náuseas (ej., ondansetrón, que no le causará fatiga). Si el dolor de cabeza no se alivia por completo o si regresa, la dosis del triptán se puede repetir una vez cada 24 horas.

     d. La profilaxis medicamentosa se puede considerar si no dan resultado las recomendaciones preventivas y el tratamiento abortivo.

     e. La paciente debe mantener un calendario donde apunte cada dolor de cabeza y debe regresar a la consulta con su calendario en 2 a 4 semanas para el control de la presión arterial y en 6 a 8 semanas para el seguimiento del dolor de cabeza.

Patient-Centered Discussion (Transforming the medical decision-making into language that the patient understands.) **Explicación centrada en el paciente** Por favor escriba cómo le explicaría su evaluación y el plan para el diagnóstico y tratamiento al paciente.	Señora González-López, usted está sufriendo de migrañas. El diagnóstico de migrañas se basa en lo que acabamos de hacer: hablar sobre los síntomas y examinarla. Hay síntomas muy específicos que se ajustan a la migraña: dolores de cabeza graves, con náuseas, vómitos, molestias por luces y ruido, antecedentes familiares de dolores de cabeza y antecedentes infantiles de dolores de cabeza. Las migrañas son más comunes en las mujeres y tenemos muchas formas de ayudarla. Esto incluye hacer cambios en su estilo de vida, como mejorar su sueño y ayudarla a reducir el estrés. Aunque no le gusta tomar medicamentos, dada la gravedad y la incapacidad que le causan sus dolores de cabeza, debe considerar los medicamentos para deshacerse del dolor de cabeza cuando comiencen y para tratar las náuseas. Podemos empezar con algunos cambios; por ejemplo, quiero que pare de tomarse el café de por la tarde, le voy a recomendar algunas estrategias para dormir mejor, y le voy a recetar un medicamento que se debe tomar si tiene dolor y uno para las náuseas. Si los dolores de cabeza siguen ocurriendo con tanta frecuencia incluso después de hacer estos cambios, es posible que un medicamento diario le ayude a reducir la frecuencia y la gravedad de los dolores de cabeza. Hay muchas opciones, que podemos discutir en más detalle, para encontrar la más apropiada para usted.

Case Note 3: Sample English Version

Case Data Documentation (Comprehension of case information)	**History of present illness**	32-year-old right-handed married woman with a history of severe headaches since her teens, but no other past medical history, presents with a year-long history of severe headaches. The headaches have increased in intensity and frequency in the last 3 months. She has been evaluated in the Emergency Department recently, with transient improvement in symptoms and is concerned that she may have a brain tumor. She describes two types of headaches: A milder daily headache, present in the early part of the day, and a more severe headache, occurring 2-3 times a week, that is described as severe and affecting her activities of daily living. It is typically a throbbing, unilateral pain, affecting either side, associated with nausea and vomiting, photophobia, and phonophobia. Location is typically retro-orbital, temporal, or occipital, radiating anteriorly. She reports worsening with stress, skipping her habitual coffee, and poor sleep. The headaches improve with rest, quiet, and dark places. She has taken acetaminophen and ibuprofen without improvement. The patient reports a 30-pound weight gain over the past 4-5 months.

	Key past medical history	Migraines as a teenager.
	Medications	None (does not like to take medications).
	Allergies	None.
	Key social/ substance use/ family history	- She is originally from Brazil, lives with her 5 children, works dayshift, but recently estranged from her husband, who has not been supportive and drinks too much alcohol, according to the patient. She is not sleeping well, reports early morning awakening. - She drinks coffee in the morning and at 5-6 PM, and does not rest during the day. - There is a family history of headaches in her late mother and her teenage daughter.
	Key physical examination findings	- Blood pressure (BP) is elevated. Patient is overweight (250lbs). Patient is anxious appearing. - Tender over the occipital region. - Fundoscopic examination is normal. - The neurological examination is normal.

Medical Decision-Making Documentation (Synthesizing case information to make medical decisions and recommendations.)	**Assessment** Please list your top three differential diagnoses in order of likelihood and include your justification.	1. Migraines
		    Patient meets clinical criteria for migraine. In addition, her neurological examination is normal, including fundoscopic examination. Triggers for migraine should be evaluated to better reduce the frequency of episodes.
		2. Tension Headaches
		    Typically, this type of headache is mild upon awakening and worsens throughout the day. Additionally, the patient has multiple stressors and is experiencing various symptoms which could be triggers for tension headaches or even for migraines, including poor sleep, early morning awakening, and possibly excessive worry. We should also consider the possibility of an associated diagnosis of anxiety or depressive disorder.
		3. Idiopathic Intracranial Hypertension
		    Although a less common diagnosis, the patient is overweight and has recent additional weight gain, which fits this possibility. The normal fundoscopic examination does not exclude this diagnosis.

	Plan of Care	
	Diagnostic Plan: What other tests or procedures would you recommend?	Diagnostic plan: a. Counsel the patient on diagnosis of migraine, which is a clinical diagnosis, and explain that a brain tumor is very unlikely. b. Obtain records from ED visit (to see if there was elevated BP, what medications were administered, and test results, including imaging results and blood work results, if performed). c. Brain imaging is not needed if she has a normal physical examination and a clear history of her current illness and past medical history. However, in an adult patient with a new or changing headache, imaging is recommended–thus, in this case, we could consider magnetic resonance imaging (MRI), if not previously performed.

Continued on the following page

Treatment Plan: What treatments would you recommend?	Treatment Plan: a. Review triggers for migraine, including caffeine (too much, particularly late in the day), stress, and sleep disruption. b. Recommend lifestyle modifications to alleviate symptoms: make changes to improve sleep hygiene, counseling to help with stress, mindfulness training, and reduction of caffeine intake. c. For abortive treatment, consider a nonsteroidal antiinflammatory with a triptan medication at the onset of the headache, with medication for nausea (e.g. ondansetron, which will not cause fatigue). If the headache is incompletely relieved or returns, triptan dosing can be repeated once in 24 hours. d. Prophylaxis should be considered if the preventative and abortive recommendations are ineffective. e. The patient is to keep a headache calendar and return for evaluation, with her calendar, in 2-4 weeks for BP check and 6-8 weeks for headache follow-up.
Patient-Centered Discussion (Transforming the medical decision-making into language that the patient understands.)	Mrs. González-López, you are suffering from migraines. The diagnosis of migraine is based from what we have just done: talking about the symptoms and examining you. There are very specific symptoms that fit migraine: your severe headaches with nausea, vomiting, bothered by lights and noise, your family history of headaches, and your childhood history of headaches. Migraines are more common in women, and we have many ways to help you improve. Some of this includes making changes to your lifestyle, like improving your sleep and helping you reduce stress, and others include medications. Although you do not like to take medication, given how severe and disabling the headaches are for you, you should consider trying a medication to get rid of the headache when it starts and to treat the nausea. We can start with some of these changes; for example, you should stop drinking the afternoon coffee, I will give you some tips for improving sleep habits, and I will prescribe a medication you can take if your headache starts and another if you have nausea. If your headaches are still happening often even after you make those changes, it is likely that a daily medication may help reduce the frequency and severity of your headaches. There are many options, which we can discuss in greater detail, to identify the most appropriate choice for you.

CASE DISCUSSION

Critical Data to Obtain From This Patient Interview

As a clinician seeing a patient with this chief complaint, it is critical to evaluate the duration of the headache and the onset.[9] Acute onset and sudden onset headaches in general require urgent evaluation. The same applies to headache sufferers who have new headaches. Understanding criteria for diagnosis is crucial, since the diagnosis of migraine is clinical. It is helpful to ask the patient interview questions that help the clinician differentiate whether the patient has classic features of migraine or other headache types (such as tension headache). Medication overuse is also common in headache sufferers, so asking about medications, including natural or herbal remedies, is important. The family history of migraine is helpful, although not diagnostic, and co-morbid considerations, like hypertension, diabetes, or weight gain, can be important to identify conditions like secondary headaches due to uncontrolled hypertension, diabetic complications, or idiopathic intracranial hypertension (IIH).

In obtaining the history in this case, the classic features of migraine appear. However, the weight gain in recent months, concomitant with worsening headaches, keeps IIH in the differential. Tension headaches can be considered but are not commonly associated with nausea, vomiting, and photo- or phonophobia. On physical examination, vital signs are key. If the patient's blood pressure were severely elevated, secondary headache would be considered. The blood pressure is only moderately elevated and could be explained by her stress and anxiety levels. Afebrile temperature and lack of history of fever makes acute infection unlikely.

The critical components of the physical examination include:

- Head and neck exam, assessing for tenderness along the temporal arteries and neck movement to exclude meningismus.
- Cranial nerve examination, 2-12, including fundoscopic examination. A normal fundoscopic examination makes IIH less likely, although not impossible. Papilledema is always considered abnormal and raises concern for increased intracranial pressure.
- Motor examination, including screening for tone, bulk, strength throughout. Reflexes are always helpful, since they are completely objective and should be symmetrical, and plantar responses should be flexor. If there is a Babinski sign, i.e., upgoing toe with plantar stimulation, this suggests a lesion in the upper motor neuron, which in a case like this would require urgent imaging for brain lesion.
- Screening sensory examination to light touch, pinprick, vibration and position sense (the latter at the toes is sufficient).
- Observation of the patient's gait is always helpful and allows the observer to look for subtle findings that may otherwise be missed. In addition, it helps with disposition planning. Romberg is helpful in identifying a lesion at the cervical spine, which is a rare cause of headaches.

Tips for Interviewing in This Case

In this case, one key element is identifying sleep disorder as a contributor to the presenting symptom of headache. Once identified, the patient describes early morning awakening, and shares concerns about her social history that may otherwise have gone unnoticed. The clinician can also proceed with a more detailed interview concerning the possibility of anxiety and/or depression as an etiology for headache or as a trigger for migraines.

In future conversations with this patient, if medication prophylaxis of migraines becomes necessary, it would be important to consider several agents and their adverse effects in order to find the best fit for this patient and maximize compliance. Some examples of how to discuss some potential migraine prophylaxis medication options with the patient in Spanish include:

Beta-blockers can worsen fatigue or tiredness.	Los bloqueadores beta pueden empeorar la fatiga o el cansancio.
Calcium channel blockers can lower blood pressure. This medication might be a good option for you if your blood pressure continues to be high.	Los bloqueadores de los canales de calcio bajan la presión arterial. Este medicamento puede ser una buena opción si la presión arterial sigue alta.
Tricyclic antidepressants can help with sleep problems.	Los antidepresivos tricíclicos pueden ayudar con el los problemas al dormir.
Venlafaxine can also help with anxiety and mood.	La venlafaxina también puede ayudar con la ansiedad y el estado de ánimo.
Topiramate can worsen anxiety.	El topiramato puede empeorar la ansiedad.

Continued on the following page

Valproic acid can cause weight gain and can increase blood pressure.	El ácido valproico puede causar aumento de peso y también de presión arterial.
If oral medications fail, we can consider treating you with an injection once per month or every 3 months.	Si los medicamentos orales no funcionan, podemos considerar tratamiento por inyección mensual o cada tres meses.

Cultural Considerations

Headache is a common ailment and can be a symptom of many conditions. It is critical to conduct a careful review of systems to ensure that important diagnostic considerations are not missed. Patients may refer to "headache" in Spanish using different words. *Dolor de cabeza* is common and clearly understood for "headache." *Dolor de la sien* may be used indicating a temporal headache, and *dolor de la nuca* may be used to refer to an occipital headache. Often, the word *migraña* is used by patients to refer to headaches, even if they have never been formally diagnosed with migraines. The word *jaqueca* is also a similar term that typically is used to refer to migraines. *Cefalea* is a technical word for headache and likely is not well understood in patient settings. Since headaches are so common, home remedies are often used for symptomatic care. Considerations of vitamins, supplements, natural remedies, and medications from other countries are important. Two commonly used supplements for which evidence suggests potential effectiveness for migraine prophylaxis include vitamin B_2 and Coenzyme Q10.[10]

CRITICAL ELEMENTS

Did you elicit these critical elements of the medical encounter?
- Descriptors of pain including quality, quantity, frequency, and duration
- Triggers for headaches, specifically assessing for sleep problems, substance and medication use, and a comprehensive review of systems to evaluate other potential systemic triggers for headache
- Past medical and family history of neurologic conditions
- Complete neurologic examination
- Elicit and appropriately address the patient's concerns about what is causing her symptoms

Evolution of the Case

The patient decides to try a course of amitriptyline for migraine prophylaxis, mood and sleep. At her next follow-up visit, she brings her headache calendar. After review of her Emergency Department records, we learn that the visit had included a head computed tomography (CT) scan that was normal. Given that her symptoms have significantly improved with migraine treatment, we do not need to proceed with more definitive imaging at this time. Her sleep has also improved as has her mood, and although her social situation remains complex, she is less anxious and better able to function. Her headaches have become less frequent (once or twice a month) and she is able to abort them with the medications, a triptan (sumatriptan 100 mg at the onset of the headache), along with a nonsteroidal (naproxen sodium 200 mg), and ondansetron 8 mg if needed for nausea. She states she needs to use these about twice a month and finds the cost affordable. On examination, her weight is stable, but her blood pressure is still elevated at 140/80. She is hoping to get a referral to a nutritionist to help her lose weight.

References

1. Ravenell J, Leighton-Herrmann E, Abel-Bey A, et al. Tailored approaches to stroke health education (TASHE): study protocol for a randomized controlled trial. *Trials.* 2015;16:176. https://doi.org/10.1186/s13063-015-0703-4

2. Martinez M, Prabhakar N, Drake K, et al. Identification of Barriers to Stroke Awareness and Risk Factor Management Unique to Hispanics. *International journal of environmental research and public health*. 2015;13(1). ijerph13010023 https://doi.org/10.3390/ijerph13010023

Case 1

3. Vaughan Sarrazin M, Limaye K, Samaniego EA, et al. Disparities in inter-hospital helicopter transportation for hispanics by geographic region: a threat to fairness in the era of thrombectomy. *Journal of stroke and cerebrovascular diseases: the official journal of National Stroke Association*. 2019;28(3):550–556. https://doi.org/10.1016/j.jstrokecerebrovasdis.2018.10.031
4. Sanossian N, Rosenberg L, Liebeskind DS, et al. A dedicated Spanish language line increases enrollment of hispanics into prehospital clinical research. *Stroke*. 2017;48(5):1389–1391. https://doi.org/10.1161/STROKEAHA.117.014745

Case 2

5. Epilepsy Foundation of America. Crisis Primeros Auxilios. 2018. Retrieved on April 6, 2020 from: https://www.epilepsy.com/sites/core/files/atoms/files/SeizureFirstAid%208.5x11-Spanish.pdf
6. Musto AE, Rutherford A, Malek D. Addressing Cultural barriers to diagnosis and treatment of epilepsy in Hispanic communities. *JAMA neurology*. 2019;76(2):137. https://doi.org/10.1001/jamaneurol.2018.3919
7. Blair RD. Temporal lobe epilepsy semiology. *Epilepsy research and treatment*. 2012;*2012*.
8. Leach JP, Mohanraj R, Borland W. Alcohol and drugs in epilepsy: pathophysiology, presentation, possibilities, and prevention. *Epilepsia*. 2012;53:48–57.

Case 3

9. Headache Classification Committee of the International Headache Society (IHS). The International Classification of Headache Disorders, 3rd edition. *Cephalalgia*. 2018;38(1):1–211. https://doi.org/10.1177/0333102417738202
10. Loder E, Burch R, Rizzoli P. The 2012 AHS/AAN Guidelines for Prevention of Episodic Migraine: a summary and comparison with other recent clinical practice guidelines. *Headache: the journal of head and face pain*. 2012;52:930–945. https://doi.org/10.1111/j.1526-4610.2012.02185.x

CHAPTER 9

Psychiatric Cases – Casos psiquiátricos

Joseph J. Cooper, MD ▓ Jenifer Lloyd, MD ▓
Cecilia Ordóñez Moreno, MD ▓ Pilar Ortega, MD

Introduction to Psychiatric Cases

The evaluation of mental health symptoms and behavioral complaints is complex. Generally, such problems present to medical attention when the patient or someone surrounding the patient (e.g., family members, co-workers, teachers, supervisors, or others) perceive a decline or change in functioning. The social context and baseline functioning of the patient, therefore, become critical components in the assessment of patients with mental health or behavioral presentations.

In Hispanic/Latino conceptualizations of health and illness, mental and physical well-being are generally understood to be interconnected. Physical symptoms (e.g., abdominal pain, headache, palpitations, shortness of breath, or fever, among others) can be understood by patients as having mental or spiritual origins. Conversely, behavioral or psychiatric symptoms (e.g., anxiety, depression, hallucinations, insomnia, agitation, or aggressiveness, among others) may be attributed to physical ailments as causative factors. Therefore, asking patients about their thoughts and concerns about the symptoms takes on an even more critical role in the patients whose values and beliefs may be new to the clinician. Without asking about these concerns or beliefs in a culturally sensitive way, the clinician would be unable to address what the patient believes to be the problem. If done properly, the act of listening to the patient may have a therapeutic effect in itself. The therapeutic effect of listening is not unique to psychiatric diagnoses. Studies show that patients improve their control of chronic diseases (which is often comorbid in patients with psychiatric diagnoses) when the clinician takes the time to listen.[1] Moreover, a holistic approach to addressing physical ailments, mental health, and behavioral impairment is recommended and consistent with the Hispanic/Latino framework of health.

Hispanic/Latino persons in the United States may experience sociopolitical circumstances that may negatively influence their mental health. For example, issues related to immigration, socioeconomic status, acculturation, language discordance, and health insurance coverage may result in an increased burden of stress and anxiety in this population.[2] Additionally, Hispanic/Latino patients are a heterogenous group from which individuals of different national origins, regions, communities, or even families may differ in their opinions and perceptions of what constitutes normal versus abnormal behavior, functional impairment, or mental health. Their perception of what constitutes depression or anxiety, for example, are variable and may determine when and why they may seek medical attention for mental illness-related problems.[3] Clinicians should maintain an open mind to patients' conceptualizations of health and illness, particularly with regard to mental health. The high incidence of mental health stigma in this population already represents a significant hurdle to seeking psychiatric care,[4] so clinicians should be particularly attentive to ways to demonstrate empathy and build trust, to educate patients and families using patient-centered language to explain psychiatric diagnoses and treatments, and to incorporate social, family, cultural, or spiritual support with which the patient is already comfortable.

The cases discussed in this chapter include various mental health or behavioral problems in which clinicians should evaluate for multiple possible etiologies and should consider how to best educate the patient about their symptoms, diagnosis, and plan of care for a most effective outcome.

Case 1 – Low mood – Estado de ánimo decaído

Cecilia Ordóñez Moreno, MD

INTRODUCTORY INFORMATION

Patient's Name	Miguel Arenas
Age	42 years
Date of Birth	February, 18, 1977
Gender	Male
Race/ethnicity	Hispanic
Self-reported national or ethnic origin	Ecuador
Language preference	Spanish
City, State	Durham, North Carolina
Medical Setting	Outpatient Psychiatric Clinic
Reason for visit	*"Estoy acongojado."*
Vital signs	HR 60 BP 128/72 RR 12 Temp 37.5°C O$_2$Sat 99%

MEDICAL ENCOUNTER

Doctor/a o profesional sanitario	Paciente
Presentación	
Buenas tardes, soy la doctora Cecilia Ordóñez.	Hola, doctora. Yo me llamo Miguel Arenas.
Pregunta introductoria	
Un gusto, Miguel. Cuénteme, ¿qué le trajo hoy a la consulta?	Mire, doctora, no me he sentido bien, para nada. No sé ni cómo explicarlo.
Historia de la enfermedad actual	
¿Cuánto tiempo diría usted que lleva así?	Tal vez como dos meses ya.
¿Sucedió algo hace dos meses?	Nada nuevo, doctora.
¿Algo que tal vez le haya traído más preocupación?	No creo.
Me decía que no sabe explicar cómo se ha sentido, ¿qué dirían sus familiares o las personas que lo conocen mejor? ¿Ellos lo notan diferente?	Bueno, sí, mi esposa dice que me ve muy acongojado y lento, como que si me diera pereza hacer todo.
¿Qué quiere decir "acongojado"?	Así como tristón y sin ganas.
Oh ya veo, y usted ¿qué opina de eso?	Pues, sí, tiene razón. La verdad también me siento como cansado; yo antes no era así.
Entonces, usted mismo se ha notado diferente. ¿Qué más ha cambiado?	Sí, muy diferente. Ando entre triste y decaído, no sé, doctora, como que no tengo la misma energía de antes.

Continued on the following page

Doctor/a o profesional sanitario	Paciente
¿Se siente así la mayoría de los días?	Yo diría que todo el tiempo, no hay día que sienta que tengo energía. Ando sin fuerza, no me quiero ni levantar para ir a trabajar, pero a la fuerza lo hago porque no me queda de otra.
¿Y cómo está durmiendo?	Del trabajo llego muerto, a las once de la noche ya me duermo. Pero me he estado despertando muy temprano, doctora. Como a las tres o cuatro de la madrugada ya abro el ojo y no puedo dormir más.
¿Y usualmente hasta qué hora necesita dormir usted para sentirse descansado?	Pues por lo menos hasta las seis, doctora, pero no sé qué me pasa ahora.
Y dígame, ¿en qué trabaja usted, Miguel?	Yo tengo mi propio negocio; pintamos casas.
Miguel, cuando uno no descansa bien y se siente cansado, todo se hace más difícil durante el día. ¿Ha notado algún cambio en su desempeño en el trabajo?	¿Cómo qué, doctora?
Tal vez está más distraído, olvidadizo. O tal vez sus compañeros de trabajo han hecho algún comentario. ¿Ellos lo notan diferente?	Bueno ahora que lo pienso, últimamente mi socio me ha dicho que estoy bien cascarrabias.
¿Cascarrabias?	Sí así, gruñón, enojado pues por todo. Es que no tengo tanta paciencia ya.
Oh, ya veo. Y cuando llega a casa del trabajo, ¿qué hace para relajarse?	Antes llevaba al parque a mis hijos, pero no he tenido ganas desde hace tiempo. Llego a casa y me meto al cuarto, quiero estar solo, que nadie me hable.
¿Hay otro tipo de cosas que antes le animaban, que ya no le llaman la atención?	Yo diría que ya nada me llama la atención, antes jugaba fútbol los sábados, pero hace tiempo que no voy. Solo sigo yendo a la iglesia los domingos porque si no voy, mi esposa se molesta.
¿Y en casa también lo notan gruñón?	No, yo en casa soy un pan de Dios, muy calmado.
¿Cómo ha estado su apetito?	La verdad, doctora, ni como mucho. Se me ha quitado el hambre.
¿Y ha bajado de peso? ¿Tal vez su ropa le queda grande?	No, yo he subido de peso la verdad.
¿Cuánto ha subido?	No, no tengo ni idea, pero me aprieta todo. Me tuve que comprar pantalones nuevos. Soy dos tallas más grande ahora.
Okey. En un momento le voy a preguntar más sobre eso. Pero primero quería seguir hablando sobre cómo se ha sentido. A veces cuando uno está desanimado o triste, es común tener ataques de llanto. ¿Le ha pasado?	La verdad sí, de la nada hay días en que me pongo a llorar y no sé cómo controlarlo. Y yo no quiero que mi esposa ni mis hijos me vean llorar.
¿Con quién se desahoga usted, Miguel?	Pues con nadie, doctora, yo prefiero guardarme las cosas.
Me imagino que no fue fácil venir hoy y buscar ayuda.	Ni se imagina, doctora, casi no iba a venir, pero bueno, ya estoy aquí.
¡Qué bueno que vino, Miguel! Todos tenemos momentos en los que necesitamos ayuda de otros.	Es que no me gusta pedir ayuda. Yo debería ser fuerte y salir de esto solo.

Doctor/a o profesional sanitario	Paciente
Pedir ayuda toma mucha valentía.	Puede ser. Pero siento que todo esto es mi culpa y voy a ser una carga para mi familia si no me mejoro pronto.
Usted se ha dado el tiempo y la oportunidad hoy de venir. Este es un primer paso para poder sentirse mejor, sentirse a gusto, para que pueda seguir cuidando de su familia.	Ojalá, doctora, esperemos.
Miguel, quiero que me describa, con sus propias palabras, cómo es un día para usted recientemente, con todos los sentimientos o pensamientos que usted siente.	Mire, doctora, me levanto y ni siquiera quiero abrir los ojos, no quiero cambiarme, bañarme, nada. Si por mí fuera, me quedaría ahí echado. Yo me quedo en la cama un rato despierto, pero ahí me entran muchas ganas de llorar, y no le sabría decirle por qué. Entonces me meto al baño rápido para que mi esposa no me vea así, lloriqueando, porque luego ella se pone mal. Ya una vez que me voy al trabajo me siento tan pero tan pesado, es como que si cargara con algo en los hombros todo el día. ¡Se me hace tan largo el día de trabajo! Antes yo lo disfrutaba, es mi negocio pues, y me costó llegar donde estoy. Pero le juro, doctora, ahora se me hace eterno y apenas empiezo mi día de trabajo, ya quiero que se termine. Y ¿para qué?, para nada realmente, para irme a meter al cuarto y estar solo. Es que yo ni me reconozco, es como que si no fuera la misma persona, no sé qué me está pasando. Y aunque yo no le diga cómo me siento a mi esposa, a mí me da la impresión de que ella se da cuenta, porque ahora me pregunta mucho si estoy bien, si me pasa algo o si estoy enfermo. Ella es la que cocina, y se molesta que yo ni como lo que me prepara, pero es que ni ganas de nada tengo. El sábado pasé todo el día sin comer, y ni me di cuenta, y mi esposa me reclamó. Ella piensa que es que ya no me gusta cómo cocina, pero no es eso, pero ¿cómo se lo explico, doctora? Luego si le comento todo, se va a asustar o peor aún, se ve a poner triste.
Miguel, gracias por explicarme todo esto y por confiar en mí. Con todo este desánimo, ¿diría usted que ha tenido días más pesados, más difíciles, cuando siente que ya la vida no vale la pena?	Sí, doctora, no le voy a mentir, sí me ha pasado por la cabeza.
Es común incluso llegar a tener pensamientos más negativos. ¿Ha llegado a pensar en quitarse la vida?	A veces pienso que si algo me pasa y me muero, pues me daría lo mismo. Quisiera dormir y no despertarme ya más. O, bueno, que, si me despierto, quisiera ya no sentirme así, por lo menos.
¿Ha pensado en hacer algo para usted mismo quitarse la vida?	No, yo no podría hacer algo así. Yo pienso mucho en mis hijos y quiero sentirme mejor por ellos. Ellos están chicos aún y yo quiero verlos crecer; me necesitan, doctora.
Sus hijos lo motivan mucho, ¿hay algo más que lo ayuda a sentirse mejor?	Sí, mi esposa. Ella reza por mí, para que yo me sienta mejor.

Continued on the following page

Doctor/a o profesional sanitario	Paciente
¿Qué opina su esposa de que usted vino a ver a una psiquiatra?	Bueno, la verdad ella se asustó cuando le comenté que quería venir. Ella dice que me han echado el mal de ojo, y pues que trate con un curandero para que me lo quite.
Me imagino que ella se preocupa por usted y por su salud. ¿Qué opina usted de lo del mal de ojo y el curandero?	No sé, yo no creo mucho en eso. Yo creo en Dios, y tengo fe que me va ayudar. Y pues Dios también nos pone a los doctores para que nos ayuden, ¿no? Pero eso del mal de ojo… no sé realmente.
¿Y qué cree usted que le ha causado todo esto?	Mire, doctora, mi madre se enfermó hace unos meses, y pues ella está sola allá en mi país, en Ecuador. Por más de que yo esté pendiente de todos sus gastos y mi hermano la cuida, yo no he podido ir a verla aún. Y saber que le pueda pasar algo, me nubla la mente, no quiero ni pensar en eso. *[A Miguel se le ponen los ojos llorosos por unos segundos.]*
Miguel, no me imagino la angustia tan grande que siente.	Me ha puesto bien mal eso. Ya estoy planeando una visita para verla.
¡Qué bueno, Miguel! Ojalá que la pueda ver pronto.	Gracias.
Tenía una curiosidad, Miguel, ¿es ésta la primera vez que se ha sentido así tan decaído, o ya había pasado por momentos como éste anteriormente?	Es la primera vez. Yo nunca me había sentido así antes.

Síntomas asociados

Miguel, con toda esta angustia y desánimo, puede ocurrir también que la mente se agobie mucho y tal vez perciba la realidad de manera diferente. ¿Ha tenido momentos en los que escucha o ve cosas, y no sabe si son reales?	No, ¡qué miedo! Eso nunca, doctora, ¡ni que estuviera loco!
Sí, entiendo que suenan como cosas raras, pero suelen pasar, Miguel, y no quiere decir que esté loco. Pero qué bueno que no haya tenido esas sensaciones.	Okey.
¿Ha tenido momentos en que siente mucho miedo, tal vez miedo de otras personas o miedo de sus alrededores?	No.
Aparte de la preocupación por su mamá, ¿ha notado que alguna otra cosa, por más pequeña que sea, lo pone muy nervioso o ansioso?	Usted sabe, siempre hay cosas que a uno lo ponen más tenso, pero pasan y ya. Nada que me abruma la mente o que me atosigue. Yo no diría que soy un preocupón, para nada.
A veces la ansiedad llega de la nada, y puede causar muchos malestares juntos como falta de aire, sudoración, temblores, hormigueo, mareo, náuseas, palpitaciones o dolor de pecho. Todo esto puede venir de golpe, dura unos treinta minutos o menos, y se calma. ¿Ha tenido episodios así?	No, la verdad que no. Suena terrible eso.

Doctor/a o profesional sanitario	Paciente
Repaso por sistemas	
¿Ha tenido episodios de por lo menos cuatro días seguidos en los que sintió mucha más energía de lo usual, a pesar de que estaba durmiendo muy pocas horas?	No que yo recuerde, la verdad yo necesito dormir siete horas mínimo. Si no, luego me siento muy cansado.
Miguel, a veces las personas cargan con memorias feas, de cosas del pasado que les han marcado mucho. ¿Ha tenido momentos en que tal vez sintió que su vida o la de algún familiar cercano estuvo en peligro?	Pues no, gracias a Dios, no nos ha pasado nada tan horroroso.
¿Ha tenido días en los que, para ayudarse a sentirse mejor, tal vez tomó más alcohol de lo usual?	No, no. Yo no tomo alcohol.
A veces las personas usan tabaco o marihuana para relajarse, ¿ha sido este su caso?	Yo dejé de fumar cigarrillos hace diez años, y cosas ilegales jamás, doctora, ¡para qué meterse en problemas con la ley!
Muchas personas cuando tienen problemas de ánimo, también notan que su cuerpo se enferma. ¿Ha tenido malestares físicos, como dolor de cabeza, barriga o dolor muscular?	Bueno, ahora que me pregunta, me ha dolido la cabeza con más frecuencia, cuando estoy muy tenso. Con un acetaminofeno se me pasa.
Y me comentó que ha subido de peso, pero su apetito está bajo. ¿Ha tenido otros problemas como estreñimiento?	Tal vez sí, he estado un poco estreñido últimamente.
¿Ha notado intolerancia al frío?	No.
¿Resequedad de la piel?	No.
¿Ha notado la voz más ronca?	No.
¿Ha tenido hinchazón de las piernas o de la barriga?	No.
¿Falta de aire cuando camina o cuando duerme?	No, tampoco.
Medicamentos	
Aparte de acetaminofeno, ¿toma alguna medicina para ayudarle con el ánimo?	No.
¿Toma algo para ayudarle a dormir?	Probé un té de manzanilla, pero no me ayudó.
¿Algún otro remedio natural o suplemento que esté tomando?	A veces me tomo un multivitamínico, a ver si me da energía.
¿Toma bebidas con cafeína, como café, té o energizantes?	No, pero en la mañana a veces tomo un té de guayusa, es un energizante natural que se toma mucho en Ecuador. Se lo recomiendo doctora, es bueno.
Gracias, Miguel, voy a buscarlo en el internet.	Okey, doctora.
Alergias	
¿Ha tenido alergias a algún medicamento alguna vez?	No que yo recuerde.

Continued on the following page

Doctor/a o profesional sanitario	Paciente
Antecedentes médicos	
¿Y usted tiene algún problema médico que requiera seguimiento de su médico general? Por ejemplo, azúcar alta o presión alta.	Yo en general soy saludable, no me han diagnosticado nada ni recetado nada.
¿Ha tenido cirugías?	No, por suerte.
Historia médica de la familia	
Y me comentó que su madre está enferma, ¿qué problema médico tiene ella?	Le diagnosticaron cáncer de seno este año, es que está mayor, tiene setenta y nueve años.
¡Oh, qué pena! ¿Algún otro problema médico en su familia?	No que yo sepa.
¿Tiene algún familiar cercano que haya sufrido de momentos de desánimo, parecido a como se siente usted ahora?	No.
¿O familiares con otros problemas emocionales, como nervios, tristeza o mucha irritabilidad?	Bueno mi abuelito paterno, Lucho, era bien nervioso, pero en su época no se hablaba de estas cosas de la ansiedad. Él nunca fue al doctor ni nada.
A veces los familiares se automedican las angustias o tristezas con alcohol, cigarrillos u otras drogas. ¿Algún familiar suyo ha tenido problemas con estas sustancias?	Mi abuelito Lucho tomaba bastante, yo no sé si era adicto al alcohol. Él falleció cuando yo era adolescente. Pero recuerdo que le gustaba mucho la cerveza y varias veces se pasaba de tragos.
¿De qué falleció su abuelito Lucho?	Del hígado, me imagino por tomar tanto, pero no estoy seguro. Lo siento, doctora. No recuerdo bien.
No se preocupe, Miguel, no hay problema, sé que le estoy haciendo muchas preguntas.	
También quisiera saber si en su familia ¿hubo alguien que intentó quitarse la vida o murió por suicidio?	No, nadie doctora.
¿Y tiene algún familiar con problemas de la tiroides?	No que yo me haya enterado, la verdad.
Examen físico	
Signos vitales	Frecuencia cardíaca: 60 Presión arterial: 128/72 Frecuencia respiratoria: 12 Temperatura: 37.5°C Saturación de oxígeno: 99% Peso: 78.5 Kg Estatura: 5'7"
Evaluación del estado mental	
Apariencia	Paciente masculino, que aparenta su edad cronológica. Ligero sobrepeso. Vestimenta casual e higiene satisfactoria.
Actitud	Respetuoso y amigable, realiza contacto visual directo.

Doctor/a o profesional sanitario	Paciente
Actividad psicomotora	Hay disminución de los movimientos corporales a pesar de que se nota cómodo durante la entrevista.
Sensorio	Alerta y su nivel de atención es satisfactorio, evidenciado por su capacidad de deletrear la palabra mundo al revés y al derecho sin dificultad.
Cognición	Orientado con respecto al tiempo (día, fecha, hora, mes y año), espacio (lugar y ciudad) y persona. Memoria retrógrada aparentemente intacta, es capaz de compartir información histórica personal y de sus familiares. Retención adecuada, puede repetir cinco palabras después de cinco minutos.
Humor	Sin energía, triste
Afecto	Disminución de la expresividad afectiva. Se le nota brevemento lloroso, congruente con el tema de conversación. Labilidad afectiva dentro del rango de la normalidad.
Lenguaje	Responde a las preguntas y ofrece conversación espontáneamente, se aprecia cierto grado de monotonía.
Percepción	No hay evidencia de alteraciones sensoriales, niega ilusiones o alucinaciones.
Pensamiento	Lógico y de proceso linear. El contenido incluye culpabilidad y deseos de muerte, pero niega ideas suicidas. No hay ideas delirantes o pensamientos obsesivos.
Juicio	Satisfactorio, comprende conductas y costumbres sociales.
Introspección	Reconoce y admite sus síntomas, y es capaz de ligar eventos personales recientes a su estado afectivo actual.
Cabeza, ojos, nariz, garganta	Normales.
Cuello	No hay agrandamiento de la glándula tiroides.
Examen cardiovascular	Ritmo y frecuencia regular, sin soplos.
Examen pulmonar	Normal.
Piel	Sin lesiones o xerosis.
Examen neurolgógico	Los reflejos tendinosos rotulianos y tricipitales son normales y simétricos, 2+; marcha y postura son normales.

Conclusión de la entrevista médica

Le he hecho muchas preguntas, Miguel. Quisiera saber si había algo más que usted crea que es importante que yo sepa.	Bueno, sí, más bien es una pregunta. ¿Usted cree que esto se me va ir?
Es una excelente pregunta, Miguel. Ahora le voy a hablar de lo que creo que está pasando y lo que podemos hacer.	Gracias, doctora.

Continued on the following page

CASE NOTE

Case Note 1: Blank for Learner to Complete

 Available for electronic download in Appendix.

Case Note 2: Sample Spanish Version

Case Data Documentation (Comprehension of case information)	Historia del problema actual	Hombre de 42 años se presenta a la consulta con decaimiento. Este síntoma comenzó hace 2 meses lo cual aproximadamente coincide con el diagnóstico de cáncer de su madre. Desde entonces el paciente ha notado ánimo deprimido, episodios de llanto incontrolable sin causa aparente, sentimientos de culpabilidad y poco interés por sus actividades rutinarias y recreativas. También reporta cambios neurovegetativos que incluyen fatiga, disminución del apetito, inatención y sueño alterado con despertares tempranos. Otras personas han notado irritabilidad y posible retraso psicomotor. Los síntomas han afectado su desempeño laboral. Ha tenido deseos de morir, pero no ha padecido de pensamientos de suicidio y nombra a su familia como fuente de motivación. No ha notado síntomas de ansiedad, alucinaciones o memorias intrusivas. No ha notado períodos definidos de ánimo persistentemente elevado.
	Historia médica	Reporta dolores de cabeza de tipo tensional, que responden a una dosis de acetaminofeno. Ha tenido episodios de estreñimiento, de cronicidad no especificada.
	Medicamentos	Acetaminofeno, según necesario para el dolor de cabeza.
	Alergias	No reporta alergias a medicamentos.
	Aspectos importantes de la historia social, de sustancias e historia médica familiar	- Trabaja como pintor de casas. - Historia remota de uso de nicotina. Actualmente no usa alcohol, tabaco o sustancias ilegales. Uso esporádico de té energizante de guayusa. - Su abuelo paterno murió de complicaciones hepáticas probablemente relacionadas a su uso excesivo de alcohol, y tal vez tenía problemas de ansiedad pero no fue diagnosticado ni recibió tratamiento médico.
	Resultados claves del examen físico	- Pulso en el rango bajo, pero dentro de lo normal. Sobrepeso, con índice de masa corporal de 27.1. - Se observa disminución de la expresividad afectiva, monotonía al hablar y leve disminución de los movimientos corporales. - En su evaluación del estado mental no hay evidencia de ideas delirantes o disgregación del pensamiento.

Medical Decision-Making Documentation
(Synthesizing case information to make medical decisions and recommendations.)

Evaluación del paciente
Por favor escriba los tres diagnósticos más probables para este paciente en orden empezando con el más probable e incluyendo su justificación.

1. Trastorno de depresión mayor, grave, sin características psicóticas; episodio único

   Este es el diagnóstico más probable, debido a que Miguel está experimentando varios síntomas de depresión mayor según los criterios del DSM-V. Estos síntomas incluyen ánimo deprimido, disminución del interés por actividades, disminución del apetito, insomnio, retraso psicomotor, pérdida de energía, sentimientos de culpabilidad, disminución de la concentración y pensamientos de muerte. En el caso de Miguel, estos llevan presentes más de 2 semanas consecutivas. Su cuadro se considera grave debido a que hay un número de síntomas mayor al mínimo necesario (5) para hacer el diagnóstico y que le causan notable dificultad en el desempeño de varias funciones (en el caso de Miguel específicamente en la función laboral, familiar y recreativa). A pesar de la severidad, no hay evidencia de síntomas psicóticos. Miguel no usa sustancias y no reporta comorbilidades médicas que puedan ser la causa de su cuadro depresivo. La historia clínica no revela episodios anteriores de manía o hipomanía, lo cual descarta un trastorno bipolar. No hay evidencia de otras comorbilidades psiquiátricas que puedan ser la causa primaria de sus síntomas (ej., trastorno de estrés postraumático, trastorno obsesivo compulsivo, ansiedad generalizada u otros).

2. Trastorno de adaptación, con estado de ánimo deprimido

   Se puede considerar esto diagnóstico, debido a que Miguel nos compartió que sus síntomas comenzaron después de un factor identificable de estrés que ha ocurrido dentro de los últimos meses, específicamente el hecho de que a su madre le diagnosticaron cáncer. Hay que tener presente que su angustia o preocupación es proporcional a la gravedad del asunto (lo opuesto a un trastorno de adaptación, donde el malestar es desproporcionado, incluso cuando se consideran los factores socioculturales). La cantidad y cronicidad de síntomas que reporta Miguel son suficientes para realizar un diagnóstico de depresión mayor. Una vez que los síntomas calzan dentro de otro diagnóstico psiquiátrico, el trastorno de adaptación se considera menos probable.

3. Hipotiroidismo

   Miguel reporta aumento de peso a pesar de tener pérdida del apetito, fatiga y estreñimiento. Por otro lado, Miguel no ha tenido otros síntomas como piel seca, ronquera ni intolerancia al frío. Hay evidencia de retraso psicomotor (por la historia clínica y observación del estado mental). Su pulso se encuentra dentro del rango bajo, pero no lo suficiente para considerarse bradicárdico. El examen físico muestra sobrepeso, pero no hay evidencia de agrandamiento de la glándula tiroides, xerosis o hiporreflexia. Ciertos síntomas y signos aumentan la ligera sospecha de hipotiroidismo, algo fácil de confirmar o descartar con un análisis de sangre.

Continued on the following page

Plan

Plan para establecer o confirmar el diagnóstico: ¿Qué pruebas o procedimientos recomienda?	Plan para el diagnóstico: a. El diagnóstico de depresión mayor se confirma o descarta en base a la historia clínica. b. Análisis de sangre: panel tiroideo para descartar hipotiroidismo. c. Considerar realizar pruebas de vitamina D y B12; ambas deficiencias pueden causar fatiga, irritabilidad y ánimo deprimido, entre otros síntomas. La producción de vitamina D tiende a disminuir durante los meses de invierno, particularmente en los pacientes de piel oscura.
Plan para el tratamiento: ¿Qué tratamientos recomienda?	Plan para el tratamiento: a. El tratamiento de primera línea para la depresión son los inhibidores de la recaptación de serotonina. Según el cuadro clínico del paciente se puede considerar iniciar tratamiento con otro tipo de antidepresivos (ej., inhibidores de la recaptación de serotonina y noradrenalina, mirtazapina, bupropion u otros). b. Si los análisis de sangre demuestran hipotiroidismo, hay que referir al paciente al médico primario o endocrinólogo, para que reciba el tratamiento y seguimiento adecuado. c. Si los análisis demuestran deficiencia, se deben suplementar las vitaminas B12 y D. d. Parte del tratamiento de la depresión incluye el soporte psicoterapéutico; se puede referir al paciente a un/a terapeuta. e. En la cita inicial se pueden introducir conceptos básicos de terapia de activación conductual, sugiriendo al paciente que retome gradualmente alguna actividad física que antes le resultaba placentera. Idealmente esta actividad física puede realizarse al aire libre y en las horas de sol bajo para favorecer a la producción de vitamina D, pero sin exponerse en exceso a los rayos ultravioletas.

Patient-Centered Discussion (Transforming the medical decision-making into language that the patient understands.) **Explicación centrada en el paciente** Por favor escriba cómo le explicaría su evaluación y el plan para el diagnóstico y tratamiento al paciente.	Miguel, escucho que estos últimos dos meses no ha tenido el mismo ánimo de siempre. Me cuenta que se le ha alterado el sueño y el apetito y también que su desempeño en el trabajo no es el mismo. Y más aún, que ya no tiene las mismas ganas de disfrutar de muchas cosas, a veces hasta ha perdido el sentido de su vida. Todos estos malestares se conocen como depresión. La depresión es distinta a la tristeza o el estrés, que suelen ser menos intensos o más pasajeros. La depresión se siente tan fuerte que altera nuestra manera de pensar y ver la vida, y hasta nos hace actuar diferente; y es debido a esto que la depresión necesita atención médica, como cualquier otra enfermedad. Parte del tratamiento incluye medicinas y también psicoterapia o consejería. Como usted me comentaba, ha sido difícil desahogarse de sus preocupaciones; pues la psicoterapia justamente le va a permitir tener su espacio para poder compartir las cosas que lo abruman y encontrar formas de sentirse mejor. Por otro lado, las medicinas para la depresión funcionan ayudando al cuerpo a restaurar ciertas sustancias que mejoran el ánimo y la energía y regulan el sueño y el apetito. Podemos conversar más sobre estas medicinas, para poder contestar todas sus preguntas. Miguel, en su caso particular también quisiera descartar problemas de la tiroides y le voy a mandar a hacerse un examen de sangre. A veces la depresión puede ser causada por ciertos problemas médicos, como el hipotiroidismo. El examen de sangre nos ayudará a determinar si este es su caso, y si en vez de un antidepresivo necesita medicinas para regular su hormona tiroidea.

Case Note 3: Sample English Version

Case Data Documentation (Comprehension of case information)	**History of present illness**	42-year-old man who presents with low mood. He has experienced depressed mood, crying spells, feelings of guilt, and anhedonia. He also endorses neurovegetative symptoms including fatigue, low appetite, distractibility, and early morning awakenings. Others have commented on his irritability and describe symptoms consistent with psychomotor retardation. All of these symptoms have been present for at least the past 2 months in the setting of increased psychosocial stressors (mainly his mother being newly diagnosed with breast cancer and patient being unable to visit her), and are impacting his job performance, participation in recreational activities, and engagement with family. He voices death wishes but has not had suicidal ideation and names his children as a reason to keep living. He has not experienced symptoms of anxiety or hallucinations. He has not experienced intrusive past traumatic memories or episodes suggestive of hypomania/mania. There is no evidence of thought disorganization, hallucinations, or delusions.
	Key past medical history	Headaches that improve with a single dose of acetaminophen, and episodes of constipation.
	Medications	Acetaminophen as needed for headaches.
	Allergies	No known drug allergies.
	Key social/ substance use/ family history	- He has a painting business. - Remote history of nicotine use. He currently does not use alcohol, tobacco, or illegal substances. Sporadic use of guayusa, an energizing tea. - His paternal grandfather died of liver disease, probably related to excessive alcohol use, and might have had anxiety but was not formally diagnosed nor received treatment.
	Key physical examination findings	- Pulse in the low range of normal. Overweight, with a body mass index of 27.1. - The patient demonstrates reduced affective range, some monotony of speech, and mild psychomotor retardation during the interview. - On his mental status exam, there is no evidence of thought disorganization, delusions or hallucinatory behavior.

Continued on the following page

Medical Decision-Making Documentation
(Synthesizing case information to make medical decisions and recommendations.)

Assessment
Please list your top three differential diagnoses in order of likelihood and include your justification.

1. Major depressive disorder (MDD), severe, without psychotic features; single episode

   This is the most likely diagnosis because Miguel is experiencing several symptoms of MDD according to the Diagnostic and Statistical Manual of Mental Disorders (DSM)-5 criteria, including depressed mood, decreased interest in activities, decreased appetite, insomnia, psychomotor retardation, loss of energy, feelings of guilt, decreased concentration and death wishes. In Miguel's case, these have been present for more than 2 consecutive weeks. His scenario is considered severe because there are a number of symptoms greater than the minimum necessary (5) to make the diagnosis and these cause significant functional impairment (which for Miguel includes work, family relations, and recreational activities). There is no evidence of psychotic symptoms despite the severity of his symptoms. Miguel does not use recreational substances and does not report medical comorbidities that could be causing his depressive symptoms. The clinical history does not reveal previous episodes of mania or hypomania, which rules out a possible bipolar disorder at the moment. There is no evidence of other psychiatric comorbidities that could be the primary cause of his symptoms (e.g., post-traumatic stress disorder, obsessive compulsive disorder, generalized anxiety disorder, or others).

2. Adjustment disorder, with depressed mood

   Miguel shared that his symptoms began after an identifiable source of distress that has occurred within recent months, coinciding with his mother's cancer diagnosis. We can consider a diagnosis of adjustment disorder in this case, given that Miguel is going through a life event (having to worry about his mother's well-being, the possibility of her dying) that is stressful. His anguish or concern is proportional to the seriousness of the matter (the opposite of an adjustment disorder, where discomfort is disproportionate to the severity of the source of distress, even when considering sociocultural factors). The amount and chronicity of symptoms that Miguel reports are sufficient to make a diagnosis of major depression. Once the symptoms fit into another psychiatric diagnosis, then adjustment disorder is considered less likely.

3. Hypothyroidism

Miguel reports weight gain despite having loss of appetite, fatigue, and constipation. On the other hand, he has not had other symptoms such as dry skin, hoarseness, or cold intolerance. There is evidence of psychomotor retardation (in his clinical history and mental status exam). His pulse is low but not low enough to be considered bradycardic. He is overweight, but on a focused physical exam, there is no evidence of thyroid gland enlargement, xerosis, or hyporeflexia. There are certain symptoms and signs that raise a slight suspicion of hypothyroidism, a possibility easy to confirm or rule out with a laboratory test.

Plan of Care

Diagnostic Plan: What other tests or procedures would you recommend?

Diagnostic Plan:
a. A diagnosis of major depression is confirmed or ruled out based on the clinical interview.
b. Blood tests: thyroid panel to rule out hypothyroidism.
c. Consider blood tests for vitamin D and B12 levels, as both deficiencies can cause fatigue, irritability, and depressed mood, among other symptoms. Vitamin D production tends to decrease during the winter months, particularly in dark-skinned patients.

Treatment Plan: What treatments would you recommend?

Treatment Plan:
a. Selective serotonin reuptake inhibitors (SSRIs) are the first-line treatment for depression. Depending on the patient's clinical scenario, treatment with another type of antidepressant (e.g., selective serotonin-norepinephrine reuptake inhibitors, mirtazapine, bupropion and others) may be considered.
b. If hypothyroidism is confirmed, the patient should be referred to a primary care physician or endocrinologist to have a more thorough diagnostic work-up and receive appropriate treatment.
c. If necessary, vitamin B12 and D should be supplemented.
d. Psychotherapy is an important part of the treatment of depression, and referral to a therapist should be considered.
e. During the initial appointment, we can introduce basic concepts of behavioral activation therapy by suggesting that the patient gradually resume some physical activity that was previously enjoyable. Ideally, this physical activity should be performed outdoors to favor the production of vitamin D, but during hours of low sun to limit overexposure to ultraviolet rays.

Continued on the following page

| **Patient-Centered Discussion** (Transforming the medical decision-making into language that the patient understands.) | Miguel, I understand that you have felt very different during these last 2 months. Your sleep and appetite are not the same, and your co-workers and family have noticed a change in you. It seems like you have lost interest in many things. Sometimes you have even wondered if life is worth it. All these are symptoms of what we know as depression. Depression is different from sadness or stress, which are usually brief and less intense. Depression feels so heavy that it alters our way of thinking and seeing life, and can even make us act differently, and it is because of this that depression needs medical attention, like any other illness. Part of the treatment includes medicines and also psychotherapy or counseling. You told me that you often keep things to yourself and do not share much with others. Some people find therapy to be the place where they share things that have been bothering them, understand more about themselves, or learn how to calm their feelings. In addition, medicines for depression work by helping the body restore certain substances that improve your mood and energy and regulate sleep and appetite. We can talk more about these medicines. I want to make sure I answer all your questions. |
| | Miguel, in your particular case, I would also like to rule out thyroid problems, so I will order a blood test. Sometimes depression can be caused by certain medical problems, such as hypothyroidism. The blood test will help us determine if this is your case, since it would mean that, instead of an antidepressant, you might need a medicine to regulate your thyroid hormone. |

CASE DISCUSSION

Critical Data to Obtain From This Patient Interview

In a patient with symptoms of depression, it is important to determine if there is a relevant psycho-social stressor that coincides with the appearance of depressive symptoms. This will help the clinician understand the patient's source of distress and provide a better perspective on their views of what is causing their symptoms. In the case of Miguel, despite that this question is asked at the beginning, it is not until the end (when asked again) that he can attribute a trigger to his current symptoms.

It is important to gain a clear sense of the duration of the current episode, and how the symptoms are interfering with different areas of functioning that are pertinent to the patient's daily routine. Some examples include:

[To caregiver of a pediatric patient] Has there been a change in school performance?	¿Ha notado algún cambio con sus notas en la escuela?
Do you find that you are taking longer than usual to finish tasks at work?	¿Ha notado que tarda más de lo normal en terminar tareas del trabajo?
Do you feel distracted?	¿Se siente distraído/a?
Do you feel more forgetful than usual?	¿Se siente que se le olvidan las cosas más fácilmente?
Are you having a hard time keeping up with chores at home?	¿Tiene dificultad con hacer los deberes de la casa?
Are you having trouble taking care of your children?	¿Tiene dificultad con cuidar a sus hijos?

Additionally, some patients might have a limited view of their own impairments. In this case, the clinician should ask if those close to them have noticed a change in the patient or what comments they have made lately, as is demonstrated in the doctor's questions in the dialogue.

While death wishes are common, clinicians should make a clear distinction between those and suicidal ideations. For patients endorsing suicidal ideation, the provider must clarify whether or not they have a plan in mind, can access the means necessary to carry it out, and have the intention to act on their plan. A detailed safety assessment that includes relevant protective and risk factors will help determine if the patient needs to be hospitalized or can continue treatment in the outpatient setting. Normalizing these and other stigmatized symptoms such as psychosis and explaining that these are experiences that can occur during moments of distress can help the physician to obtain a more accurate answer from the patient.

Tips for Interviewing in This Case

When inquiring about family psychiatric disorders, it is helpful to refer to clusters of symptoms rather than asking about a specific diagnosis.[5] For example, instead of asking whether a family member has ever been diagnosed with schizophrenia, the physician can ask whether a family member has ever acted in ways that seemed very strange to others, was mistrustful of people, or heard or saw things that maybe were not real. Describing specific symptoms may yield a more accurate answer from the patient, as it is possible that family members did have a psychiatric illness but were never diagnosed nor received psychiatric treatment.

Patients may use different natural remedies to aid their symptoms. In addition to clarifying the name of any supplement or herb used, it can be useful to check the mentioned supplement or remedy online, ideally during the consultation, to determine if there is a side effect or safety concern that should be discussed.

In this case, the physician often allows the patient to speak for long stretches of time uninterrupted. This technique can be very useful to engage the patient in discussing feelings openly and can help the clinician understand the degree of insight, impairment, and the types of concerns that the patient has. Moreover, these segments are an important part of the mental status exam, allowing the physician to check for tangential, circumstantial, or other nonlinear thoughts. For clinicians who are less comfortable with Spanish, it may be necessary to politely interrupt the patient during long segments in order to ask for clarification. During interpreter-mediated encounters, such long segments can be extremely challenging and high-risk for interpretation errors, such as inappropriately summarizing a long statement or paragraph into a short summary sentence. If the encounter involves an interpreter, the clinician should explicitly request that the interpreter separately interpret each and every phrase or sentence that the patient uses—a difficult skill. For these reasons, psychiatric encounters are particularly challenging when a patient-clinician language discordance is present.

Cultural Considerations

Patients can use many different words to refer to sadness or low mood. If the interviewer does not know the exact meaning of a word that the patient is using, they should always ask for clarification. The same word can have a different meaning for patients from different nationalities or regions. For example, the following Spanish terms can be used to describe various aspects related to feeling sad or worried, and many of them are used by the patient or doctor during this encounter:

Defeated	Abatido/a
Embarrassed and defeated	Achicopalado/a
Distressed and depressed	Acongojado/a
Sad, without light, energy, or joy	Apagado/a
A grumpy or irritable person	Cascarrabias

Continued on the following page

Dismayed and distressed	Consternado/a
Contrite, sad, guilty	Contrito/a
Depressed	Decaído/a
Grumpy	Gruñón, Gruñona
Having no choice; without willpower	No me queda de otra; A la fuerza, Sin ganas
Without desire (e.g., without appetite)	Sin ganas (ej., sin ganas de comer)
I don't want to…	No me apetece…, No tengo ganas de…
Sad and moping	Tristón, Tristona
Crying often	Llorón, Llorona

Miguel also uses a phrase *ser un pan de Dios* (literally, "to be a bread from God"), by which he means that he is the type of person who is always considered to be a good person, serene, calm, and kind-natured. During the course of the interview, it is a good idea to mirror the patient's word choices—to use the patient's own words—when phrasing interview questions. This will give the patient a sense that the clinician is listening carefully and trying to relate to the patient by using the patient's own vernacular rather than using medical or technical terms. The clinician should also gradually use or slowly introduce words like anxiety and depression during the conversation to avoid stigmatizing these words. Depression is a medical illness and, as such, clinicians should help the patient to feel comfortable using appropriate medical terms to refer to it.

Cultural and spiritual beliefs among patients can vary significantly, as can their acceptance of scientific understanding of psychiatric disorders and their treatment. Even within the same family system and generational group, beliefs can be different (which is the case for Miguel and his wife), so it is important to not make assumptions. Cultural and spiritual beliefs help patients make sense of their own current emotional state and will inform their expectations of recovery. Understanding this and finding common ground can help the physician align the patient's goals with appropriate and achievable treatment recommendations.

 CRITICAL ELEMENTS

Did you elicit these critical elements of the medical encounter?
- Full psychiatric review of systems, including careful attention to mood disorder symptoms
- Suicide risk screening
- Past medical and psychiatric history
- Listen to the patient's story with minimal interruptions
- Use of medications and substances, including herbal or natural remedies

Case 2 – Insomnia – Insomnio

Jenifer Lloyd, MD

INTRODUCTORY INFORMATION

Patient's Name	María C. Sánchez
Age	53 years
Date of Birth	January 17, 1966
Gender	Female

Race/ethnicity	Hispanic
Self-reported national or ethnic origin	México
Language preference	Spanish
City, State	McAllen, Texas
Medical Setting	Family Medicine Clinic
Reason for visit	*"No puedo dormir."*
Vital signs	HR 95 BP 145/83 RR 12 Temp 37.5°C O$_2$Sat 99%

🔊 MEDICAL ENCOUNTER

Doctor/a o profesional sanitario	Paciente
Presentación	
Buenos días, soy la doctora Lloyd. ¿Es usted la señora María Sánchez?	Mucho gusto, doctora. Sí, me llamo María Cristina.
Pregunta introductoria	
Mucho gusto en conocerla, María Cristina. ¿Qué le trae hoy a la clínica?	Pues, es que no puedo dormir.
Historia de la enfermedad actual	
¿Cuándo empezó eso?	Empezó hace tres semanas, más o menos.
¿Tiene dificultad para conciliar el sueño?	Voy a la cama cansada y con sueño, pero me acuesto y me es muy difícil conciliar el sueño, entonces me duermo muy tarde.
Cuando se duerme, ¿se despierta muchas veces durante la noche?	No, doctora, cuando logro dormir, me quedo dormida hasta la mañana.
¿Se despierta demasiado temprano, más temprano de lo acostumbrado?	No, tampoco. Si logro dormir, me despierto a la hora normal.
¿Cuántas veces por semana le pasa que tiene dificultad para dormirse?	Cuatro o cinco veces por semana. ¡Ya es desesperante!
En esos días, ¿cuánto tiempo tarda hasta que logra dormirse?	Como una hora y media. A veces tardo más en dormirme, como dos o tres horas. Antes, normalmente necesitaba solo minutos y ya estaba dormida.
Lo siento; parece difícil. En las noches que le cuesta dormir, ¿se despierta usted más tarde de lo acostumbrado?	No, siempre me levanto a las seis, incluso en los fines de semana, porque tengo que cuidar a mi nieta de tres años. Vive conmigo desde que nació.
¡Guau! ¿Cómo es para usted cuidar a su nieta?	Pues, ¡me gusta! Cuidarla me hace feliz, me da razón para animarme.
Qué lindo. Con todo eso, ¿qué tal de cansada se siente durante el día?	Bastante cansada, la verdad. Incluso un poco antes de que empezara el problema con dormir, también me sentía agotada. Pero antes de eso, me he sentido siempre con mucha fuerza.
Imagino que no es fácil cuidar a su nieta cuando se siente así. ¿A qué hora se va usted a la cama?	Todas las noches a las diez, con la niña.

Continued on the following page

Doctor/a o profesional sanitario	Paciente
Y normalmente, ¿qué hace antes de irse a la cama?	Me baño, y después veo la tele con mi esposo y mi nieta por una hora.
¿Cómo prepara su recámara para dormir? Por ejemplo, ¿ve usted la televisión en su recámara? ¿Duerme con algunas luces prendidas?	Mi recámara es muy tranquila. La ventana está frente al jardín, donde no alcanza la luz de la calle. No tenemos tele allá adentro.
Eso está bien. ¿Le molesta algo cuando está tratando de dormir?	No. Duermo con la niña, pero ella duerme profundamente.
¿Hay algo que le ayuda a dormirse?	A veces cuando no puedo dormirme, me levanto para prepararme un té de manzanilla. Eso me ayuda a sentirme más tranquila.
Entonces, ¿usted diría que recientemente no se siente tranquila cuando está tratando de dormirse?	Desde hace muchos meses, me he sentido como que no puedo relajarme. Recientemente me he sentido así también durante las noches. Me siento cansada, pero una vez que estoy en la cama, no puedo dejar de pensar.
¿En qué tipo de cosas piensa?	En cualquier cosa — pienso en lo que tengo que hacer el próximo día, ¡o incluso el próximo mes! Me preocupo por el tiempo que está pasando, pensando que voy a estar muy cansada al día siguiente. También pienso en la niña y en sus necesidades. Me pregunto si la estamos cuidando bien. Además, hace casi un año ya, mi esposo se lastimó en el trabajo. Pensábamos que se iba a componer, pero todavía no puede trabajar como lo hacía antes. Por eso, está trabajando menos horas, y me preocupo por el dinero, aunque nuestro hijo nos ayuda con los gastos cada mes para apoyar a la niña. Él también trabaja en un empleo que requiere de mucha fuerza física. Tengo miedo de que él se vaya a lastimar y que vaya a perder su trabajo.
Parece estresante. ¿Ha tenido tantas preocupaciones antes?	He tenido problemas como todo el mundo, y he tenido nervios de vez en cuando desde que era niña, pero esto me parece diferente. No puedo dejar de preocuparme, incluso cuando todo está bastante bien. Por eso vine a verla. Pienso que si al menos pudiera dormir, por lo menos me sentiría mejor y estaría más tranquila.

Síntomas asociados

¿Toma algunas siestas a veces?	No, nunca. Durante el día siempre estoy cuidando a la niña o arreglando la casa.
¿Cómo ha estado su estado de ánimo?	¡Bien!
¿Se ha sentido triste o decaída?	No, nada de eso. Aunque es estresante preocuparme tanto, me siento bastante normal de ánimo.
Con todo este estrés, ¿ha pensado en suicidarse?	No, nunca lo he pensado ni una vez en toda mi vida.

Doctor/a o profesional sanitario	Paciente
Repaso por sistemas	
¿Ha tenido dolor de cabeza?	Sí, a veces. Antes, tenía migrañas con la regla, pero ahora el dolor es diferente. Se ubica en ambos lados de la cabeza y es menos fuerte. Tampoco se empeora con la luz ni causa náusea como lo que tenía con las migrañas. Se va muy rápido si tomo una tailenol. *(Note: Tailenol is used to denote the common Spanish pronunciation of a brand of acetaminophen.)*
¿Cuándo fue la última vez que tuvo su regla?	Ya dejé de tenerla hace aproximadamente seis meses. Al principio, tuve bochornos muy intensos, incluso cuando dormía, pero ya no me dan, ¡menos mal!
¿Ha tenido dolor en alguna otra parte del cuerpo?	No.
¿Ha tenido tensión en el cuerpo?	Sí, casi siempre tengo tensión aquí entre el cuello y los hombros.
¿Se ha sentido inquieta o nerviosa?	Sí, muchas veces tengo nervios, como que no puedo relajarme. Me pasa durante el día y también cuando no puedo dormir.
¿Ha notado que se enfada fácilmente?	No, no mucho. A veces me enojo cuando la niña no me escucha, pero casi nunca me ocurre. Cada vez que sucede, respiro profundo y se me pasa.
¿Ha tenido dificultad con concentrarse?	Sí, a veces no puedo recordar lo que estoy haciendo. Mi esposo me dice que no lo escucho cuando platicamos. No puedo enfocarme a veces debido a tantos pensamientos.
¿Ha tenido dolor de pecho?	No.
¿Palpitaciones?	No.
¿Ha tenido dificultad al respirar?	No.
¿Ronca cuando duerme o se despierta sin aire?	No.
¿Ha tenido tos en la noche o acidez?	No.
¿Tiene que levantarse para orinar durante la noche?	Casi nunca.
¿Ha tenido mareos?	No.
¿Debilidad en alguna parte del cuerpo?	No.
¿Hormigueo?	Sí, a veces en todo el cuerpo cuando tengo nervios.
¿Sensación de no poder dejar de mover las piernas cuando está en la cama?	No.
¿Siente que es difícil para usted tolerar el calor?	Sí, a veces me da mucho calor, aunque nadie más se siente acalorado.
¿Ha tenido cambio de peso?	No.
Antecedentes médicos	
¿Qué problemas médicos ha tenido?	Solo las migrañas que le comenté.
¿Qué problemas psiquiátricos ha tenido?	No, nunca he tenido nada de eso.
Por ejemplo, ¿ha tenido depresión o ansiedad?	Solo nervios de vez en cuando.

Continued on the following page

Doctor/a o profesional sanitario	Paciente
Historia quirúrgica	
¿Qué cirugías le han hecho?	Una cesárea cuando tuve a mi hija. Los partos de mis otros hijos fueron naturales.
Medicamentos	
¿Qué medicamentos toma regularmente?	No tomo ningunos.
¿Algún medicamento sin receta?	A veces tomo una pastilla para el dolor de cabeza, como le he dicho. Pero normalmente esto me ocurre menos de una vez a la semana.
¿Usa algún suplemento natural o herbal?	Solamente el té de manzanilla de vez en cuando.
Alergias	
¿Tiene alguna alergia a algún medicamento?	Ninguna, doctora.
Historia social	
Uso de sustancias recreativas o ilícitas	
¿Usted fuma o fumaba?	No.
¿Cuántas bebidas de vino, cerveza o alcohol toma en una semana?	No tomo alcohol ni nada de eso, doctora.
¿Usted usa algún tipo de droga?	No.
¿Usted toma bebidas con cafeína?	Normalmente tomo un cafecito cada mañana. A veces tomo otro en la tarde, si me siento muy cansada.
¿Con qué frecuencia toma café en la tarde?	Tal vez tres veces por semana.
Oficio	
Antes de cuidar a su nieta, ¿trabajaba usted?	No, siempre estaba en la casa.
Vivienda/Recreo/Relaciones	
¿Con quién vive aparte de con su esposo y su nieta?	Con nadie más. Mis tres hijos ya se fueron de la casa y están muy bien.
Qué bueno. ¿Qué hace para relajarse?	Pues, ¡jugar con mi nieta! Además, ver la tele, o dar un paseo afuera.
¿Se ha sentido con energía para hacer estas cosas recientemente?	Más o menos. Cuando estoy muy cansada es más difícil, doctora. ¿Cree que me puede ayudar a dormir mejor?
Lo comprendo. Permítame que terminemos con algunas preguntas más y el examen físico, y hablaremos de lo que podemos hacer.	Está bien, gracias, doctora.
Historia sexual	
¿Cuántas parejas sexuales tiene?	Nadie más que mi esposo.
¿Hay alguna posibilidad que usted pudiera estar embarazada?	¡Espero que no! Siempre usamos condones, aunque no he tenido mi regla en varios meses.
¿Tiene problemas sexuales, como dificultad o dolor con el sexo?	No.
Violencia doméstica	
¿Se siente segura en su casa?	¡Sí!
¿Alguien la ha amenazado o le ha hecho daño?	No, doctora, nunca.

Doctor/a o profesional sanitario	Paciente
Historia médica de la familia	
¿Qué problemas médicos hay en su familia?	Ningunos. Todos están de buena salud.
¿Alguien en la familia también tiene nervios o problemas con dormir?	Sí, uno de mis hijos ha tenido nervios, pero nunca ha sido un problema grave. Nadie tiene problemas con dormir que yo sepa.
Otros elementos de la entrevista médica	
¿Hay algo más que piensa que es importante decirme sobre sus síntomas?	Pienso que no.
Examen físico	
Signos vitales	Frecuencia cardíaca: 95 Presión arterial: 135/80 Frecuencia respiratoria: 12 Temperatura: 37.0°C Saturación de oxígeno: 99% Peso: 65 kg
Apariencia general de la paciente	Ligeramente ansiosa.
Cabeza, ojos, nariz, garganta	Sin retracción de párpado, los ojos no están protuberantes, sin palidez de la conjuntiva.
Cuello	Sin nódulos o masas en la glándula tiroides.
Examen cardiovascular	Ritmo regular, sin soplos.
Examen neurológico	Motor: fuerza 5/5 en las 4 extremidades; se observa un temblor postural fino en ambas manos. Sensación: intacta al tacto ligero y vibración en las 4 extremidades Coordinación: movimientos de dedo-a-nariz intactos bilateralmente. Reflejos: reflejos de los tendones profundos 2+ bilateralmente en los bíceps/tríceps/rótula/tobillo. Marcha y postura: normal. Romberg: sin pérdida de equilibrio.
Examen del estado mental	Alerta y completamente orientada. Buen aseo e higiene. Tranquila y cooperativa. Comportamiento apropiado. Expresión normal. Estado de ánimo "bien." Afecto ligeramente ansioso. Proceso de pensamiento lineal. Sin pensamientos suicidas. Capacidad y juicio intactos. Atención y memoria remota/reciente/funcional intactas.
Examen de la piel	La piel se siente normal al tacto, sin exceso de humedad, resequedad, calidez ni frío.
Conclusión de la entrevista médica	
¿Qué preguntas tiene?	Ningunas…bueno, solo, ¿si me va a dar algo para poder dormir?
Es una buena pregunta, María Cristina. Permítame explicarle en detalle lo que me parece que debemos hacer.	

CASE NOTE

Case Note 1: Blank for Learner to Complete

 Available for electronic download in Appendix.

Case Note 2: Sample Spanish Version

Case Data Documentation (Comprehension of case information)	Historia del problema actual	Mujer de 53 años, entrevistada en español, con historia de "nervios" y migrañas, se presenta por dificultad en conciliar el sueño por 3 semanas. Tiene rutina estable de prepararse para ir a la cama, y siempre se va a la cama y se despierta a la misma hora. Una vez que logra dormir, su sueño es ininterrumpido. Hace meses, se ha sentido ansiosa y no puede dejar de preocuparse por varios temas diferentes, incluso también el insomnio. Se siente agotada todos los días, pero no toma siestas, y no se siente con sueño durante el día. Desde hace varios meses ha tenido dolor de cabeza tensional, tensión en el cuerpo, dificultad para concentrarse y "nervios" que describe como sentirse inquieta con hormigueo en todo el cuerpo, además de intolerancia al calor. Toma café todos los días, a veces dos veces al día. El té de manzanilla (descafeinado) la tranquiliza. Una causa de estrés agudo es el accidente que sufrió su esposo en el trabajo y las subsiguientes consecuencias financieras de trabajar menos horas. Su estado de ánimo está estable, y le gusta criar a su nieta de 3 años. La última menstruación que tuvo fue hace 6 meses, y sus síntomas perimenopáusicos han mejorado. Mantiene relaciones sexuales con su esposo, con quien siempre usa condones. No ha tenido dolor de pecho, palpitaciones, síntomas respiratorios nocturnos, acidez, necesidad de orinar durante la noche, mareos, debilidad ni piernas inquietas.
	Historia médica	Migrañas y "nervios"
	Medicamentos	- Ningunos medicamentos recetados. - Toma acetaminofeno aproximadamente una vez a la semana para dolor de cabeza. - Té de manzanilla para relajarse.
	Alergias	Ningunas.
	Aspectos importantes de la historia social, de sustancias e historia médica familiar	- Siempre ha sido ama de casa. Está criando a su nieta de 3 años desde que nació. Tiene un hijo con "nervios." - Considera que tiene preocupaciones relacionadas con la reducción en el trabajo e ingresos de su esposo debido a su accidente reciente. - No usa sustancias ilícitas, alcohol ni tabaco. - Toma dos tazas de café al día, la última por la tarde.

Resultados claves del examen físico

- Presión alta y taquicardia leve.
- Apariencia ligeramente ansiosa.
- Se observa temblor postural fino en ambas manos.
- El resto del examen físico, neurológico y mental es normal.

Medical Decision-Making Documentation
(Synthesizing case information to make medical decisions and recommendations.)

Evaluación del paciente
Por favor escriba los tres diagnósticos más probables para este paciente en orden empezando con el más probable e incluyendo su justificación.

1. Trastorno de ansiedad generalizada

La paciente reporta historia de "nervios" y presenta con insomnio en el contexto de preocupaciones que se están empeorando, lo que probablemente representa un nuevo diagnóstico de trastorno de ansiedad generalizada. La paciente tiene más de 6 meses de preocuparse por varios temas, sin poder controlar la ansiedad y con dolores de cabeza tensionales, tensión muscular, cansancio, dificultad para concentrarse y ahora con dificultad para conciliar el sueño. Los pacientes con ansiedad generalizada pueden tener activación aumentada del sistema nervioso simpático, y ésta paciente demuestra algunas de ellas, incluyendo la apariencia ansiosa, la frecuencia cardíaca levemente elevada, la presión alta y el temblor postural. La paciente tiene historia de "nervios" y puede estar predispuesta a la ansiedad, en particular en contexto de estrés agudo. La ansiedad está frecuentemente relacionada con el insomnio, tal como con la menopausia.

2. Hipertiroidismo

La paciente tiene ansiedad, se siente inquieta, tiene dificultad para concentrarse, intolerancia al calor y amenorrea. Estos síntomas apoyan el diagnóstico de hipertiroidismo. Además, tiene temblor postural, frecuencia cardíaca levemente elevada y la presión alta que también encajan con hipertiroidismo. No tiene los ojos protuberantes, lo cual disminuyo la posibilidad del diagnóstico.

3. Anemia

La paciente tiene cansancio diario. También tiene hormigueo generalizado intermitente, que puede ocurrir en casos de anemia causada por deficiencia de la vitamina B12 o de ácido fólico. La ausencia de palidez de la piel o de la conjuntiva no descarta el diagnóstico.

Un embarazo es menos probable, pero se debe descartar como diagnóstico. Otros problemas médicos que pueden causar insomnio no son probables, dada la ausencia de síntomas particulares (ej., asma, reflujo gastroesofágico, apnea de sueño, insuficiencia cardíaca).

Continued on the following page

Plan

Plan para establecer o confirmar el diagnóstico: ¿Qué pruebas o procedimientos recomienda?	Plan para el diagnóstico: a. Análisis de sangre: hemograma completo, nivel de la hormona tiroidea. b. Análisis de orina: prueba de embarazo.
Plan para el tratamiento: ¿Qué tratamientos recomienda?	Plan para el tratamiento: a. Debe seguir con los buenos hábitos relacionados con dormir. Considerar ver la televisión más temprano en la noche en vez de justo antes de dormir. b. Debe evitar tomar café después del mediodía. c. Referir a un especialista de psicoterapia específicamente para tratar el insomnio. d. Vamos a recetar un medicamento para el insomnio. Debe empezar a tomar 10 mg de escitalopram cada noche antes de dormir. e. Vamos a recetar 25 mg de hidroxicina cada noche antes de dormir según sea necesario para el insomnio que dure más de 30 minutos. f. Debe regresar a la clínica para una visita de seguimiento en 2 a 4 semanas.
Patient-Centered Discussion (Transforming the medical decision-making into language that the patient understands.) **Explicación centrada en el paciente** Por favor escriba cómo le explicaría su evaluación y el plan para el diagnóstico y tratamiento al paciente.	María Cristina, gracias por contarme sobre los síntomas que la están molestando. Pienso que es probable que sus síntomas sean causados por lo que se llama la "ansiedad generalizada." Es un problema muy común que puede causar el preocuparse excesivamente hasta que causa dolores de cabeza, tensión en el cuerpo, cansancio, "nervios," dificultad con concentrarse y también problemas con dormir. Es común que empiece en los tiempos de estrés o durante la menopausia. Dada su edad y el hecho de que no ha tenido su menstruación en varios meses, es probable que usted ya esté en su menopausia, pero también sería una buena idea hacer una prueba de embarazo para confirmar que no esté embarazada. También quiero hacer unas pruebas de sangre, para evaluar otras posibles causas de sus síntomas. Además, quiero recetar dos medicamentos para la ansiedad. El primero se toma todos los días. Puede causar un poquito de náusea o de dolor de cabeza, pero estos efectos secundarios se mejoran solos en una semana. Normalmente este medicamento tarda aproximadamente cuatro semanas en tener efecto. Por eso, mientras tanto, le voy a recetar un segundo medicamento que tiene efecto muy rápido, que puede usar en las noches que tenga mayor dificultad para dormir. Además, la voy a referir a un especialista para psicoterapia específicamente para el insomnio, que le puede enseñar, por ejemplo, cómo calmarse cuando no puede dormir. Lo bueno es que ya tiene hábitos muy buenos relacionados con la hora de irse a la cama, y recomiendo que siga así. Otras ideas que le recomiendo son ver la tele más temprano en la noche, y no tomar café después del mediodía.

Case Note 3: Sample English Version

Case Data Documentation (Comprehension of case information)	**History of present illness**	53-year-old woman, interviewed in Spanish, with history of "nervios" ("nerves") and migraines, presenting for 3 weeks of difficulty initiating sleep. She has a stable bedtime routine, bedtime, and wake time. There are no nighttime distractions or disruptions. For months, she has been feeling anxious and cannot stop ruminating on several different topics, including the insomnia itself. She feels fatigued every day, but reports not taking naps nor experiencing profound sleepiness. Reports months of new tension headaches, muscle tension, difficulty concentrating, and "nerves," which she describes as restlessness and intermittent tingling throughout her body, in addition to heat intolerance. She drinks coffee daily, sometimes twice daily. Chamomile tea (non-caffeinated) helps her relax. Of note, husband's work injury and subsequent decrease in work hours and pay have been stressors. Mood is stable and she enjoys raising her 3-year-old granddaughter. Last menstrual period (LMP) > 6 months ago and her perimenopausal symptoms have improved. She is sexually active with her husband, with whom she always uses condoms. She has had no chest pain, palpitations, nocturnal respiratory symptoms, acid reflux, significant nocturia, dizziness, weakness, or restless legs.
	Key past medical history	Migraines and "nerves."
	Medications	- None prescribed. - Weekly acetaminophen for headache. - Chamomile tea to help her relax.
	Allergies	None.
	Key social/ substance use/ family history	- Patient is a homemaker and has been raising granddaughter since birth. She has an adult son with "nerves." - Patient has worries related to her husband's recent decrease in work hours and decreased income as a result of a work injury. - No tobacco, alcohol, or recreational drug use. - Drinks two cups of coffee daily with the last one in the afternoon.
	Key physical examination findings	- Hypertensive and slightly tachycardic. - Mildly anxious appearing. - Fine postural tremor in both hands. - Remainder of the physical and mental status/ cognitive exams is normal.

Continued on the following page

| **Medical Decision-Making Documentation** (Synthesizing case information to make medical decisions and recommendations.) | **Assessment** Please list your top three differential diagnoses in order of likelihood and include your justification. | 1. Generalized anxiety disorder (GAD) The patient reports a history of "nervios" and presents with worsening insomnia in the context of increased worry, concerning for new onset generalized anxiety disorder in a patient with more than 6 months of difficulty controlling worry about several different life domains, with associated tension headaches, muscle tension, easy fatigue, difficulty concentrating, and now with difficulty initiating sleep. Patients with GAD can experience increased sympathetic tone. This patient exhibits signs of this on exam, including anxious appearance, mild tachycardia, hypertension, and postural tremor. She has history of "nervios" and may be predisposed to anxiety, in particular in the context of new stressors. Anxiety is highly comorbid with insomnia, as well as with menopause. |

2. Hyperthyroidism
      Patient has anxiety, restlessness, subjective impaired concentration, heat intolerance, and amenorrhea, as well as tremor, mild tachycardia, and hypertension on exam. These symptoms and signs are consistent with a diagnosis of hyperthyroidism. There is no exophthalmos, which reduces the possibility of hyperthyroidism but does not rule it out.
3. Anemia
      The patient reports daily fatigue and intermittent paresthesias, which could be symptoms of anemia from a B12 or folate deficiency. Absence of skin or conjunctival pallor does not rule out the diagnosis. Pregnancy is less likely but should be ruled out. Other medical causes of sleep disturbance (e.g., asthma, acid reflux, obstructive sleep apnea, and heart failure) are less likely given the absence of relevant symptoms.

Plan of Care

| **Diagnostic Plan:** What other tests or procedures would you recommend? | Diagnostic plan: a. Blood tests: complete blood count (CBC), thyroid-stimulating hormone (TSH). b. Urine pregnancy test. |

| **Treatment Plan:** What treatments would you recommend? | Treatment plan: a. Maintain good sleep hygiene—consider watching television earlier in the evening instead of just before bedtime. b. Avoid caffeine use after 12 noon. c. Referral for insomnia-specific cognitive behavioral therapy (CBT-i). d. Start escitalopram 10 mg at bedtime. e. Start hydroxyzine 25 mg at bedtime as needed for insomnia lasting > 30 min. f. Schedule follow-up visit in 2-4 weeks. |

Patient-Centered Discussion
(Transforming the medical decision-making into language that the patient understands.)

María Cristina, thank you for telling me about the symptoms that are bothering you. I think your symptoms are likely being caused by something called "generalized anxiety." It is a common condition that can cause difficulty with excessive worrying to the point that it causes headaches, muscle tension, fatigue, "nervios," difficulty concentrating, and sleep problems as well. It commonly starts during time of stress or during menopause. Given your age and because you have not had your menstrual period in several months, it is likely that you are going through menopause. However, it would be a good idea to get a pregnancy test to make sure you are not pregnant. I also want to do some blood tests to check for other possible causes of your symptoms.

Additionally, I want to prescribe two medications for anxiety. The first is one that is taken every day. It can cause a bit of nausea or headaches, but those side effects should go away on their own within a week. Normally, this medication takes about 4 weeks to take effect. For this reason, in the meantime, I will give you a second medication that works rapidly and that you can use on nights when you have greater difficulty falling asleep. In addition, I will refer you to a specialist for psychotherapy specifically for insomnia. This can teach you, for example, what you can do to calm yourself down when you cannot sleep. The good thing is that you already have good habits when it comes to bedtime, and I recommend you continue with those. Some other things I recommend are watching TV earlier in the evening and avoiding coffee after 12 PM.

CASE DISCUSSION

Critical Data to Obtain From This Patient Interview

For a chief complaint of insomnia, it is essential to understand what aspect of sleep is affected (initiation vs. maintenance) and what kind of external factors (e.g., sleep hygiene, day and nighttime routines, or sleep environment) and comorbidities or medications may be affecting sleep. When patients present with trouble sleeping, they may not have analyzed what part of the sleep cycle is affected. It is common for patients to report *no duermo* (I don't sleep) or *no puedo dormir* (I can't sleep), as this patient did, since they are so distressed about the disruption to their sleep cycle. It is the physician's role to ask specific questions to clarify the symptoms and lead to the correct diagnosis. Some of the vocabulary and helpful questions in Spanish related to sleep include the following:

To fall asleep	Conciliar el sueño
To fall asleep	Quedarse dormido/a, Dormirse
To go to bed	Irse a la cama (Note: Similar to English, this phrase is vague and may imply but does not necessarily mean "to fall asleep.")
Bedroom	Recámara, Habitación, Cuarto
Bed	Cama
To wake up	Despertarse
To wake up during the night	Despertarse durante la noche
To wake up early in the morning	Despertarse temprano por la mañana

Continued on the following page

Too early	Demasiado temprano
Too late	Demasiado tarde
At what time do you go to sleep?	¿A qué hora se va a dormir?
How long does it take you to fall asleep?	¿Cuánto tiempo tarda en dormirse?
At what time do you tend to wake up?	¿A qué hora suele despertarse?
At what time do you normally wake up?	¿A qué hora se despierta habitualmente?

Insomnia is highly comorbid with other medical conditions and, in particular, psychiatric conditions (e.g., heart disease, asthma, chronic obstructive pulmonary disease, gastroesophageal reflux disease, cluster headaches, depression, mania, psychosis, and substance use). Therefore, a thorough review of systems is key, as is recognizing any indications that there may be increased stress or new or worsened psychiatric symptoms. For this patient, many of her symptoms that overlap with hyperthyroidism or anemia are nonspecific, so it is difficult to fully rule either condition in or out based on questioning alone. Attention to vital signs, conjunctival pallor, tongue, thyroid examination, skin temperature and moisture, cardiac rhythm, tremor, deep tendon reflexes, gait, sensation, balance, and cognition can help.

Tips for Interviewing in This Case

Nervios or *ataques de nervios* are commonly endorsed symptoms in the Spanish-speaking population. *Nervios* encompasses a range of physical sensations and emotional experiences, which may include shaking, trembling, shortness of breath, palpitations, a feeling of heat in the body or head, tingling, anxiety, and/or a sense of loss of control. Interestingly, symptoms that are often attributed by patients to *nervios* can be caused by a variety of underlying medical problems and do not presuppose a definitive single psychiatric etiology. These may include generalized anxiety disorder, akathisia, panic attacks or panic disorder, hyperthyroidism, and pheochromocytoma. Because the experience of *nervios* is different for each person, it is essential to explore in detail what patients mean when they use the term.

Additionally, patients often may not directly disclose or know how to convey experiences of anxiety and stress. If the interviewer had not explored the patient's initial subtle comment that drinking tea makes her feel more calm, understanding the implication that she has been less calm than usual recently, the most likely diagnosis may have been missed.

Cultural Considerations

Many *Marías* in Hispanic culture have the name *María* as part of *un nombre compuesto* (literally, a compound name), but these are often not reflected in U.S. medical records or other official U.S. documentation. In Spanish-speaking countries, it is common that a woman whose name starts with *María* will go by her second name or by her full first name, such as *María Cristina* in this case.

Co-sleeping with infants and children is a common practice in much of the Spanish-speaking world. It is important to consider whether the co-sleeping circumstances are interfering with sleep or other health or safety issues in the home for the child or caregivers. While there is significant controversy and conflicting data over the safety of co-sleeping (bedsharing) with infants,[6] there is less data regarding bedsharing with older children. Reviews of the existing literature suggest that bedsharing with children is neither inherently harmful nor inherently beneficial.[7-9] In this case, if not disruptive to sleep in a patient with a complaint of insomnia, there may not be a need to suggest adjusting this practice.

Manzanilla is a caffeine-free chamomile tea that is frequently used in the Hispanic culture to treat a variety of illnesses; in this case, it is likely helpful by promoting relaxation and can be safely continued. If a patient were using other teas, caffeine content may become relevant to the case and might need to be discontinued.

Additionally, there are several words and phrases that the patient uses to talk about her menstrual symptoms. For example, *regla* is a commonly used informal word for menstrual period. In discussing perimenopausal symptoms, hot flashes are often referred to as *bochornos* or *sofocos*. Finally, the phrase *¡menos mal!* that the patient uses referring to the fact that her perimenopausal hot flashes have resolved means "thank goodness!" Note that although its literal translation would be "less bad," this is not the meaning conveyed by this common phrase.

Lastly, when asking about mood irritability, it is possible to use the word *irritado/a* (e.g., by asking *¿se ha sentido irritada?*). However, since *irritado/a* can also refer to the symptom of skin irritation, a way to improve question clarity and ask more specifically about irritable mood is to use the word *enfadado/a* (meaning "upset or irritable") or in verb form, *enfadarse* (meaning, "to get upset or irritated"). For example, the doctor in this case asks *¿Ha notado que se enfada fácilmente?*, which translates to "Have you noticed that you get easily irritated?"

CRITICAL ELEMENTS

Did you elicit these critical elements of the medical encounter?
- Determine whether the patient has a problem with sleep initiation or sleep maintenance
- Patient's usual sleep hygiene habits
- Thorough review of systems, including exploring possible signs or symptoms of psychiatric, cardiovascular, respiratory, endocrine, genitourinary, and gastrointestinal causes of sleep disorder
- Use of medications and substances

Case 3 – Hallucinations – Alucinaciones

Jenifer Lloyd, MD

INTRODUCTORY INFORMATION

Patient's Name	Gabriel Ramírez
Age	21 years
Date of Birth	February 27, 1998
Gender	Male
Race/ethnicity	Hispanic
Self-reported national or ethnic origin	México
Language preference	Spanish
City, State	Chicago, Illinois
Medical Setting	Emergency Department
Reason for visit	*"Estoy escuchando voces."*
Vital signs	HR 85 BP 117/65 RR 16 Temp 37.0°C O₂Sat 100%

MEDICAL ENCOUNTER

Doctor/a o profesional sanitario	Paciente
Presentación	
Buenos días, soy la doctora Lloyd. ¿Se llama usted Gabriel Ramírez?	Sí, soy Gabriel.
Pregunta introductoria	
Mucho gusto en conocerlo. ¿Qué le trae hoy a la sala de emergencias?	Solo necesito algo para quitarme estas voces.
Historia de la enfermedad actual	
¿Puede contarme más sobre las voces?	Empezaron hace un mes. Al principio no las podía entender, pero ahora me dicen cosas malas.
¿Qué tipo de cosas malas? ¿Me puede dar un ejemplo?	Me dicen que me lastime.
¿Le han dicho cómo debe hacerlo?	Sí, me dicen que me corte con un cuchillo, o que brinque en frente de un carro.
¿Y usted quiere hacerlo o lo ha intentado?	No. No quiero matarme. Trato de resistir, pero tengo miedo.
Parece ser muy alarmante. Qué bueno que vino aquí para buscar ayuda.	Sí, todo ha empeorado desde que vi ese video.
¿Qué video?	Me sentía muy ansioso por las voces, así que busqué un video de meditación en *YouTube*. Pensé que me iba ayudar, pero después me di cuenta de que fue por medio del video que me entraron.
¿Qué es lo que le entró?	…Disculpe, no escuché la pregunta.
No se preocupe. ¿Algo le entró por medio del video de *YouTube*?	Sí, algunos demonios me poseyeron.
¿Cómo sabe usted lo que pasó?	Lo puedo sentir. También cuando duermo, entran en mi recámara para hacerme marcas por el cuerpo. Son similares a las que tengo después de dormir — ¿Sabe, las arrugas que hay sobre la cara después de dormir encima de una sábana arrugada? Pero estas son diferentes; no sé cómo explicarlo. Nunca las he tenido antes.
¿Podrían ser lo que acaba de decir, arrugas de la sábana por dormir?	No. Sé que son diferentes.
Okey. ¿Ha tratado de hacer algo para quitarse las voces o los demonios?	Sí. Empecé a ir a la iglesia todos los días, a veces dos veces por día, para rezar. También escribí una carta al Vaticano, para pedir un exorcismo.
¿Ir a la iglesia lo ha ayudado?	Un poquito. Me ayuda a sentirme más tranquilo, pero no se van las voces ni los demonios.
Entiendo. A veces, las personas que escuchan voces también pueden leer los pensamientos de los demás. ¿Eso le ha pasado?	No, nada como eso.
¿Los demonios están controlando su cuerpo o sus pensamientos?	No.

Doctor/a o profesional sanitario	Paciente
¿Ve cosas que nadie más puede ver?	No.
¿Hay alguien aparte de los demonios que quiere hacerle daño?	No, pero si no se me quitan pronto, podrían empezar a perseguirme – el gobierno prefiere que cosas así no se descubran.
¿Ha tenido esos problemas —de las voces o de los demonios—antes?	No.

Repaso por sistemas

Gracias por contarme todo esto. Con todo este estrés, ¿cómo ha estado su estado de ánimo?	Ha estado muy bajo desde que empezó todo esto.
¿Cómo duerme durante las noches?	Mal. Trato de no dormirme porque no quiero que vengan a por mí en la noche. Estoy tan cansado.
¿Cómo está su apetito?	Estoy comiendo poquito. Trato de ayunar para limpiarme de los demonios.
¿Ha bajado de peso?	Sí, un poco. A lo mejor he perdido diez libras.
¿Puede concentrarse?	No muy bien. A veces me pierdo en mis pensamientos o las voces me distraen.
¿Ha tenido convulsiones o ataques con movimientos que no puede controlar?	No, nunca.
¿Se ha lastimado la cabeza con pérdida de conocimiento?	No.
¿Ha tenido dolores de cabeza?	No.

Antecedentes médicos

¿Qué problemas médicos ha tenido?	Tengo asma.
¿Ha tenido problemas con el asma recientemente?	Pues, hace uno o dos meses tuve un ataque muy grave. Me dieron pastillas muy fuertes para quitármelo.
¿Recuerda el nombre de las pastillas?	No recuerdo el nombre exacto. Empieza con pro. Dijeron que eran esteroides.
Está bien. ¿Y todavía está tomándolas?	No. La receta era para solo una semana.
¿Qué problemas psiquiátricos ha tenido? Por ejemplo, ¿alguien le ha dicho que tiene esquizofrenia, trastorno bipolar, depresión o ansiedad?	No, no tengo nada de eso.
¿Ha ingresado a un hospital psiquiátrico?	No.

Historia quirúrgica

¿Qué cirugías le han hecho?	Ninguna.

Medicamentos

¿Qué medicamentos toma regularmente?	No tomo ninguna pastilla a diario, pero tengo dos inhaladores, uno que uso todos los días, y uno que uso solo para ataques.
¿Algún medicamento sin receta?	No.
¿Usa algún suplemento natural o herbal?	No.

Alergias

¿Qué alergias tiene a medicinas?	Ninguna.

Historia social

Continued on the following page

Doctor/a o profesional sanitario	Paciente
Uso de sustancias recreativas o ilícitas	
¿Fuma usted?	No.
¿Cuántas bebidas de vino, cerveza o alcohol toma en una semana?	Casi no tomo, solo una o dos chelas en las fiestas de familia algunas veces al año.
¿Usa usted algún tipo de drogas?	Pues, sí, uso la mota casi todos los días. Me calma.
¿Cuándo fue la primera vez que la usó?	Hace años, tal vez cuando tenía quince años.
¿Y cuándo empezó a usarla todos los días?	De verdad, no sé. A lo mejor cuando tenía dieciocho años, por ahí.
¿Usa usted otro tipo de drogas, como la cocaína, la heroína, el éxtasis, el LSD o drogas sintéticas, como *spice* o K2?	No.
¿Toma usted bebidas con cafeína?	No.
Oficio	
¿A qué se dedica?	Desde hace un rato no hago nada. Antes, estaba trabajando en arreglar jardines, pero hace seis meses me despidieron. Dijeron que ya no podía seguir el ritmo.
¿Era cierto que tenía usted dificultades haciendo el trabajo?	Pues, supongo que sí. Ya no podía concentrarme como antes. También ya no me gustaba estar con mis amigos del trabajo.
Vivienda/Recreo/Relaciones	
¿Con quién vive?	Vivo con mis papás y con mis dos hermanos.
¿Qué dicen ellos sobre sus síntomas?	Dicen que tengo locura. Querían llevarme al doctor, pero yo no quería ir. Sé que lo que me está pasando es algo espiritual. Solo vine aquí para pedir algo para calmarme, para calmar las voces. Así tendré más fuerza para luchar contra los demonios.
Está bien. Gracias por confiar en nosotros para apoyarlo en este momento difícil.	
Tengo algunas preguntas más. ¿Qué hace para relajarse?	Pues…nada. No hago nada, me quedo en la casa, en mi recámara. Ya no me gusta ver la tele o usar internet, y ya no puedo leer. Los libros ya no me interesan. Ya tampoco puedo entenderlos.
Historia sexual	
Parece que mucho ha cambiado. Gracias por decirme todo esto. ¿Cuántas parejas sexuales tiene?	Ninguna desde hace ya un rato. Últimamente no he tenido interés en tener una relación.
¿Ha tenido usted alguna enfermedad de transmisión sexual?	No.
Violencia doméstica	
¿Ha sufrido abuso físico, verbal o sexual alguna vez?	No.
Historia médica de la familia	
¿Qué problemas médicos hay en su familia, por ejemplo, en sus padres o hermanos?	Mis papás, los dos tienen diabetes. Mis hermanos no tienen problemas médicos.

Doctor/a o profesional sanitario	Paciente
¿Alguien en la familia tiene esquizofrenia, trastorno bipolar, depresión o ansiedad?	No.
¿Alguien en la familia ha tenido problemas con sustancias como el alcohol o drogas?	No.

Otros elementos de la entrevista médica

¿Hay algo más que piensa que es importante decirme sobre sus síntomas?	No, eso es todo.

Examen físico

Signos vitales	Frecuencia cardíaca: 92 Presión arterial: 106/64 Frecuencia respiratoria: 16 Temperatura: 37.0°C Saturación de oxígeno: 100% Peso: 55 kg
Apariencia general del paciente	Levemente angustiado.
Cabeza, ojos, nariz, garganta	Sin trauma.
Cuello	Sin masas.
Piel	Piel sin marcas ni heridas.
Examen cardiovascular	Ritmo regular, sin soplos.
Examen abdominal	Sin masas ni dolor al palpar.
Examen neurológico	Nervios craneales: las pupilas son simétricas y reaccionan normalmente a la luz, movimientos extraoculares normales. Motor: fuerza 5/5 en las 4 extremidades, tono normal, sin temblores. Coordinación: movimientos de dedo-a-nariz intactos bilateralmente. Reflejos: reflejos de los tendones profundos 2+ bilateralmente en los bíceps/tríceps/rótula/tobillo. Marcha: normal. Romberg: sin pérdida de equilibrio.
Examen del estado mental	Alerta y completamente orientado. Desarreglado, maloliente. Tranquilo y cooperativo. Comportamiento apropiado. Expresión verbal monótona. Estado de ánimo "bajo." Afecto desanimado y restringido. Proceso de pensamiento lineal, pero con instancias de desconcentración. Con ideas delirantes paranoides e ideas de referencia. Con voces que le mandan a lastimarse, pero sin deseo de suicidarse. Capacidad y juicio no completamente intactos. Atención y memoria remota/reciente/funcional intactas.

Conclusión de la entrevista médica

¿Qué preguntas tiene?	Solo me pregunto ¿me va a poder ayudar? Necesito algo para calmar las voces.
Claro que sí. Le voy a explicar lo que creo que está sucediendo y cómo lo podemos ayudar.	

CASE NOTE

Case Note 1: Blank for Learner to Complete

 Available for electronic download in Appendix.

Case Note 2: Sample Note Spanish Version

Case Data Documentation (Comprehension of case information)	Historia del problema actual	Hombre de 21 años, entrevistado en español, con historia de asma, se presenta por alucinaciones auditivas de "voces" por un mes. Las voces se están empeorando y ahora le ordenan que se lastime, aunque no quiere hacerlo. También tiene ideas delirantes de estar poseído y de persecución que están interfiriendo con dormir y comer. Incluso ha perdido peso. Antes de tener síntomas de psicosis por primera vez, empezó a perder el interés y la motivación, a aislarse de los amigos y a tener dificultad con actividades como leer y trabajar, hasta que perdió su trabajo. Desde hace 3 años, ha estado usando marihuana todos los días y hace algunas semanas, recibió tratamiento de esteroides para una exacerbación asmática. No tiene historia psiquiátrica personal ni familiar. Nunca ha tenido convulsiones, traumatismo cerebral, ni dolores de cabeza.
	Historia médica	Asma.
	Medicamentos	- Dos inhaladores, probablemente un inhalador de rescate agonista beta de acción corta, y uno de uso diario esteroide de acción prolongada. - Hace aproximadamente un mes, completó un tratamiento de una semana con pastillas de esteroides para una exacerbación asmática.
	Alergias	Ningunas.
	Aspectos importantes de la historia social, de sustancias e historia médica familiar	- Usa marihuana diariamente desde hace 3 años. - Empezó a usarla por primera vez hace 6 años. - Perdió su trabajo hace 6 meses por no poder seguir el ritmo que previamente hacía. - No tiene historia médica familiar de trastornos psiquiátricos.

	Resultados claves del examen físico	- Los signos vitales, el reconocimiento físico general y el examen neurológico son normales.
		- El examen de estado mental demuestra mal aseo e higiene, expresión oral monótona, afecto desanimado y restringido, instancias de desconcentración, ideas delirantes y capacidad limitada para asimilar su problema.

Medical Decision-Making Documentation
(Synthesizing case information to make medical decisions and recommendations.)

Evaluación del paciente
Por favor escriba los tres diagnósticos más probables para este paciente en orden empezando con el más probable e incluyendo su justificación.

1. Esquizofrenia, primer episodio
   El paciente presenta con alucinaciones auditivas y delirios que se manifestaron después de un tiempo de discapacidad funcional mental y física, que probablemente representan el primer episodio psicótico de esquizofrenia.
2. Trastorno de depresión con características psicóticas
   Dados los síntomas neurovegetativos, un episodio de depresión con características psicóticas es también posible.
3. Psicosis causada por una sustancia (un medicamento o una droga)
   Es menos probable que los medicamentos esteroides estén contribuyendo, ya que el tratamiento se completó hace varias semanas. Es posible que la marihuana esté causando directamente los síntomas de psicosis aguda, pero es más probable que su uso de marihuana haya contribuido a largo plazo al desarrollo de la esquizofrenia.
   Un problema oncológico, neurológico o metabólico es menos probable.

Plan

Plan para establecer o confirmar el diagnóstico:
¿Qué pruebas o procedimientos recomienda?

Plan para el diagnóstico:
a. Análisis de sangre: hemograma completo, electrolitos, nivel de la hormona tiroidea, nivel de alcohol.
b. Análisis de orina: nivel de varias drogas.
c. Consulta psiquiátrica urgente.
d. Ingreso probable al hospital a la unidad psiquiátrica.

Plan para el tratamiento:
¿Qué tratamientos recomienda?

Plan para el tratamiento inmediato (en la sala de emergencias):
a. Administrar haloperidol 5 mg por vía oral o intramuscular según sea necesario para psicosis o agitación.
b. Administrar lorazepam 2 mg por vía oral o intramuscular según sea necesario para ansiedad.
c. Administrar benztropina 1-2 mg por vía oral o intramuscular para prevenir una reacción de distonía o en caso de que el paciente tenga una reacción de distonía al haloperidol.

Continued on the following page

Patient-Centered Discussion (Transforming the medical decision-making into language that the patient understands.) **Explicación centrada en el paciente** Por favor escriba cómo le explicaría su evaluación y el plan para el diagnóstico y tratamiento al paciente.	Señor Ramírez, gracias por venir al hospital para buscar ayuda con las voces. No sé exactamente lo que está causándolas. El hecho que su examen físico fue bastante normal sugiere que no pasa nada que le ponga en riesgo la vida, pero sus síntomas son importantes. Queremos ayudarlo a sentirse más tranquilo, y también queremos hacer algunos análisis de sangre y de orina para ver si hay algún problema médico que esté empeorando o causando los síntomas. También, voy a pedir que un psiquiatra venga a evaluarlo. Es posible que ingresarlo al hospital sea la mejor manera para ayudarlo a sentirse más tranquilo mientras se esté enfrentando con todo este estrés. El psiquiatra nos va ayudar con esa decisión y los detalles de su tratamiento. Mientras espera, si necesita algo para disminuir las voces o para la ansiedad, solo avíseme y podemos darle un medicamento para calmar sus síntomas.

Case Note 3: Sample English Version

Case Data Documentation (Comprehension of case information)	**History of present illness**	21-year-old man, interviewed in Spanish, with history of asthma, presenting for auditory hallucinations of "voices" for a month. The voices are getting worse and now command him to hurt himself, though he does not want to do so. He also has delusions of being possessed and persecuted, which are interfering with sleep and eating to the point that he has lost weight. Before developing psychotic symptoms for the first time, he began to lose interest and motivation, to isolate himself from friends, and to have difficulty with activities like reading and working, to the point that he lost his job. For the past 3 years, he has used marijuana daily, and a few weeks ago, was treated with a course of steroids for an asthma exacerbation. There is no personal or family psychiatric history. He has never had seizures, head injury, or headaches.
	Key past medical history	Asthma.
	Medications	- Two inhalers, likely one short-acting beta-agonist rescue inhaler and one long-acting glucocorticoid for daily use. - Treated with oral steroids for an asthma exacerbation about 1 month ago.
	Allergies	None.
	Key social/substance use/family history	- Daily marijuana for 3 years. - First use 6 years ago. - Lost his job 6 months ago after not being able to keep up anymore.
	Key physical examination findings	- Vital signs, general physical exam, and neurological exams are normal. - Mental status exam demonstrates poor grooming and hygiene, monotonous tone of speech, flat and restricted affect, moments of distractibility, delusions, and limited insight into his condition.

Medical Decision-Making Documentation
(Synthesizing case information to make medical decisions and recommendations.)

Assessment
Please list your top three differential diagnoses in order of likelihood and include your justification.

1. Schizophrenia with first-break psychotic episode
   The patient presents with auditory hallucinations and delusions that developed following a period of declining mental and physical function, which likely represent a first-break psychotic episode of schizophrenia.
2. Major depressive episode with psychotic features
   Given his neurovegetative symptoms, a depressive episode with psychotic features is also possible.
3. Substance- or medication-induced psychosis
   It is less likely that the steroids are contributing, since the short course was completed several weeks ago. While it is possible that the patient's marijuana use is a direct cause of the acute psychotic symptoms, it is more likely that the marijuana has contributed to the long-term development of schizophrenia.
   Cancer or a neurologic or metabolic condition manifesting with psychosis are less likely.

Plan of Care

Diagnostic Plan:
What other tests or procedures would you recommend?

Diagnostic plan:
a. Complete blood count, metabolic panel, thyroid-stimulating hormone, blood alcohol level.
b. Urine drug screen.
c. Psychiatric consultation.
d. Likely admission to inpatient psychiatry.

Treatment Plan: What treatments would you recommend?

Immediate treatment plan (while in the Emergency Department):
a. Haloperidol 5 mg orally or intramuscularly as needed for psychotic symptoms or agitation.
b. Lorazepam 2 mg orally or intramuscularly as needed for anxiety.
c. If administering haloperidol, consider concurrently administering benztropine 1 mg orally or intramuscularly to prevent dystonic reaction or if the patient has a dystonic reaction.

Patient-Centered Discussion
(Transforming the medical decision-making into language that the patient understands.)

Mr. Ramírez, thank you for coming to the hospital to get help for the voices. I do not know exactly what is causing them. The fact that your physical exam was normal suggests that there is nothing life threatening going on, but your symptoms are important. We want to help you feel more at ease while you are hearing the voices, and we also want to do some blood and urine tests to see if there is any type of medical problem that is making them worse. I am also going to ask for a psychiatrist to come evaluate you. It is possible that being admitted to the hospital might be the best way to help you feel more comfortable while you are dealing with all this stress. The psychiatrist will help us with this decision and with making a treatment plan. While you are waiting, if you need anything for the voices or for anxiety, just let me know, and we can give you a medication to ease your symptoms.

CASE DISCUSSION

Critical Data to Obtain From This Patient Interview

For a patient presenting with psychosis, it is essential to establish a clear time course for when symptoms began and what events may have preceded initial onset. Acute or chronic psychosis can be caused by many medical conditions (e.g., seizures, encephalopathy, autoimmune disorders, and neoplasms), medications (e.g., steroids, dopamine agonists, anticholinergics, antiepileptics, and amphetamines, or recreational substances (e.g., marijuana, cocaine, phencyclidine [PCP], hallucinogens [e.g., LSD], synthetics [e.g., spice, K2], and methamphetamine, among others). Obtaining sufficient information can help determine if the patient needs to be acutely medically stabilized prior to psychiatric consultation.

Asking about substance use can be challenging since patients may feel self-conscious or guilty about use of recreational substances and may be hesitant to disclose the extent of their use. Assuming a nonjudgmental stance in questioning can help. Also, many regionalisms and slang words can be used to describe various substances. Knowing some of the common words to refer to substances can help the interviewer connect with the patient and obtain the most accurate response. Of note, the word *alcohol* in Spanish refers mainly to hard liquor, which can lead to inaccurate denial of drinking if the question is posed solely as *¿Toma alcohol?*. A more comprehensive way to ask this question is by saying *¿Toma bebidas alcohólicas?* or by providing specific examples, e.g., *cerveza, vino, licor*.

Alcohol	Alcohol
Beer	Cerveza, Una chela
Benzodiazepine	Benzodiacepina (Note: The specific drug names may be used instead of the drug class [e.g., lorazepam, clonazepam])
Cocaine	Cocaína
Crystal meth	Cristal
Ecstasy	Éxtasis
Heroin	Heroína, Caballo
K2	K2 (Note possible variations in Spanish pronunciation /ca-dós/ or /quei-dós/)
Liquor, hard liquor	Licor, Bebida blanca
LSD	LSD (Note: typically pronounced /el-es-dí/ as per English acronym)
Marijuana	Marihuana, Mariguana, Mota, Hierba
Methamphetamine	Metanfetamina
PCP	Fenciclidina, PCP (Note: possible variations in Spanish pronuniciation/pe-ce-pé/ or /pi-ci-pí/)
Spice	Spice (Note: typically pronounced /es-páis/)
Synthetic drugs	Drogas sintéticas
Wine	Vino

Additionally, if the patient uses a word that the doctor does not know, it is perfectly acceptable and strongly recommended for the doctor to ask for clarification on what it means.

Tips for Interviewing in This Case

When interviewing a psychotic patient, it can be difficult to establish rapport due to drastically differing perspectives between patient and physician regarding what is causing symptoms. In many cases, patients with severe psychosis do not view their experience as being attributable to "symptoms" at all. When a patient expresses a likely delusional belief, it is important to explore the belief in a nonjudgmental manner, and to validate whatever emotional impact it is having on the patient. In this case, if the interviewer had expressed incredulity regarding demonic possession, or had not acknowledged how stressful this experience must be, the patient may not have felt comfortable revealing more details about his experience that helped flesh out the likely diagnosis. "Normalizing" symptoms can also make patients feel less threatened by sensitive questions. This approach may encourage patients to disclose important information (e.g., when asking about mind reading or thought broadcasting) which they might otherwise prefer to keep to themselves due to stigma, fear, or uncertainty. Some examples of how to normalize symptoms may include:

It is common that…	Es común que…
Sometimes patients notice…	A veces los pacientes notan que…
That must be stressful.	Eso debe causarle mucho estrés.
That must be tough.	Eso debe ser muy difícil.

If discussing a diagnosis with patients or family, it may sometimes be necessary to make reference to certain delusional ideas or beliefs that the patient exhibits which are out of the ordinary and/or causing the patient excessive preoccupation. In Spanish, the word *delirio* may be used both to refer to the medical state of delirium (a state of confusion and/or disorientation most commonly associated with medical conditions) and/or to refer to delusional thoughts (more commonly associated with psychosis). For clarity, we have used the more specific phrase *ideas delirantes* in describing the patient's delusions in the case documentation. The word *delusión* may also be used in Spanish to refer to delusions, but is less commonly used.

Cultural Considerations

When treating Hispanic patients with suspected psychotic symptoms, it is important to explore cultural context to ensure accurate diagnosis. For example, some Spanish expressions of distress may incorporate psychosis-like symptoms, such as auditory hallucinations or beliefs about connection with spirits.[3] However, these symptoms may be normative for a particular cultural belief system or may represent culturally appropriate coping strategies.[12] In a recent study, Mexican American patients were found have a high rate of having an initial diagnosis of schizophrenia ultimately being changed to that of an affective (bipolar or depressive) disorder, suggesting that providers may misinterpret reported expressions of distress as symptoms of psychosis.[15] An example of this is the concept of *susto,* a syndrome in which it is believed the soul separates from the body in response to a frightening situation. *Susto* is characterized by sadness; decreased energy, motivation, and appetite; diminished self-worth; sleep disruption; and bodily aches and pains, which only resolve after spiritual healing occurs.[11]

Other spiritual or religiously themed symptoms may be viewed in the Hispanic community as normal, protective, or as a gift,[12] and religious or spiritual healers, including priests and *curanderos* (folk healers), often play important roles for Hispanic patients' healing. Prayer is noted to be particularly important as an alternative medical treatment for Hispanics,[13] and religion (typically Catholicism) is often a sort of conduit for seeking help from physicians, with beliefs that physicians and medical treatments are God's creations.[14] *Curanderos* may use a combination of prayer, herbal remedies,[10] and *limpiezas* (ritual spiritual cleansings)[14] in their treatment, and may be sought out by Hispanic patients due to their increased accessibility (Spanish-speaking, situated in local neighborhoods, and payment by bartering or small fees) and cultural familiarity and comfort.[13] Oftentimes, patients benefit significantly from these alternative treatments, which are not categorically at odds with "modern" medicine. For example, *susto* is considered to resolve only after spiritual healing.[11] Another example is the idea of an exorcism, raised by the patient in this case.

This is a spiritual or religious practice that typically involves a priest performing rituals to expel demons or evil spirits from a person believed to be possessed. It is likely that synergy between medical and spiritual or folk treatments improves patient outcomes.[14]

Lastly, family support, and the influence of the family's opinion on what is causing symptoms also tend to be particularly important for Hispanic patients.[14] Exploring and acknowledging patient's cultural and spiritual beliefs, and involving family when appropriate, will strengthen rapport and ultimately the clinician's ability to help.

CRITICAL ELEMENTS

Did you elicit these critical elements of the medical encounter?
- Determine the extent of impairment or change in functioning caused by the symptoms
- Detailed psychiatric review of systems focusing on depression and psychosis
- Suicide risk screening
- Detailed medication and substance use history
- Family and personal psychiatric and medical histories

Case 4 – Agitation – Agitación

Joseph J. Cooper, MD   ■   Pilar Ortega, MD

INTRODUCTORY INFORMATION

Patient's Name	Raquel Reyes
Age	19 years
Date of Birth	October 29, 2000
Gender	Female
Race/ethnicity	Hispanic Black
Self-reported national or ethnic origin	Dominican Republic
Language preference	Spanish
City, State	Chicago, Illinois
Medical Setting	Inpatient medical Unit
Reason for visit	The inpatient medicine team requests psychiatric consultation because "the patient is agitated."
Vital signs	HR 127 BP 186/98 RR 22 Temp 39.3°C O$_2$Sat 99%

🔊 MEDICAL ENCOUNTER

Doctor/a o profesional sanitario	Paciente y sus padres
	[La paciente está en la cama y con ella están su padre y su madre. La madre está sujetando la mano de la paciente y hablándole suavemente.]
Presentación	
Hola, soy el doctor Cooper, del departamento de Psiquiatría. Sus médicos me pidieron venir para servirles de ayuda.	*[Raquel]* Ayuda, ayuda, ayuda. *[Padre]* Doctor, no sé por qué llamaron a un psiquiatra. Mi hija está enferma pero no está loca. *[Raquel]* Loca, loca, loca.

Doctor/a o profesional sanitario	Paciente y sus padres
Pregunta introductoria	
Es común tener esa reacción, pero solo estoy aquí para buscar una manera de ayudar a su hija y a sus médicos con lo que le está pasando. Trabajo específicamente con los pacientes ingresados en el hospital médico con problemas médicos. A veces esos problemas pueden afectar el cerebro y causar confusión o cambios de comportamiento, y esa es mi especialidad. ¿Usted cree que hay algo en que les puedo ayudar?	*[Raquel]* Puedo ayudar, puedo ayudar, puedo ayudar. *[La paciente se ríe en voz alta con ella misma.]* *[Padre]* Ella no nos va a dejar hablar, puedo hablar con usted fuera de la habitación; ella se queda más tranquila sola con su madre. *[Raquel]* Madre, madre, madre.
Claro, Señor, disculpe, ¿usted es el señor Reyes, su padre, verdad?	*[Padre]* Sí, soy su padre.
Señora Reyes y Raquel, voy a hablar afuera con el señor Reyes, y luego regresamos.	*[Madre]* Está bien, doctor. Yo mejor me quedo con Raquel.
[El padre y el médico salen de la habitación]	Ahora podemos hablar mejor. Bueno, ya lo ha visto, doctor, ella actúa como si esto fuera todo un chiste, pero le ruego que me crea: esta no es mi hija. No sé lo que le está pasando. No estoy diciendo que usted no sepa hacer su trabajo, doctor, pero también es culpa de los psiquiatras que ella esté ahora así.
Historia de la enfermedad actual	
Parece que han tenido experiencias difíciles y yo quiero ayudarles con la situación. Me dijo que "esta no es su hija." ¿Puede contarme más sobre cómo era su hija y los cambios en ella que haya notado?	Raquel es una estudiante excelente. Está en su segundo año de la universidad. Quiere ser bióloga marina. Siempre sacaba notas de honor en la secundaria. Creo que los tratamientos la están afectando. Ahora se ríe sola, repite palabras, se pasa horas dibujando círculos en un papel y haciendo torres con trozos de papel higiénico.
Debe ser muy difícil verla así. Cuénteme más sobre los tratamientos que ha recibido y cuándo notó estos cambios.	Siempre ha tenido buena salud hasta los últimos dos meses. Empezó con dolores en las rodillas y una erupción en el rostro. Los médicos la diagnosticaron con lupus, que no nos sorprendió porque su madre lo tiene también. Al principio estaba haciendo sus clases todavía sin problema. Pero dijeron los médicos que necesitaba unas infusiones de esteroides y para mí que eso es cuando empezaron los problemas graves.
¿Qué problemas empezaron, exactamente?	Paró de dormir, tenía mucha energía, demasiada. Se agitaba fácilmente, una vez se arrancó el catéter de la vena. Un psiquiatra dijo que tenía bipolaridad y la trasladaron al hospital psiquiátrico.
¿Bipolaridad? ¿Le hablaron de trastorno bipolar?	Sí, exactamente. Me dijeron que allí la podrían controlar mejor mientras recibía los esteroides que necesitaba para el lupus. Pero las cosas fueron de mal en peor. Además, le dieron otros medicamentos y tuvo reacciones malas. Yo no sé porque allí solo nos dejaban visitar una hora al día.

Continued on the following page

Doctor/a o profesional sanitario	Paciente y sus padres
¿Sabe qué medicamentos le causaron mala reacción?	Tuvo una reacción mala contra el haloperidol.
Qué difícil para ella y para todos ustedes. ¿Qué reacción tuvo?	No paraba de sudar, como si le hubiera dado un ataque de pánico. También empezó a tener fiebre, pero nadie sabía si era por una infección o qué.
Y después la trasladaron aquí hace dos días, ¿verdad?	Así es, doctor. Entiendo que estos cambios son la razón por la que ahora estamos aquí de nuevo en el hospital médico.
¿Qué más ha observado?	No sabe dónde está, repite tonterías todo el día, no duerme casi nada. Está mucho peor. Me dijeron los médicos que están haciendo muchas pruebas, pero que no saben cómo calmarla.
Síntomas asociados	
¿Su confusión va y viene durante el día? Es decir, ¿tiene momentos en que puede hablar con más sentido de lo que acabamos de ver?	Sí, claro, pero la veo cada día peor. Normalmente está mejor al mediodía y peor por la noche y por la mañana, como ahora.
¿Ha notado que sostiene los brazos o piernas en posiciones raras?	Sí, anoche estuvo con los brazos extendidos toda la noche. No nos pudo explicar por qué estaba haciéndolo. Yo no sé cómo, pero no se cansó de hacerlo por muchas horas. Su madre y yo tampoco podemos dormir. Estamos perdiendo la esperanza de que se pueda recuperar, doctor.
¿Está comiendo y bebiendo normalmente?	Antes sí, incluso en el hospital psiquiátrico estaba comiendo bien, pero en los últimos dos días, no come casi nada. Es difícil conseguir que le preste atención a la comida.
Repaso por sistemas	
¿Todavía ha seguido con fiebre?	Sí, doctor, sigue igual.
¿Qué tal los sudores?	También. No para de sudar.
¿Ha tenido tos o falta de aire?	No.
¿Ha vomitado?	No, tampoco.
¿Le ha indicado que tiene algún dolor, como dolor de estómago o dolor de pecho, recientemente?	No creo.
¿Sigue con el dolor de rodilla?	No parece molestarle la rodilla ya.
¿Ha mejorado la erupción en la cara?	Sí, todavía la tiene pero es más clarita de color ahora.
¿Ha notado otras erupciones o salpullidos?	No.
Que usted sepa, ¿está usando el baño regularmente para orinar y defecar?	Que yo sepa, sí. No ha tenido diarrea ni nada. Mi esposa siempre se queda con ella así que si hubiera tenido algo así, lo sabríamos.
Antecedentes médicos	
Me dijo que Raquel no ha tenido otros problemas médicos antes del diagnóstico de lupus. ¿Es correcto?	Sí, correcto, doctor.

Doctor/a o profesional sanitario	Paciente y sus padres
¿Ha tenido problemas de tiroides anteriormente?	No, nunca.
Entonces, en los últimos dos meses ha recibido diagnósticos de lupus, trastorno bipolar y ¿algo más?	Bueno, no estoy convencido sobre el diagnóstico bipolar, pero también me dijeron que debo decir que tiene alergia al haloperidol.
Entiendo; muchas gracias, señor Reyes.	

Historia quirúrgica

¿Ha necesitado alguna cirugía?	No.

Medicamentos

¿Qué medicamentos toma Raquel?	Ahora le están dando prednisona y también quetiapina, que dicen que es para calmarla, pero no veo ningún efecto positivo. Los médicos nos dijeron que quieren empezar otros tratamientos para el lupus en vez de los esteroides, pero el problema ahora es que está tan agitada. Si se sigue arrancando el catéter, no pueden hacer nada.
¿Está tomando los medicamentos como pastillas o todos van por la vía intravenosa, por el catéter?	La prednisona y la quetiapina son pastillas, pero creo que necesita suero y otras medicinas que le quieren empezar a dar por la vena.
Entendido. ¿Usa, ahora o en su casa, algún suplemento natural o herbal?	Toma un té de manzanilla de vez en cuando pero no usa suplementos.
¿En casa tomaba algún medicamento sin receta?	No.

Alergias

¿Ha tenido otras alergias o efectos secundarios a otros medicamentos además del haloperidol?	Solamente lo que ha pasado después de que empezaran los esteroides. No sé si puede ser la causa pero creo que es cuando empezaron todos los problemas.

Historia social

Uso de sustancias recreativas o ilícitas

¿Usted sabe cuánto alcohol toma Raquel?	¡Es una cría! Y además bien educada. No me venga preguntando sobre drogas ni esas tonterías, si son las drogas que le han recetado que han provocado su problema.
Perdone, señor Reyes. No quería ofenderle, son preguntas que hacemos a todos.	Lo siento doctor, yo sé. Solo tiene que entender lo estresante que es esta situación para mi mujer y para mí.
No se preocupe, es una situación realmente difícil. Lo entiendo y mi intención es solamente ayudar.	Gracias, doctor.

Vivienda/Recreo/Relaciones

¿Raquel vive con ustedes?	Sí.
¿Alguien más vive en el hogar?	Somos cinco. Raquel tiene un hermano mayor y una hermana menor y todos vivimos juntos.

Historia médica de la familia

¿Cómo está la salud de los hermanos de Raquel?	Su hermana tiene un problema de tiroides y toma medicina para ello. Su hermano tiene buena salud y no tiene ningún problema médico.

Continued on the following page

Doctor/a o profesional sanitario	Paciente y sus padres
Me ha dicho que la madre de Raquel tiene lupus. ¿Hay otros problemas médicos en la familia?	Mi mujer también tiene la enfermedad de Crohn.
¿Hay problemas psiquiátricos en la familia, por ejemplo, depresión, ansiedad, trastorno bipolar, esquizofrenia o trastorno obsesivo compulsivo?	No, ningún miembro de la familia tiene cosas así.
Otros elementos de la entrevista médica	
Gracias por toda la información, quiero volver a entrar a la habitación para examinar a Raquel. Antes de entrar, ¿hay algo más que le parece importante y que no le he preguntado?	No creo, gracias por su ayuda.
[El médico y el padre entran a la habitación. El médico se dirige a la paciente.]	
Hola, Raquel, ¿cómo se siente hoy?	*[Raquel]* ¡No me llame de usted!
Está bien, Raquel. ¿Cómo te sientes hoy?	*[Raquel]* ¡Usted, usted, usted!
¿Puedes contarme de tu experiencia en el hospital?	*[Raquel]* Los médicos me quieren matar.
Cuéntame más sobre lo que está pasando.	*[Raquel]* Me quieren matar, me quieren matar.
Examen físico	
Signos vitales	Frecuencia cardíaca: 127 Presión arterial: 186/98 Frecuencia respiratoria: 22 Temperatura: 39.3°C Saturación de oxígeno: 99% Peso: 45 kg
Apariencia general de la paciente	La paciente es una mujer joven, delgada, de estatura baja-media en la cama con los ojos abiertos de par en par.
Cabeza, ojos, nariz, garganta	Normal, sin señales traumáticas, orofaringe sin lesiones, exudado ni rojez. La paciente tiene unos parches levemente eritematosos en ambos cachetes. No tiene evidencia de excoriaciones, secreción, descamación ni superinfección.
Cuello	Sin masas. Resiste que el médico examine el rango de movimiento del cuello. Resiste también movimiento de las piernas/rodillas así que no se puede realizar maniobra para evaluar por la presencia de signo de Kernig.
Examen cardiovascular	Taquicardia, ritmo regular, R1 y R2 normales, sin soplos ni sonidos extras.
Examen pulmonar	Normal, sin resuellos.
Examen abdominal	Sin masas palpables, dolor al palpar ni distensión.

Doctor/a o profesional sanitario	Paciente y sus padres
Examen neurológico	Nervios craneales: pupilas simétricas y reactivas a la luz y al alojamiento, movimientos extraoculares intactos sin nistagmo, cara simétrica, sensación facial intacta al tacto ligero, audición intacta, lengua / paladar / úvula sin desviación. Motor: con dificultad para relajar las extremidades (paratonía o gegenhalten), y tono rígido cuando relaja lo más que puede, simétrico en las 4 extremidades. Cuando posiciono sus brazos en el aire la paciente mantiene la postura por el resto del examen (catalepsia). Sensación: intacta a vibración en las 4 extremidades. Coordinación: puede hacer movimientos una vez sin ataxia, pero después persevera en los mismos movimientos (perseveración). Reflejos: reflejos tendinosos profundos hiperactivos simétricamente bíceps / tríceps / braquiorradialus / rótula / tobillo, reflejo plantar flexor y normal bilateralmente. Marcha y estación: Cuando le pido andar parece no saber si debe levantarse de la cama o no (ambitendencia), mientras persevera en los movimientos anteriores.
Examen del estado mental	Alerta y completamente orientada. Inquieta y a veces agitada, sentada en la cama. Despeinada, desaliñada, casi expone su cuerpo algunas veces. Habla en español, perseverante, repitiendo muchas palabras e imitando palabras de otras personas. Errores en pruebas de memoria debido a su perseveración y repetición. Cuando pido que dibuje un reloj, coge el bolígrafo y hace un círculo y sigue haciendo círculos una y otra vez.
Conclusión de la entrevista médica	
Gracias por permitirme la oportunidad de atenderlos. Voy a repasar el expediente médico y les voy a explicar cómo los podemos ayudar.	*[Raquel]* Ayuda, ayuda, ayuda. *[Padre]* Gracias a usted, doctor.

CASE NOTE

Case Note 1: Blank for Learner to Complete

 Available for electronic download in Appendix.

Case Note 2: Sample Spanish Version

Case Data Documentation (Comprehension of case information)	Historia del problema actual	Mujer de 19 años en su estado de salud habitual hasta hace 2 meses cuando presentó con dolor de coyunturas y erupción en la cara y fue diagnosticada con lupus. No tenía historia neuropsiquiátrica antes de empezar tratamiento con esteroides para el lupus. Después de empezar los esteroides, desarrolló síntomas de insomnio, aumento de energía y agitación. También desarrolló repetición y perseveración en el habla, movimientos y comportamiento. Debido a esos síntomas, la diagnosticaron con trastorno bipolar y la trasladaron al hospital psiquiátrico, donde la trataron con haloperidol. Después de recibir haloperidol desarrolló síntomas de hiperautonomía incluyendo fiebre, pánico y sudores, y los cambios en el habla y movimientos han empeorado. Ahora está manteniendo las extremidades en posturas extrañas por largo rato, se ríe sin provocación, agitación, y está repitiendo palabras y movimientos.
	Historia médica	- Lupus eritematoso sistémico. - Posible pero dudoso diagnóstico reciente de trastorno bipolar.
	Medicamentos	- Prednisona 60 mg diariamente. - Quetiapina 100 mg a la hora de dormir.
	Alergias	- Ninguna alergia a medicinas. - Posible reacción adversa a esteroides y a haloperidol.
	Aspectos importantes de la historia social, de sustancias e historia médica familiar	- Según el padre, la paciente no usa ni ha usado alcohol ni drogas. - Antecedentes familiares de trastornos autoinmunes (la madre con lupus y enfermedad de Crohn; hermana con hipotiroidismo), pero ningún antecedente familiar de trastornos psiquiátricos.
	Resultados claves del examen físico	- Signos vitales demuestran fiebre y taquicardia. - Comportamiento demuestra que la paciente está hiperalerta, con dificultad para relajar las extremidades (paratonía o gegenhalten), tono muscular rígido incluso cuando se le pide relajar lo más que pueda. Mantiene posturas con las extremidades (catalepsia), perseveración y ambitendencia con los movimientos, hiperreflexia simétrica. - Estado mental demuestra una mujer joven con higiene/cuidado personal reducido, que demuestra perseveración, repetición e imitación de palabras (ecolalia) y que se agita y se ríe fácilmente. - El examen de rigidez del cuello es limitado por su rigidez generalizada. - Piel demuestra salpullido típico de lupus en el rostro sin señales de superinfección.

Medical Decision-Making Documentation
(Synthesizing case information to make medical decisions and recommendations.)

Evaluación del paciente
Por favor escriba los tres diagnósticos más probables para este paciente en orden empezando con el más probable e incluyendo su justificación.

La paciente demuestra agitación con características catatónicas, la cual tiene el siguiente diagnóstico diferencial, incluida la posibilidad de que varios de estos elementos hayan surgido a la vez y que hayan empeorado simultáneamente el estado de la paciente:

1. Síndrome neuroléptico maligno (SNM), que es una forma de catatonia maligna (CM) inducida por un medicamento que bloquea receptores de dopamina

   Las características malignas (ej., rigidez, hiperautonomía) empezaron después de recibir haloperidol, lo que sugiere SNM. Pacientes con señales de catatonia (por otras causas) tienen mayor riesgo de desarrollar síndrome neuroléptico maligno una vez expuestos a medicamentos que bloquean los receptores de dopamina (ej., haloperidol y quetiapina, aunque quetiapina, especialmente en dosis baja, bloquea receptores de dopamina mucho menos que haloperidol).

2. Lupus neuropsiquiátrico u otra enfermedad sistémica autoinmune

   Pacientes con lupus neuropsiquiátrico pueden presentar con una gran variedad de síntomas incluyendo delirio, psicosis, convulsiones o incluso catatonia.[16] Esta paciente fue recientemente diagnosticada con lupus y sus síntomas actuales podrían ser parte de la patología de su enfermedad si le está afectando al cerebro. Otra posibilidad es encefalitis por anticuerpos (Ac) contra los receptores NMDA (NMDAr), una enfermedad autoinmune sistémica que a veces ocurre como enfermedad paraneoplásica por la presencia de un tumor, especialmente un teratoma ovárico. Los pacientes con encefalitis Ac NMDAr presentan con catatonia en más de 70% de los casos.[17]

3. Psicosis y catatonia inducida por esteroides

   Los medicamentos esteroides, especialmente en dosis alta, pueden producir cambios en el estado mental, incluyendo características de delirio, psicosis, manía y catatonia. En este caso, el empeoramiento inicial coincide temporalmente con la medicación con esteroides. Todavía continúa bajo tratamiento con esteroides por lo cual los síntomas pueden estar relacionados con este medicamento. Es menos probable que la fiebre y sudores fueran causados por efecto secundario de los esteroides, aunque estos síntomas podrían ser causados por una complicación relacionada con inmunosupresión esteroidea (ej., una infección como meningitis o encefalitis) o si los esteroides provocan catatonia, pueden provocar síntomas malignos de catatonia también.

Continued on the following page

Plan

Plan para establecer o confirmar el diagnóstico:
¿Qué pruebas o procedimientos recomienda?

Plan para el diagnóstico:
a. Prueba diagnóstica de lorazepam: Administrar 2 mg de lorazepam por vía intravenosa y monitorizar si hay señales de mejoramiento de su estado mental o movimientos catatónicos.
b. Imágenes por resonancia magnética con contraste del cerebro, para evaluar si tiene evidencia de efectos de lupus en el cerebro (infartos, vasculitis) o de encefalitis autoinmune (hiperintensidad en estructuras medio temporales).
c. Electroencefalograma (EEG), para evaluar si hay evidencia de convulsiones que podrían ser provocadas por lupus o encefalitis autoinmune y podrían causar síntomas de catatonia.
d. Punción lumbar para obtener líquido cefalorraquídeo para evaluar si hay señales de inflamación, infección o autoinmunidad central, incluyendo Ac NMDAr.
e. Ultrasonido pélvico para evaluar la posibilidad de teratoma ovárico, el tumor más común que puede causar la encefalitis NMDAr.
f. Análisis de sangre: Función renal, nivel diario de creatina quinasa para monitorizar por rabdomiólisis, una complicación de SNM/CM.
g. Considerar pruebas para investigar otras posibles causas infecciosas, si no se han realizado ya durante esta hospitalización, (ej., radiografía del pecho, análisis de orina y cultivos de sangre).

Plan para el tratamiento:
¿Qué tratamientos recomienda?

Plan para el tratamiento:
a. Parar la quetiapina y los esteroides, y evitar medicamentos que bloquean receptores de dopamina.
b. Si la prueba diagnóstica de lorazepam produce mejoría, se debe empezar el lorazepam programado cada 6-8 horas, empezando con una dosis total diaria de entre 3 a 6 mg.
c. Hidratación intravenosa y monitorización para prevenir complicaciones de insuficiencia renal o rabdomiólisis.
d. Heparina subcutáneamente para prevención de la complicación de trombosis venosa profunda.
e. Consultar con el servicio de terapia electroconvulsiva (TEC). Si las señales de SNM/CM no demuestran mejoría dentro de 2-3 días después de los tratamientos a, b, y c, se debe comenzar TEC, la terapia más efectiva contra SNM/CM.

Patient-Centered Discussion
(Transforming the medical decision-making into language that the patient understands.)

Explicación centrada en el paciente
Por favor escriba cómo le explicaría su evaluación y el plan para el diagnóstico y tratamiento al paciente.

Hola Raquel, señora Reyes, señor Reyes. Gracias por la oportunidad de atenderlos a su hija y a ustedes. Como ya saben, su hija se encuentra en un estado muy grave, pero confío en que podemos ayudarla. Su estado actualmente se llama catatonia, que quiere decir que tiene problemas con su capacidad para pensar, actuar y controlar sus movimientos.

Con catatonia, es muy común tener movimientos repetitivos y repetir palabras o frases, como hemos observado con Raquel. La catatonia es un estado que se puede provocar por una variedad de causas. Lupus y otras enfermedades autoinmunes pueden afectar el cerebro y causar catatonia. También los esteroides pueden afectar el cerebro y provocarla. Me parece que, en su caso, la catatonia empezó al mismo tiempo que los esteroides, pero debemos evaluar otras posibles causas. Como también ya saben, Raquel empeoró con el haloperidol, lo cual es típico en casos de catatonia, y yo recomiendo que evitemos los medicamentos de la misma categoría, que incluyen la quetiapina. Además de parar esos medicamentos, vamos a hacer varias pruebas, incluyendo exámenes de sangre, una punción lumbar, que es un examen para obtener una muestra de la espalda y evaluar el líquido que envuelve el cerebro, y radiografías especiales.

Mientras hacemos las evaluaciones, vamos a empezar tratamientos para mejorar la catatonia. Voy a recomendar un medicamento llamado lorazepam, que es el medicamento más efectivo que tenemos para catatonia y ayuda en setenta por ciento de los casos. Si no le sirve de ayuda pronto, es peligroso dejar a Raquel en ese estado de catatonia, y voy a recomendar el tratamiento más efectivo para catatonia, la terapia electroconvulsiva, que ayuda en noventa por ciento de los casos, incluso los que no responden a lorazepam. Si fuera necesario, voy a volver para explicarles más sobre el tratamiento.

Case Note 3: Sample English Version

Case Data Documentation
(Comprehension of case information)

History of present illness

19-year-old woman in her usual previous state of health until 2 months ago, when she presented with joint pain and facial rash and was diagnosed with lupus. No prior neuropsychiatric history before starting steroids for lupus. After starting steroids, she developed symptoms of insomnia, increased energy, and agitation. She also developed repetition and perseveration in speech, movements, and behaviors. Due to these symptoms, she was diagnosed with bipolar disorder and transferred to the psychiatric hospital, where she received haloperidol. After the haloperidol, she developed symptoms of hyperautonomia including fever, anxiety, and sweating, and the changes in speech and movement worsened. Now she is holding strange postures for long periods of time, showing unprovoked laughter, agitation, and repeating words and movements.

Continued on the following page

	Key past medical history	- Systemic lupus erythematosus. - Possible but questionable recent diagnosis of bipolar disorder.
	Medications	- Prednisone 60 mg daily. - Quetiapine 100 mg at bedtime.
	Allergies	- No known allergic reactions to drugs. - Possible adverse drug reactions to haloperidol and steroids.
	Key social/ substance use/ family history	- Per father, the patient has not used alcohol or drugs. - Family history of autoimmune disease (mother with lupus and Crohn's disease, sister with hypothyroidism), but no family history of psychiatric disorders.
	Key physical examination findings	- Vital signs show fever and tachycardia. - Behavior notable for hypervigilance, difficulty relaxing her extremities (paratonia or gegenhalten), rigid muscle tone even when she maximally relaxes. Holding postures with her extremities (catalepsy), perseveration and ambitendency with movement, symmetric hyperreflexia. - Mental state notable for a young woman with poor personal hygiene, perseveration, repetition, and imitation of speech (echolalia), who laughs and gets agitated easily. - Neck rigidity difficult to assess due to generalized rigidity. - Skin shows facial rash typical of lupus without evidence of superinfection.
Medical Decision-Making Documentation (Synthesizing case information to make medical decisions and recommendations.)	**Assessment** Please list your top three differential diagnoses in order of likelihood and include your justification.	The patient shows agitation with signs of catatonia, the differential of which includes the following and/or a combination of the following: 1. Neuroleptic Malignant Syndrome (NMS), which is a form of malignant catatonia (MC) induced by dopamine receptor-blocking medications Malignant signs (e.g., rigidity, hyperautonomia) began after receiving haloperidol, which suggests NMS. Patients with preexisting evidence of catatonia are at heightened risk of developing NMS if given dopamine receptor-blocking medications (e.g., haloperidol and quetiapine, though quetiapine, especially in low doses, blocks dopamine receptors much less than haloperidol).

2. Neuropsychiatric lupus or other central autoimmune syndrome

Patients with neuropsychiatric lupus can present with a great variety of symptoms including delirium, psychosis, seizures, and sometimes catatonia.[16] This patient was recently diagnosed with lupus and it is possible to have direct brain involvement of the disease. Other possibilities include autoimmune encephalitis due to antibodies to the NMDA receptor (NMDAr), an autoimmune disease that sometimes occurs as a paraneoplastic syndrome related to a tumor, most commonly an ovarian teratoma. Anti-NMDAr encephalitis is known to present with clinical features of catatonia in more than 70% of cases.[17]

3. Psychosis and catatonia induced by steroids

Steroids, especially at high doses, can cause mental status changes including delirium, psychosis, mania, and catatonia. In this case, the initial worsening of mental state was coincident with steroids. She continues to receive steroids, and they could therefore still be contributing to her symptoms. It is less likely that fevers and sweats would be caused directly by the steroids, but they could be caused by a complication related to immunosuppression from the steroids (e.g., an infection such as meningitis or encephalitis), or, if the steroids are provoking catatonia, they could provoke malignant catatonia symptoms as well.

Plan of Care

Diagnostic Plan:
What other tests or procedures would you recommend?

Diagnostic plan:
a. Lorazepam challenge test: Give 2 mg lorazepam IV and monitor for signs of improved mental state or improvement of catatonic movements.
b. MRI with contrast of the brain, looking for evidence of central involvement of lupus (infarcts, vasculitis) or evidence of autoimmune encephalitis (hyperintensity of medial temporal structures).
c. Electroencephalogram (EEG), to evaluate for evidence of seizures, which could be provoked by lupus or autoimmune encephalitis and could, in turn, provoke symptoms of catatonia.
d. Lumbar puncture (LP) to obtain cerebrospinal fluid to evaluate for evidence of inflammation, infection, or central autoimmunity, including antibodies to NMDAr.

Continued on the following page

e. Pelvic ultrasound to evaluate for ovarian teratoma, the tumor most commonly associated with anti-NMDAr encephalitis.
f. Blood tests: renal function, daily levels of creatinine kinase to monitor for rhabdomyolysis, a complication of NMS/MC.
g. Consideration of other tests to investigate other infectious causes of fever, if they have not already been done, including chest x-ray, urinalysis, and blood cultures.

Treatment Plan: What treatments would you recommend?	Treatment plan: a. Stop quetiapine and steroids, and avoid other dopamine receptor-blocking medications. b. If the lorazepam challenge test is successful, start scheduled lorazepam every 6-8 hrs at a starting total daily dose of 3-6 mg. c. Intravenous hydration and monitoring to prevent complications including renal insufficiency or rhabdomyolysis. d. Heparin subcutaneously to prevent deep venous thrombosis. e. Consultation to the electroconvulsive therapy (ECT) service. If signs of NMS/MC do not improve within 2-3 days of treatment with a, b, and c, ECT should be started, as it is the most efficacious treatment for NMS/MC.

Patient-Centered Discussion
(Transforming the medical decision-making into language that the patient understands.)

Hello Raquel, Mrs. Reyes, Mr. Reyes. Thank you for the opportunity to be of assistance to all of you. As you know, your daughter is in a very difficult state right now, but I am confident that we can be of help to her. Her state is called catatonia, which means that she is having problems with her thinking, behavior, and the control of her movements.

With catatonia, it is very common to have repetitive movements, to repeat words or phrases, as we have seen in Raquel. Catatonia is a state that can have a wide variety of causes. Lupus and other autoimmune diseases can affect the brain and cause catatonia. Steroids can also affect the brain and cause catatonia. It appears that her catatonia began at the same time as the steroids, but we should still look for all the possible causes. As you also know, Raquel got worse after the haloperidol, which is typical of catatonia, and I recommend we avoid medications from that category, which includes quetiapine. In addition to stopping those medications, we are going to do several tests, including blood tests, a lumbar puncture, which is a test where a needle is placed in the back to obtain a sample from the liquid that covers the brain, as well as some radiographic imaging (x-ray) tests.

As we are doing these tests, we can start some treatments that should improve her catatonia. I would like to recommend a medicine called lorazepam, which is the medicine most effective for catatonia and helps 70% of the time. If this medicine does not provide her benefit quickly, it is dangerous to leave Raquel in this state of catatonia, and I will recommend we proceed to the most effective treatment of catatonia, which is electroconvulsive therapy, or ECT. ECT helps in 90% of cases, including those that do not improve with lorazepam. If that becomes necessary, I will return to explain more about that treatment.

CASE DISCUSSION

Critical Data to Obtain From This Patient Interview

Catatonia is a common and highly treatable, but widely under-recognized, clinical syndrome. It occurs in 10% of patients in the psychiatric hospital,[18] 2-4% of patients in the general medical hospital or ICU, and is found comorbidly in up to 31% of patients with delirium.[19] Yet most nonpsychiatric physicians know little about the syndrome,[20] and its identification can only be performed with a physical motor exam, which is rarely performed in psychiatric settings.[21] The most common reaction of physicians to a patient with catatonia is that their presentation is "strange." In this case, the profound repetition and echolalia is not a symptom that fits with the other diagnosis for which this case has overlap (delirium, mania, psychosis). While a full review of the evaluation of catatonia is beyond the scope of this book,[18] identifying when clinical features depart from the classic presentations of other behavioral syndromes is the first step at coming to an accurate diagnoses of catatonia.

It is useful to avoid potential pitfalls, such as making a diagnosis of an idiopathic psychiatric disorder, such as bipolar disorder, when catatonia is a prominent part of the presentation, particularly in the setting, as in this case, in which there are concurrent active medical problems. While catatonia can be a part of a presentation of bipolar or other mood disorders, 30-40% of catatonia cases are related to identifiable general medical or neurologic disorders.[18] Malignant features of catatonia can happen in any case of catatonia, which is referred to as malignant catatonia (MC). Medications which block dopamine, specifically D2 receptors, are known to provoke MC, often referred to as the neuroleptic malignant syndrome (NMS).[22] The signs, symptoms, and treatments of NMS are indistinguishable from other forms of MC, and applying the most effective catatonic treatments, particularly ECT, is the most effective treatment for NMS. To increase awareness of this data, the syndrome is increasingly referred to as "NMS/MC," with the hope it will increase the application of effective treatment strategies.

Tips for Interviewing in This Case

Obtaining a history in a patient with catatonia will often involve gathering information from multiple sources, such as the family, health care staff who have cared for the patient, and medical records. The patient is often unable to provide much history at the time of their evaluation. When asking family members about symptoms, here are some useful symptom questions:

Have you noticed any abnormal movements?	¿Ha notado que hace movimientos fuera de lo normal?
Have you noticed repetitive movements?	¿Ha notado movimientos repetitivos?
Has the patient been holding his/her/their arms or legs in strange postures?	¿Ha estado sosteniendo sus brazos o piernas en posturas extrañas?
Have you noticed changes in his/her/their eating or drinking?	¿Ha notado cambios en cómo está comiendo o bebiendo?
Have you noticed any changes in his/her/their speech?	¿Ha notado cambios en su forma de hablar?

Moreover, clinicians should screen for potential complications related to catatonia. Some examples include:

Is the patient urinating normally?	¿Está orinando normalmente?
Has the patient complained of leg pain?	¿Ha tenido dolor de pierna? o, ¿Él/ella le ha indicado que le duele una o ambas piernas?
Have you noticed leg swelling of one or both legs?	¿Ha notado hinchazón de una o ambas piernas?
Has the patient complained of chest pain?	¿Ha tenido dolor de pecho, o, ¿Él/ella le ha indicado que le duele el pecho?
Have you noticed that the patient is short of breath?	¿Ha notado que le falta el aire?

Whatever the cause, catatonia can have serious consequences and high mortality rate, so the clinician should emphasize the importance of taking rapid action and quick follow-up.[20] If the patient does not respond to the first-line treatment with lorazepam quickly, then ECT should be initiated. In some cases, the patient with catatonia may not be recognized as catatonic or be referred to a psychiatrist for an extended period of time. Especially considering that the patient may have been in a prolonged catatonic state already, some of the complications of catatonia for which the patient should be screened during the history, physical examination, and evaluation include: rhabdomyolysis, acute renal insufficiency, deep venous thrombosis, pulmonary embolism, muscle contractures, and skin breakdown from pressure ulcers.

Cultural Considerations

It is common for families to feel frustrated and mistrustful in a case like this in which catatonia has occurred and later worsened in response to prescribed treatments. This also brings up issues surrounding the stigma of psychiatry and mental health, and the interaction between medical health problems and behavioral presentations. In Latino communities, the word *loca* (crazy or insane woman, or *loco* when referring to a man) can have powerful, stigmatized implications. For some, it might be a word used as an insult, and for others it might imply an inability to live integrated with the rest of society. Nearly always, *locura* (craziness) implies a failing on the part of the individual suffering, rather than a medical model understanding mental disorders as neuro-psychiatric, brain-based disorders.

Some strategies to use when encountering this type of stigma-laden language with patients and families might include remaining respectful, allowing the patient/family member to vent and discuss their frustrations without rushing to directly confront the use of such terms, but gently redirecting the conversation with the patient and/or family to the issues at hand, and to emphasize that our intention is, above all else, to help the patient. It is helpful to retain a medical model, discuss the brain as a part of the body, and avoid dualistic notions of the separation of mind and body/brain. Performing a hypothesis-driven physical exam helps reinforce the concept of the psychiatric consultant as a medical doctor, with expertise in the areas of behavior and agitation.

The father offers a strong opinion on the causes of the patient's problems and decline. These should be taken seriously and, indeed, medication-induced side effects are likely related to some of the patient's symptoms. In addition, however, the clinician should carefully evaluate all the evidence of the case and consider alternative diagnoses so as not to miss other important possibilities.

CRITICAL ELEMENTS

Did you elicit these critical elements of the medical encounter?
- Elicit and appropriately respond to the concerns expressed by the patient's parent(s)
- Detailed medication history including adverse effects and allergies
- Personal and family history of autoimmune conditions
- Personal and family history of psychiatric conditions
- The patient's baseline functioning before the symptoms began

Evolution of the Case

The patient is given 2 mg lorazepam IV and becomes more alert and less repetitive. The effect lasts only 30 minutes and then she falls back into a similar state. Lorazepam is scheduled 2 mg IV every 8 hours, with similar short-lived responses following each dose. The patient is sedated and intubated for the lumbar puncture and MRI due to lack of cooperativity, and initial results are significant for 74 WBCs in the CSF, 94% lymphocytes, and 562 RBCs. MRI shows medial temporal hyperintensities on T2/FLAIR. Pelvic ultrasound shows a 1 cm cystic lesion with densely echogenic elements, concerning for dermoid/teratoma. A diagnosis of presumptive anti-NMDA receptor encephalitis is made, and antibody confirmation tests are sent off site for processing. The patient is scheduled for tumor removal; however, hyperautonomia persists after surgery, and despite escalating doses of lorazepam, up to 4 mg every 4 hours (24 mg total daily dose), the patient remains agitated and only shows a 20- to 30-minute response to a lorazepam dose. Plasmapheresis is indicated but unsafe given risk of agitation and pulling of her lines.

The decision is made to initiate ECT to treat the symptomatic features of NMS/MC with the hope that, if successful, it will allow for the safe delivery of further immunomodulatory treatments. The patient does not have the decision-making capacity currently for either her immunomodulatory treatments, pelvic surgery, or ECT, and the informed consent discussion for ECT will take place with her parents as surrogate decision makers (consistent with state law, which varies widely regarding surrogate consent to ECT).[23] Note that the Spanish acronym for *terapia electroconvulsiva, TEC*, is a medical acronym that is commonly used in Spanish (unlike many other acronyms that are not commonly used), and is pronounced /*tek*/. The following segment models a sample ECT informed consent discussion in Spanish by the psychiatrist with Raquel's family:

Proceso de consentimiento informado para TEC

Hola señor y señora Reyes, he vuelto para hablar con ustedes porque mi recomendación es que Raquel reciba terapia electroconvulsiva, conocida como TEC, o ECT, por sus siglas en inglés. Es el tratamiento más efectivo para catatonia. TEC consiste en utilizar electricidad para inducir una convulsión intencionalmente en el cerebro. Sé que esto puede sonar como una idea muy extraña, pero hemos aprendido desde hace muchos años que es una técnica muy efectiva, y hemos avanzado mucho en las últimas décadas en cómo hacerlo de una manera segura y eficaz.

Primero, Raquel recibiría un medicamento de anestesia por las venas para dormirla, similar a la anestesia para una cirugía general. Una vez dormida, le vamos a dar un relajante muscular; de esa forma, cuando provoquemos la convulsión, podremos monitorizar la convulsión electrónicamente, pero ella va a tener los músculos relajados y no va a temblar ni a moverse como durante una convulsión que usted se puede imaginar o que a lo mejor a visto en películas. Las películas a veces enseñan imágenes de pacientes recibiendo TEC sin relajantes musculares por el dramatismo, pero les aseguro que el tratamiento TEC hoy en día no es nada dramático.

Los medicamentos duran unos cinco minutos en el cuerpo, el estímulo eléctrico dura unos segundos, y la convulsión dura aproximadamente un minuto. Así que ella va a estar dormida cinco minutos, y el tiempo de recuperación dura entre treinta y sesenta minutos en la sala de recuperación de anestesia antes de volver a su habitación usual, aquí.

El TEC no es solo un tratamiento, sino una serie de tratamientos que normalmente requiere entre seis y doce tratamientos. En el caso de Raquel, voy a recomendar que empecemos a hacer el TEC tres veces a la semana, pero a veces tenemos que hacerlo diariamente. Los efectos secundarios más comunes son dolor de cabeza, dolor de los músculos y náuseas, y podemos ofrecerle tratamientos si estos efectos ocurren. Un efecto más serio es que puede causar dificultad con la memoria, que normalmente afecta a memorias más recientes, cosas que están pasando ahora o que han pasado hace días o semanas. Estos posibles efectos duran por el tiempo en que Raquel esté recibiendo el tratamiento y las funciones de memoria se normalizan dentro de una o dos semanas después de terminar la serie de tratamientos.

En el caso de Raquel, ahora mismo está en un estado de catatonia, durante el cual es muy probable que no esté formando memorias normalmente de todos modos, así que, ayudarle a salir de la catatonia es, en mi opinión, lo más importante y urgente.

El riesgo de una complicación más grave por causa del TEC es muy pequeño; es equivalente al riesgo de recibir anestesia general. Una reacción grave o adversa a la anestesia ocurre en menos de una de cada diez mil (10,000) personas. Pero si alguien en su familia ha tenido una reacción mala a la anestesia, es importante que hablemos más sobre el tema.

En el caso de Raquel, mi expectativa es que veremos una mejoría en ella después de los primeros tres a cinco tratamientos, pero es probable que no notemos una diferencia después del primer tratamiento.

Sé que les he presentado mucha información. Quiero contestar cualquier pregunta o duda que tengan.

References

1. Kronish IM, Leventhal H, Horowitz CR. Understanding minority patients' beliefs about hypertension to reduce gaps in communication between patients and clinicians. *Journal of Clinical Hypertension (Greenwich, Conn)*. 2012;14(1):38–44. https://doi.org/10.1111/j.1751-7176.2011.00558.x
2. Alarcón RD, Parekh A, Wainberg ML, Duarte CS, Araya R, Oquendo MA. Hispanic immigrants in the USA: social and mental health perspectives. *The Lancet Psychiatry*. 2016;3(9):860–870. https://doi.org/10.1016/S2215-0366(16)30101-8
3. Curtin AJ, Martins DC, Genere AA, et al. Perceptions of mental health among Hispanic older adults: findings among immigrants from the Dominican Republic, Colombia, and Guatemala. *Journal of Gerontological Nursing*. 2018;44(11):44–50. https://doi.org/10.3928/00989134-20181010-05
4. López V, Sánchez K, Killian MO, Eghaneyan BH. Depression screening and education: an examination of mental health literacy and stigma in a sample of Hispanic women. *BMC Public Health*. 2018;18(1):646. https://doi.org/10.1186/s12889-018-5516-4

Case 1

5. American Psychiatric Association. *Diagnostic and Statistical Manual of Mental Disorders*. 5th ed. Arlington, VA: American Psychiatric Publishing; 2013.

Case 2

6. Ball HL. The Atlantic divide: contrasting U.K. and U.S. recommendations on cosleeping and bed-sharing. *Journal of Human Lactation*. 2017;33(4):765–769. https://doi.org/10.1177/0890334417713943
7. Mileva-Seitz VR, Bakermans-Kranenburg MJ, Battaini C, Lujjik MP. Parent-child bed-sharing: the good, the bad, and the burden of evidence. *Sleep Medicine Reviews*. 2017;(32):4–27. https://doi.org/10.1016/j.smrv.2016.03.003
8. Mindell JA, Sadeh A, Kohyama J, How TH. Parental behaviors and sleep outcomes in infants and toddlers: a cross-cultural comparison. *Sleep Medicine*. 2010;11:393–399. https://doi.org/10.1016/j.sleep.2009.11.011
9. Okami P, Weisner T, Olmstead R. Outcome correlates of parent-child bedsharing: an eighteen-year longitudinal study. *Journal of Developmental and Behavioral Pediatrics*. 2002;23(4):244–253. https://doi.org/10.1097/00004703-200208000-00009

Case 3

10. Devylder JE, Oh HY, Yang LH, Cabassa LJ, Chen FP, Lukens EP. Acculturative stress and psychotic-like experiences among Asian and Latino immigrants to the United States. *Schizophrenia Research*. 2013;150(1):223–228. https://doi.org/10.1016/j.schres.2013.07.040
11. Durà-Vilà G, Hodes M. Cross-cultural study of idioms of distress among Spanish nationals and Hispanic American migrants: susto, nervios and ataque de nervios. *Social Psychiatry and Psychiatric Epidemiology*. 2012;47(10):1627–1637. https://doi.org/10.1007/s00127-011-0468-3

12. Earl TR, Fortuna LR, Gao S, et al. An exploration of how psychotic-like symptoms are experienced, endorsed, and understood from the National Latino and Asian American Study and National Survey of American Life. *Ethnicity and Health.* 2014;20(3):273–292. https://doi.org/10.1080/13557858.2014.921888

13. Favazza Titus SK. Seeking and utilizing a curandero in the United States: a literature review. *Journal of Holistic Nursing.* 2013;32(3):189–201. https://doi.org/10.1177/0898010113512560

14. Guarnaccia PJ, Parka P, Deschamps A, Milstein G, Argiles N. Si Dios Quiere: Hispanic families' experiences of caring for a seriously mentally ill family member. *Culture, Medicine and Psychiatry.* 1992;16:187–215. https://doi.org/10.1007/bf00117018

15. Vega WA, Sribney WM, Miskimen TM, Escobar JI, Aguilar-Gaxiola S. Putative psychotic symptoms in the Mexican American population: prevalence and co-occurrence with psychiatric disorders. *The Journal of Nervous and Mental Disease.* 2006;194(7):471–477. https://doi.org/10.1097/01.nmd.0000228500.01915.ae

Case 4

16. Boeke A, Pullen B, Coppes L, Medina M, Cooper JJ. Catatonia associated with systemic lupus erythematosus (SLE): a report of two cases and a review of the literature. *Psychosomatics.* 2018;59(6):523–530.

17. Espinola-Nadurille M, Flores-Rivera J, Rivas-Alonso V, et al. Catatonia in patients with anti-NMDA receptor encephalitis. *Psychiatry and Clinical Neurosciences.* 2019;73(9):574–580.

18. Fink M, Taylor MA. *Catatonia: a Clinician's Guide to Diagnosis and Treatment.* Cambridge University Press; 2006.

19. Wilson JE, Carlson R, Duggan MC, et al. Delirium and catatonia in critically ill patients: the DeCat prospective cohort investigation. *Critical Care Medicine.* 2017;45(11):1837.

20. Cooper JJ, Llesuy JR. Catatonia education: needs assessment and brief online intervention. *Academic Psychiatry.* 2017;41(3):360–363.

21. Medina M, Garza DM, Cooper JJ. Physical examination skills among chief residents in psychiatry: practices, attitudes, and self-perceived knowledge. *Academic Psychiatry.* 2019;1–5.

22. Strawn JR, Keck Jr MD, E P, Caroff SN. Neuroleptic malignant syndrome. *American Journal of Psychiatry.* 2007;164(6):870–876.

23. Livingston R, Wu C, Mu K, Coffey MJ. Regulation of electroconvulsive therapy: A systematic review of US state laws. *The Journal of ECT.* 2018;34(1):60–68.

CHAPTER 10

Ophthalmology and Otorhinolaryngology Cases—Casos de oftalmología y otorrinolaringología

Marco A. Alemán, MD ▓ Charles S. Ebert, Jr., MD, MPH, FACS, FARS, FAAOA ▓
Verónica A. Kon Graversen, MD ▓ María Carolina Mora Pinzón, MD, MS

Introduction to Ophthalmology and Otorhinolaryngology Cases

Problems related to eyes, ears, nose, and throat are sometimes perceived as peripheral or highly specialized care and, as a result, patients with decreased access to general medical care may have profound difficulty in accessing these services or may feel that they are unnecessary. On the contrary, the maintenance of vision and hearing is of utmost importance for patients' daily functioning at home and work and is often interrelated with chronic medical conditions such as diabetes and hypertension, as well as with general geriatric care.

In some cases, patients who present with vision or vertigo symptoms can be very worried, with due cause, as some severe conditions such as strokes and tumors can present this way. The clinician evaluating patients with these conditions needs to recognize the possibilities of diagnoses as well as the patients' concerns, providing guidance and reassurance along the way. During these stressful situations, rapport-building strategies such as showing kindness and concern for the Latino patient, known as *simpatía,* and building the provider-patient relationship, known as *personalismo,* are even more important. Some Latinos who ascribe to these norms will particularly value when their clinician connects with them as an individual by being attentive, showing concern, and perhaps by small gestures such as a handshake or touch on their hand or shoulder, as appropriate.

Hispanics/Latinos are less likely to access ocular health services[1] and are at increased risk of open-angle glaucoma—a leading cause of blindness in this group, responsible for over 25% of blindness, higher than that caused by diabetes.[2] Unfortunately, Hispanic patients with diabetes have a disparity in obtaining the necessary annual eye screening. One study has identified that Hispanics with diabetes are less likely to obtain their yearly eye exam if they are younger, less educated, or uninsured, yet are more likely to do so if they received information recommending eye screening from two sources, such as their clinician, a friend, or the media.[3] Clinicians should be mindful of these existing health disparities and continue to implement best-practice recommendations, such as vision screening, to all patients as indicated. Clinicians have a responsibility to collaborate with patients and community partners to help mitigate health disparities and to provide the needed access to high-quality medical care for their Hispanic/Latino patients.

The cases in this chapter explore common eye, ear, nose, and throat complaints that allow the reader to consider multiple clinical possibilities and provide the opportunity to educate the patient about their symptoms, exam findings, and therapeutic plan.

Case 1 – Dizziness – Mareos

María Carolina Mora Pinzón, MD, MS

INTRODUCTORY INFORMATION

Patient's Name	Ana Pérez
Age	68 years
Date of Birth	August 15, 1951
Gender	Female
Race/ethnicity	Hispanic
Self-reported national or ethnic origin	Colombia
Language preference	Spanish
City, State	Milwaukee, Wisconsin
Medical Setting	Urgent Care
Reason for visit	*"Tengo mareos."*
Vital signs	HR 80 BP 134/68 RR 16 Temp 37.2°C O$_2$Sat 97%

MEDICAL ENCOUNTER

Doctor/a o profesional sanitario	Paciente
Presentación	
Buenos días, señora Pérez, soy la doctora Salazar.	Hola, doctora, mucho gusto.
Pregunta introductoria	
¿Cómo le puedo ayudar hoy?	Tengo muchos mareos y mi hija me dijo que viniera al médico, no vaya a ser el colesterol.
Historia de la enfermedad actual	
Descríbame un poco más sus mareos.	Bueno, siento que es como si me fuera a caer. Es muy fuerte y tengo que agarrarme de una silla o de alguien para no caerme.
¿Hace cuánto tiempo tiene estos mareos?	Comenzaron hace como tres días.
¿Qué estaba haciendo cuando empezó a sentirse mareada?	Bueno, la primera vez que lo noté fue mientras estaba haciendo aseo el otro día.
¿Haciendo aseo?	Sí, estaba limpiando la casa, barriendo el piso con la escoba, en ese momento me había agachado a recoger el polvo con la palita.
¿La palita?	Disculpe, el recogedor.
Okey, entiendo. ¿Cuántas veces al día tiene un mareo?	Una o dos veces al día.
¿Cuánto tiempo dura cada mareo?	No mucho.
¿Eso quiere decir que le dura unos segundos o unos minutos?	Unos pocos segundos.
¿Ha probado algo para mejorar los mareos?	No, nada. Cuando me da, me siento y me quedo así un ratico.

Continued on the following page

Doctor/a o profesional sanitario	Paciente
¿Qué le empeora el mareo?	Cuando muevo rápido la cabeza, como después de agacharme a recoger algo del piso o pararme de la cama.
¿Cómo le afecta su vida? ¿Cómo la limita?	Bueno, me da miedo que me vaya a dar por la calle, así que no he salido a hacer mis cosas.
¿Se ha caído alguna vez después de marearse?	No, doctora. Me da miedo caerme, pero no me he caído.
¿Se ha golpeado debido a un mareo?	No, tampoco.
¿Ha perdido el conocimiento o se ha sentido que va a perder el conocimiento?	¿Como desmayarme?
Sí, como desmayarse o sentirse que se va a desmayar.	No, no he sentido eso, doctora.
Okey. ¿Ha tenido gripe o malestar en las últimas semanas?	No que yo recuerde.
¿El problema está empeorando, mejorando o sigue igual desde que empezó?	Igual.
¿Ha notado debilidad en alguna parte del cuerpo?	¿Cómo así?
¿Ha notado que tiene una parte del cuerpo sin fuerza, que no puede mover un brazo o una pierna de manera normal?	No, ni Dios lo quiera.
Síntomas asociados	
Mientras tiene el mareo, ¿siente algún otro síntoma?	No.
¿Náuseas?	No.
¿Vómito?	No.
¿Dolor de cabeza?	No.
¿Fiebre?	No.
¿Cambios en los oídos?	¿Como cuáles?
¿Siente que no puede escuchar bien?	No.
¿Ha escuchado algún ruido, como un silbato, pito o silbido?	No.
¿Problemas de la visión, como que no puede ver o que ve lucecitas?	No.
¿Ha tenido algo como esto antes?	No que yo recuerde. Sé que me habían dado mareos, pero nunca se repetían así.
Repaso por sistemas	
¿Ha tenido dolor en alguna parte del cuerpo?	No.
¿Ha tenido dificultad para respirar?	No.
¿Ha notado algo más?	No.
Historia médica	
¿Qué problemas médicos ha tenido?	La tensión alta, y fibrilación del corazón.

Doctor/a o profesional sanitario	Paciente
¿Alguna vez ha sentido mareos o se ha desmayado en relación con la fibrilación auricular?	No, nunca. De hecho, me la descubrieron por casualidad en un chequeo médico. Nunca siento nada.
¿Está tomando algún medicamento para la tensión?	Losartán y un diurético, pero no recuerdo el nombre.
¿Se acuerda de cuántos miligramos es el losartán?	Sí, el losartán es de cincuenta miligramos; lo empecé a tomar hace seis meses, pero antes tomaba otro medicamento.
¿Tiene la caja del diurético con usted?	Sí, déjeme buscarla. Ah, aquí está. Se llama hidroclorotiazida de veinticinco miligramos y lo tomo cada día cuando me despierto.
Okey, muy bien. ¿Tiene diabetes?	No.
¿Colesterol alto?	Pues me habían dicho que sí hace muchos años, pero me tomé un tratamiento y se me quitó.
¿Se acuerda de qué medicamento tomó para el colesterol?	No, pero era una pastillita blanca.

Historia quirúrgica

¿Qué cirugías le han hecho?	La cesárea nada más.

Medicamentos

¿Algún otro medicamento que esté tomando que no haya mencionado?	Warfarina de cinco miligramos cada día.
¿Usa algún medicamento que se compra en la farmacia sin necesidad de receta?	A veces tomo acetaminofén para los dolores.
¿Para qué dolores?	A veces la rodilla, otras la espalda; llegar a vieja no es fácil. La rodilla me duele si hago mucho esfuerzo, así que me tomo la pastilla si voy salir para poder caminar bien y luego me tomo otra pastillita si el dolor me está fastidiando.
¿Usa algún suplemento natural o herbal?	Mi hija me compró un multivitamínico para subir las defensas.

Alergias

¿Qué alergias tiene a medicinas?	A la penicilina.
¿Qué reacción tiene?	No lo sé, me lo diagnosticaron cuando estaba muy chiquita.

Historia social

Uso de sustancias recreativas o ilícitas

¿Usted consume vino, cerveza o alcohol?	Solo en las fiestas.
¿Cada cuánto va a una fiesta donde consume alguna bebida alcohólica?	Uy, no es para tanto, apenas como tres o cuatro veces al año.
Cuando toma, ¿qué tanto bebe?	Una copita de ponche crema o vino, como para brindar.
¿Usted alguna vez ha fumado?	Sí, en mi juventud fumé, pero lo dejé hace treinta y cinco años.

Continued on the following page

Doctor/a o profesional sanitario	Paciente
¿Por cuántos años fumó y cuánto fumó?	Fumé como por diez años, unos dos o tres cigarrillos al día.

Oficio

¿A qué se dedica?	Ya no trabajo, estoy jubilada.

Vivienda/Recreo/Relaciones

¿Con quién vive?	Vivo sola, pero mis hijos me visitan todos los días.
¿Qué actividades hace en un día normal?	Limpiar la casa, lavar la ropa, a veces voy al mercado, preparo la comida y veo televisión.
¿Qué más hace para relajarse?	Me gusta revisar las redes sociales y ver las fotos de la familia y de la gente famosa. Es divertido ver cuando ponen esas fotos de la gente viajando. También los domingos después de misa voy a almorzar con unas amigas.

Violencia doméstica

¿Se siente segura en su casa?	Sí, todo bien.

Historia médica de la familia

¿Qué problemas médicos hay en su familia, por ejemplo, en sus padres o hermanos?	Mi mamá tiene hipertensión y el colesterol alto.

Examen físico

Signos vitales	Frecuencia cardíaca: 80 Presión arterial: 134/68 Frecuencia respiratoria: 16 Temperatura: 37.2°C Saturación de oxígeno: 97% al aire ambiental Peso: 80 kg Talla: 5'0"
Orientación	Alerta y orientada con respecto al tiempo, lugar y persona.
Ojos	Pupilas simétricas y reactivas a la luz.
Oídos	Canal izquierdo con cera que no obstruye el canal. Membrana timpánica intacta con presencia del triángulo luminoso bilateralmente. No se observa drenaje ni fluidos.
Examen cardiovascular	Ritmo cardiaco irregularmente irregular, sin soplos. No se auscultan ruidos carotideos.
Examen neurológico	Pares craneales II – XII intactos. Nistagmo horizontal en el lado derecho inducido con la maniobra de Dix-Hallpike. Fuerza muscular 5/5 en las cuatro extremidades. Reflejos normales. Coordinación normal en la prueba de coordinación entre dedo y nariz con ambas manos y de talón a tobillo con ambas piernas. Romberg negativo.

Doctor/a o profesional sanitario	Paciente
Conclusión de la entrevista médica	
¿Qué preguntas tiene?	¿Será el colesterol? ¿Qué medicamento debo tomar?
Es posible que su colesterol esté alto, aunque no creo que sea la causa de los mareos. El cuerpo para funcionar necesita muchas cosas, incluyendo proteínas, vitaminas, carbohidratos y grasa. El colesterol es la manera en la que el cuerpo transporta grasas. Cuando el colesterol está muy alto, estas grasas se acumulan en sitios donde no deberían estar (como en el corazón), y por eso recomendamos medicamentos en algunas ocasiones. Lo que vamos a hacer es medir el colesterol por medio de una prueba de sangre, y dependiendo del resultado podemos considerar un medicamento. También vamos a hablar de sus mareos y las causas y tratamientos para este problema. ¿Le parece bien?	Okey, sí, doctora, muchas gracias.

CASE NOTE

Case Note 1: Blank for Learner to Complete

 Available for electronic download in Appendix.

Case Note 2: Sample Spanish Version

Case Data Documentation (Comprehension of case information)	Historia del problema actual	Mujer de 68 años que presenta con vértigo desde hace 3 días. Los episodios ocurren 2 o 3 veces al día, duran menos de 30 segundos, y generalmente ocurren después de un cambio de posición y no están acompañados do tinnitus, disminución de la audición, dolor de cabeza, náuseas o vómitos. El vértigo mejora con descanso y empeora con movimientos de la cabeza. No reporta historia reciente de infecciones respiratorias o episodios similares en el pasado.
	Historia médica	- Hipertensión arterial controlada y fibrilación auricular. - Una cesárea.
	Medicamentos	- Losartán, hidroclorotiazida, warfarina. - Multivitamina. - Acetaminofén según sea necesario para dolores infrecuentes.
	Alergias	Penicilina (reacción desconocida).
	Aspectos importantes de la historia social, de sustancias e historia médica familiar	- Mínimo consumo de alcohol. - 10 años de consumo de tabaco, último uso fue hace 35 años.

Continued on the following page

	Resultados claves del examen físico	- Signos vitales normales. - Nistagmo horizontal inducido con la maniobra Dix-Hallpike. - Resto del examen neurológico normal. - Examen cardiovascular demuestra fibrilación auricular con frecuencia controlada.

Medical Decision-Making Documentation (Synthesizing case information to make medical decisions and recommendations.)	**Evaluación del paciente** Por favor escriba los tres diagnósticos más probables para este paciente en orden empezando con el más probable e incluyendo su justificación.	1. Vértigo posicional paroxístico benigno
		    Es una causa común de mareos en ausencia de otros síntomas, caracterizados por corta duración, empeoramiento por cambios en la posición de la cabeza y de aparición súbita[4]. La presencia de mareos que duran segundos y la ausencia de tinnitus, disminución de la audición, dolor de cabeza, náuseas o vómitos, el empeoramiento con cambios de posición y el nistagmo horizontal nos ayudan a definir este diagnóstico.
		2. Neuritis vestibular
		    Causa de mareos, que se exacerba con movimientos y se acompaña de nistagmo. Este diagnóstico es menos probable porque los mareos relacionados con neuritis vestibular tienden a durar varias horas, y en su caso duran segundos. Además, la paciente no reporta síntomas de desequilibrio ni historia reciente de infección de las vías respiratorias superiores que usualmente acompañan este diagnóstico.
		3. Enfermedad de Ménièr
		    Causa de vértigo en adultos, más común entre los 40 y 60 años de edad, cuyos síntomas tienden a durar varias horas e incluyen cambios de la audición, tinnitus, náusea y vómitos, los cuales no se encuentran en nuestra paciente.

	Plan	
	Plan para establecer o confirmar el diagnóstico: ¿Qué pruebas o procedimientos recomienda?	Plan para el diagnóstico: a. La presencia del nistagmo horizontal confirma el diagnóstico de vértigo posicional paroxístico benigno. Otras pruebas no son necesarias. b. Si la historia clínica o el examen físico fuera menos definitivo, deberíamos considerar los otros diagnósticos y también considerar una evaluación de posibles causas cardiovasculares dado el antecedente médico de fibrilación auricular.
	Plan para el tratamiento: ¿Qué tratamientos recomienda?	Plan para el tratamiento: a. Maniobra de reposicionamiento de canalitos (llamada la maniobra de Epley o de Semont) realizada durante esta visita. b. Ejercicios de Brandt-Daroff en casa, 3 veces al día por 2 semanas o hasta que el vértigo desaparezca. No es necesario usar medicamentos; los síntomas mejoran después de unos días. c. Signos de alerta que requerirían reevaluación: presencia de náuseas o vómitos, cambios en la audición, debilidad en una o más extremidades.

Patient-Centered Discussion (Transforming the medical decision-making into language that the patient understands.)

Señora Pérez, lo que usted tiene se llama vértigo posicional paroxístico benigno. "Vértigo" es la palabra médica para referirnos a este tipo de mareos. "Posicional" quiere decir que ocurre con los cambios de posición. "Paroxístico" quiere decir que va y viene, y "benigno" quiere decir que la causa de estos síntomas no es grave.

La causa de estos síntomas se encuentra dentro del oído. Allí tenemos una estructura que controla el balance o el equilibrio de nuestro cuerpo. Esta estructura tiene forma de caracol y tiene agua y a veces algunos granos de calcio por dentro. Los síntomas ocurren cuando estos granos de calcio se quedan atascados y no permiten que el cuerpo se balancee correctamente. En estos casos hacemos unos ejercicios con la cabeza y el cuerpo para tratar de mover los granos de calcio fuera de donde están atascados. A veces toma unos días, pero en la mayoría de las personas se mejoran sin necesidad de medicamentos.

El ejercicio que quiero que usted haga en casa es este: acuéstese sobre un oído y mueva la cabeza como si fuera a mirar hacia arriba, quédese en esa posición hasta que no tenga mareos y luego repita este ejercicio recostándose sobre el otro lado. La idea es que haga esto cinco veces en cada lado, tres veces al día, hasta que ya no le den mareos.

Si en algún momento nota que sus síntomas cambian o empeoran, debe avisarme para ver qué está pasando. Quiero que me llame si las cosas no mejoran en dos semanas, si empieza a tener náuseas o vómitos, si siente que no escucha bien por un oído, o si nota que tiene debilidad en parte del cuerpo.

Case Note 3: Sample English Version

Case Data Documentation (Comprehension of case information)	**History of present illness**	68-year-old woman, presenting with vertigo for the last 3 days. The episodes occur 2-3 times per day, last less than 30 seconds, and generally occur after a change in position. The patient does not report tinnitus, hypoacusis, headache, nausea, or vomiting. The vertigo improves with rest and worsens with sudden movement. She does not report recent history of upper respiratory infections or similar episodes in the past.
	Key past medical history	- Controlled hypertension and atrial fibrillation. - One C-section.
	Medications	- Losartan, hydrochlorothiazide, warfarin. - Multivitamin. - Acetaminophen as needed for infrequent aches.
	Allergies	Penicillin (unknown reaction).
	Key social/substance use/family history	- Minimal alcohol consumption. - 10 years of tobacco use, last use was 35 years ago.
	Key physical examination findings	- Vital signs are normal. - Horizontal nystagmus induced with the Dix-Hallpike maneuver. - Neurologic examination otherwise normal. - Cardiac exam significant for atrial fibrillation, rate-controlled.

Continued on the following page

Medical Decision-Making Documentation (Synthesizing case information to make medical decisions and recommendations.)

Assessment
Please list your top three differential diagnoses in order of likelihood and include your justification.

1. Benign paroxysmal positional vertigo (BPPV)
   This is a common cause of dizziness that does not have other symptoms. It is characterized by its short duration (less than one minute), sudden presentation, and worsening by head position changes.[4] In our patient, the dizziness lasting seconds, absence of tinnitus, hearing loss, nausea or vomiting, along with the worsening of dizziness with position change and presence of horizontal nystagmus, confirm the diagnosis.
2. Vestibular neuritis
   Cause of dizziness that exacerbates with movements and presents with nystagmus. This cause is less likely in our patient, as in this condition, the dizziness tends to last several hours, whereas in our patient, it lasted seconds. Also, the patient does not report disequilibrium and/or a recent upper respiratory infection, which usually accompany this diagnosis.
3. Ménière's disease
   Cause of dizziness among adults most commonly ocurring between ages 40 and 60. The symptoms tend to last several hours and present with auditory symptoms, tinnitus, nausea, and vomiting that were not present in our patient.

Plan of Care

Diagnostic Plan: What other tests or procedures would you recommend?

Diagnostic plan:
a. Presence of horizontal nystagmus confirms BPPV. Additional testing is not necessary at this time.
b. If the history or physical exam were less definitive, we should consider the other diagnoses and also consider evaluating for possible cardiovascular causes given the patient's history of atrial fibrillation.

Treatment Plan: What treatments would you recommend?

Treatment plan:
a. Maneuver to reposition the otolith away from the semicircular canal (i.e., Epley maneuver or Sermont) done during today's visit.
b. Brandt-Daroff exercises 3 times a day for 2 weeks or until the vertigo ceases. Medications are not indicated since symptoms are expected to improve after a few days.
c. Red flags that might indicate the need for reevaluation: presence of nausea or vomiting, changes in hearing, or weakness in one or more extremities.

Patient-Centered Discussion (Transforming the medical decision-making into language that the patient understands.)	Mrs. Pérez, what you have is called benign positional paroxysmal vertigo, or BPPV. "Vertigo" is the medical word that we use to refer to a type of dizziness. "Positional" means that it occurs when you change positions. "Paroxysmal" means it comes and goes, and "benign" means that the cause of the symptoms is not life threatening.
	The cause of your symptoms is inside the ear. We have an ear structure that controls balance, is shaped like a snail shell, and has water and some grains of calcium inside. Your symptoms occur when the grains of calcium become stuck and do not allow the body to sense your balance correctly. In these cases, we recommend some exercises for your head and body to move the grains of calcium from where they are stuck. Sometimes this takes a few days, and generally patients do not need medication to get better.
	The exercise that I want you to do is this one: Lie down on your side with one ear facing down and tilt your head slightly like you are trying to look up. Stay in this position until you stop feeling dizzy, and then repeat the movement lying on the other side. The idea is to do this five times on each side, three times a day, until you no longer have dizziness.
	If at any time you notice new or worsening symptoms, you should let me know so we can reevaluate you. I want you to call me if you have not improved in 2 weeks, if you develop nausea or vomiting, if your hearing changes, or if you notice weakness in part of your body.

CASE DISCUSSION

Critical Data to Obtain From This Patient Interview

Dizziness can be due to neurologic or nonneurologic causes.[6] In cases of dizziness, it is important to define if the causes are life threatening (e.g., stroke, syncope, arrhythmia), which is accomplished by asking about acuity, duration, and presence of associated symptoms (e.g., palpitations, unilateral weakness, slurred speech, headaches, loss of consciousness, disequilibrium). While dizziness that is associated with cardiovascular conditions is generally presyncopal, and dizziness associated with BPPV is more likely to be vertiginous, patients do not always understand the distinction and may refer to both as simply *mareos* (dizzy spells or dizziness). Further, vertigo can be a symptom of posterior cerebellar ataxia caused by ischemia or other insults to this brain region.

Additional questions will help to identify if the cause of the symptoms is of vestibular origin, and if so, if it is peripheral or central. Presence of symptoms that are unilateral (e.g., hearing loss, ear pain, discharge) point to peripheral causes (that can also have associated imbalance or ataxia) while central causes lack ear symptoms but might present with ataxia, bilateral symptoms, or vertical nystagmus.

Tips for Interviewing in This Case

It is very important to explore the chief concern by asking the patient an open-ended question regarding what they mean by "dizziness." It is common for patients to attribute their symptoms to other causes, which might mislead the interviewer, as in this case when the patient's first statement is that she is having dizziness and wants to see if it is due to high cholesterol.

Mareos or dizziness can refer to several symptoms, both in Spanish and English. Faintness or near-syncope *(desvanecimiento, desmayo, un yeyo)*, lightheadedness *(se me va la cabeza, se me van los tiempos)*, vertigo or a false sensation of movement of self or the room *(vértigo, una sensación de giro, como si estuviera borracho/a, como si estuviera intoxicado/a)*, or fogginess *(aturdimiento, estar atontado/a, tontina).*[7] *Sentirse mareado/a,* "to feel dizzy" can also be an emotional or psychological complaint, such as feeling overwhelmed by some stressful event or circumstance. It is typically most helpful to listen to the patient's story using open-ended questions to allow the patient to describe the symptoms in their own words. Some questions to assist in assessing the characteristics of the dizziness, if patients cannot further describe what they feel, include:

Could you tell me in other words what it means when you tell me that you were dizzy?	¿Me podría decir en otras palabras qué significa cuando me dice que estaba mareado/a?
For example, did you feel that you were going to pass out?	Por ejemplo, ¿se sentía que se iba a desmayar o que iba a perder el conocimiento?
Did you feel that the room was moving?	¿Se sentía que se estaba moviendo el cuarto?
At any time, have you lost consciousness?	¿En algún momento ha perdido el conocimiento?

Cultural Considerations

Many Spanish words may be used to describe dizziness and associated symptoms (e.g., lightheadedness, syncope, near-syncope), and these may vary between speakers from different national origins. For example, in Colombia, patients might say: *"me dio un yeyo,"* which might indicate that they were feeling lightheaded or dizzy, but it could also be used to describe an nonspecific discomfort.[5] In Venezuela, other expressions to refer to dizziness are *beri-beri* and *soponcio*. In some areas of Panamá, patients might refer to dizziness as *inco*. Clinicians should be open-minded in asking the patient to clarify any words with which they are unfamiliar. Additionally, clinicians should acknowledge and validate patients' interpretation of their own illness and assess whether it is an issue that needs to be addressed at the visit, even if not related to the chief complaint. In this case, the cholesterol, while not necessarily related to the patient's vertigo, is a long-term risk factor for cardiovascular disease that merits being addressed in response to the patient's expressed concern. This helps build rapport and gain insight into their fears, cultural understanding of health and illness, and expectations for the outcome of the visit.

CRITICAL ELEMENTS

Did you elicit these critical elements of the medical encounter?
- Assess characteristics of dizziness, including their relation to position or movement
- HEENT, neurological, and cardiovascular review of systems
- Past medical history, including history or symptoms of atrial fibrillation
- Physical examination, including full neurologic examination and Dix-Hallpike maneuver
- Address the patient's interpretation of her illness, questions, and concerns

Case 2 – Runny nose – Goteo nasal

Charles S. Ebert, Jr., MD, MPH, FACS, FARS, FAAOA

INTRODUCTORY INFORMATION

Patient's Name	Fernando Borja Canales Bartra
Age	28 years
Date of Birth	May 17, 1991
Gender	Male

Race/ethnicity	Hispanic
Self-reported national or ethnic origin	Costa Rica
Language preference	Spanish
City, State	Siler City, North Carolina
Medical Setting	Outpatient Internal Medicine Clinic
Reason for visit	*"Me gotea la nariz y estoy muy constipado."*
Vital signs	HR 78 BP 138/68 RR 12 Temp 98.8°F O₂Sat 99% on room air

MEDICAL ENCOUNTER

Doctor/a o profesional sanitario	Paciente
Presentación	
Buenos días, soy el doctor Ebert.	Buenos días, doctor.
Pregunta introductoria	
¿Qué le trae hoy a la clínica?	Es que me sale mucho moco por la nariz y la tengo constipada. Casi no puedo respirar por la nariz.
Historia de la enfermedad actual	
¿Cómo es su congestión nasal? Descríbala, por favor.	Cuando me acuesto, se me tapa la nariz y casi no puedo dormir por no poder respirar.
Parece ser muy incómodo. ¿Cómo le afecta su vida?	No duermo bien y no puedo hacer actividades vigorosas porque siento que no respiro bien.
¿Se le tapan ambos lados de la nariz o solo un lado a la vez?	Sí, los dos lados, más durante la noche y a veces cuando trabajo. Durante el día, normalmente se me tapa un lado a la vez.
¿Hay un lado que le molesta o que se le tapa con más frecuencia?	Yo diría que el lado derecho se me tapa un poco más que el otro lado.
¿Cuándo empezó el problema?	Desde hace mucho tiempo. La verdad que ni siquiera recuerdo la última vez que respiraba bien por la nariz, sin este problema.
¿Desde su niñez?	Creo que sí.
¿Ha recibido algún golpe a la nariz o a la cara que usted recuerde?	No, nunca.
¿Con qué frecuencia le molesta?	A mí me parece que siempre.
¿Hay estaciones del año en las que le molesta más o menos la nariz?	Bueno, ahora que lo pienso, durante la primavera y el otoño me molesta más quizás.
¿Hay partes del día en las que le empeora o mejora la congestión?	Es peor cuando me levanto en la mañana y cuando trabajo.
¿Hay algo que le mejora o le alivia la congestión?	Nada, doctor. ¡Ojalá hubiera algo!
¿Ha probado algo para mejorar la congestión?	He usado un tipo de espray nasal pero no me hizo nada.

Continued on the following page

Doctor/a o profesional sanitario	Paciente
¿Recuerda el nombre del espray?	No me acuerdo. Lo compré sin receta.
¿El problema está empeorando, mejorando o sigue igual desde que empezó?	Doctor, tengo la impresión de que se me está empeorando desde que me mudé a Carolina del Norte.
¿Cuándo se mudó a este estado?	Hace dos años, por razones del trabajo.
¿Dónde vivía antes?	Justo antes, vivía en Miami en la Florida, y antes de eso me vine de mi país, Costa Rica.
¿Qué cree que pueda ser la causa?	La verdad es que no lo sé. Tengo muchísimo tiempo padeciendo de esto. Lo que pasa es que ya no lo aguanto más especialmente ahora que está peor y me siento que está afectándome en el trabajo.
Entiendo. Permita que le haga algunas preguntas más y después hablamos de cómo le podemos ayudar.	Gracias, doctor, cuánto se lo agradezco.
Usted mencionó que le gotea la nariz. ¿Cómo es el goteo, la secreción que sale?	Es como agua.
¿Qué color tiene?	Es transparente, doctor; no tiene color.
¿Le gotea de vez en cuando, con mucha frecuencia o constantemente?	Me sale más cantidad por la mañana. Pero ya sea mucha cantidad o poca, parece que siempre me gotea. Tengo que sonarme la nariz casi constantemente. Llevo pañuelos siempre conmigo y eso no me gusta.
¿Cuándo empezó el goteo nasal?	Creo que al mismo tiempo que la congestión. Todo va junto.
Síntomas asociados	
¿Ha notado algún otro problema que le ocurra junto con el goteo nasal y la constipación de la nariz?	Sí, me lloran y me pican los ojos.
¿Ha notado los ojos rojos?	Sí, normalmente, tengo los ojos colorados en la mañana. No me hace lucir muy bien ni muy presentable cuando voy a mi trabajo.
¿Ha notado picazón en otras partes además de los ojos?	No.
¿Tiene algún dolor, por ejemplo, dolor de cabeza o presión en los senos nasales?	En la cara, especialmente alrededor de los ojos, a veces tengo una presión fuerte.
¿Con qué frecuencia le ocurre?	Creo que dos o tres veces al año.
¿Algo más que haya notado en las épocas en que tiene más molestias y constipación?	También me dan ataques de estornudos con mucha frecuencia.
Repaso por sistemas	
¿Ha tenido fiebre?	No.
¿Sudores nocturnos?	No.
¿Pérdida de peso sin querer?	No.
¿Ha tenido asma?	No, yo no, aunque mi padre sí la tiene.
¿Ha tenido infecciones de los senos nasales o sinusitis?	No que yo sepa.
¿Ha tenido ronquidos fuertes cuando duerme?	No.

Doctor/a o profesional sanitario	Paciente
¿Ha tenido cambio de voz o ronquera?	No.
¿Ha tenido falta de aire o dificultad para respirar?	No.
¿Tiene alergias ambientales, por ejemplo, al polen, moho, caspa de mascotas o polvo?	No lo sé, pero nunca me lo han diagnosticado. Me pregunto si tendré alergias, pero nunca he ido a un especialista ni tampoco me han funcionado mucho los medicamentos para las alergias.
¿Qué medicamentos ha usado?	Me compré uno que se llama loratadina pero no me hace nada.
Historia médica	
¿Qué problemas médicos ha tenido?	Nada más, que yo sepa.
Historia quirúrgica	
¿Qué cirugías le han hecho?	Ninguna.
Medicamentos	
¿Qué medicamentos toma regularmente?	Nada que tome a diario. Como le comenté, en ocasiones me he tomado la loratadina pero no me ayuda mucho.
¿Toma algún otro medicamento sin receta?	Vitaminas.
¿Usa algún suplemento natural o herbal?	Me han recomendado té de eucalipto a ver si me abre la constipación de nariz. Lo he tomado algunas veces.
¿Le ayuda?	En el momento que lo estoy respirando, me alivia un poco, sí, pero no me dura mucho.
¿Algo más que toma?	Nada más.
Alergias	
¿Qué alergias tiene a medicinas?	Tengo alergia a la penicilina.
¿Y qué reacción tiene?	Me da hinchazón de la cara y me pongo rojo como un tomate. Me han dicho que nunca debo tomar ese antibiótico más.
¿Tiene alguna otra alergia?	Ninguna que yo sepa.
Historia social	
Uso de sustancias recreativas o ilícitas	
¿Cuántas bebidas de vino, cerveza o alcohol toma en una semana?	No tomo alcohol, doctor.
¿Alguna vez ha tomado o usado tabaco, marihuana, cocaína o heroína?	Fumo tabaco de vez cuando.
¿Cuánto fuma?	Entre cinco y diez cigarrillos a la semana.
¿Ha pensado en dejar de fumar?	La verdad que no, doctor. No fumo mucho.
Aún así, le puede afectar su salud, incluso podría causar o empeorar los síntomas que tiene ahora. Luego le puedo hablar más sobre esto si usted quiere.	Okey, doctor, no sabía.

Continued on the following page

Doctor/a o profesional sanitario	Paciente
Oficio	
Usted me mencionó que se mudó por el trabajo. ¿A qué se dedica?	Trabajo en construcción.
¿Ha estado expuesto a humo, polvo, sustancias químicas o moho en el trabajo?	Siempre estoy expuesto a polvo y de vez en cuando al humo. Pero que yo sepa nada de sustancias químicas.
Vivienda/Recreo/Relaciones	
¿Qué tipo de vivienda tiene, por ejemplo, es una casa, apartamento o casa móvil?	Vivo en una casa móvil.
¿Tiene la casa alfombrada?	No toda la casa. Pero sí en mi recámara.
¿Con quién vive?	Con mi esposa y nuestros dos hijos.
¿Tiene mascotas?	Tengo un gato que vive en la casa y un cachorrito que vive afuera.
¿Qué hace para relajarse?	Me gusta mucho pescar y jugar al fútbol.
Historia sexual	
¿Cuántas parejas sexuales tiene?	Una, doctor. Estoy casado y le soy fiel a mi esposa.
Violencia doméstica	
¿Ha sufrido abuso físico, verbal o sexual alguna vez?	No.
Historia médica de la familia	
¿Qué problemas médicos hay en su familia, por ejemplo, en sus padres o hermanos?	Mi madre tiene algunas alergias y mi padre tiene asma.
¿Hay cáncer, alta presión o enfermedades cardíacas en su familia?	No.
Examen físico	
Signos vitales	Frecuencia cardíaca: 78 Presión arterial: 138/68 Frecuencia respiratoria: 12 Temperatura: 98.8°F Saturación de oxígeno: 99% aire ambiental Peso: 200 libras
Apariencia general del paciente	El paciente parece estar cansado pero cómodo, respirando sin dificultad. Es comunicativo y está de buen humor.
Voz	Habla claramente sin ronquera.
Cabeza	Sin traumatismos ni cicatrices.
Ojos	La conjuntiva de los ojos demuestra una superficie más reluciente de lo normal. Las membranas palpebrales están levemente enrojecidas pero húmedas. La reacción pupilar a la luz es normal. Capacidad visual adecuada. Ambos ojos se mueven paralelamente en las 6 direcciones de la mirada.
Nariz	No hay evidencia de trauma. El dorso nasal es recto sin desviación. Se observa una línea transversal (surco alérgico) sobre el puente de la nariz.

Doctor/a o profesional sanitario	Paciente
Cavidad oral y orofaringe	Rinoscopia: No hay secreción purulenta, ni cuerpos extraños, pero sí hay secreción clara. Durante la inspiración, la válvula nasal se ve flácida y no se abre completamente. La mucosa nasal tiene edema y los cornetes parecen pálidos e hinchados. No hay pólipos ni ulceraciones. El tabique nasal está desviado hacia la derecha. La mucosa de los labios, encías, boca, el paladar blando y duro, pared faríngea posterior y suelo bucal está bien hidratada y sana. Dientes alineados correctamente sin presencia de prótesis ni trastornos. La lengua parece estar hidratada y se mueve sin desviarse.
Cuello	No se aprecian nódulos, quistes ni masas de las glándulas parótidas, submaxilares, tiroides o de la cadena yugular.
Conclusión de la entrevista médica	
¿Qué preguntas tiene?	¿Qué puedo hacer para sentirme mejor?

CASE NOTE

Case Note 1: Blank for Learner to Complete

Available for electronic download in Appendix.

Case Note 2: Sample Spanish Version

Case Data Documentation (Comprehension of case information)	Historia del problema actual	Hombre de 28 años que ha estado padeciendo de congestión y drenaje nasal desde su niñez. El problema afecta los dos lados de la nariz, pero un poco más al lado derecho, es peor durante la mañana cuando se despierta y cuando trabaja. También se ha estado empeorando desde que se mudó a Carolina del Norte hace 2 años. Síntomas asociados incluyen: lagrimeo, picor y rojez matutina de los ojos, dificultad para dormir y para hacer ejercicio debido a la constipación nasal, dolores ocasionales en la zona periorbital y ataques de estornudos. No ha tenido pérdida de peso, fiebre, antecedentes de sinusitis, ronquidos durante la noche ni dificultad respiratoria.
	Historia médica	- No ha tenido ningún problema médico crónico. Específicamente, nunca le han diagnosticado presión alta ni alergias ambientales. - Ninguna cirugía en la cara, nariz ni senos nasales.
	Medicamentos	- Ningún medicamento diario. - Loratadina, spray nasal (no recuerda el nombre) y té de eucalipto ocasionalmente para ayudar con la constipación.
	Alergias	Penicilina (hinchazón y enrojecimiento de la cara).

Continued on the following page

	Aspectos importantes de la historia social, de sustancias e historia médica familiar	- Ambiente: Está expuesto a mucho polvo en su trabajo de construcción. Tiene su recámara alfombrada en su domicilio. Tiene un gato que vive en el domicilio. Empeoramiento de síntomas desde su mudanza de Miami a Carolina del Norte. - Historia familiar: Su madre tiene algunas alergias y su padre padece de asma. - Sustancias: Fuma 5-10 cigarillos por semana. No toma alcohol ni usa drogas recreativas.
	Resultados claves del examen físico	Hay un surco alérgico sobre el dorso nasal. Hay secreción clara pero no purulenta. La válvula nasal está flácida y sin apertura completa al inspirar. La mucosa nasal tiene edema y los cornetes parecen pálidos e hinchados. No hay pólipos ni ulceraciones. El tabique nasal está desviado hacia la derecha.
Medical Decision-Making Documentation (Synthesizing case information to make medical decisions and recommendations.)	**Evaluación del paciente** Por favor escriba los tres diagnósticos más probables para este paciente en orden empezando con el más probable e incluyendo su justificación.	1. Rinitis alérgica perenne[8] El paciente tiene exposiciones durante todo el año a la caspa de gato, polvo y moho además de reacciones estacionales. Además, si ambos padres sufren de alergias, también el paciente es propenso a padecerlas. La probabilidad es mayor si la madre es quien tiene las alergias, como en este caso. Los hallazgos clínicos del surco alérgico sobre el puente de la nariz, inflamación de los cornetes y moco claro también ayudan a confirmar el diagnóstico. La rinitis alérgica perenne se distingue de la estacional que solamente ocurre durante ciertas partes del año. 2. Rinitis no alérgica Esta es una afección no alérgica que implica secreción nasal, estornudos y congestión. Sin embargo, en contraste con nuestro paciente, los cornetes no suelen estar pálidos e hinchados con rinitis no alérgica. 3. Problemas estructurales: Tabique desviado La presencia de una válvula nasal flácida y la hipertrofia de los cornetes pueden resultar en congestión y drenaje nasal e incluso pueden causar dificultades para respirar. Sin embargo, los problemas estructurales, aunque pueden contribuir a los síntomas principales, no suelen producir tantos síntomas asociados como el lagrimeo y picor de los ojos, dolores periorbitales, y ataques de estornudos. Es posible que los problemas estructurales requieran tratamiento quirúrgico después un tratamiento médico para la causa principal de la alergia.
	Plan	
	Plan para establecer o confirmar el diagnóstico: ¿Qué pruebas o procedimientos recomienda?	Plan para el diagnóstico: a. No son necesarias pruebas diagnósticas ya que la rinitis alérgica es un diagnóstico clínico. Si el paciente mejora con el tratamiento médico, esto confirmará también el diagnóstico. b. En un futuro, se pueden considerar pruebas para las alergias para determinar específicos alérgenos desencadenantes que el paciente debe evitar.

Plan para el tratamiento: ¿Qué tratamientos recomienda?	Plan para el tratamiento: a. Lavado o enjuague nasal que puede ayudar a eliminar el moco, polvo y antígenos de la nariz 2 veces al día por 3 meses. b. Corticoesteroides nasales por aerosol 2 veces al día por 3 meses. c. Después de 3 meses de uso continuo, regresar a la clínica para una evaluación. Si los síntomas no han mejorado durante este tiempo, hablaremos de pruebas para alergias y vacunas contra las alergias (inmunoterapia). También se podría considerar tratamiento quirúrgico para el tabique desviado. d. Cesación de uso de tabaco.	

Patient-Centered Discussion (Transforming the medical decision-making into language that the patient understands.) **Explicación centrada en el paciente** Por favor escriba cómo le explicaría su evaluación y el plan para el diagnóstico y tratamiento al paciente.	Señor Canales Bartra, sus síntomas provienen de un problema que se llama rinitis alérgica. Vamos a empezar con un régimen de tratamiento médico. Primero hay que empezar un plan diario de enjuague con agua salada para humedecer los conductos nasales y ayudar a eliminar el moco, polvo y bacteria—las causas comunes de hinchazón de la parte interna de la nariz. Segundo, hay que usar un espray nasal que contiene esteroides para reducir la inflamación y disminuir la producción de moco. Una vez metido el espray dentro de la nariz hay que apuntar el espray hacia el ojo del mismo lado. Esto ayuda a prevenir una irritación de la mucosa interna ahí y sangramiento debido a eso. Repita el procedimiento en la otra narina. Debe echar dos espráis en cada narina dos veces al día, por la mañana y por la noche. No hay efectos secundarios preocupantes con el uso de estos medicamentos. Tendrá que hacer este plan diariamente por 3 meses seguidos. Así sabremos si el tratamiento ha ayudado o no. Por favor, haga una cita conmigo en 3 meses. Si sus síntomas no han mejorado durante este tiempo, hablaremos sobre la posibilidad de obtener pruebas para alergias y vacunas contra las alergias.

Case Note 3: Sample English Version

Case Data Documentation (Comprehension of case information)	**History of present illness**	28-year-old man with nasal congestion and nasal drainage since childhood. Both the congestion and drainage affect both sides of his nose but are worse on the right side, and worse in the morning upon awakening and at work. He has also been worsening since he moved to North Carolina 2 years ago. Associated symptoms include watery and itchy eyes, red eyes in the morning, difficulty with sleep and exercise due to nasal stuffiness, occasional pains in the periorbital region, and sneezing fits. He has not noticed weight loss, fever, frequent sinus infections, nighttime snoring, or difficulty breathing.
	Key past medical history	- Does not have any chronic medical problems. Specifically, no prior diagnoses of hypertension or environmental allergies. - No surgeries to face, nose, or nasal sinuses.

Continued on the following page

	Medications	- No daily medications. - Loratadine, nasal spray (does not recall name), and eucalyptus tea occasionally to help with nasal constipation.
	Allergies	Penicillin (swelling and redness of the face).
	Key social/ substance use/ family history	- Environment: He is exposed to a lot of dust at work in construction. His bedroom has a rug and he has a cat that lives in his home. He also notes worsening of symptoms since he moved from Miami to North Carolina. - Family history: Mother with some allergies and father with asthma. - Substances: Smokes 5-10 cigarettes per week. No alcohol or recreational drug use.
	Key physical examination findings	Allergic crease over his nasal dorsum. There is no purulent mucus. There is evidence of some nasal valve collapse with inspiration. The mucus visualized is clear. The mucosa of the nasal cavity is edematous and the inferior turbinates appear pale and swollen. There are no polyps or ulcerations. The septum is deviated to the right.

Medical Decision-Making Documentation (Synthesizing case information to make medical decisions and recommendations.)	**Assessment** Please list your top three differential diagnoses in order of likelihood and include your justification.	1. Perennial allergic rhinitis (PAR)[8]
		     The patient has yearlong exposure to cat dander, dust, and mold in addition to seasonal reactions. Secondly, when both parents have an allergy history, the patient has an increased likelihood of having allergies. The probability is greater with maternal history of allergies, as in this case. The physical exam findings of allergic nasal crease, turbinate inflammation, and clear nasal mucus also confirm the diagnosis. Perennial AR is distinct from seasonal AR in that the latter only occurs during specific times of the year.
		2. Nonallergic rhinitis (NAR)
		     NAR is a nonallergic cause of rhinitis, which produces symptoms such as nasal secretions, sneezing, and nasal congestion, as seen in our patient. However, unlike our patient, the inferior turbinates are not typically pale and hypertrophied with NAR.
		3. Structural problem: Nasal septal deviation
		     Septal deviation, turbinate hypertrophy, and nasal valve collapse may result in nasal congestion and drainage. However, while structural problems may cause some of his symptoms, they do not typically result in the associated symptoms of itchy, watery eyes, periorbital headache, or sneezing attacks. It is possible that the structural issues may need to be addressed with surgery after completion of medical therapy.

Plan of Care

Diagnostic Plan: What other tests or procedures would you recommend?	Diagnostic plan: a. No diagnostic tests are needed, since AR is a clinical diagnosis. If the patient improves with medical treatment, this will also serve to confirm the diagnosis. b. In the future, allergy testing can be considered to determine whether there are specific allergens that may trigger the patient's reactions and should be avoided.
Treatment Plan: What treatments would you recommend?	Treatment Plan: a. High-volume nasal saline irrigations 2 times per day for 3 months to cleanse the nose of allergens and thin mucus. b. Course of nasal corticosteroids 2 times per day for 3 months. c. After 3 months, return to clinic for an evaluation of his response to medical therapy. If his symptoms have not improved significantly, formal diagnostic testing for allergic rhinitis and immunotherapy would be indicated. Surgical intervention for structural issues could also be considered. d. Smoking cessation.
Patient-Centered Discussion (Transforming the medical decision-making into language that the patient understands.)	Mr. Canales Bartra, your symptoms are due to a condition called allergic rhinitis. We will begin with a regimen of medical therapy. First, you should begin high-volume nasal saline irrigations. These irrigations help cleanse the nose of mucus, dust, and bacteria–things that cause swelling on the inside of the nose. Second, you should begin a course of nasal steroids sprays. The steroids will reduce inflammation in the nose and decrease mucus production. After inserting the nasal spray in the nose, point it toward the corner of the eye on the same side. This prevents the spray from irritating the inside lining of your nose and avoids bleeding. Then repeat this on the other nostril—2 sprays in each nostril 2 times per day. There are no significant side effects from these medications. You should perform the nasal irrigation and use nasal steroids twice a day, in the morning and in the evening before bed, for a period of 3 months. Using it daily is the only way to know whether the treatment is effective. Please make an appointment to see me in the clinic in 3 months for an evaluation. If your symptoms have not improved, we can talk about doing additional testing for allergies or possible starting allergy vaccines.

CASE DISCUSSION

Critical Data to Obtain From This Patient Interview

The patient most likely has perennial allergic rhinitis. Important parts of the patient's symptoms that would lead to this diagnosis are the following: symptoms that do not vary during the year, history of exposures to perennial allergens like dust, cat dander, and mold in addition to seasonal exposures.[9] In this case, the patient has a large amount of environmental exposures. He has symptoms while at work and when he wakes in the morning. Working in construction, the patient would likely be exposed to a lot of dust and other pollutants, and at night, he may be exposed to dust mites in his home from bedding and carpets. The patient has an indoor cat that may also contribute to his symptoms. He also likely has some seasonal triggers, as suggested by his symptoms worsening upon moving to North Carolina 2 years ago.

Obtaining a careful family history is also important, as it can provide helpful clues as to the patient's diagnosis. A history of allergies, whether formally diagnosed or not, can be significant. Additionally, conditions associated with allergies, such as eczema and asthma, can also be clues to family history of atopy. A detailed physical exam, with a focus on the nasal and facial structural anatomy and observation of corresponding mucosa, drainage, redness, and purulence, are critical to an accurate diagnosis. In this case, the patient does not have evidence of sinusitis, as there is no purulent mucus. The exam does indicate allergic disease with an allergic crease on the nasal dorsum, inflammation of the inferior turbinates, and copious clear mucus.

In addition to questions covered during this medical encounter, some questions to ask patients with suspected allergic rhinitis may include:

Does the problem occur when you are outdoors or indoors?	¿El problema ocurre cuando usted está afuera o adentro?
Does the problem get worse when you are around pets or animals?	¿El problema empeora cuando usted está con mascotas o animales?
Do you smoke?	¿Usted fuma?
Does anyone in your family smoke?	¿Alguien en su familia fuma?
What type of heating or cooling system do you have at home?	¿Qué tipo de calefacción o aire acondicionado tiene en su casa?
Do you have central air conditioning?	¿Tiene aire acondicionado centralizado?
Are you having difficulty with your sense of smell or taste?	¿Ha notado problemas con su sentido del olfato o sentido del gusto?

The patient's answers to these questions can provide important clues to causative agents and diagnosis (e.g., seasonal vs. perennial allergic rhinitis), or may help the clinician to appropriately tailor the therapy and treatments that are best for the patient. For example, heating and cooling systems may promote the flow of allergen particles throughout the house. Absence of sense of smell may point toward chronic sinusitis as an etiology. Understanding the patient's general past medical history and medication use is also important, as the use of specific medications such as beta-blockers may be a contraindication to immunotherapy.

Tips for Interviewing in This Case

Some vocabulary and phrases that can be useful when interviewing patients with nasal drainage or possible allergies include:

Nasal congestion	Constipación, Congestión nasal, Congestión de la nariz
My nose is blocked.	Tengo la nariz tapada; Tengo la nariz tupida.
My nose is stuffed.	Estoy constipado. (Literally, "I am blocked or constipated.")
Right side of the nose	El lado derecho de la nariz
Left side of the nose	El lado izquierdo de la nariz

Right nostril	La narina derecha
Left nostril	La narina izquierda
Runny nose	Goteo nasal (Literally, "nasal dripping")
Nasal drainage	Drenaje nasal, Secreción nasal, Flujo nasal
Nasal mucus or drainage (colloquial)	Moco, Moquito
To drain (specific to nasal drainage)	Moquear
To drain (general)	Drenar
Nasal spray	Espray nasal, Aerosol nasal, Spray nasal

It is worth noting that the word *constipación* is typically used in the context of nasal obstruction or stuffiness, rather than bowel constipation. However, the word may be also used by some patients in reference to intestinal symptoms, so the clinician should ask for clarification if the context of the questions does not already make the meaning of *constipado* abundantly clear. Similarly, the word *flujo*, when used alone, is most commonly understood to refer to vaginal discharge. Therefore, when the clinician asks about nasal drainage, an alternative word such as *secreción* or *drenaje* would likely be less ambiguous.

Cultural Considerations

Patients may be unaware of the potential impact that smoking, including exposure to second-hand smoke, may have on their allergy-related symptoms. Including questions about tobacco exposure as part of environmental considerations is important. In this case, the patient expressed a change in his symptomatology after moving to a different state. This is an area that could be of particular significance in immigrant populations, who may experience increased environmental exposures to pollutants due to lower socioeconomic status or work-related exposures (e.g., construction, factories, or garden/plant exposures).

Remedies such as eucalyptus teas or other herbals that can be boiled and their vapor inhaled are common approaches to home care for nasal stuffiness. Unfortunately, some individuals may also mistake allergy symptoms for infectious symptoms, self-diagnosing with sinusitis or other conditions that they believe can be cured with antibiotics. Sometimes, before seeking medical advice, patients may be used to contacting family members in their country of origin to send them antibiotics. In some countries, antibiotics can be dispensed without a prescription. It may be useful to specifically explain to patients that their symptoms are not due to an infection and will not improve with antibiotics. It may also be helpful to explain that in the long term, antibiotics may be harmful since rhinitis is a chronic problem, and chronic, repeated exposures to antibiotics may result in growth of antibiotic-resistant organisms that may make antibiotics ineffective in the future, should they become necessary.

 CRITICAL ELEMENTS

Did you elicit these critical elements of the medical encounter?
- Triggers for rhinitis and nasal congestion
- Review of other allergy symptoms
- Past medical history, including of asthma and trauma to the nose or face
- Social history, including pets, rugs, and tobacco use
- Occupational and environmental exposure history

Case 3 – Blurry vision – Visión borrosa

Verónica A. Kon Graversen, MD

INTRODUCTORY INFORMATION

Patient's Name	Teresa Delgado
Age	47 years
Date of Birth	July 24, 1972
Gender	Female
Race/ethnicity	Hispanic
Self-reported national or ethnic origin	Latina
Language preference	Spanish
City, State	Atlanta, Georgia
Medical Setting	Ambulatory Eye Clinic
Reason for visit	*"Mi visión está borrosa."*
Vital signs	HR 76 BP 135/82 RR 12 Temp 37.3°C

🔊 MEDICAL ENCOUNTER

Doctor/a o profesional sanitario	Paciente
Presentación	
Buenos días, soy la Doctora Graversen.	Mucho gusto, doctora. Mi nombre es Teresa Delgado.
Pregunta introductoria	
¿En qué le puedo ayudar el día de hoy?	Mi visión ha empeorado en los últimos dos meses.
Historia de la enfermedad actual	
¿El problema es con un ojo o los dos?	Creo que es solamente uno.
¿Qué ojo es el afectado?	El ojo derecho. Con el ojo izquierdo veo bastante bien.
¿El problema empezó de repente o ha estado empeorando progresivamente?	Ha sido un cambio gradual durante los dos meses pasados.
¿Ha sentido dolor en el ojo?	En ocasiones, sí, pero no el día de hoy.
¿Usted usa lentes, y si lo hace, desde cuándo?	Solo uso lentes para leer. Empecé a usarlos hace unos tres años.
¿Usa lentes de contacto también?	No, solo estos lentes, los anteojos.
Okey. ¿Ha tenido mosquitas o manchas en la vista?	A veces, sí. Lo peor es que mi visión está más y más borrosa con ese ojo.
¿Cómo le está afectando este problema?	Bueno, creo que compenso bastante con el ojo izquierdo, pero como sigue empeorando, estoy preocupada.
Claro, entiendo. ¿Tiene problemas para manejar en la noche?	No.
¿Ha tenido el ojo rojo?	Sí, me he puesto lubricantes naturales y eso ha mejorado la rojez.

Doctor/a o profesional sanitario	Paciente
¿Tiene diabetes o presión alta?	Tengo diabetes desde hace diez años.
¿Cómo controla el azúcar?	Pues creo que bien.
¿Toma medicamentos?	Sí, tomo la metformina. También trato de cuidar lo que como.
¿Cuándo fue su último examen con el oftalmólogo?	Mi último examen de los ojos fue hace como tres años o así, cuando empecé a necesitar los lentes para leer.
¿Ha tenido cambios de vista semejantes anteriormente?	No.
Repaso por sistemas	
¿Ha tenido pérdida de peso?	No. Mi peso no ha cambiado.
¿Ha tenido algún otro síntoma en los ojos?	No creo.
¿Ha tenido temblores de su cuerpo?	No, nunca.
¿Sufre de ansiedad o depresión?	No.
¿Ha tenido más deposiciones al día o estreñimiento?	No, pero a veces siento gases.
¿Ha sentido llenura o hinchazón del estómago?	Sí, en los últimos seis meses, me siento que me lleno fácilmente después de comer algo.
¿Ha tenido problemas del corazón?	No.
¿Ha tenido alguna infección recientemente?	No creo.
¿Ha tenido debilidad de un brazo o de una pierna?	No.
¿Ha tenido dolores fuertes en sus coyunturas?	No creo.
¿Ha tenido problemas para orinar?	No.
¿Alguna vez le ha faltado el aire?	No.
¿Ha tenido frecuentes dolores de cabeza, hormigueos o mareos?	Ahora que lo menciona, he tenido varios dolores de cabeza recientemente. Será el estrés de todo esto.
Y, ¿hormigueos o mareos?	Los hormigueos y mareos a veces ocurren, pero solo de vez en cuando.
Dígame más sobre los hormigueos.	Solo que a veces me siento que se me duermen un poco las manos o los pies. Alguien me dijo que eso puede pasar con la diabetes. ¿Será eso?
Es posible. ¿Tiene esa sensación ahora mismo?	No, ahora no. A veces me da por algunos meses y luego para. Nunca me lo he visto con un médico.
¿Y los mareos?	Creo que es que me pongo de pie un poco rápido, no sé. Ahora mismo no me siento mareada.
¿Ha tenido alguna erupción en la piel?	No.
Antecedentes médicos	
¿Qué problemas médicos ha tenido?	Tuve diabetes gestacional con mi último bebe, y luego me dijeron que tenía diabetes tipo dos.

Continued on the following page

Doctor/a o profesional sanitario	Paciente
¿Tiene alguna otra enfermedad crónica o problema médico?	Nada más que eso.
¿Cuál fue el resultado de su último análisis de diabetes?	Mi glucosa diaria en casa varía entre dos y trescientos. Estoy trabajando para controlarla mejor con mi doctor.
¿Sabe si le han hecho un análisis llamado hemoglobina a uno c recientemente?	No lo sé, doctora.
¿Ha tenido alguna enfermedad autoinmune?	No estoy segura pero no creo.

Historia quirúrgica

¿Qué cirugías le han hecho?	Dos cesáreas y me ligaron las trompas.

Medicamentos

¿Qué medicamentos toma regularmente?	La metformina dos veces al día. Son de quinientos miligramos cada pastilla.
¿Algún otro medicamento sin receta?	A veces tomo ibuprofeno en caso de las migrañas. Me tomo dos pastillas de doscientos.
¿Le han diagnosticado con migrañas?	Nunca me lo he visto con un médico; pero mi madre siempre las ha tenido también así que conozco los síntomas.
Entiendo. ¿Usa algún suplemento natural o herbal?	No.

Alergias

¿Qué alergias tiene a medicinas?	Ninguna.

Historia social

Uso de sustancias recreativas o ilícitas

¿Usted usa o ha usado sustancias recreativas, como la cocaína?	Nunca las he probado.
¿Usted fuma?	De vez en cuando.
¿Cuánto fuma al día o a la semana?	Entre dos y cuatro cigarrillos diariamente por los últimos veinte años.
¿Usted bebe alcohol?	No.

Oficio

¿Cuál es su trabajo?	Trabajo como profesora de español para niños en la escuela primaria.

Vivienda/Recreo/Relaciones

¿Con quién vive?	Vivo con mi esposo y dos hijos.
¿Qué come y bebe en un día usual?	Trato de comer bajo en azúcar, doctora, como me han explicado para mi diabetes.
¿Qué hace para relajarse?	Me gusta ir al cine con mi familia.

Historia sexual

¿Cuántas parejas sexuales tiene?	Solo mi esposo.
¿Usa algún tipo de protección o contracepción?	No, ya estoy ligada.

Doctor/a o profesional sanitario	Paciente
Historia médica de la familia	
¿Qué problemas médicos hay en su familia, por ejemplo, en sus padres o hermanos?	Mis papás tienen diabetes, así como mis tres hermanos. Mi abuelo padeció de presión alta.
¿Alguna historia de enfermedades autoinmunes o cáncer en la familia?	No que yo sepa.
Otros elementos de la entrevista médica	
¿Hay algo más que quiera decirme y que no le he preguntado?	No, doctora.
Examen físico	
Signos vitales	Frecuencia cardíaca: 76 Presión arterial: 135/82 Frecuencia respiratoria: 12 Temperatura: 37.3°C
Apariencia general de la paciente	Alerta, orientada con respecto al tiempo y espacio.
Examen ocular y visual	
Visión	Ojo derecho: 20/40 Ojo izquierdo: 20/20
Presión intraocular	Ojo derecho: 9 mmHg Ojo izquierdo: 14 mmHg
Dilatación pupilar	Realizada con tropicamida 1% y fenilefrina 2.5%
Lámpara de hendidura	Ojo derecho: inyección ciliar mínima, pequeños depósitos retroqueráticos, células en cámara anterior 1 +, lente normal, células en vitreo anterior: 1 + Ojo izquierdo: Normal
Fondo de ojo	Ojo derecho: Bancos de nieve inferiores, edema macular, mínima hiperemia del nervio óptico. Fondo de la retina y vasos sanguíneos normales. Periferia normal. Ojo izquierdo: Normal.
Conclusión de la entrevista médica	
¿Qué preguntas tiene?	¿Qué cree que pueda tener, doctora?
Tendremos que hacer algunos exámenes más para descartar ciertas enfermedades. Así podré orientarla mejor en cuanto a las posibles causas y tratamientos.	Gracias, doctora.

CASE NOTE

Case Note 1: Blank for Learner to Complete

 Available for electronic download in Appendix.

Case Note 2: Sample Spanish Version

Case Data Documentation (Comprehension of case information)	Historia del problema actual	Mujer de 47 años con antecedentes de diabetes reporta pérdida progresiva de visión y visión borrosa en el ojo derecho durante los últimos 2 meses, la cual es persistente y está asociada intermitentemente con dolor y enrojecimiento del ojo derecho. La visión del ojo izquierdo ha permanecido estable. También reporta cefaleas, mareos ocasionales, episodios de parestesias en las extremidades y sensación de gases e hinchazón abdominal.
	Historia médica	- Diabetes por 10 años; nivel promedio de la glucosa actualmente según la paciente es entre 200 y 300. - Cefaleas ocasionales, autodiagnosticadas como migrañas pero sin haber sido evaluada ni diagnosticada formalmente.
	Medicamentos	- Metformina 500 mg dos veces al día. - Ibuprofeno 400 mg según sea necesario para cefaleas.
	Alergias	Ninguna.
	Aspectos importantes de la historia social, de sustancias e historia médica familiar	- Hogar/oficio: Trabaja como profesora de español en escuela primaria, está casada y tiene 2 hijos. - Sustancias: Fuma cigarrillos ocasionalmente y no bebe alcohol ni consume drogas. - Historia familiar: Padres con historia de diabetes y abuelo con hipertensión.
	Resultados claves del examen físico	- Apariencia normal. - Durante el examen con lámpara de hendidura y el examen del fondo de ojo, el ojo derecho muestra signos de inflamación intraocular. El ojo izquierdo es normal. - Examen neurológico normal, incluyendo los campos visuales.

Medical Decision-Making Documentation (Synthesizing case information to make medical decisions and recommendations.)	Evaluación del paciente Por favor escriba los tres diagnósticos más probables para este paciente en orden empezando con el más probable e incluyendo su justificación.	1. Uveitis intermedia o posterior
		    El examen físico demuestra la presencia de inflamación en el segmento anterior del ojo asi como a nivel del vitreo. El edema macular, junto con la inflamación, es probablemente la causa de la disminución visual. Se necesitan más exámenes para investigar la causa.
		2. Edema macular diabético
		    Los niveles altos de glucosa, a largo plazo, producen alteraciones en el metabolismo del lente cristalino del ojo. Además, el engrosamiento de la mácula puede haber causado la disminuición de visión. Sin embargo, la diabetes típicamente no causa inflamación a tal punto de ocasionar bancos de nieve en el vítreo inferior.
		3. Glaucoma de ángulo estrecho/bloqueo pupilar
		    Si la paciente tiene la anatomía estrecha del ángulo de la cámara anterior del ojo, la presión intraocular puede variar intermitentemente debido a factores externos como dilatación pupilar, y si se incrementa súbitamente puede causar dolor intenso, disminución de visión y enrojecimiento ocular como los síntomas de nuestra paciente..

Plan

Plan para establecer o confirmar el diagnóstico: ¿Qué pruebas o procedimientos recomienda?	Plan para establecer el diagnóstico: a. Hemograma completo. b. Análisis de sangre perfil metabólico. c. Eritrosedimentación. d. Hemoglobina A1C. e. Anticuerpos de toxoplasma. f. Prueba de tuberculina o QuantiFERON Gold. g. Radiografia del tórax y análisis de sangre Enzima Convertidora de Angiotensina (ECA) para evaluación de sarcoidosis. h. Análisis de reagina plasmática rápida (RPR) para evaluación de sífilis. i. Si los resultados de los exámenes iniciales son normales, planificar resonancia magnética de cerebro y órbitas.
Plan para el tratamiento: ¿Qué tratamientos recomienda?	Plan para el tratamiento inmediato: a. Ciclopentolato 1%, aplicar 2 veces al día al ojo derecho solamente. b. Prednisolona 1%, aplicar 4 veces al día al ojo derecho solamente. Otras recomendaciones: a. Referir a la paciente a un/a neurólogo/a para evaluación de cefaleas y parestesias. b. Recomendar cita de seguimiento con su doctor/a de atención primaria para mejorar el control de diabetes.

Patient-Centered Discussion (Transforming the medical decision making into language that the patient understands.) **Explicación centrada en el paciente** Por favor escriba cómo le explicaría su evaluación y el plan para el diagnóstico y tratamiento al paciente.	Señora Delgado, su visión está borrosa porque tiene el ojo derecho inflamado. Esto puede ser por varias razones. Por ejemplo, hay algunas enfermedades e infecciones que pueden causar inflamación en el ojo y por eso vamos a hacer análisis de sangre y posiblemente algunas radiografías. La diabetes puede también causar o empeorar problemas en la vista. Por eso, además de hacer estos análisis, es importante controlar mejor su azúcar para evitar problemas visuales graves. Comenzaremos con los exámenes de sangre ahora. También, le voy a recetar unas gotas para el ojo. Debe aplicar las gotas al ojo derecho solamente; una de ellas la debe usar dos veces al día—o sea, por la mañana y por la noche, y la otra la debe usar cuatro veces al día—o sea, más o menos cada seis horas, por ejemplo, en la mañana al despertar, al medio día, por la tarde y antes de dormir. Quiero que usted haga una cita conmigo en una semana para una revisión y para repasar los resultados de los primeros análisis para poder decidir el próximo paso.

Case Note 3: Sample English Version

Case Data Documentation (Comprehension of case information)	**History of present illness**	47-year-old woman with progressive loss and blurring of vision of the right eye in the last 2 months, which has been persistent and intermittently associated with pain and redness of the right eye. The vision of the left eye has remained stable. She also reports headaches, occasional dizziness, episodes of tingling in the extremities, and some abdominal bloating and fullness.
	Key past medical history	- Diabetes for 10 years; on average, recent home glucose measurements are between 200-300, per patient's recollection. - Occasional headaches, self-diagnosed as migraines but without prior formal evaluation/diagnosis.

Continued on the following page

Medications	- Metformin 500 mg twice daily. - Ibuprofen 400 mg as needed for headaches.
Allergies	None.
Key social/ substance use/ family history	- Work/home: Spanish teacher at an elementary school, is married with 2 children. - Substances: She smokes tobacco occasionally. She does not drink alcohol or use drugs. - Family history: Parents with history of diabetes and grandfather with hypertension. No history of autoimmune diseases.
Key physical examination findings	- Normal appearance. - Slit-lamp exam and fundoscopy revealed signs of intraocular inflammation in the right eye. Left eye is normal. - Neurologic exam is normal; specifically, no visual field deficits are identified.

Medical Decision-Making Documentation (Synthesizing case information to make medical decisions and recommendations.)	**Assessment** Please list your top three differential diagnoses in order of likelihood and include your justification.	1. Intermediate or posterior uveitis
		    The patient has findings of inflammation in the anterior portion of the eye as well as the vitreous. The macular edema, in conjunction with the inflammation, is probably the reason for the decreased visual acuity. Additional testing is needed to evaluate the cause.
		2. Diabetic macular edema
		    Chronically high glucose levels can produce alterations in crystalline lens metabolism. The macular thickening can explain decreased vision. However, diabetes is not likely to cause inflammation severe enough to develop snowbanks in the inferior vitreous.
		3. Narrow-angle glaucoma/pupillary block
		    If the patient has a narrow angle in the anterior chamber of the eye, intraocular pressure may intermittently change due to external factors such as pupillary dilation. If the pressure changes quickly, it may cause intense pain, blurry vision, and redness, as reported by this patient.

	Plan of Care	
	Diagnostic Plan: What other tests or procedures would you recommend?	Diagnostic plan: a. Complete Blood Count (CBC). b. Basic metabolic profile. c. Erythrocyte Sedimentation Rate (ESR). d. Hemoglobin A1C. e. Antibodies for toxoplasmosis. f. Purified Protein Derivative (PPD) and/or QuantiFERON Gold to evaluate for tuberculosis. g. Chest x-ray and Angiotensin Converting Enzyme (ACE) level to evaluate for sarcoid. h. Rapid Plasma Reagin (RPR) test to evaluate for syphilis. i. Magnetic Resonance Imagining (MRI) of brain and orbits if the initial blood tests are normal and do not identify a cause.

Treatment Plan: What treatments would you recommend?	Immediate treatment plan: a. Cyclopentolate 1% twice daily to right eye only. b. Prednisolone 1% four times a day to right eye only. Other recommendations: a. Referral to neurologist for evaluation of headache and paresthesias. b. Recommend follow-up with primary care doctor to improve diabetes control.
Patient-Centered Discussion (Transforming the medical decision-making into language that the patient understands.)	Ms. Delgado, your vision is blurry due to inflammation in your right eye. This can be caused by many things. For example, there are some diseases or infections that can cause eye inflammation, so we will be doing some blood tests and possibly some x-ray tests. Diabetes can also cause or worsen eye problems. As a result, in addition to doing the tests I mentioned, it is very important for you to improve your blood sugar levels to avoid severe visual problems. Now, we will start with the blood work. I will also prescribe some eye drops. You should apply the drops to the right eye only; one of the drops should be applied twice per day—in other words, in the morning and at night, and the other one should be applied four times a day—in other words, every 6 hours. For example, apply it in the morning when you wake up, around noon, in the early evening, and before going to sleep. I would like you to make an appointment with me in 1 week so I can see how your eye is doing, discuss the test results, and decide on the next steps.

CASE DISCUSSION

Critical Data to Obtain From This Patient Interview

In a patient with blurry vision, it is important to determine the urgency of the symptoms. Factors that help determine urgency include how long the patient has had the symptoms, if the blurriness is unilateral of bilateral, if there is any pain associated with it, if there is visual field loss, or any other symptoms. It is important to thoroughly evaluate the past medical history including systemic conditions and their status (e.g., diabetes and how well it is controlled), medications (e.g., topiramate) and recreational substance use (e.g., cocaine).

Conducting a thorough review of systems is of paramount importance to determine if there is a systemic component. In addition, a detailed exam with the slit-lamp and fundoscopy are critical to make the correct diagnosis. Confounding factors, such as a history of diabetes, may cause decline in vision, especially if associated with chronic high glucose levels. While diabetes may cause mild eye inflammation, diabetic complications alone would not be likely to explain the lumps of inflammatory cells or "snowbanks" in the inferior/peripheral vitreous discovered during this patient's examination. In this case, the top two diagnoses on the differential are intermediate or posterior uveitis (secondary to infections, autoimmune disorders, or idiopathic) and diabetic macular edema.[10] Additionally, this presentation can also be found in cases of glaucoma secondary to pupillary block. Even if diabetes is not determined to be the principal cause, ensuring appropriate follow-up with primary care to maximize blood sugar control will improve the patient's long-term eye health.

Tips for Interviewing in This Case

Patients may use many words or expressions to describe changes in vision. It is common for patients to initially report that they are unable to see or that their vision is poor, but after further questioning, the problem may be localizable to one eye, one visual field, or other specific and focal problems. After allowing patients to use their own words to describe the symptoms, the clinician may need to ask clarifying questions if the patient uses a word or phrase that the clinician does not understand or to ask further details about the problem. Some examples of expressions regarding eye symptoms include:

I cannot see.	No puedo ver.
I cannot see anything.	No veo nada.
I cannot see well.	No veo bien.
I am going blind.	Me estoy quedando ciego/a.
I have blurry vision.	Tengo la visión borrosa.
I am seeing double.	Estoy viendo doble.
I have spots in my vision.	Tengo manchas en la vista.
Spots	Manchas, Puntitos
Floaters, Spots that move	Puntitos que se mueven
Mosquitoes, Flies (referring to floaters)	Mosquitos, Moscas, Mosquitas
Light bothers me.	Me molesta la luz.
My eyes hurt.	Me duelen los ojos.
My eyes are burning.	Me arden los ojos.
My eyes are burning (regional, colloquial)	Me siento como con chiles en los ojos. (Literally, "I feel as if I have chiles in my eyes.")

In addition to clarifying the symptoms themselves, understanding the patient's job and daily functioning is important to not only build rapport but also to appreciate how the problem is affecting their life. Different jobs and environmental factors may also provide clues to potential causes or triggers for eye problems, such as exposure to small projectile objects in construction or woodwork, chemical exposures in cleaning or laboratory professions, or exposure to causative infections from friends, sexual partners, family, or coworkers.

Cultural Considerations

Patients may delay treatment for eye complaints because they may consider that vision changes can always be fixed with glasses. They may also be unaware of potential connections between eye symptoms and systemic illnesses and chronic medical problems (such as diabetes or hypertension). As a result, every eye clinic visit can be used as an opportunity to enhance preventive measures and overall health, particularly in patients with chronic medical conditions. One strategy that is particularly important in Latino patients, in whom delayed presentation to care is a common problem, is to explain symptoms for which the patient should seek care. A second strategy is to help patients to preschedule routine screening visits on a regular basis for patients with risk factors for progressive eye disease such as diabetes. Some examples of how to explain these recommendations to patients include:

You should return to the eye clinic immediately if...	Debe regresar a la clínica inmediatamente si...
...you notice sudden eye pain.	...nota dolor repentino del ojo.
...you experience sudden worsening of your vision.	... siente empeoramiento repentino de la vista.

You should call the eye clinic if you notice other eye changes that worry you.	Debe llamar a la clínica de los ojos si nota otros cambios en los ojos que le preocupan.
I recommend that patients with diabetes have an eye exam once per year.	Recomiendo que los pacientes con diabetes se hagan una revisión de los ojos cada año.
Let's make your next eye appointment.	Vamos a hacer la cita para la próxima revisión de los ojos.

CRITICAL ELEMENTS

Did you elicit these critical elements of the medical encounter?
- Determine the characteristics of the vision loss: unilateral or bilateral, sudden or gradual onset, whether it is associated with pain or other symptoms
- Establish last date of eye exam and findings
- Past medical history, including eye disease, diabetes, and hypertension
- Complete review of systems to evaluate for systemic disease
- Referral to neurology

Evolution of the Case

Initial blood tests were normal, so the patient was scheduled for an MRI of the brain and orbits and follow-up was scheduled with a neurologist. This patient was diagnosed with multiple sclerosis after the MRI revealed multiple foci of demyelination in the white matter.[11,12] Appropriate treatment for multiple sclerosis was started, and her symptoms improved.[13,14]

Case 4 – Sore throat – Dolor de garganta

Marco A. Alemán, MD

INTRODUCTORY INFORMATION

Patient's Name	Diego Andrés Farfán
Age	23 years
Date of Birth	November 29, 1997
Gender	Male
Race/ethnicity	Hispanic
Self-reported national or ethnic origin	Latino
Language preference	Spanish
City, State	Chapel Hill, North Carolina
Medical Setting	Outpatient Internal Medicine Clinic
Reason for visit	*"Tengo dolor de garganta."*
Vital signs	HR 88 BP 122/64 RR 16 Temp 38.8°C O$_2$Sat 97%

🔊 MEDICAL ENCOUNTER

Doctor/a o profesional sanitario	Paciente
Presentación	
Buenos días, soy el doctor Alemán.	Mucho gusto, doctor. Me llamo Diego Farfán.
Pregunta introductoria	
¿Cómo lo puedo ayudar?	Me duele mucho la garganta, doctor.
Historia de la enfermedad actual	
Lo siento, dígame más.	Desde hace seis días siento un gran dolor en la garganta y me cuesta mucho pasar saliva o comer.
Por favor, describa su dolor.	Es como si hubiese tragado agujas o vidrios.
Lo siento, suena que es muy doloroso. ¿Cómo diría que es du dolor, leve, moderado o grave?	Es muy fuerte. La enfermera me preguntó qué grave era en la escala de dolor y le dije que es un siete.
Así que el dolor le comenzó hace seis días. ¿Fue de repente o poco a poco?	Eso fue lo raro que me comenzó de repente porque yo había estado bien.
¿Qué estaba haciendo cuando empezó?	Estaba en el trabajo, tranquilo y me comenzó a doler la garganta y el dolor aumentó tanto que tuve que parar de trabajar.
Y después, ¿qué hizo?	Hablé con un compañero de trabajo y él me dio una pastilla de naproxeno que tomé y a la media hora me sentí mejor y pude reiniciar el trabajo.
Me alegra que le ayudó. ¿Y luego qué pasó con el dolor?	En un par de horas me regresó.
¿El dolor es constante o va y viene?	Pues, al inicio iba y venía, pero si no tomo medicamento, me duele y aún peor si paso saliva.
Y ahora ¿cómo sigue el dolor?	Me duele todo el tiempo.
Desde entonces, ¿está tomando algún medicamento para aliviarse?	El acetaminofén porque me ayuda más. Comencé con uno a la vez, pero ahora tengo que tomar dos.
¿Sabe la dosis del acetaminofén?	Son de quinientos miligramos.
¿Usa algo más para aliviarse del dolor de garganta?	También chupo unas pastillas y sí me ayudan a aliviar el dolor de garganta.
¿Algo más que empeora el dolor?	Si trato de comer o beber algo, aunque sea agua, me molesta mucho. No estoy comiendo mucho y me siento un poco débil. Por eso es que vine al consultorio.
¿Cómo le afecta su vida o cómo lo limita?	No puedo comer bien y ahora me cuesta mucho trabajar por el dolor. El patrón se está dando cuenta.
Lo siento, debe ser muy difícil tratar de trabajar sin poder comer mucho. ¿Qué cree que puede ser la causa de su problema?	Pienso que una infección, quizás una gripe y que necesito un antibiótico.
Síntomas asociados	
¿Ha notado algún otro problema de su cuerpo que ocurra junto con el dolor?	Sí, hace cinco días comencé a sentir calentura y mi madre me midió la temperatura y estaba en ciento dos.

Doctor/a o profesional sanitario	Paciente
¿Tomó algo para la fiebre?	Sí, tomé un acetaminofén y me sentí mejor pero la fiebre regresó.
¿Ha tenido algo semejante antes?	Hace muchos años cuando era niño me acuerdo que tuve algo parecido y me trataron con antibióticos.
Repaso por sistemas	
¿Ha tenido carraspera o ronquera?	No.
¿Ha tenido tos?	No.
¿Ha tenido secreciones de la nariz?	Tampoco.
¿Se le han irritado los ojos o se le han puesto rojos?	No.
¿Ha tenido dolor de cabeza?	Hasta ahora no.
¿Ha tenido dolores en sus músculos?	Un poco en los brazos. Me siento un poco débil y sin fuerzas.
¿Tiene cansancio?	Creo que sí. Me cuesta más hacer mi trabajo y tengo que tomar más descansos durante el día.
¿Ha tenido escalofríos?	No tanto, pero me siento mejor si me abrigo más.
¿Tiene dificultad al respirar? Es decir, ¿le falta el aire?	No. Yo respiro bien.
¿Ha notado un salpullido en la piel recientemente?	No, nada de eso.
¿Hay alguien en la casa que tenga lo mismo?	No, todos están bien de salud.
¿Hay alguien en su trabajo o círculos sociales que esté enfermo o tenga lo mismo que usted?	No que yo sepa.
Antecedentes médicos	
¿Qué problemas médicos ha tenido?	Yo sufro de migrañas, igual que mi madre.
¿Algo más?	No, eso es todo. Yo soy muy saludable.
Historia quirúrgica	
¿Qué cirugías le han hecho?	Cuando tenía cinco años me sacaron el apéndice.
¿Algo más?	Sí, a los dieciocho años sufrí una fractura de la pierna derecha a causa de un accidente de motocicleta y me enyesaron la pierna, pero ahora estoy bien.
Medicamentos	
¿Qué medicamentos recetados toma regularmente?	Ninguno.
¿Usa algún medicamento sin receta?	Como le comenté antes, tomo el acetaminofén cuando tengo dolor de garganta o fiebre.
¿Aproximadamente cuántas veces al día usa el acetaminofén?	Con este problema, he estado tomando una o dos pastillas cada ocho horas si lo necesito.
Y también me dijo que usted usa unas pastillas de chupar para mejorar el dolor, ¿correcto?	Sí, doctor. Cuando chupo esas pastillas se me alivia el dolor de garganta.

Continued on the following page

Doctor/a o profesional sanitario	Paciente
¿Toma algo para las migrañas?	Sí, cuando las migrañas me afectan mucho, tomo Excedrin y me ayuda mucho.
Alergias	
¿Qué alergias tiene a medicinas?	Ninguna.
Historia social	
Uso de sustancias recreativas o ilícitas	
¿Cuántas bebidas de vino, cerveza o alcohol toma en una semana?	Tomo entre dos y cuatro cervezas en un fin de semana, pero solo si salgo con amigos.
¿Usa alguna sustancia recreativa, como la cocaína, marihuana o caballo?	No, doctor, eso nunca me ha gustado hacer.
¿Usted usa tabaco?	Tampoco. Nunca lo he probado.
Oficio	
¿Cuál es su trabajo?	Soy mecánico y reparo carros.
Vivienda/Recreo/Relaciones	
¿Con quién vive?	Vivo con mi madre y mis dos hermanos menores.
¿Qué hace para relajarse?	Salgo con amigos y también me gusta ir a bailes. Antes jugaba fútbol, pero hace años que lo dejé.
Historia sexual	
¿Tiene una relación íntima actualmente?	Sí.
¿Cuántas parejas sexuales tiene?	Por ahora, dos parejas.
¿Tiene relaciones con mujeres, hombres o ambos?	Para serle sincero, doctor, con mujeres y, a veces, con hombres.
¿Cuándo fue su última relación con una mujer?	Hace dos meses.
¿Usaron protección?	Ella sí, pues tenía el dispositivo para no quedarse embarazada.
¿Usaron alguna protección contra enfermedades sexuales, como un condón?	No, porque no nos gusta usarlos.
¿Cuándo fue su última relación con un hombre?	Hace dos semanas. Nos conocimos en una fiesta hace varios meses.
¿Usaron condón?	No, porque ninguno lo tenía y como ya nos conocíamos, no pensé que fuera tan importante.
¿Qué tipo de actividades hicieron? ¿Sexo por el ano o por la boca?	Los dos. Uno al otro, por ano y por boca.
¿Ha notado ardor al orinar?	No.
¿Ha notado drenaje o pus de su pene?	No.
¿Ha notado irritación o comezón en su ano?	No,
¿Cuándo fue su última prueba del virus de inmunodeficiencia humana (VIH) o de otras enfermedades transmitidas sexualmente?	Hace como un año, doctor. Creo que todo salió bien.

Doctor/a o profesional sanitario	Paciente
Historia médica de la familia	
¿Qué problemas médicos hay en su familia, por ejemplo, en sus padres o hermanos?	Mi madre tiene cuarenta y cinco años y sufre de migrañas y también tiene problemas de la columna. Mi padre falleció a los cincuenta y cuatro años de un ataque al corazón.
Lo siento. Y sus hermanos, ¿cómo están?	Mis hermanos tienen diecinueve y quince años y están bien de salud.
Examen físico	
Signos vitales	Frecuencia cardíaca: 88 Presión arterial: 122/64 Frecuencia respiratoria: 16 Temperatura: 38.8°C Saturación de oxígeno: 97%, aire ambiental
Apariencia general del paciente	Apariencia tranquila, sin dificultad al respirar.
Cabeza, ojos, nariz, garganta	Conjuntiva normal sin secreciones ni enrojecimiento. Nariz demuestra una mucosa normal, sin secreciones. Garganta con enrojecimiento de la faringe y se notan exudados blancos difusos en la faringe posterior. Tonsilas de tamaño normal y simétricas. Úvula en posición central sin desviación. No se observa hinchazón de los pilares tonsilares. Lengua normal, sin llagas ni úlceras. Oídos normales.
Cuello	Se aprecian ganglios cervicales en la cadena anterior bilateralmente agrandados y dolorosos al tacto. No se notan ganglios en la cadena cervical posterior.
Examen cardiovascular	Ruidos 1 y 2 normales. No se nota un soplo.
Examen pulmonar	Resonantes, normales.
Examen abdominal	Blando, ruidos intestinales normales. Sin dolor con la palpación superficial o profunda. No se aprecia hepatoesplenomegalia.
Examen genital	Pene circuncidado, sin llagas ni úlceras. No se nota secreción de la uretra. No se aprecian ganglios linfáticos en las ingles.
Examen del ano y recto	Ano sin laceraciones, llagas, úlceras ni drenaje. Examen digital del recto normal.
Examen musculoesquelético	Articulaciones normales, sin hinchazón ni enrojecimiento.
Examen integumentario	Sin erupción en las extremidades, palmas de las manos ni plantas de los pies.
Conclusión de la entrevista médica	
¿Qué preguntas tiene?	¿Qué puedo hacer para este dolor? Mi amigo dice que necesito antibióticos.

CASE NOTE

Case Note 1: Blank for Learner to Complete

 Available for electronic download in Appendix.

Case Note 2: Sample Spanish Version

Case Data Documentation (Comprehension of case information)	Historia del problema actual	Hombre bisexual de 23 años que se presenta con dolor de garganta por 6 días acompañado de fiebre y quizás escalofríos, leve cansancio, debilidad y dolores musculares. Tiene dificultad y dolor al pasar saliva y comida. No reporta dolor al orinar, drenaje del pene o prurito en el ano ni salpullido.
	Historia médica	- Migrañas. - Apendicectomía en la infancia. - Sufrió una fractura de la pierna derecha que fue tratada con yeso con resolución.
	Medicamentos	- Naproxeno, según sea necesario. - Acetaminofén 500 mg, una a dos pastillas cada ocho horas para aliviar el dolor y la fiebre. - Excedrin según sea necesario para tratar las migrañas. - Pastillas de chupar para tratar el dolor de garganta según sea necesario.
	Alergias	Ninguna.
	Aspectos importantes de la historia social, de sustancias e historia médica familiar	- Es bisexual y tiene relaciones con mujeres y hombres. Su última relación con una mujer fue vaginal y hace 1 mes y su última relación con un hombre ocurrió hace 2 semanas, por vía oral y anal, sin usar protección contra enfermedades transmitidas sexualmente (ETS). - Bebe entre 2 y 4 cervezas durante fines de semana socialmente. - No usa tabaco ni sustancias recreativas. - Trabaja como mecánico de carros. - Historia médica familiar de infarto cardíaco que causó el fallecimiento de su padre a los 54 años. Madre padece de migrañas y dos hermanos menores están bien de salud.
	Resultados claves del examen físico	- Apariencia normal. Signos vitales demuestran fiebre de 38.8°C. - Tiene los ganglios cervicales anteriores agrandados y dolorosos al tacto. La faringe está enrojecida y se notan exudados blancos. - No se palpa agrandamiento del hígado ni del bazo. - Examen genital y rectal normales. - La examinación de las articulaciones y piel es normal.

Medical Decision-Making Documentation
(Synthesizing case information to make medical decisions and recommendations.)

Evaluación del paciente
Por favor escriba los tres diagnósticos más probables para este paciente en orden empezando con el más probable e incluyendo su justificación.

1. Faringitis por estreptococo
   La presencia de dolor de garganta de inicio súbito, que aumenta al tragar, falta de tos, fiebre alta, presencia de ganglios cervicales dolorosos en ambos lados y exudados blancos ayudan a confirmar el diagnóstico. El paciente tiene todos los 4 criterios de Centor para este diagnóstico (exudados en las amígdalas, ganglios cervicales anteriores dolorosos al tacto, falta de tos y fiebre > 38°C) lo cual indica una probabilidad de 56% de tener una faringitis estreptocócica.

a. Faringitis por gonorrea
   Hay que considerar este diagnóstico debido a sus prácticas de sexo oral con otro hombre, sin protección, hace dos semanas. Aunque la mayoría (92%) de pacientes con una faringitis causada por *Neisseira gonorrhoeae* son asintomáticos, esta infección puede causar dolor de garganta, exudados y, ganglios cervicales dolorosos que están presentes en nuestro paciente.

b. Faringitis por infección aguda del virus de inmunodeficiencia humana (VIH)
   También hay que considerar que podría tener una nueva infección con VIH debido a sus prácticas de sexo con hombres sin protección contra enfermedades transmitidas sexualmente. Pacientes con el diagnóstico de este síndrome retroviral agudo usualmente tienen síntomas una a dos semanas después de la infección y el 41% tienen faringitis, pero estas usualmente no contienen exudados, los cuales fueron visualizados en nuestro paciente, reduciendo la posibilidad de este diagnóstico. La presencia de fiebre, adenopatía de los ganglios cervicales, dolores musculares y la leve fatiga apoyan este diagnóstico. La ausencia de dolor de cabeza, diarrea o sudores nocturnos también reduce la probabilidad de este diagnóstico pero no la descarta.

Plan

Plan para establecer o confirmar el diagnóstico:
¿Qué pruebas o procedimientos recomienda?

Plan para el diagnóstico:
a. Prueba rápida de detección de antígenos de estreptococo de la faringe.
b. Prueba de faringe de gonorrea y clamidia por amplificación de ácidos nucleicos.
c. Prueba de sangre de anticuerpos y antígeno del Virus de Inmunodeficiencia Humana (VIH).
Otras recomendaciones:
a. Aunque no reporta drenaje del pene o prurito del ano, y su examen genital es normal, puede tener infección de clamidia o gonorrea en la uretra y recto. Se deben obtener pruebas por amplificación de ácidos nucleicos, de orina y de recto, con un hisopo, respectivamente, para confirmar o descartar tales infecciones reconociendo que el tratamiento sería el mismo para faringitis, proctitis o uretritis.
b. Se recomienda prueba de sífilis, reagina plasmática rápida (RPR), aunque sífilis es una rara causa de faringitis y la ausencia de lesiones bucales, adenopatía generalizada o salpullido, usualmente presentes en la segunda etapa de sífilis, disminuye este diagnóstico. No obstante, la prueba es indicada por sus relaciones sexuales con hombres, especialmente sin usar condones.

Continued on the following page

Plan para el tratamiento: ¿Qué tratamientos recomienda?	Plan para el tratamiento: a. Si la prueba rápida de detección de antígenos de estreptococo es positiva, tratar con amoxicilina. 500 mg por vía oral 2 veces al día por 10 días. b. Si la prueba de gonorrea es positiva, tratar con ceftriaxona 250 mg intramuscular y azitromicina 1 g por vía oral, la cual también tratará una coinfección con clamidia. c. Educar al paciente sobre el beneficio de usar condones para prevenir enfermedades transmitidas sexualmente. d. Considerar profilaxis preexposición o PrEP, por sus siglas en inglés, para prevenir infección con VIH.
Patient-Centered Discussion (Transforming the medical decision-making into language that the patient understands.) **Explicación centrada en el paciente** Por favor escriba cómo le explicaría su evaluación y el plan para el diagnóstico y tratamiento al paciente.	Señor Farfán, usted tiene una faringitis, probablemente debida a una bacteria muy común, el estreptococo, pero también hay otras posibilidades. Voy a enviar la prueba que acabo de hacer de su garganta al laboratorio y me darán el resultado pronto. Si la prueba demuestra esta infección con estreptococo le recetaré un antibiótico llamando amoxicilina que debe de tomar por diez días. Debe terminar los diez días completos del tratamiento con antibiótico aunque se empiece a sentir mejor antes de los diez días. Como me comentó que recientemente ha tenido relaciones sexuales por boca y ano con un hombre y por la vagina con una mujer, sin usar protección, usted tiene riesgo de infecciones transmitidas sexualmente, como gonorrea o clamidia, en la garganta, ano o pene, aunque no haya notado síntomas en todas esas partes de su cuerpo. Para evaluar estas posibilidades, también he obtenido muestras para evaluar si tiene estas infecciones. Si las pruebas demuestran una infección, le informaré para darle otros antibióticos, por inyección y pastilla. También he pedido pruebas de sangre de VIH y de sífilis, para descartar estas otras infecciones que son transmitidas sexualmente. Para evitar estas infecciones y proteger a sus parejas, le recomiendo que siempre use condones cuando tenga relaciones por vagina, ano o boca. También quiero que haga cita para regresar al consultorio en una semana para ver cómo está y para que repasemos los resultados de sus pruebas.

Case Note 3: Sample English Version

Case Data Documentation (Comprehension of case information)	**History of present illness**	23-year-old bisexual man who presents with a 6-day history of sore throat, fever and possibly chills, mild fatigue, and body aches. He has pain and difficulty when swallowing saliva and food. He does not report pain with urination, penile discharge, or anal itching.
	Key past medical history	- Migraines. - Appendectomy as a child. - Suffered a fracture of the right leg and was treated successfully with a cast.
	Medications	- Naproxen as needed for pain. - Acetaminophen 500 mg, 1-2 tablets every 8 hours, as needed for pain or fever. - Excedrin as needed to treat migraines. - Throat lozenges as needed for throat pain.

Allergies	None.
Key social/ substance use/ family history	- He is bisexual and has sexual relations with men and women. Last vaginal sexual encounter with a woman was a month ago, and it was unprotected. Last sexual encounter with a man was 2 weeks ago, both oral and anal, unprotected against sexually transmitted infections (STIs). - Drinks 2-4 beers on a weekend, only during social occasions. - Does not use tobacco or use recreational substances. - Works as a car mechanic. - Family medical history includes myocardial infarct leading to death of his father at age 54. Mother has migraines. Two younger brothers are alive and well.
Key physical examination findings	- Normal appearance. Vital signs show fever of 38.8°C. - Bilaterally enlarged and tender anterior cervical lymph nodes. There is pharyngeal erythema with bilateral white exudates. - The liver and spleen are normal. - Genital and anal exam normal. - Joint and skin exams are normal.

| **Medical Decision-Making Documentation** (Synthesizing case information to make medical decisions and recommendations.) | **Assessment** Please list your top three differential diagnoses in order of likelihood and include your justification. | 1. Pharyngitis due to streptococcal infection
    The sudden onset of throat pain, high fever, lack of cough, palpable and tender cervical lymph nodes, and pharyngeal exudates help to confirm this diagnosis. The patient has all four of the Centor criteria (pharyngeal exudates, tender anterior cervical lymph nodes, lack of cough, and fever > 38°C), which indicates a 56% probability of a streptococcal pharyngitis.
2. Pharyngitis due to gonorrhea
    One needs to consider this diagnosis due to his history of unprotected oral sex with a man 2 weeks ago. Although the majority (92%) of patients with *Neisseria gonorrhoeae* pharyngitis are asymptomatic, this infection can cause pharyngitis, pharyngeal exudates, and tender cervical lymph nodes that are present in our patient.
3. Pharyngitis due to acute human immunodeficiency virus (HIV) infection
    We should also consider an acute HIV infection due to his unprotected sex with men that places him at risk of STIs. Patients who have this acute retroviral syndrome usually develop symptoms 1 or 2 weeks after becoming infected with HIV and 41% of them have pharyngitis but usually without exudates, which were present in our patient, making this diagnosis less likely. The cervical adenopathy, fever, myalgia, and mild fatigue also support the diagnosis. The lack of headache, diarrhea, or night sweats in our patient reduces, but does not rule out the likelihood of this diagnosis. |

Continued on the following page

Plan of Care

Diagnostic Plan: What other tests or procedures would you recommend?	Diagnostic plan: a. Rapid antigen detection test (RADT) for streptococcus. b. Test the pharynx for gonorrhea and chlamydia using nucleic acid amplification test (NAAT). c. Test the blood for HIV antibody and antigen. Other recommendations: a. Although he does not report penile discharge or rectal pruritus and his genital exam is normal, he could still have a urethral or rectal infection with gonorrhea and/or chlamydia. Should obtain NAAT testing to diagnose or rule out urethral or rectal infections with these organisms, recognizing that the same therapy will treat gonorrhea and chlamydia infection pharyngitis, urethritis or proctitis. b. Should obtain a rapid plasma reagin (RPR) test for syphilis, which is a rare cause of pharyngitis. The lack of the usual oral lesions, generalized adenopathy, or rash seen in secondary syphilis makes it less likely, but he should still be tested due to his high-risk sexual practices with men, especially without using a condom.
Treatment Plan: What treatments would you recommend?	Treatment plan: a. If the streptococcus RADT is positive, confirming the diagnosis of streptococcal pharyngitis, prescribe amoxicillin 500 mg by mouth twice a day for 10 days. b. If the NAAT for gonorrhea is positive, treat with ceftriaxone 250 mg intramuscularly (IM) once and prescribe azithromycin 1 g orally once; the latter will also treat potential or confirmed coinfection with chlamydia. c. Educate the patient regarding the benefit of using condoms to prevent STIs. d. Consider preexposure prophylaxis, PrEP, to prevent HIV infection.
Patient-Centered Discussion (Transforming the medical decision-making into language that the patient understands.)	Mr. Farfán, you have a sore throat most likely due to a common bacteria, streptococcus, but there are other possibilities. I am sending the rapid streptococcus swab that I just obtained to the laboratory and I will receive the result soon. If the test shows that you have the strep infection, I will prescribe an antibiotic called amoxicillin that you should take for 10 days. You should finish the full 10 days of antibiotic even if you feel better sooner. Because you mentioned that you have recently had unprotected oral and anal sex with a man and vaginal sex with woman, you are at a higher risk of sexually transmitted infections like gonorrhea or chlamydia in the throat, anus, or penis, even though you may not have noticed symptoms in all those parts of your body. To assess whether you are infected with gonorrhea or chlamydia, I have tested those areas. I will inform you if the tests show an infection, which would require different antibiotics, including an injection, and pills. I have also ordered blood tests for HIV and syphilis, which are other infections that are transmitted sexually. To protect yourself and your sexual partners from these sexually transmitted infections, I recommend that you use condoms with every sexual encounter, whether it is by mouth, vagina, or anus. I also would like you to make an appointment to return to the office in 1 week to see how you are doing and to go over your test results.

CASE DISCUSSION

Critical Data to Obtain From This Patient Interview

When approaching a stable patient with acute pharyngitis, the clinician should consider the various viral (e.g., rhinovirus, coronavirus, adenovirus, among others) and bacterial etiologies, with group A streptococcus being the most common of the latter.[15] Asking if the onset of illness was slow and/or the patient has coryza, cough, rhinorrhea, conjunctivitis, or hoarseness makes one more suspicious of a viral infection that needs conservative, symptom-based care. During the fall and winter seasons, influenza should be considered as a cause of the pharyngitis, especially in an unvaccinated patient or if there is acute onset high fever, myalgias, headaches, weakness, or exposure to someone with influenza.

If the onset was acute, streptococcal pharyngitis should be considered and the clinician should assess for the Centor criteria that include lack of cough, fever over 38°C, presence of tender anterior cervical lymph nodes, and white exudates on the pharynx on physical exam. The more Centor criteria elements present increases the probability of a group A *Streptococcus* (GAS) pharyngitis, with the presence of four criteria increasing the probability to 56%. It is recommended to test patients with 3 or more Centor criteria for streptococcus using a rapid antigen detection test (RADT), as those with a lower number of criteria are less likely to have infection with *Streptococcus*. It is useful to note that while streptococcal pharyngitis is known in English by the commonly known phrase "strep throat," there are no similar simple colloquial phrases used in Spanish for this condition. In Spanish, the condition is known as *faringitis estreptocócica*, which can be discussed in simpler terms as *infección de garganta causada por la bacteria estreptococo* (throat infection caused by a bacteria called streptococcus).

It is very important that the clinician obtain a full history from every patient with a pharyngitis, including a detailed sexual and social history. In our patient, asking about sexual practices revealed that he is bisexual and that he recently had unprotected oral and anal sex. These practices increase the patient's risk of gonococcal pharyngitis and an acute HIV infection. Given this history, the interviewer asks further questions regarding dysuria, penile discharge, or anal itching that may signal sexually transmitted infections (STIs) with gonorrhea or chlamydia in the urethra, penis, or anus. The risk of gonorrheal pharyngitis is higher in men who have sex with men (MSM) due to fellatio, and most gonorrheal pharyngeal infections (92%) are asymptomatic, potentially rendering this a reservoir site for future infections. Patients who become infected with HIV can develop an acute retroviral syndrome in 1-2 weeks. When considering an acute HIV infection causing pharyngitis (occurs in 41%), the clinician should ask questions and look for signs on physical examination of common associated symptoms such as fever *(fiebre)* (74%), cervical lymphadenopathy *(ganglios inflamados del cuello)* (39%), myalgias *(dolor de cuerpo, cuerpo adolorido)* (49%), arthralgia *(dolor de coyunturas)* (30%), diarrhea *(diarrea)* (27%), weight loss *(pérdida de peso)*, headache *(dolor de cabeza)* (45%), fatigue *(cansancio, fatiga)* (68%), and night sweats *(sudores nocturnos)*.

Tips for Interviewing in This Case

Our patient is worried about having *gripe* that may also be called *gripa* or *influenza* and represents what is known in English as influenza, flu, or a flu-like syndrome. Many patients may use the word *gripe* to refer to any upper respiratory viral infection and the clinician needs to clarify what symptoms they are referring to when they self-diagnose with *gripe*. Words that can be useful regarding upper respiratory infections include:

Common cold	Resfrío, Resfriado
Common cold	Catarro (Literally, "catarrh")
Influenza, Flu, Flu-like illness	Gripe, Gripa, Influenza

Continued on the following page

Hoarseness	Carraspera, Ronquera
Fever	Fiebre
Chills	Escalofríos
Sneezes	Estornudos

Our patient uses the word *calentura* to represent feeling hot or having a fever and he further classifies that with a measured elevated temperature. If he had not done so, one can interpret *calentura* in other ways, including a cold sore, being aroused sexually, or feeling angry, the latter in some countries in South America.

Patients may differ in their personal concept of what "protection" means, whether against pregnancy or STIs. In our case, the doctor asked *¿Usaron protección?*, which translates to "Did you use protection?", a vague question that was interpreted by the patient as protection against getting his partner pregnant. In follow-up, the clinician asked if a method of protection against STIs, such as a condom, was used, and this yielded more pertinent information. This example illustrates the importance of being specific with technical words to assess risk and lifestyle behaviors and to make recommendations for future safety. Some useful words and phrases when assessing for risk of STIs include:

Condom	Condón, Preservativo
Female condom	Condón femenino
Protection	Protección
Dental dam	Presa dental, Barrera bucal
Have you ever had a sexually transmitted infection?	¿Ha tenido alguna infección de transmisión sexual?
Have you ever had an HIV test?	¿Se ha hecho alguna vez la prueba del VIH? (Note: Unlike other acronyms, in Spanish, the acronym VIH is used commonly when discussing HIV and is typically pronounced as /be-i-hache/.)
Have you had the test for...?	¿Se ha hecho la prueba de...?
Have you had...?	¿Ha tenido....?
Have you been diagnosed with...?	¿Le han diagnosticado con...?; ¿Ha sido diagnosticado/a con...?
Have you been treated for...?	¿Ha recibido tratamiento para...?
Gonorrhea	Gonorrea
Chlamydia	Clamidia
Syphilis	Sífilis
Trichomoniasis	Trichomoniasis
Human immunodeficiency virus (HIV)	Virus de inmunodeficiencia humana (VIH)
Hepatitis B	Hepatitis B
Genital herpes	Herpes genital
Genital ulcers	Úlceras genitales
Genital warts	Verrugas genitales

Cultural Considerations

Many patients, not just Spanish-speaking patients, might expect antibiotics for a sore throat or any fever, such as the patient in this case. It is important to educate them that antibiotics only work for bacterial infections and not viruses.[16] In addition, in the U.S., many Latinos continue health behaviors and treatment patterns from their home countries. They may be accustomed to obtaining antibiotics or other medicines in their home countries without a prescription, either due to that medication not requiring a prescription or due to lack of enforcement of prescription laws. This may lead some Latinos to purchase antibiotics imported from their home country over the counter at local *tiendas* or *bodegas*—small Latino grocery stores found in their communities.[17] Some patients even ask family members to share antibiotics prescribed to them by their own providers in the U.S. or brought from their home country. Some companies in México and other countries take online orders and ship medicines, including antibiotics, to Latinos in the U.S. Therefore, it is important for the clinician to ask patients whether they have taken any medication provided by a family member, purchased at a *tienda* or *bodega*, or from an online vendor. Finally, when antibiotics are indicated and prescribed, it is important to educate the patient on fully completing the course of antibiotics, rather than stopping after the symptoms have resolved and saving antibiotics for later.

When discussing the results of testing with the patient, it is important to consider the ways that the patient will best understand the information. For example, while in medical documentation, we often use words such as "the result was positive" or "the result was negative," we strongly recommend avoiding this language when discussing results with patients. Spanish-speaking patients may have a strong emotional association with the word *positivo* as being a good result and *negativo* as being a bad result, when this is not necessarily applicable to the best or worst outcome of the test result. For example, instead of discussing a positive bacterial culture or test, the clinician should clearly explain that the test shows that you do have the bacteria (e.g., *la prueba demuestra que usted tiene la bacteria*). In other contexts, the use of the words positive or negative may be even more complex (and even less advisable), such as in cancer diagnoses or staging (e.g., explaining to patients that they have positive lymph nodes) or in obstetrics (e.g., positive pregnancy test in a patient fearing an unplanned pregnancy, or a negative pregnancy test in a patient with fertility challenges), which tend to be medical areas that are already highly emotionally laden and the words "positive" or "negative" can be misinterpreted and misunderstood.

CRITICAL ELEMENTS

Did you elicit these critical elements of the medical encounter?
- Ask about and apply the Centor criteria
- Obtain a detailed sexual history including type and number of partners and type of sexual activities
- Assess for use of barrier protection during sexual relations
- Genitourinary review of systems including symptoms of sexually transmitted infections

References

1. McClure LA, Zheng DD, Lam BL, et al. Factors associated with ocular health care utilization among Hispanics/Latinos: results from an ancillary study to the Hispanic Community Health Study/Study of Latinos (HCHS/SOL). *JAMA Ophthalmology*. 2016;134(3):320–329. https://doi.org/10.1001/jamaophthalmol.2015.5842
2. Gupta D, Chen PP. Glaucoma. *American Family Physician*. 2016;93(8):668–674.
3. Tannenbaum SL, McClure LA, Zheng DD, et al. Ocular screening adherence across Hispanic/Latino heritage groups with diabetes: results from the Ocular SOL ancillary to the Miami site of the Hispanic Community Health Study/Study of Latinos (HCHS/SOL). *BMJ Open Diabetes Research & Care*. 2016;4(1), e000236. https://doi.org/10.1136/bmjdrc-2016-000236

Case 1

4. Tucci DL. Mareo y Vértigo. Manual Merck. https://www.merckmanuals.com/es-us/professional/trastornos-otorrinolaringol%C3%B3gicos/abordaje-del-paciente-con-problemas-auditivos/mareo-y-v%C3%A9rtigo. Accessed November 30, 2019.
5. Beyond Colombia. 10 Colombian expressions that you won't find in a dictionary. *Beyond Colombia.* 2018, August 21. https://beyondcolombia.wordpress.com/2018/08/21/10-colombian-expressions-you-wont-find-in-a-dictionary/. Accessed 1 December 2019.
6. Stern SC. Dizziness. In: Stern SC, Cifu AS, Altkorn D. eds. *Symptom to Diagnosis: An Evidence-Based Guide, 4e* New York, NYMcGraw-Hill. http://accessmedicine.mhmedical.com.ezproxy.library.wisc.edu/content.aspx?bookid=2715&sectionid=228239410. Accessed December 6, 2019.
7. Altamar G, Curcio CL, Rosso V, Osorio JL, Gómez F. Assessment of Dizziness in the Elderly Population in a Special Clinic for the Treatment of Lack of Stability, Vertigo and Falls. *Acta Medica Colombiana.* 2008;33(1):2–10.

Case 2

8. American College of Asthma, Allergy & Immunology, n.d. *Frequently Asked Questions.* https://acaai.org/resources/information/frequently-asked-questions.
9. LeBlond RF, Brown DD, DeGowin RL. History taking and the medical record. In: LeBlond RF, Brown DD, DeGowin RL, eds. *DeGowin's Diagnostic Examination.* 9th ed. New York: McGraw-Hill; 2009.

Case 3

10. Olsen TG, Frederiksen J. The association between multiple sclerosis and uveitis. *Survey of Ophthalmology.* 2017;62(1):89–95. https://doi.org/10.1016/j.survophthal.2016.07.002
11. Biousse V, Trichet C, Bloch-Michel E, Roullet E. Multiple sclerosis associated with uveitis in two large clinic-based series. *Neurology.* 1999;52(1):179–181. https://doi.org/10.1212/wnl.52.1.179
12. Messenger W, Hildebrandt L, Mackensen F, Suhler E, Becker M, Rosenbaum JT. Characterisation of uveitis in association with multiple sclerosis. *The British Journal of Ophthalmology.* 2015;99(2):205–209. https://doi.org/10.1136/bjophthalmol-2014-305518
13. Shugaiv E, Tüzün E, Kürtüncü M, et al. Uveitis as a prognostic factor in multiple sclerosis. *Multiple Sclerosis (Houndmills, Basingstoke, England).* 2015;21(1):105–107. https://doi.org/10.1177/1352458514539782
14. Sancho L, Kramer M, Koriat A, Eiger-Moscovich M, Sharon Y, Amer R. Complications in intermediate uveitis: prevalence, time of onset, and effects on vision in short-term and long-term follow-up. *Ocular Immunology and Inflammation.* 2019;27(3):447–455. https://doi.org/10.1080/09273948.2017.1420203

Case 4

15. Chow, A.W. & Doron, S. (2019) Evaluation of acute pharyngitis in adults. *UpToDate.* Retrieved February 8, 2020 from https://www-uptodate-com.libproxy.lib.unc.edu/contents/evaluation-of-acute-pharyngitis-in-adults?search=pharyngitis%20adult&source=search_result&selectedTitle=1~150&usage_type=default&display_rank=1.
16. Harris AM, Hicks LA, Qaseem A. High Value Care Task Force of the American College of Physicians and for the Centers for Disease Control and Prevention. Appropriate antibiotic use for acute respiratory tract infection in adults: advice for high-value care from the American College of Physicians and the Centers for Disease Control and Prevention. *Annals of Internal Medicine.* 2016;164(6):425–434. https://doi.org/10.7326/M15-1840
17. Vissman AT, Bloom FR, Leichliter JS, et al. Exploring the use of nonmedical sources of prescription drugs among immigrant Latinos in the rural Southeastern USA. *The Journal of rural health: official journal of the American Rural Health Association and the National Rural Health Care Association.* 2011;27(2):159–167. https://doi.org/10.1111/j.1748-0361.2010.00323.x

CHAPTER 11

Pediatric Cases – Casos pediátricos

María E. Díaz-González de Ferris, MD, MPH, PhD ■
Margarita A. Mankus, MD ■ Pilar Ortega, MD ■ Tiffany M. Shin, MD

Introduction to Pediatric Cases

The care of pediatric patients often involves the evaluation and health education of the entire family unit. Pediatric patient interactions typically consist of clinical communication with at least one parent or legal guardian in addition to communication with and examination of the child. As a result, understanding children of different ages within their family and social context becomes critical to the physician's ability to assess the patient, make an accurate diagnosis, and provide the resources and health information needed for appropriate follow-up care.

Pediatric visits must balance personalized attention to the child and to the parent or legal guardian, who is likely also contributing medical information about the patient. Clinicians should take the time to introduce themselves to the child and set the stage for the clinical encounter. When addressing the child, the clinician typically would use the informal *tú* for the greeting and any questions, as appropriate. Further, in the Hispanic/Latino community, as in other immigrant groups, children often play an important role as cultural and linguistic ambassadors for their family. The clinician should consider and evaluate these children for family stressors such as immigration concerns, financial burdens, and language barriers as they could lead to future mental health problems in the child.[1] The clinician can play an important role in fostering and encouraging Hispanic/Latino (and all) children to maintain bilingualism and multiculturalism by providing positive reinforcement to children during medical visits. Clinicians can congratulate them for speaking two (or more) languages, for continuing their education, and for preserving and being proud of their heritage.

Every pediatric visit is an opportunity for the clinician to address important issues in the health and well-being of the child within the context of their family. For example, even if the visit is for an urgent care matter such as an injury, anticipatory guidance appropriate to the child's age and stage of development about safety measures at home may be important to prevent future injury. Additionally, clinicians should regularly engage parents, children, and adolescents on the topic of social media use and screen time. Studies demonstrate that increased screen time is associated with increased risk of hypertension, obesity, depression, anxiety, and suicide.[2] Hispanic/Latino children are generally less likely to have a primary care home or preventive care visits and more likely to receive delayed medical attention.[3]

The cases discussed in this chapter include various common pediatric complaints in which clinicians should evaluate for multiple possible etiologies and should consider how to best educate the patient and parents or caregivers about symptoms, diagnosis, and plan of care for a most effective outcome. Additionally, we challenge the reader to find other pediatric cases scattered throughout the book and to review them from a pediatrician's perspective, considering what anticipatory guidance and recommendations they may wish to offer the child and family in the case at their next pediatric visit.

Case 1 – Fussy Baby – Bebé triste

Margarita A. Mankus, MD

INTRODUCTORY INFORMATION

Patient's Name	Francisco ("Panchito") Rodríguez
Age	2 months
Date of Birth	September 3, 2019
Gender	Male
Race/ethnicity	Latino
Self-reported national or ethnic origin	México
Language preference	Spanish
City, State	Bourbonnais, Illinois
Medical Setting	Outpatient Pediatric Clinic
Reason for visit	Mother states, *"Mi bebé está triste."*
Vital signs	HR 152 RR 42 Temp 38°C O$_2$Sat 99% Weight 5.67 kg

🔊 MEDICAL ENCOUNTER

Doctor/a o profesional sanitario	Paciente o representate legal del paciente
Presentación	
Buenos días, soy el doctor Narváez.	Mucho gusto, doctor. Yo soy Ana. Aquí le presento a mi bebé Panchito.
Pregunta introductoria	
¿Qué los trae hoy a la clínica?	Pues estoy buscando una receta para leche de fórmula que le puedo dar a mi bebé. Panchito está bien triste y no para de llorar. Mi amiga me explicó que le estoy haciendo daño porque a veces me siento triste y cuando le doy pecho le pone triste a mi bebé también. Y por eso no para de llorar y necesito parar de darle pecho ya.
Historia de la enfermedad actual	
Entiendo que esto debe estar causándole mucho estrés. Cuénteme un poco más de lo que usted ha notado con su bebé.	Desde hace dos días, Panchito está agitado todo el tiempo. Pasa todo el día y toda la noche llorando y no quiere dormir en su cuna, solo encima de mi pecho. Siempre está triste y ya no sonríe.
Me imagino que usted se siente muy cansada y preocupada. ¿Panchito tiene otros síntomas?	¿Como qué, doctor?
Pues, ¿tiene fiebre?	Noto que se siente un poco caliente, pero no tengo termómetro en casa para tomarle la temperatura.
¿Ha tenido tos?	Sí, un poco.
¿Congestión nasal?	Sí, también. Lleva varios días con muchas flemas y mocos verdes.

Doctor/a o profesional sanitario	Paciente o representate legal del paciente
¿Está comiendo?	Casi no. Le doy pecho, pero enseguida empieza a llorar y para de comer después de unos minutos. Será que mi leche ya está podrida y le está haciendo mucho daño. Es que me siento bien triste y la leche le pone triste a mi bebé también. *[Empieza a sollozar.]*
[Pausa y le ofrece un pañuelo desechable.] Me parece que usted está bajo mucho estrés ahora. ¿Hay algo en que la puedo ayudar?	*[Llorando.]* Realmente no. Hace una semana llegó un funcionario de inmigración a mi casa. Me dijeron que tengo que aparecer en el tribunal porque no tengo mis papeles. Y me pusieron este brazalete para monitorearme. No sé qué va a pasar con mi familia.
Le doy mi más sentido pésame a usted y a su familia. Están pasando por unos momentos bien difíciles. Aquí en la oficina tenemos trabajadores sociales que pueden hablar con usted para ofrecorlo algunos recursos ¿l e interesa hablar con uno de ellos?	Sí, por favor. Sería una gran ayuda.
Está bien entonces. Vamos a cuidar a su bebé primero y después usted puede hablar con el trabajador o la trabajadora social.	Me suena muy bien. Muchas gracias, doctor.

Repaso por sistemas

¿Panchito ha tenido pérdida de peso?	Que yo sepa, no.
¿Ha tenido más deposiciones al día o diarrea?	Sí, noto que también está con diarrea y está haciendo del baño como cuatro o cinco veces al día.
Normalmente, ¿cuántas veces hacé popó en un día?	Como dos o tres. Esto es más de lo normal.
¿Ha tenido vómito?	Hasta el momento, no.
¿Ha notado algún sarpullido de la piel?	No, ninguno.
¿Tiene sangre en la orina o algún olor muy fuerte de la orina?	No, no he notado nada.

Antecedentes médicos

¿Qué problemas médicos ha tenido Panchito?	Ninguno hasta ahora.

Historia de nacimiento

¿Es su primer embarazo y su primer bebé?	Sí.
¿Hubo alguna complicación o problema durante el embarazo?	No, solamente que me daba reflujo a veces, pero se me quitó después de unas semanas.
¿Usted tomaba algún medicamento durante el embarazo?	No, solamente las vitaminas prenatales que me recetó el doctor.
¿Cuántas semanas tenía el bebé cuando nació?	No estoy segura. Creo que nació dos días antes del día de parto.
¿Fue un parto natural o por cesárea?	Natural.
¿Hubo alguna complicación durante el parto?	No, ninguna.
¿Cuántos días estuvo el bebé en el hospital antes de que le dieran de alta?	Solo dos días.
¿Tuvo alguna complicación en el hospital?	No. No tuvimos ninguna complicación.

Continued on the following page

Doctor/a o profesional sanitario	Paciente o representate legal del paciente
Historia quirúrgica	
¿Qué cirugías le han hecho al niño?	Ninguna.
Medicamentos	
¿Qué medicamentos toma Panchito regularmente?	El médico le recetó unas gotitas con vitaminas al bebé. Creo que se llama vitamina D.
¿Le da algún medicamento sin receta?	No.
¿Usa algún suplemento natural o herbal con Panchito?	Le di un poco de té de manzanilla. Mi mamá me lo recomendó porque dice que puede tranquilizarlo y quitarle el estrés.
Alergias	
¿Qué alergias tiene Panchito a medicinas?	Ninguna.
Historia social	
Uso de sustancias recreativas o ilícitas	
¿Usted usa o ha usado sustancias recreativas, como la marihuana o la cocaína, ahora o en el embarazo?	No.
¿Usted fuma?	No fumo cigarrillos y nunca los he probado.
Oficio	
¿Cuál es su trabajo?	Yo soy ama de casa. Mi esposo trabaja en agricultura.
Vivienda/Recreo/Relaciones	
¿Con quién vive?	Vivo con mi esposo y mi hijo. Compartimos una casa con dos amigos que también son de México.
Historia médica de la familia	
¿Qué problemas médicos hay en su familia, por ejemplo, en sus padres o hermanos?	Mi padre tiene sesenta años y sufre de alta presión y diabetes.
¿Algo más?	Mi madre tiene cincuenta y cinco años y es saludable. No sé muy bien de los abuelos paternos de Panchito, pero están vivos y creo que saludables también.
¿Y usted? ¿Cómo está su salud?	Pues, generalmente bien.
¿Sufre de algún problema médico crónico como diabetes?	No, doctor.
Sé que ahora mismo está bajo mucho estrés y se siente triste. En otras ocasiones anteriormente, ¿ha tenido períodos de mucha tristeza o depresión?	A veces me preocupo mucho por la vida. Me pregunto si todo va a salir bien. Pero de sentirme deprimida, no. Nunca me había sentido tan triste, la verdad.
A veces, en los días o semanas después del parto, es común para algunas mujeres sentirse decaídas. ¿Usted cree que esto le ha pasado a usted?	Pues no sé, doctor. Me parece que mi agobio está más relacionado con lo que está pasando con la inmigración. Con la familia y con el bebé creo que va todo bien.
¿Ha tenido la sensación de querer morir?	No, nunca.
¿Ha tenido pensamientos de hacerse daño a usted, a su bebé o a otra persona?	No, doctor.

Doctor/a o profesional sanitario	Paciente o representate legal del paciente
Otros elementos de la entrevista médica	
¿Hay algo más que quiera decirme que yo no le haya preguntado?	No, doctor, creo que eso es todo.
Examen físico	
Signos vitales	Frecuencia cardíaca: 152 Frecuencia respiratoria: 42 Temperatura: 38°C Saturación de oxígeno: 99%, aire ambiental Peso: 5.67 kg Talla: 58 cm
Apariencia general del paciente	El paciente está llorando y muy irritable. Llora al ser separado de su mamá.
Cabeza, ojos, oídos, nariz, garganta	Ojos normales, no sobresalen. La fontanela está abierta y suave. La membrana timpánica del oído izquierdo está roja e hinchada; la del oído derecho tiene apariencia normal sin rojez ni hinchazón. Tiene congestión nasal con mocosidades transparentes. La faringe posterior no demuestra rojez ni hinchazón.
Cuello	No se palpan ganglios cervicales agrandados.
Examen cardiovascular	Ritmo y frecuencia regulares. Ruidos 1 y 2 normales. Sin soplo ni R3 ni R4.
Examen pulmonar	Resonantes, normales.
Examen abdominal	Ruidos intestinales normales. No se aprecian masas.
Examen genital	Genitales masculinos exteriores normales. Pene circuncidado, con la cicatriz bien sanada y sin lesiones, rojez ni secreciones. Ambos testículos son palpables y no tienen masas ni asimetría. Se aprecia una leve irritación de la piel con un sarpullido rojo con zonas descamadas alrededor del ano y algunas pequeñas lesiones satélite en la zona del pañal. No tiene secreción, pus, inflamación de la piel ni dolor al palpar.
Examen neurológico	Reflejos primitivos intactos. Despierto e interactivo, aunque irritable.
Piel	La humedad de la piel es normal; no tiene resequedad ni sudor excesivo. El tiempo del llenado capilar es normal, menos de 2 segundos. No hay sarpullidos además del sarpullido perineal.
Conclusión de la entrevista médica	
¿Qué preguntas tiene?	¿Va a estar bien mi hijo? Solo quiero que se mejore.
Entiendo totalmente. Yo también quiero que se mejore. Ahora vamos a hablar un poco más sobre lo que podemos hacer para ayudarlo.	Muchas gracias, doctor.

CASE NOTE

Case Note 1: Blank for Learner to Complete

 Available for electronic download in Appendix.

Case Note 2: Sample Spanish Version

Case Data Documentation (Comprehension of case information)	Historia del problema actual	Bebé varón de 2 meses presenta con su mamá, entrevistada por este autor en español. Presenta con síntomas de agitación y "tristeza" desde hace 2 días. Su madre está muy preocupada que esto se debe a sus propios síntomas de tristeza y depresión, y que su tristeza se transfiere a través de la leche materna al bebé. Ella notó que el bebé empezó a llorar más de lo normal hace 2 días. Nota que se siente caliente, pero no tiene termómetro. Además, ha tenido tos y congestión nasal verde desde hace unos días y aumento de deposiciones fecales flojas. No está comiendo muy bien, y su mamá piensa que su leche materna está "podrida." La mamá está deprimida y bajo mucho estrés porque un funcionario de inmigración llegó a su casa y le dijo que va a tener que presentarse al tribunal porque no tenía papeles. El paciente no ha tenido vómito, sarpullido, hematuria ni olor fuerte de la orina.
	Historia médica	Nacido a término, sin complicaciones durante el embarazo, parto ni período neonatal.
	Medicamentos	Vitamina D diariamente.
	Alergias	Ninguna.
	Aspectos importantes de la historia social, de sustancias e historia médica familiar	- La madre tiene preocupaciones sobre el estado de inmigración y mucho estrés relacionado. - Tiene apoyo del padre del paciente y también viven con otra pareja mexicana. - Ningún uso de drogas, tabaco ni sustancias recreativas en la madre durante el embarazo ni actualmente.
	Resultados claves del examen físico	- El paciente tiene fiebre y demuestra comportamiento irritable. - La membrana timpánica del oído izquierdo está roja e hinchada. - Tiene congestión nasal transparente. - Se aprecia un sarpullido perineal. - Pene circuncidado sin lesiones ni cambios en la piel.

Medical Decision-Making Documentation
(Synthesizing case information to make medical decisions and recommendations.)

Evaluación del paciente
Por favor escriba los diagnósticos más probables para este paciente en orden empezando con el más probable e incluyendo su justificación.

1. Otitis media
   La otitis media es un diagnóstico clínico y el examen físico de este paciente demuestra señales que confirman el diagnóstico incluyendo la rojez e hinchazón de la membrana timpánica izquierda. Los síntomas de agitación, irritabilidad, falta de apetito y problemas con dormir, fiebre, tos y congestión nasal concuerdan con este diagnóstico ya que la infección de oído pudo ocurrir después de una infección viral de la vía respiratoria superior.

2. Candidiasis
   El sarpullido perineal es probablemente debido a la irritación causada por la frecuencia aumentada de las deposiciones del bebé, pero también podría ser causada por infección por hongos (candidiasis). El bebé podría estar irritable en parte debido a la irritación causada por el sarpullido, pero al ser una irritación leve y sin señales de supuración, superinfección ni extensión, es muy improbable que esta sea la causa de los síntomas sistémicos (fiebre y falta de apetito).

3. Infección de orina
   Esta infección es menos probable en niños que en niñas y al tener confirmación de otitis media, sería improbable tener también esta infección.

4. Cólicos
   Los cólicos infantiles son comunes pero dada la presencia confirmada de otitis media, son menos probables en este paciente.

Plan

Plan para establecer o confirmar el diagnóstico:
¿Qué pruebas o procedimientos recomienda?

Plan para el diagnóstico:
a. El examen clínico es suficiente para establecer el diagnóstico.
b. En la visita de reevaluación se realizará otro reconocimiento físico y se pueden volver a considerar los otros diagnósticos si no hay mejoría en el paciente.

Plan para el tratamiento:
¿Qué tratamientos recomienda?

Plan para el tratamiento:
a. Tratamiento con antibiótico (amoxicilina 90 mg/kg/día por 10 días).
b. Verificar la mejoría de síntomas dentro de 48-72 horas después de empezar el tratamiento.
c. Consultar con el/a trabajador/a social para conseguir recursos legales para la madre y para ofrecer información y recursos relacionados con una posible depresión posparto. Se recomienda seguimiento de la madre con su médico/a de atención primaria o con su obstetra para realizar una evaluación completa de salud incluyendo consideración de depresión posparto.
d. Reevaluación dentro de 10 días para asegurar resolución completa de la otitis media.
e. Tratamiento con ungüento de nistatina para el sarpullido perineal.

Continued on the following page

Patient-Centered Discussion
(Transforming the medical decision-making into language that the patient understands.)
Explicación centrada en el paciente
Por favor escriba cómo le explicaría su evaluación y el plan para el diagnóstico y tratamiento al paciente.

Ana, gracias por venir a consultar conmigo. Creo que la razón por la cual su hijo está muy irritable es que tiene una infección de oído. Esto es muy común a esta edad y puede ser una complicación de su enfermedad reciente de tos y congestión. Recomiendo un antibiótico que se llama amoxicilina. Quiero que se lo dé dos veces al día por diez días. Puede tener efectos secundarios, como por ejemplo la diarrea. Si no ha notado que mejora dentro de cuarenta y ocho horas, por favor póngase en contacto conmigo para reevaluarlo.

Además, quiero que sepa que sus síntomas no están relacionados con su leche materna. La leche materna es la mejor manera de alimentar a su bebé y puede ayudar a prevenir estas infecciones en el futuro. Quiero que usted se sienta cómoda y que siga dando pecho a su hijo si usted quiere. Sin embargo, estoy preocupado por el estrés que usted está sintiendo. Quiero ayudarla y ofrecerle recursos. Como mencioné, voy a consultar con nuestro trabajador social. Él le podrá ofrecer unos recursos legales y servicios de terapia. Un bebé nuevo siempre trae mucho estrés. Quiero que usted tenga acceso a la ayuda que usted necesita. También quiero que se haga otra revisión con su médico general o su obstetra.

Quiero que usted vuelva con su hijo a la clínica dentro de diez días para chequear sus oídos otra vez y asegurarnos de que todo esté mejor.

Case Note 3: Sample English Version

Case Data Documentation
(Comprehension of case information)

History of present illness	2-month-old baby boy presents with his mother, interviewed by this author in Spanish, for evaluation of irritability and "sadness" since 2 days ago. His mother is very concerned that this is due to her feelings of sadness and depression, which she is transferring to him through her breast milk, and this is causing irritability and excessive crying. She noticed the onset of these symptoms 2 days ago. She notes that she has felt him to be warm but has not taken his temperature. He has also been having cough and green nasal congestion since several days ago, as well as increase in number of stools per day. He is not eating well, and she thinks this is because her breast milk is damaged or spoiled. She is depressed and currently under a lot of stress because an immigration enforcement officer came to her house and told her that she needs to appear in court because she does not have her papers. The patient has not been having vomiting, rash, hematuria, or foul-smelling urine.	
Key past medical history	Born full-term without complications during pregnancy, delivery, or neonatal period.	
Medications	Vitamin D supplement daily.	
Allergies	No known drug allergies.	
Key social/ substance use/ family history	- Mother with significant concerns regarding immigration status and high degree of stress. - Social support from baby's father and also lives with another Mexican couple. - No use of drugs, tobacco, or recreational substances by the mother during pregnancy nor currently.	

	Key physical examination findings	- Patient is febrile and irritable. - Left tympanic membrane is erythematous and bulging. - He has clear nasal congestion. - A perineal rash is noted in the perianal and diaper region. - Circumcised penis without skin lesions or changes.

Medical Decision-Making Documentation (Synthesizing case information to make medical decisions and recommendations.)	**Assessment** Please list your top three differential diagnoses in order of likelihood and include your justification.	1. Otitis media
		    Otitis media is a clinical diagnosis, and the physical exam of this patient demonstrates signs that are consistent with this diagnosis, including fever, redness, and bulging of the left tympanic membrane. The symptoms of irritability, crying, decreased appetite, poor sleeping, cough, congestion, and tactile fevers are consistent with this diagnosis, as the otitis media could have developed after a viral upper respiratory infection.
		2. Candidiasis
		    The perineal skin rash is probably due to the increased frequency of the baby's stools, but it could also be caused by a fungal infection (candidiasis). The baby could be irritable in part because of this rash; however, because it is a mild skin irritation and is not suppurative or superinfected, it is improbable that this is the cause of the systemic symptoms (fever and loss of appetite).
		3. Urinary tract infection (UTI)
		    This infection is less likely to occur in boys than in girls, and because he has a confirmed diagnosis of otitis media, it is improbable for him to have a UTI as well.
		4. Colic
		    Infantile colic is common, but given the presence of confirmed otitis media, it is less likely in this patient.

Plan of Care	
Diagnostic Plan: What other tests or procedures would you recommend?	Diagnostic plan: a. The clinical exam is diagnostic in this patient. b. Upon return visit for reevaluation, the other diagnoses can be again considered if the patient is not improving.
Treatment Plan: What treatments would you recommend?	Treatment plan: a. Antibiotic treatment (amoxicillin 90 mg/kg/day for 10 days). b. Monitor closely for improvement of symptoms within 48-72 hours of starting treatment. c. Social work consult for postpartum depression and legal resources. Also recommend that the mother follow-up with her primary care or obstetric physician to have a full check-up, including evaluation for postpartum depression. d. Re-evaluation within 10 days to ensure resolution of otitis media. e. Nystatin ointment for perineal rash.

Continued on the following page

Patient-Centered Discussion
(Transforming the medical decision-making into language that the patient understands.)

Ana, thank you for coming to consult with me today. I think that the reason your son is so irritable is that he has an infection in his left ear. This is very common at his age and may be a complication of his recent illness with the cough and congestion. I recommend an oral antibiotic called amoxicillin that I would like for you to give him twice a day for 10 days. Watch for any side effects from the medication, such as worsening diarrhea. If you have not noticed any improvement within 48 hours, I would like you to contact me so that we can reassess him.

I would also like to let you know that his symptoms do not have anything to do with your breast milk. Breast milk is the best way to feed your baby, as it provides many nutrients and can even help to prevent future infections such as this one. Therefore, I want you to feel empowered to continue to breastfeed your son. However, I am worried about the stress you are feeling right now, and I want to offer you some resources to help you with this situation. As I mentioned, I will consult our clinic social worker, who will be able to provide legal resources as well as counseling services. Having a baby is always very stressful and tiring, and you are under a lot of stress right now, so I want you to be able to get all the help that you need. I also want you to make an appointment to have a check-up with your regular doctor or with the doctor who took care of you in the pregnancy.

I would like you to come back to the clinic with Panchito in 10 days so that I can recheck his ears and make sure things are improving.

CASE DISCUSSION

Critical Data to Obtain From This Patient Interview

One of the most important learning points about taking the history in this case is the importance of starting with open-ended questions. The mother's chief complaint is *mi bebé está triste* (My baby is sad) and on further questioning, she endorses that the baby is irritable and crying. In English, it might be common to say that the baby is "fussy" or "irritable." In Spanish, it may be common to attribute feelings or emotions such as sadness to observed behaviors such as irritability or frequent crying. Across cultures, parents may express their opinion as to what is causing a baby's apparent discomfort. For example, sometimes parents might claim that the baby has "stomach pain" if they observe crying. It is important to ask the parent or caregiver what behaviors they have specifically observed (e.g., *¿Qué está haciendo el bebé?*, *¿Qué ha observado sobre el bebé que es diferente que antes?*) and why the parent believes that the cause is "stomach pain," for example (e.g., *¿Por qué dice que le duele la barriga?*).

Although the mother in this case does not mention all the associated symptoms right away, further questioning and careful history-taking reveal that he also has a fever, cough, and nasal congestion, which provide the initial clues for the final diagnosis of otitis media. It is very important to keep an open mind about the differential diagnosis as well as to take seriously the parent(s)'s concerns. In this case, if the practitioner had brushed off the mother's concerns, they would have been missing very important information and may not have accurately diagnosed the illness.

Tips for Interviewing in This Case

The sociocultural environment of the patient and family may have a significant effect on health, illness, and ability to seek timely care. In this case, a critical element of the case is the mother's social stressors and related sadness and anxiety. There is no doubt that such a significant social stressor as her immigration status may affect her concentration, mood, irritability, and overall health. All of these issues could in turn affect her ability to care for her young child. Recognizing that this mother may need assessment with respect to postpartum depression as well as extra social support or resources is critical in ensuring that the family continues to have access to appropriate healthcare.

However, asking personal questions about immigration status can be very difficult. In general, it is important to let the patient or family open up to the clinician and share whatever information they feel comfortable disclosing. It is important to be nonjudgmental, to listen, and to provide resources or support to the patient, as well as to ask the patient if they are interested in receiving these services. The provider should never pressure a patient to share information about their immigration status, and should not make assumptions if the patient does not choose to share the information. Fear that often accompanies uncertainty in immigration status is real, and it may take several visits to build the *confianza* (trust) for the patient or family to share details with a given provider. Some general ways to bring up questions about social issues include:

Is there something that is causing extra stress in your life?	¿Hay algo que le está causando más estrés de lo normal en su vida?
How are things at home?	¿Cómo va todo en casa?
Do you feel supported at home?	¿Usted se siente apoyado/a en casa?
Who can you reach out to for support or help?	¿A quién puede acudir si necesita apoyo o ayuda con algo?

Cultural Considerations

In general, Latino families consider breastfeeding to be a cultural norm. The cultural expectation of breastfeeding is generally positive, and women receive guidance from elder women in the family to support breastfeeding. Occasionally, this cultural expectation can inadvertently cause an increased psychological burden to a mother if breastfeeding is not going well. Additionally, there tends to be a strong belief that there is a connection between the mother's mood and level of relaxation and successful breastfeeding.

Words that can be used for breastfeeding or questions about breastfeeding include:

To breastfeed	Amamantar, Dar de mamar, Dar leche de pecho, Dar de pecho
How are you feeding the baby?	¿Cómo lo da de comer al bebé?
Do you breastfeed, give formula, or both?	¿Le da de mamar, le da fórmula o ambos?
Have you had difficulty with feedings?	¿Ha tenido alguna dificultad al darle leche?
How are feedings going?	¿Cómo le va con darle de comer?

Specifically, a common cultural belief among Latino families is that mood or emotions can be transferred to an infant through a mother's breast milk. This belief may possibly be due to the fact that a mother who is under a lot of stress will often have difficulty calming her crying baby. For example, she may have tense body language when holding her infant, which will prevent the infant from relaxing. Human cortisol does transfer to breast milk in small amounts as well. There is some limited scientific data that there is correlation between human cortisol levels in breast milk and the infant's negative temperament.[4-5] All of these factors make addressing the mental wellness of this mother particularly critical for the health of this baby and family unit. Conducting routine screening for postpartum depression and offering resources, including referral for psychological evaluation and counseling, are very important considerations to have at the forefront of a clinical evaluation of an irritable infant.

CRITICAL ELEMENTS

Did you elicit these critical elements of the medical encounter?
- Detailed review of systems including systemic symptoms and the child's behavioral, developmental, and hydration status
- Past medical history including pregnancy and neonatal course
- Screen for and make an appropriate action plan to address postpartum depression in the mother
- Type and quantity of nutritional intake of the child and any medications and supplements given
- Complete head to toe physical examination of the child, including genital exam
- Address the mother's concerns about breastfeeding

Case 2 – Fever – Fiebre

Tiffany M. Shin, MD ▪ Pilar Ortega, MD

INTRODUCTORY INFORMATION

Patient's Name	Belkis Carolina Duarte
Age	5 years
Date of Birth	January 10, 2015
Gender	Female
Race/ethnicity	Latina
Self-reported national or ethnic origin	Panamá
Language preference	Spanish
City, State	New Orleans, Louisiana
Medical Setting	Emergency Department
Reason for visit	Father states *"Tiene mucha fiebre."*
Vital signs	HR 132 BP 108/70 RR 35 Temp 39.2°C O₂Sat 100% Wt 17.5 kg

 MEDICAL ENCOUNTER

Doctor/a o profesional sanitario	Paciente y representante legal
Presentación	*El padre y la madre de la paciente están presentes con la paciente en la sala de examinación. Son las dos de la madrugada.*
Buenas, soy la doctora Martí.	*[Padre y Madre]* Buenas noches, doctora.
Y hola, Belkis. ¿Qué tal? ¡Qué vestido más precioso!	*[Belkis sonríe e intenta esconderse detrás de su madre]* *[Madre]* Ella es muy penosa.
Está bien. Belkis, primero voy a hablar con tus padres, luego te voy a chequear. Voy a tratar de ver cómo podemos ayudarte a sentirte mejor.	*[Belkis asiente y se sienta al lado de su madre]*
Pregunta introductoria	
Bueno, ¿qué los trae hoy a la sala de emergencias?	*[Padre]* Es que la niña nos tiene bien preocupados, doctora. No para de darle fiebre muy alta.
Historia de la enfermedad actual	
Entiendo. Díganme, ¿cuántos días lleva mal?	*[Padre]* Ya como una semana, doctora.

Doctor/a o profesional sanitario	Paciente y representante legal
¿Cuál fue el primer día en que notaron que tenía fiebre?	[Madre] Creo que fue el lunes, ¿no? Porque ese fue el día que nos llamaron de la escuela. [dirigiéndose al padre] [Padre] Ya el domingo mi mamá dijo que estaba caliente después de la iglesia. [Madre] Ah, es verdad. Desde el domingo entonces.
Okey. Desde el domingo estaba caliente. Hoy es jueves a la madrugada, así que calculamos que lleva como cuatro días con fiebre. ¿De acuerdo?	[Madre] Sí doctora. Es demasiado, ¿verdad? [Padre] La abuela solo me dijo que la sentía un poco caliente y yo la vi un poco cansada pero no estaba tan mal. [Madre] Sí, incluso el lunes amaneció un poco mejor y fue a la escuela. Pero me llamaron al mediodía diciendo que Belkis andaba con fiebre y que la debía recoger.
Y entonces, ¿qué pasó después?	[Padre] Pues, se quedó con la enfermera de la escuela hasta que pudimos llegar a recogerla. Estaba como desganada. Le di un poco de jugo y se tomó un poco de ese jarabe para la fiebre.
¿Recuerda si era acetaminofeno o ibuprofeno?	[Madre] Solo tenemos el acetaminofeno en casa.
¿Y cuánto le dio?	[Madre] Una cucharadita.
¿El jarabe le hizo efecto?	[Madre] Parece que sí. Después se echó un rato y creo que se sintió mejor, pero al día siguiente otra vez con la fiebre y así seguimos.
¿Le han medido la temperatura?	[Padre] Sí. El martes decidimos comprar un termómetro.
¿Cuál es la temperatura más alta que ha tenido?	[Padre] La última vez decía cien con cuatro, doctora. Eso es muy peligroso, ¿verdad?
Quiero aclarar los números con usted. ¿Decía cien punto cuatro (100.4) o ciento cuatro (104)? [enseñándoles por escrito]	[Madre] No me acuerdo. [Padre] Creo que era uno cero cuatro, pero la verdad no estoy seguro, doctora.
No se preocupen. ¿Hoy le han dado más medicina para la fiebre?	[Padre] Sí, le dimos, pero parece que ya no le hace mucho efecto.
Entiendo. ¿Ha notado algo más? Por ejemplo, ¿Belkis les ha dicho que le duele algo?	[Madre] Desde la semana pasada decía que le dolía la barriguita. Eso le dijo a su abuela el domingo y ella le preparó un tecito de manzanilla. Creo que le sentó bien.
Okey. ¿Y le ha seguido diciendo que le duele la barriga?	[Madre] Sí, va y viene.
¿El dolor es mucho, leve o poco?	[Madre] Pues, leve al principio. Pero ha empeorado, y ahora es mucho y más frecuente también. Se queja y llora.
¿Está comiendo menos de lo normal?	[Madre] Es que casi no come. [Padre] En general es un pajarito con la comida, pero ahora todavía peor. No quiere comer casi nada.
¿Está tomando líquidos?	[Madre] Le damos agua y jugo, aunque no ha tomado tanto como nos gustaría.
¿En estos días que Belkis ha estado enferma, han consultado con el pediatra, o es esta la primera visita médica para este problema?	[Madre] Llamamos al pediatra ayer porque en la escuela nos dijeron que necesitaban un papel para confirmar que ella ya podía regresar a clase, pero la enfermera nos explicó que si todavía tenía fiebre, todavía debería quedarse en casa. Hicimos una cita con el médico, pero es para mañana.

Continued on the following page

Doctor/a o profesional sanitario	Paciente y representante legal
Entiendo. ¿Qué les hizo decidir que debían venir ahora a la sala de emergencias?	*[Padre]* Cuando se despertó llorando y vimos que tenía la temperatura tan alta y que el jarabe ya no le estaba haciendo mucho efecto, pensamos que podría ser peligroso y la trajimos. Tenemos un primo en nuestro país que a su niño le dieron convulsiones con la fiebre y quedó muy mal.
Okey, gracias por explicarme su preocupación. Déjeme hacerles algunas preguntas más, examinar a la niña, y luego les explico lo que vamos a hacer para ayudar a Belkis.	*[Madre y Padre]* Muchas gracias, doctora.
Repaso por sistemas	
¿Belkis ha tenido dolor de cabeza?	*[Padre]* No.
¿Ha tenido escalofríos?	*[Padre]* No.
¿Ha tenido congestión o mucosidades de la nariz?	*[Padre]* No mucho. Ya sabe, en la escuela siempre hay niños con resfriados. *[Madre]* A lo mejor un poco de mocos. No mucho.
¿Ha tenido dolor de garganta?	*[Padre]* No.
¿Dolor de oído?	*[Padre]* No.
¿Dolor en la boca?	*[Padre]* No.
¿Ha tenido tos?	*[Padre]* No.
¿Ha tenido problemas para respirar?	*[Padre]* No.
¿Ha tenido vómito?	*[Madre]* No.
¿Ha tenido diarrea?	*[Madre]* No.
¿Ha tenido estreñimiento?	*[Madre]* Sí, se estriñe mucho, hace varios meses, desde que comenzó la escuela. Trato de darle muchas verduras, pero eso no le ayuda. Todavía me dice que no quiere hacer pupú.
¿Dice que le duele hacer pupú?	*[Madre]* No, no creo que le duela, pero está un poco más duro el pupú y va solamente una vez cada dos días o algo así.
¿Le ha dicho que tiene dolor o molestias al orinar?	*[Madre]* La semana pasada se quejó varias veces de que le dolía orinar, pero se le pasó. Acabo de recordar que tuvo un accidente de orina la semana pasada en la escuela. Nunca había pasado algo así. Ella estaba muy avergonzada y tuve que llevarle ropa nueva.
¿Está orinando más a menudo?	*[Madre]* Sí, tal vez, ahora que lo pienso.
¿Ha tenido dolor de los músculos?	*[Madre]* No.
¿Ha tenido dolor de las articulaciones?	*[Madre]* No.
¿Ha tenido convulsiones alguna vez?	*[Madre]* No.
¿Ha notado cambios en su comportamiento?	*[Madre]* Está algo cansada y durmiendo más, pero dice que quiere ir a la escuela.
¿Alguna vez le ha pasado algo parecido anteriormente, de tener fiebre por varios días?	*[Padre]* No.
Historia médica	
¿Qué problemas médicos ha tenido Belkis anteriormente?	*[Padre]* Nada, doctora, todo bien.

Doctor/a o profesional sanitario	Paciente y representante legal
¿El embarazo y parto con Belkis fueron normales?	*[Madre]* Sí, todo normal. Nació a los nueve meses exactos.
¿Le han puesto las vacunas según se las ha recomendado el pediatra de Belkis?	*[Padre]* Sí, todas las vacunas, doctora. También la de la gripe este año.
Según su pediatra, ¿todo va bien con el crecimiento y desarrollo de Belkis?	*[Padre]* Sí, todos sus chequeos han estado bien.
¿Va bien en la escuela?	*[Madre]* Sí, doctora. Le gusta y no ha tenido problemas.

Historia quirúrgica

¿Le han hecho alguna cirugía?	*[Madre]* Le arreglaron una pequeña hernia en el ombligo el año pasado.
¿Todo fue bien con la operación?	*[Madre]* Sí, no tuvo más problemas y se le sanó bien.
¿Alguna cirugía más?	*[Madre]* No. Nos han dicho que algún día quizás tengan que quitarle las amígdalas porque las tiene grandes y ronca.
¿Ha tenido infecciones frecuentes de las amígdalas o de la garganta?	*[Madre]* No.

Medicamentos

¿Qué medicamentos toma Belkis regularmente?	*[Padre]* Le damos una de esas vitaminas de fruta para que tenga suficientes vitaminas, ya que come poco. Normalmente le gustan, pero en estos días no se las ha querido masticar.
Además del té de manzanilla que tomó con su abuela y de las vitaminas, ¿le dan a Belkis algún suplemento natural o herbal?	*[Madre]* No. La abuela ha sugerido té de anís para el dolor del estómago, pero no hemos probado eso.
De acuerdo. ¿Algún otro tratamiento que le hayan dado para la fiebre, dolor u otros problemas, como el estreñimiento? Por ejemplo, ¿algún remedio casero?	*[Madre]* Nada más que el jarabe y sopa de pollo. A veces le pongo alcohol para sobar en la frente. Estos días le he puesto vaporú en los pies.

Alergias

¿Qué alergias tiene a medicinas?	*[Padre]* A medicinas no tiene alergias que sepamos. Una vez tuvo ronchas por todo el cuerpo cuando comió fresas así que su médico dijo que a lo mejor hay que hacerle prueba de alergias. Pero todavía no se la han hecho. Desde entonces, evitamos darle fresas.

Historia social

¿Quién vive en la casa con Belkis?	*[Padre]* Solamente nosotros tres y mi madre.
¿Alguien fuma en casa?	*[Padre]* No.
¿Quién cuida a Belkis aparte de ustedes y de la abuela?	*[Padre]* A veces una vecina nos echa una mano si mi mamá está ocupada. Pero eso es todo. Normalmente está en la escuela o con nosotros en casa.
¿Sienten que su hija está segura en la escuela y en casa?	*[Madre]* Sí, doctora.
¿Sienten que su hija está segura con la vecina?	*[Madre]* Sí, doctora. Ella ha pasado tiempo con la vecina desde que nació. La vecina es como familia y la ama como a su propia hija. Nadie más visita su casa cuando la cuida.

Continued on the following page

Doctor/a o profesional sanitario	Paciente y representante legal
¿Alguien en casa o que tenga contacto frecuente con Belkis ha estado enfermo recientemente?	[Padre] Más que los niños en la escuela, no.
¿Han viajado recientemente?	[Madre] No recientemente. La última vez que fuimos a Panamá a ver a los primos fue hace ya un año.
¿Los ha visitado alguien de Panamá o de otro país en los últimos dos o tres meses?	[Madre] No, nadie.
Examen físico	
Signos vitales	Frecuencia cardíaca: 132 Presión arterial: 108/70 Frecuencia respiratoria: 35 Temperatura: 39.2°C, oral Saturación de oxígeno: 100% Peso: 17.5 kg
Apariencia general de la paciente	La paciente ya está dormida pero los padres la despiertan con facilidad para el examen físico. Se ve cansada, pero está alerta y responde a preguntas de forma apropiada para su edad. Sin angustia aguda.
Cabeza, ojos, nariz, garganta	Sin evidencia de traumatismo. Ojos sin rojez ni secreciones. Leves mucosidades claras de la nariz. La faringe posterior no tiene rojez, exudado ni lesiones. Las tonsilas miden 4+ en ambos lados, simétricas. La úvula está en posición céntrica, sin hinchazón. La lengua es normal. Las membranas mucosas bucales están hidratadas normalmente, sin lesiones aparentes.
Oídos	Membranas timpánicas normales, sin rojez, abultamiento, secreciones ni lesiones.
Cuello	Rango de movimiento normal, sin causarle incomodidad. No se aprecia agrandamiento de los nódulos linfáticos cervicales.
Examen cardiovascular	Frecuencia rápida, ritmo regular. No se aprecian soplos.
Examen pulmonar	Leve taquipnea, sin aleteo nasal ni uso de músculos accesorios para la respiración. Sin ronquidos, estertores ni sibilancias.
Examen abdominal	Sonidos intestinales presentes. Dolor generalizado durante la palpación abdominal. La zona de más dolor parece ser el aspecto inferior y céntrico del abdomen. Sin masas ni agrandamiento del hígado o el bazo. Sin dolor a la palpación de los costados ni de la espalda.
Examen musculoesquelético	No tiene hinchazón ni rojez de ninguna coyuntura. Rango de movimiento normal.
Examen de la piel	Caliente al tacto, sin salpullido.
Examen neurológico	Cooperativa de forma apropiada para su edad. Marcha y habla normal.
Conclusión de la entrevista médica	
¿Qué preguntas tienen?	[Madre] Doctora, ¿qué podemos hacer para controlar la fiebre?

CASE NOTE

Case Note 1: Blank for Learner to Complete

 Available for electronic download in Appendix.

Case Note 2: Sample Spanish Version

Case Data Documentation (Comprehension of case information)	Historia del problema actual	Niña de 5 años con 4 días de fiebre. Otros síntomas incluyen dolor abdominal que va y viene y que ha empeorado en gravedad y frecuencia, apetito reducido, dolor al orinar, un episodio de incontinencia urinaria, aumento de frecuencia urinaria y leve congestión nasal. Ha tenido estreñimiento por varios meses. Es capaz de tomar líquidos sin vomitar. Su comportamiento es normal, aunque está más cansada de lo usual. La familia le ha dado algunas dosis de acetaminofeno, pero reportan que le han dado una cucharadita (que es menos de la dosis adecuada dada el peso de la niña). La principal preocupación de los padres es el control de la fiebre. Los padres no han notado que la niña haya tenido escalofríos, dolor de cabeza, dolor de garganta, tos, vómitos, diarrea ni antecedentes de infecciones frecuentes.
	Historia médica	- Nació a término, sin complicaciones. - Tonsilas agrandadas, ronquidos nocturnos. - Herniorrafia umbilical – edad 4 años. - Al día con las vacunas.
	Medicamentos	- Multivitamina diaria; ningún otro medicamento diario. - Acetaminofeno "una cucharadita" para la fiebre. - Té de manzanilla, según necesario para dolor abdominal. - Alcohol, sobado en al frente, para la fiebre - Ungüento mentolado ("vaporú") en los pies, para la fiebre.
	Alergias	- Ninguna alergia medicamentosa. - Posible alergia (sarpullido) a las fresas.
	Aspectos importantes de la historia social, de sustancias e historia médica familiar	- Vive con madre, padre y abuela. - También a veces la cuida una vecina. - Nadie reporta síntomas infecciosos recientemente. - No hay preocupaciones por el abuso. - Asiste a la escuela. - No ha viajado recientemente ni ha estado expuesta a visitas del extranjero.
	Resultados claves del examen físico	- Los signos vitales demuestran fiebre, taquicardia leve para su edad y taquipnea leve para su edad. - Estado cognitivo de la paciente es normal. - Tonsilas agrandadas (crónicamente según la historia), sin rojez ni exudado. - Mucosidades nasales claras. - Dolor generalizado abdominal y máximo al palpar la zona suprapúbica.

Continued on the following page

| **Medical Decision-Making Documentation** (Synthesizing case information to make medical decisions and recommendations.) | **Evaluación del paciente** Por favor escriba los tres diagnósticos más probables para este paciente en orden empezando con el más probable e incluyendo su justificación. | 1. Infección de la vía urinaria
    Esta infección es común en las niñas, particularmente de esta edad. La fiebre, el dolor abdominal, disuria, incontinencia y frecuencia urinaria y falta de apetito pueden estar causados por esta infección. La historia de estreñimiento apoya la probabilidad de esta infección.
2. Infección viral
    Un síndrome viral es muy común y puede causar diversos síntomas incluyendo fiebre, congestión nasal y dolor abdominal generalizado, y puede durar entre 5 y 10 días. Sin embargo, debemos primero descartar enfermedades graves o enfermedades que puedan provocar complicaciones.
3. Faringitis estreptocócica
    Los síntomas de fiebre, dolor abdominal y falta de apetito podrían estar causados por esta infección bacteriana. Es importante tener en cuenta que los niños pueden tener síntomas menos típicos de esta infección comparados a los adultos. Sin embargo, los resultados del exámen físico de la paciente no presentan evidencia de eritema ni exudado de faringe ni tonsilas ni ganglios linfáticos inflamados.
4. Otros diagnósticos menos probables
    Se pueden considerar otras enfermedades si estas posibilidades se descartan o si los síntomas de la paciente cambian. Por ejemplo, la diabetes mellitus tipo 1 puede presentarse con dolor abdominal, vómitos, poliuria y letargo. Si la paciente tiene fiebre por 5 días o más sin causa identificada, se puede considerar el diagnóstico de la enfermedad de Kawasaki o enfermedad transmitida por garrapatas. Una pulmonía, otitis media u otras infecciones bacterianas también podrían ocurrir como complicaciones de una infección viral inicial y se deben considerar si la paciente empeora o no mejora. Si el dolor abdominal es intenso o si demuestra señales de abdomen agudo en el examen físico, se deben considerar los diagnósticos de invaginación intestinal o apendicitis. |

Plan

| **Plan para establecer o confirmar el diagnóstico:** ¿Qué pruebas o procedimientos recomienda? | Plan para el diagnóstico:
a. Análisis de orina.
b. Cultivo de orina.
c. Prueba rápida de estreptococos y un cultivo de garganta si el resultado de la prueba rápida es normal.
d. Consideración de ultrasonido abdominal para evaluar el apéndice y para invaginación intestinal. |
| **Plan para el tratamiento:** ¿Qué tratamientos recomienda? | Plan para el tratamiento:
a. Medicamento antipirético (ibuprofeno y acetaminofeno), calculando la dosis indicada para el peso de la paciente y educando a los padres respecto a la dosis adecuada.
b. Si se identifica una infección bacteriana, comenzar antibióticos. |

		c. Continuar tratamientos sintomáticos para la fiebre y el malestar. Reevaluar a la paciente si no mejora en 2 días.
Patient-Centered Discussion (Transforming the medical decision-making into language that the patient understands.) **Explicación centrada en el paciente** Por favor escriba cómo le explicaría su evaluación y el plan para el diagnóstico y tratamiento al paciente.	Es posible que su hija tenga una infección de la vía urinaria que también se llama infección de orina. La fiebre, el dolor abdominal y el dolor al orinar son síntomas comunes de este problema. Para confirmarlo, vamos a hacer un análisis de orina y un cultivo de orina. Lo más probable es que la infección haya sido causada por una bacteria llamada *E. Coli*. Si las pruebas confirman una infección bacteriana, Belkis deberá tomar un medicamento antibiótico. Es muy importante que termine todo el tratamiento para prevenir complicaciones, aunque se sienta mejor después de pocos días. Deben seguir dándole muchos líquidos y le pueden dar acetaminofeno e ibuprofeno según sean necesarios para el dolor y la fiebre. Les voy a indicar la dosis adecuada, ya que esto depende de la edad y el peso de su hija.

Case Note 3: Sample English Version

Case Data Documentation (Comprehension of case information)	**History of present illness**	5-year-old girl with fever for 4 days. She also has intermittent abdominal pain, which has worsened in severity and frequency, reduced appetite, dysuria, one episode of urinary incontinence, urinary frequency, and mild nasal congestion. She has also had constipation for several months. She is drinking fluids without vomiting. Her behavior is normal, although she is more tired than usual. The family has given her some acetaminophen, but they report that they have given her a teaspoon (which is less than the appropriate dose, given the girl's weight). The main parental concern is fever control. The parents have not noticed that she has had chills, headache, sore throat, cough, vomiting, diarrhea, or a history of frequent infections.
	Key past medical history	- Born at term, no complications. - Enlarged tonsils, snores at night. - Umbilical hernia repair at 4 years old. - Up to date with vaccines.
	Medications	- Daily multivitamin. - No other daily medication. - Acetaminophen, "a teaspoon" for fever. - Chamomile tea as needed for abdominal pain. - Rubbing alcohol on the forehead for fever. - Mentholated ointment ("VapoRub") on the feet for fever.
	Allergies	- No medication allergies. - Possible allergy (rash) to strawberries.

Continued on the following page

	Key social/ substance use/ family history	- Lives with mother, father, and grandmother. - Sometimes, a neighbor takes care of her. - No one reports infectious symptoms recently. - No concerns for abuse. - Attends school. - No recent travel or exposure to visitors.
	Key physical examination findings	- Vital signs show fever, mild tachycardia, and mild tachypnea for age. - Alert, normal cognitive status. - Tonsils enlarged (chronic per history), without erythema or exudate. - Clear nasal drainage. - General abdominal tenderness to palpation, maximal discomfort to suprapubic area.

Medical Decision-Making Documentation (Synthesizing case information to make medical decisions and recommendations.)	**Assessment** Please list your top three differential diagnoses in order of likelihood and include your justification.	1. Urinary tract infection
		    This infection is common in girls, particularly of this age. Fever, abdominal pain, dysuria, urinary incontinence and frequency, and lack of appetite may be caused by this infection. The history of constipation supports the likelihood of this infection.
		2. Viral infection
		    A viral syndrome is very common and can cause various symptoms including fever, nasal congestion, and generalized abdominal pain. It can last 5-10 days. However, it is important to rule out severe illnesses or other diseases that may result in complications.
		3. Streptococcal pharyngitis
		    Fever, abdominal pain, and lack of appetite could be caused by this bacterial infection. It is important to note that children may have less typical symptoms of this infection compared to adults. However, the patient's physical exam findings do not reveal pharyngeal or tonsillar erythema, exudate, or lymphadenopathy.
		4. Other less likely diagnostic considerations
		    Other diseases can be considered if these possibilities are ruled out or if the patient's symptoms change. For example, new onset type 1 diabetes mellitus may present with abdominal pain, vomiting, polyuria, and lethargy. If the patient has a fever for a total of 5 days or more without a clear source, the diagnosis of Kawasaki disease or tick-borne illness could be considered. Pneumonia, otitis media, or other bacterial infections may also occur as complications of an initial viral infection and should be considered if the patient worsens or does not improve. If abdominal pain is severe or there is an acute abdomen on physical exam, consider intussusception or appendicitis.

Plan of Care

Diagnostic Plan: What other tests or procedures would you recommend?	Diagnostic plan: a. Urinalysis. b. Urine culture. c. Rapid strep test, and a throat culture if rapid strep result is normal. d. Consideration of abdominal ultrasound to evaluate the appendix and for intussusception.
Treatment Plan: What treatments would you recommend?	Plan for treatment: a. Antipyretic medication (ibuprofen and acetaminophen), calculating the dose indicated for the patient's weight and educating parents regarding the adequate dose. b. If a bacterial infection is identified, start antibiotics. c. Continue symptomatic treatment for fever and discomfort. Reassess the patient if she does not improve within 2 days.
Patient-Centered Discussion (Transforming the medical decision-making into language that the patient understands.)	I think your child may have a urinary tract infection also known as a bladder infection. Fever, abdominal pain, and discomfort with urination are very common symptoms of this problem. We will test for a urinary tract infection with a urine test and a urine culture. Most likely the infection is caused by bacteria called *E. coli*. If the tests confirm a bacterial infection, Belkis will need to take an antibiotic medicine. It is very important that she completes the entire treatment course to prevent complications, even if she feels better after a few days. Continue to give her lots of fluids and you may give her acetaminophen and ibuprofen as needed for pain and fever. I will show you the proper dose for her, as this depends on your child's age and weight.

CASE DISCUSSION

Critical Data to Obtain From This Patient Interview

Pinning down the exact duration of symptoms is important. At first, the family gives a general response about duration, suggesting she has been febrile for a week, but the doctor persists in asking more detailed questions to better understand the timing of symptoms. In patients with fever, the temperature measurement itself and particularly the maximal recorded temperature can be of significance. Reporting temperature readings in Spanish may be confusing to parents and patients. They often report temperatures in different ways. For example, *"cien tres," "cien con tres," "cien y tres,"* and *"cien punto tres"* may be used to mean 100.3 or 103. There are preferred methods to report temperature with precise meanings, such as *"cientotrés"* and *"cien punto tres"* for 103 and 100.3, respectively, but these still can be difficult for patients, parents or clinicians to understand or differentiate when speaking quickly. We recommend writing down the numeric temperature for parents to confirm accuracy of communication. Additionally, please note that some families may be more comfortable with Fahrenheit or Celsius temperatures, and the clinician may want to ask the family which temperature system they normally use. For example, *¿Usted prefiere hablar de la temperatura en grados Farenheit o en centígrados?*, meaning, "Do you prefer to talk about the temperature in Farenheit or Celsius?"

Often patients and caregivers may not remember symptoms, or they may not think that symptoms are related or relevant. Eliciting a careful review of systems, informed by the working differential diagnoses, is very important. In this case, the parents do not mention the urinary symptoms until they are specifically asked.

There often are multiple caregivers and family members involved in caring for children. The clinician should be sure to take a thorough social history to understand the child's environment. Sometimes the accompanying parent in clinic is unable to provide a thorough history, as another relative or adult may be the primary caregiver. Screening for abuse in children is very important. In select circumstances, providers should consider interviewing the child alone and asking about safety in an age-appropriate manner.

Tips for Interviewing in This Case

It is common in Hispanic families to have multiple visitors present for medical visits. When interviewing patients with multiple relatives involved, it is important to consider the perspective of both parents. Additionally, in pediatric cases, clinicians should consider whether it is necessary to seek insight from other caregivers who may be firsthand witnesses of events (e.g., fall, injuries, behavioral changes) but are not currently in the room (e.g., grandparents, neighbors, cousins, siblings, and others).

If multiple individuals are speaking at once, this can be challenging for the interviewer, especially if Spanish is a second language. Spanish speakers may be more used to having multiple individuals speak at once, since the language tends to be fluid and uninterrupted. Politely asking each parent's experience or opinion one at a time can be helpful, even if it requires kindly redirecting or asking one of the speakers to wait. Some examples of how to redirect include:

I want to hear from each of you.	Me gustaría escuchar a cada uno de ustedes.
Just a moment, please; let me clarify something he said; then I will ask for your perspective.	Un momento, por favor; permítame aclarar algo que dijo él; y después le voy a pedir a usted que me explique su punto de vista.
Thank you for your patience.	Gracias por su paciencia.
I can understand better if I hear from each of you, one at a time.	Les puedo entender mejor si oigo a cada uno a la vez.
Thank you very much.	Muchas gracias.

Moreover, it is important for clinicians to keep patient-centered language in mind when communicating with patients and families. For example, whereas tonsils are known in Spanish as *tonsilas* often in medical contexts, patients and families usually refer to tonsils as *amígdalas* or *anginas*. While the physician may use the word *tonsilas* in the medical documentation (if completed in Spanish), the use of *amígdalas* or *anginas* should be used during patient communication for better comprehension.

Cultural Considerations

Fever is a symptom with important associated cultural beliefs and concerns, which may influence the higher use of healthcare services for fever evaluation in Hispanic children.[6] Hispanic parents may become particularly worried when a child has a fever, due to the common cultural belief that fevers lead to seizures and cause irreversible brain damage. A provider can reassure families by explaining to parents what is happening in a child's body when they have a fever. While there are different causes for fever in a child, the most common cause is that the child's body is fighting an infection. Providers can help parents understand that if the child is older than 2 months and up to date on vaccines, they may not need to rush to the doctor immediately. Parents can give antipyretics to help make the child more comfortable and better able to tolerate liquids. Providers can ease parents' fears by providing clear instructions on when to seek medical care, such as if the child has fevers for more than 3 days or if fevers do not respond to antipyretics. Even so, parents should be encouraged to trust their parental instincts and seek medical care for their child if they are worried, as they know their child best. Many parents try natural treatments or home remedies before coming to the doctor. Common practices, as demonstrated by this family, include herbal teas, specific foods, and plants believed to have healing qualities, such as *ajo* (garlic) and kava. Hispanic families often use mentholated ointment, such as *vaporú* (VapoRub), applied in various ways, as a "cure-all" for many different ailments. Parents may use rubbing alcohol to treat a fever, but given the dangerous potential side effects, providers should discuss other ways to help a child with fever. In addition to antipyretics, parents can keep the home air temperature comfortably cool, use cool compresses, or give a cool bath.

Finally, when explaining pediatric dosing of acetaminophen and ibuprofen in Spanish, the clinician should be sure to provide the weight-based dosing for the parent. Also, the provider should explain the importance of measuring the dose in milliliters, rather than using tablespoons or teaspoons. This family was under-dosing acetaminophen using *una cucharadita* (literally, "a small spoonful" or "teaspoon"). Measuring the dosage in milliliters using a syringe, while much more precise, can be especially confusing for parents who are unfamiliar with this method. We also suggest marking a syringe with the appropriate dosage and demonstrating during the visit how to draw up and administer the medication. We also recommend providing a simple chart with the written dosage and giving an explanation such as these:

You can give acetaminophen or ibuprofen for fever.	Le puede dar acetaminofeno o ibuprofeno para la fiebre.
You can give acetaminophen every 4 to 6 hours and ibuprofen every 6 to 8 hours.	Puede darle acetaminofeno cada cuatro a seis horas o ibuprofeno cada seis a ocho horas.
I recommend writing down on a piece of paper when you give each medicine to help you remember.	Recomiendo escribir en un papel la hora en que le da cada medicina para ayudarlo/a a recordar.
Another common way of giving these medicines is alternating between acetaminophen and ibuprofen every 3 hours. This way you will not give too much of either medicine.	Otra forma común de dar estos medicamentos es alternar entre acetaminofeno e ibuprofeno cada tres horas. De esta manera no dará demasiado de ninguna de las dos medicinas.

CRITICAL ELEMENTS

Did you elicit these critical elements of the medical encounter?
- Detailed history of fever, including maximum temperature with attention to clarifying the correct temperature, duration, and parental concerns about fever
- Detailed review of systems to narrow down possible infectious etiologies
- Personal medical and family history of the child
- Address the mother, father, and child appropriately throughout the encounter
- Discuss recommendations for home care of fever including antipyretic use and dosing and home remedies

Case 3 – Lack of appetite – Falta de apetito

María E. Díaz-González de Ferris, MD, MPH, PhD

INTRODUCTORY INFORMATION

Patient's Name	Agustín Díaz
Age	2 years
Date of Birth	May 28, 2017
Gender	Male
Race/ethnicity	Latino
Self-reported national or ethnic origin	Latino
Language preference	Spanish
City, State	Carrboro, North Carolina
Medical Setting	Outpatient Pediatric Clinic
Reason for visit	Mother states, *"El niño no quiere comer."*
Vital signs	HR 140 BP 70/36 RR 30 Temp 39°C O$_2$Sat 98%

MEDICAL ENCOUNTER

Doctor/a o profesional sanitario	Paciente o representante legal
Presentación	
Buenos días, soy la doctora Ferris.	Mucho gusto, doctora. Me llamo Ester Borja y mi hijo se llama Agustín Díaz. Lo llamamos Agus.
Pregunta introductoria	
¿Qué los trae hoy a la clínica?	Bueno, Agus hace cuatro días que tiene diarrea y no quiere comer.
Historia de la enfermedad actual	
Por favor, dígame más.	Hace seis días, regresando de la guardería vomitó dos veces. Así siguió el día siguiente también, pero después ya paró de vomitar.
¿Cómo se veía el vómito?	Parece que tenía lo que había comido, frijoles y carne.
¿Tenía sangre el vómito?	No.
¿Cuántas veces vomitó cada día?	Unas tres veces.
¿Cuántos días vomitó en total?	Dos días, doctora.
¿Cuándo empezó la diarrea?	Al tercer día empezó la diarrea. Yo pensaba que ya estaría mejorando como ya paró de vomitar.

Doctor/a o profesional sanitario	Paciente o representante legal
¿El niño está con pañales o usa el baño?	Estábamos empezando a enseñarle a usar el baño, pero con esta diarrea no he tenido más remedio que ponerle pañales de nuevo.
¿Cuántos pañales al día están con diarrea?	Cinco veces por día más o menos.
¿Cómo se ve la diarrea? Por ejemplo, ¿tiene sangre o mucosidad?	Es muy líquida, casi como agua pero de color amarillo o verde. No se ve sangre ni mucosidad.
Síntomas asociados	
¿Qué otros problemas tenía Agus cuando empezó a enfermarse?	No tenía ganas de jugar.
¿Tenía fiebre?	Sí, tuvo fiebre por tres días.
¿Se la midió con termómetro?	La más alta decía treinta y ocho punto cinco, pero creo que ya no tiene fiebre.
¿Qué otros problemas tiene ahora?	El área del pañal se ve muy roja. Y sigue sin ganas de jugar. Creo que está peor.
¿Ha notado que su comportamiento es diferente?	Está muy cansado, no me está hablando tanto y llora más débil.
Lo siento mucho. ¿Ha notado algo diferente en su respiración?	Parece que está respirando más rápido.
¿Ha tenido tos?	No.
¿Ha tenido catarro o congestión?	No, doctora.
¿Alguien en la familia está también enfermo?	No. Pero en la guardería hay varios niños y niñas que recientemente tuvieron diarrea y vómito. Por eso pensé que era lo mismo y no lo traje al doctor antes. Todos los otros chiquitos se mejoraron rápido.
¿Se queja de dolor?	Antes se quejaba como si le doliera la pancita. Ahora no, pero no me está hablando mucho.
¿Qué otros problemas ha tenido?	No está jugando con sus hermanitos.
¿Qué tal su apetito?	No tiene hambre, pero por lo menos pide agua. Lo bueno es que ya no vomita, pero parerce que tiene mucha sed.
¿Y qué le da de tomar?	Agua y jugo.
¿Cómo duerme?	Está durmiendo más de lo normal.
¿Qué cree que pueda ser la causa?	No sé. Creo que puede ser que comió algo en la guardería que le hizo daño, o quizás porque otros niños han tenido lo mismo.
Repaso por sistemas	
¿Ha perdido peso?	Sí, me parece más delgadito.
¿Cómo es su comportamiento normalmente?	Normalmente es un niño muy activo, pero no da lata. Ahora está muy apagado y no le interesa jugar, pero ve la tele.
¿Le ha chequeado el pulso?	No, no sé cómo chequear el pulso, pero sí siento que su coranzoncito está corriendo rápido.
¿Lo ha sentido débil?	Sí, lo he sentido débil.
¿Se ha desmayado?	No.

Continued on the following page

Doctor/a o profesional sanitario	Paciente o representante legal
¿Ha tenido este tipo de problemas antes?	Cuando empezó en la guardería hace casi un año tuvo vómito por unos días, pero se pasó sin más. Nunca ha tenido algo que dure tantos días.
¿Tiene Agus todas sus vacunas?	Sí, traje la tarjeta de vacunas por si la necesitaban.
Gracias. ¿Algún doctor le ha dicho que Agus tiene un soplo en el corazón?	Sí, cuando nació, pero después del chequeo de los dos meses, ya no tenía soplo. Me dijeron que era algo pasajero.
¿Ha tenido infecciones de la garganta?	No.
¿Usa o ha usado medicamentos Agus?	No, doctora.
Historia médica	
¿Usted cuántas veces ha estado embarazada?	Tres, doctora.
¿Y cuántos partos ha tenido?	Los tres.
Entonces, ¿Agus tiene hermanitos o hermanitas?	Sí, tiene una hermana que tiene cinco años de edad y un hermano mayor de siete.
Dígame, ¿cómo fue su embarazo con Agus?	Todo bien, fue un embarazo normal y el parto también.
¿A cuántas semanas de embarazo se presentó el parto?	Me faltaban apenas dos semanas para la fecha de parto.
¿Cuánto pesó al nacer y cuánto midió?	Dos punto nueve kilos. No sé exactamente cuanto midió, pero creo que eran cincuenta centímetros.
¿Dónde nació Agus?	Aquí en el hospital.
¿Cuántos días después del parto estuvo ingresado el bebé?	Dos días; todo salió bien.
¿Le dio pecho?	Sí, le di pecho por nueve meses.
¿A qué edad se sentó solito?	Como a los siete meses.
¿A qué edad caminó?	Exactamente al año de edad, ¡en su cumpleaños!
¿Cuándo empezó a hablar?	Empezó a decir "mamá" y "papá" a los trece meses. Siempre me ha parrecido que habló temprano y es muy platicador normalmente.
¿Qué otros problemas médicos ha tenido?	Ninguno, ha sido bien saludable, gracias a Dios.
Historia quirúrgica	
¿Qué cirugías le han hecho?	Ninguna.
¿Lo circuncidaron al nacer?	No, doctora.
Medicamentos	
¿Qué medicamentos toma regularmente?	No toma ningún medicamento recetado.
¿Algún medicamento sin receta?	Le doy tailenol para la fiebre. También se come las vitaminas de los ositos que se mastican. *(Note: Tailenol is used to describe the common Spanish pronunciation of a common brand name for acetaminophen.)*
¿Usa algún suplemento natural o herbal?	Le he dado tecito de manzanilla solamente. No quiere nada más.

Doctor/a o profesional sanitario	Paciente o representante legal
¿Cuándo se lo da?	Si le duele la pancita, a veces le ayuda. La última vez que se lo tomó fue ayer.
Alergias	
¿Qué alergias tiene a medicinas?	Ninguna.
Historia social	
¿Ha viajado, acampado o se ha bañado en algún lago recientemente?	No.
¿Le ha quitado algún insecto de la piel como una garrapata?	No.
Oficio de los padres y educación	
¿Cuál fue el último año que usted terminó en la escuela?	Llegué hasta el once en mi escuela en Venezuela. No terminé la preparatoria porque me casé.
¿Trabaja usted?	Sí, trabajo en un restaurante cinco días a la semana.
¿Qué tal el papá de Agus?	Mi esposo terminó hasta octavo y trabaja en construcción.
Vivienda/Recreo/Relaciones	
¿Con quién vive Agus?	Con sus dos papás y sus dos hermanitos.
¿Tienen mascotas?	Tenemos un perro que vive afuera y está ya muy viejito.
¿Qué come y bebe Agus en un día normal?	Su dieta creo que es buena; come de todo. Pollo al horno, pescado y chuletas de puerco. Le gustan algunas verduras y mucha fruta.
¿Qué bebe normalmente?	Agua, leche. A veces jugos de fruta.
¿Cuántas horas al día ve la televisión o está enfocado en aparatos electrónicos?	Como dos horas al día en los fines de semana, pero le gusta más jugar con sus juguetes o correr.
Historia médica de la familia	
¿Qué problemas médicos hay en su familia, por ejemplo, en sus padres o hermanos?	Mi esposo y yo no tenemos problemas de salud. Mi padre sufre de presión alta. Mi madre sufre de diabetes. Mis dos hermanos son diabéticos también. Los padres de mi esposo tienen diabetes y alta presión.
¿Algo más?	Un hermano de mi esposo tiene problemas del hígado ya que toma mucho. Su hermana está bien de salud. Los hermanitos de Agus tienen buena salud.
Otros elementos de la entrevista médica	
¿Hay algo más que quiera decirme y que no le he preguntado?	No, doctora, creo que eso es todo.
Examen físico	
Signos vitales	Frecuencia cardíaca: 140 Presión arterial: 70/36 Frecuencia respiratoria:30 Temperatura: 39°C Saturación de oxígeno: 98%, aire ambiental Peso: 13 kg Talla: 80 cm

Continued on the following page

Doctor/a o profesional sanitario	Paciente o representante legal
Apariencia general del paciente	El paciente parece estar letárgico. Permite la examinación sin protestar y parece estar cansado. El niño responde a su madre cuando ella le habla. No demuestra dificultad respiratoria, pero tiene taquipnea. No hay dismorfología obvia.
Cabeza, ojos, nariz, garganta	Normocefálico. Fontanelas cerradas. Ojos normales, no sobresalen. No se identifica retraso palpebral ni los ojos sumidos. Las mucosidades bucales y los labios están secos.
Cuello	No se palpan ganglios cervicales agrandados.
Examen cardiovascular	Taquicardia. Ritmo regular. Ruidos cardíacos 1 y 2 normales. Sin soplo cardíaco.
Examen pulmonar	Resonantes, normales. Taquipnea sin retracciones.
Examen abdominal	Ruidos intestinales normales. Blando, sin sensibilidad. No se aprecian masas ni hepatoesplenomegalia.
Examen neurológico	Reflejos tendinosos normales y simétricos. No hay temblor de ambas manos estrechadas.
Piel	Turgencia reducida de la piel. Piel del área genital alrededor del ano demuestra un salpullido con piel enrojecida y con sensibilidad al palpar. No tiene secreciones, escamas ni lesiones satélite.
Conclusión de la entrevista médica	
¿Qué preguntas tiene?	¿Está mi hijo muy mal?
Entiendo su preocupación. Agus está deshidratado y necesita rehidratación urgentemente. Tendremos que llevarlo a la sala de emergencias, ponerle suero y obervarlo unas horas.	¡Oh, doctora! Eso suena muy grave. ¿Lo van a tener que ingresar?
Es posible que tengamos que ingresarlo al hospital, pero primero vamos a ver como responde al suero. Dependiendo de cómo vaya mejorando, vamos ha hablar y decidir.	Gracias, doctora.

CASE NOTE

Case Note 1: Blank for Learner to Complete

 Available for electronic download in Appendix.

Case Note 2: Sample Spanish Version

Case Data Documentation (Comprehension of case information)	Historia del problema actual	Niño de 2 años que presenta con vómito, diarrea y cansancio por 6 días. Primero empezó el vómito y duró 2 días; al tercer día paró el vómito pero empezó la diarrea. La madre describe la diarrea como aguada y de color amarillo o verde sin sangre. También ha tenido fiebre por 3 días con temperatura máxima de 38.5°C, cansancio, respiración más rápida y apetito disminuido.
	Historia médica	- Nació a término a las 38 semanas. - Está al día con las inmunizaciones recomendadas. - Ningún problema médico crónico.
	Medicamentos	- Ningún medicamento diario. - Acetaminofeno según sea necesario. - Té de manzanilla.
	Alergias	Ninguna.
	Aspectos importantes de la historia social, de sustancias e historia médica familiar	Asiste a guardería donde ha estado expuesto a niños con infecciones recientemente.
	Resultados claves del examen físico	- Signos vitales demuestran taquicardia, fiebre de 39°C e hipotensión. - Comportamiento letárgico. - Membranas mucosas secas, disminución de la turgencia de la piel. - Erupción en el área del pañal.

Medical Decision-Making Documentation (Synthesizing case information to make medical decisions and recommendations.)	Evaluación del paciente Por favor escriba los tres diagnósticos más probables para este paciente en orden empezando con el más probable e incluyendo su justificación.	El paciente está gravemente deshidratado. El diagnóstico diferencial para las causas de la deshidratación incluye:
		1. Gastroenteritis infecciosa (viral o bacteriana)
		    Este es un diagnóstico clínico y encaja con la historia clínica del paciente. Es probable que el paciente tenga una etiología viral para esta afección dado que asiste a una guardería.
		2. Infección de las vías urinarias, incluyendo pielonefritis
		    Este diagnóstico es menos probable, pero se debe considerar a esta edad ya que el paciente todavía no es capaz de describir síntomas como dolor al orinar. La infección urinaria puede causar fiebre, vómito y diarrea, aunque la diarrea normalmente no es tan prominente como en este caso.
		3. Enfermedad inflamatoria intestinal
		    Esta posibilidad es menos probable debido a la edad del paciente y la presentación aguda de los síntomas. Sin embargo, este diagnóstico se podría considerar si no mejora con el tratamiento sintomático y si la diarrea persiste o regresa de forma crónica.

Continued on the following page

Plan

Plan para establecer o confirmar el diagnóstico: ¿Qué pruebas o procedimientos recomienda?	Plan para el diagnóstico: a. Análisis de orina para descartar infección urinaria. b. Análisis de sangre para descartar un problema metabólico, cambios graves en los electrolitos o una insuficiencia renal.[8] c. Otras pruebas diagnósticas no son necesarias ya que la gastroenteritis viral es la causa más común de los síntomas, es un diagnóstico clínico y no hay historia o presencia de sangre en las deposiciones. Empezaremos con tratamiento para los síntomas y si no se mejora según anticipamos, podemos volver a evaluar al paciente y considerar otras posibilidades.
Plan para el tratamiento: ¿Qué tratamientos recomienda?	Plan para el tratamiento: Necesita una intervención rápida. Su taquicardia e hipotensión reflejan una compensación por la hipovolemia intravascular. El choque hipovolémico es inminente. Su taquipnea refleja compensación respiratoria por su acidosis metabólica como resultado de su diarrea. Las intervenciones deben incluir: a. Suero intravenoso. Con un reemplazo rápido de líquidos (probablemente haya perdido alrededor del 15% de su peso), el paciente mejorará. Se pueden calcular sus pérdidas basada en esta cifra. Dada su presentación aguda, bolos de 10 ml/kg de solución salina normal, hasta tres veces, pueden estabilizar su perfusión.[9] b. Rehidratación oral. No ha vomitado durante varios días y la vía oral también se puede usar para mejorar su perfusión y mantener su estado de hidratación durante el resto de la gastroenteritis, que podría durar todavía varios días más.

Patient-Centered Discussion
(Transforming the medical decision-making into language that the patient understands.)

Explicación centrada en el paciente
Por favor escriba cómo le explicaría su evaluación y el plan para el diagnóstico y tratamiento al paciente.

Agus está muy deshidratado. Tiene una enfermedad probablemente causada por una infección de virus en el estómago o intestino que se llama gastroenteritis o "virus estomacal". Es muy posible que este virus estaba en la guardería y se ha ido pasando de niño a niño. La gastroenteritis puede durar entre siete y diez días. Le vamos a revisar la orina para ver si tiene una infección de orina, aunque esto sería menos probable.

Agus tiene que ir a la sala de emergencia. Ha perdido mucho líquido ya. Agus está grave y tenemos que darle líquidos inmediatamente, incluyendo suero por la vena para ayudarlo más rápido. Le empezaremos también a ofrecer líquidos para tomar en pequeñas cantidades. Cuando el niño esté mejor, podrán darle de alta y le van a explicar cómo mantenerlo bien hidratado en casa.

Case Note 3: Sample English Version

Case Data Documentation (Comprehension of case information)	**History of present illness**	2-year-old boy who presents with vomiting, diarrhea, and tiredness for 6 days. First, he developed the vomiting, which lasted for 2 days; on the third day, the vomiting stopped but he developed diarrhea. The mother describes the diarrhea as watery and nonbloody with yellow to green color. He has also had fever for 3 days with maximum temperature of 38.5°C, tiredness, more rapid breathing, and decreased appetite.
	Key past medical history	- Born full-term at 38 weeks. - Up to date with immunizations. - No chronic medical problems.
	Medications	- No daily medications. - Acetaminophen as needed. - Chamomile tea.
	Allergies	None.
	Key social/ substance use/ family history	Attends daycare, where he has been exposed to children with frequent infections, including recently.
	Key physical examination findings	- Vital signs are significant for tachycardia, fever of 39°C, and hypotension. - Behavior with lethargy. - Dry mucous membranes, decreased skin turgor. - Diaper rash.

Medical Decision-Making Documentation (Synthesizing case information to make medical decisions and recommendations.)	**Assessment** Please list your top three differential diagnoses in order of likelihood and include your justification.	The patient is severely dehydrated. The differential diagnosis for the causes of his dehydration include:
		1. Infectious gastroenteritis (viral or bacterial)
		    This is a clinical diagnosis and is consistent with the clinical history of the patient. It is probable that the etiology is viral, given his daycare exposures.
		2. Urinary tract infection (UTI), including pyelonephritis
		    This is less likely, but should be considered in patients of this age group, since they are not yet able to describe symptoms such as dysuria. A UTI can cause fever, vomiting, and diarrhea, although the diarrhea is usually not as prominent as in this case.
		3. Inflammatory bowel disease
		    The age of the patient and the acute nature of the diarrhea makes this diagnosis less likely. Nonetheless, this diagnosis could be reconsidered if the patient does not improve with symptomatic therapies and if the diarrhea becomes chronic.

Continued on the following page

Plan of Care

Diagnostic Plan: What other tests or procedures would you recommend?	Diagnostic plan: a. Urinalysis to rule out UTI. b. Blood tests to rule out metabolic problem, severe changes in electrolytes, and renal insufficiency resulting from diarrhea.[8] c. Other diagnostic tests are not necessary since viral gastroenteritis is the most common cause of symptoms, and without a history or exam suggestive of bloody stools, this is a clinical diagnosis. We will start with symptomatic therapy, and if the child does not improve as expected, other diagnostic testing for alternative diagnoses can be considered.
Treatment Plan: What treatments would you recommend?	Treatment plan: The patient needs rapid intervention. His tachycardia and hypotension suggest compensation for intravascular hypovolemia. Hypovolemic shock is imminent. His tachypnea reflects respiratory compensation for metabolic acidosis as a result of the diarrhea. The interventions should include: a. Intravenous fluids. Rapid fluid replacement (likely he has lost about 15% of his weight) will stabilize him. We can calculate his losses based on this estimate. Given the acute presentation, boluses of 10 ml/kg of normal saline, up to three times, are likely to stabilize his perfusion.[9] b. Oral rehydration. He has not vomited for a number of days and the oral route can be used as well to improve his perfusion and to maintain his hydration status for the remainder of the illness, which may still last for several more days.
Patient-Centered Discussion (Transforming the medical decision-making into language that the patient understands.)	Agus is very dehydrated. He has an illness, probably caused by a viral infection in the stomach or intestine, called gastroenteritis or "stomach virus." It is very possible that this virus was in his daycare and has been passed along from child to child. Gastroenteritis can last from 7 to 10 days. We will check his urine to see if he has an infection, although this would be less likely. Agus has to go to the Emergency Department. He has lost a lot of fluids already. Agus is sick and we need to give him more fluids immediately, including fluids by vein so we can help him faster. We will also start offering him fluids to drink in small amounts. Once he is doing better, they will be able to discharge him and explain to you how to keep him well-hydrated at home.

CASE DISCUSSION

Critical Data to Obtain From This Patient Interview

This 2-year-old child presents with severe dehydration. The mother initially frames the problem as the child is refusing to eat *(no quiere comer)*. It is important for the clinician to understand the timing of presentation, duration, and quantity of symptoms. In this case, the main symptoms, in addition to the lack of appetite or food refusal, are diarrhea and vomiting. These symptoms are particularly important for the clinician to clarify duration and quantity in order to estimate the child's fluid losses, in addition to the reduced intake.[7] This allows the clinician to estimate the severity of dehydration and the appropriate treatment plan, such as whether the child is likely to respond to oral rehydration attempts or whether intravenous hydration is indicated.[10] Some questions that are important for the history include the number of emesis or stool episodes. It is important to understand the characteristics of both. A few questions and relevant vocabulary that should be considered include:

To vomit	Vomitar, Devolver
To have diarrhea	Tener diarrea
To have loose stools	Hacer suelto del baño; Tener deposiciones sueltas; Tener heces sueltas
Do the stools have fat droplets?	¿Las heces tienen gotas de grasa?
Do the stools have mucus?	¿Las heces tienen mucosidades?
Is there blood?	¿Hay sangre?

Further, when parents state that the child is not eating, it can be important to clarify whether the child is not eating or drinking anything at all, or whether it is smaller or less frequent amounts than usual. The lack of food or nutrition is often the primary concern of caregivers, even if this is not the primary medical concern. Parents may not appreciate that dehydration is more serious and may not recognize the potential signs. Some of the following questions may help to clarify the extent of the child's lack of appetite or inability to eat or drink and start narrowing down possible causes by teasing out symptoms such as throat pain and appetite that may be difficult to interpret in preverbal children:

When was the last time that he/she/they ate or drank anything?	¿Cuándo fue la última vez que comió o bebió algo?
...even if it was a very small amount	...aunque fuera una cantidad pequeña
What did he/she/they eat or drink?	¿Qué comió o bebió?
Is the patient having sips of liquids?	¿Está tomando sorbitos de líquidos?
Sips	Sorbitos, Chupitos, Traguitos, Pequeñas cantidades
Does the patient ask for food or drink?	¿Le pide comida o bebida?
Does the patient put food in his/her/their mouth but then not swallow it?	¿Se mete comida en la boca y luego no se la traga?
Does the patient spit food out?	¿Escupe la comida?

Tips for Interviewing in This Case

This case illustrates the importance of parental education regarding supportive care of common ailments such as gastroenteritis. The clinician often should consider dedicating time to educating the parent on how to recognize dehydration, how to appropriately treat it at home, and how to prevent contagion of the causative virus to other members of the family.[11] Depending on the level of education and experience of the parents, the time spent on this portion of the visit and the type of information included should vary. For this reason, the clinician in this case spends some time asking the mother about her own educational and occupational background to inform the best strategies of communicating with her about caring for the sick child. In general, it is good practice to use patient-centered, nontechnical terms to provide accessible information to any family.

Additionally, every pediatric visit is an opportunity to learn about the patient's development. In a sick visit such as this one, the information can be useful to compare the child's current presentation and behavior to their baseline. Additionally, every clinic visit, whether it is a well-child or a sick visit, gives an attentive clinician the opportunity to screen patients for risk for developmental delay and provide options for early intervention. During the case, when asking about the child's development and usual behavior, the mother replies that her child *"no da lata."* This phrase means that he does not cause trouble. There are other regionalisms or colloquialisms that might be used to describe children's behavior. If the clinician does not understand something that the parent says to describe a behavior, they should always ask for clarification. Some examples include:

To cause trouble	Dar lata, Dar la lata, Dar guerra
He doesn't cause trouble.	No da lata; No da la lata; No da guerra.
She is a very active child.	Es una niña muy activa.
He is a little angel.	Es un angelito.
She is very hyper.	Es muy inquieta.
My child behaves well.	Mi hijo/a se porta bien.
Can you explain what you mean by that?	¿Me puede explicar lo que quiere decir con eso?
Is his/her/their behavior today the same as usual?	¿Su comportamiento hoy es igual que siempre?
In what way does the patient seem different to you?	¿De qué forma lo ve diferente?

Cultural Considerations

An important area of pediatric health that should be considered is the child's weight. It has important implications regarding dosing of medications, intravenous fluids for rehydration, and long-term implications for the child's health and development. In the Hispanic/Latino culture, many families have a cultural appreciation for children being chubby, referred to as *gordito/a*. Calling a child *gordito* or *gordita* is often equivalent to saying that they are well mourished and healthy, and is viewed as a positive and healthy attribute. There may be some resistance to viewing a child as overweight *(sobrepeso)*. Demonstrating the child's growth on a growth chart and taking the time to explain the growth curves for children and appropriate weight gain per year can be important steps to allowing the family to understand weight as a long-term health element for the child's development. In this case, the mother's initial complaint is framed within this context of the child not wanting to eat *(no quiere comer)*.

Another specific cultural consideration in the care of a child with dehydration involves culturally appropriate parental education regarding the signs and symptoms of severe dehydration and education of when to seek emergency care. For example, for infants at risk for dehydration, such as babies with gastrointestinal illness or fever, parents should be educated on what the signs of dehydration are and how to treat it. For example, the concept of *mollera caída* or *caída de mollera* (sunken fontanelle) is associated culturally by some Latinos as a spiritual ailment.[12,13] While the term *fontanela caída* or *fontanela hundida* can be used, some families may be more familiar with the colloquial phrase *mollera caída*. Some Latinos may even use a folk treatment that involves flipping the baby upside down and shaking the child to reconstitute the *mollera*. This treatment is highly dangerous due to the risk of inadvertent shaken baby syndrome, or intracerebral hemorrhage; thus, when educating families about dehydration, clinicians should consider explicitly and respectfully mentioning this as something to avoid.

 CRITICAL ELEMENTS

Did you elicit these critical elements of the medical encounter?
- Details of the history of present illness that demonstrate the child's hydration status
- Changes in child's behavior and functioning
- Medication and home remedies or treatments used
- Thorough review of systems to elucidate potential causes of dehydration including gastrointestinal, infectious, and systemic symptoms
- Provide instructions on hydration support and home care

References

1. Caballero TM, DeCamp LR, Platt RE, et al. Addressing the mental health needs of Latino children in immigrant families. *Clinical Pediatrics.* 2017;56(7):648–658. https://doi.org/10.1177/0009922816679509
2. Lissak G. Adverse physiological and psychological effects of screen time on children and adolescents: literature review and case study. *Environmental Research.* 2018;164:149–157. https://doi.org/10.1016/j.envres.2018.01.015
3. Langellier BA, Chen J, Vargas-Bustamante A, Inkelas M, Ortega AN. Understanding health-care access and utilization disparities among Latino children in the United States. *Journal of Child Health Care: For Professionals Working with Children in the Hospital and Community.* 2016;20(2):133–144. https://doi.org/10.1177/1367493514555587

Case 1

4. Hechler C, Beijers R, Riksen-Walraven JM, Weerth CD. Are cortisol concentrations in human breast milk associated with infant crying? *Developmental Psychobiology.* 2018;60(6):639–650. https://doi.org/10.1002/dev.21761
5. Grey KR, Davis EP, Sandman CA, Glynn LM. Human milk cortisol is associated with infant temperament. *Psychoneuroendocrinology.* 2013;38(7):1178–1185. https://doi.org/10.1016/j.psyneuen.2012.11.002

Case 2

6. Shapiro DJ. Fine AM. Patient Ethnicity and Pediatric Visits to the Emergency Department for Fever. *Pediatr Emerg Care,* 2019. https://doi.org/10.1097/PEC.0000000000001945.

Case 3

7. Falszewska A, Szajewska H, Dziechciarz P. Diagnostic accuracy of three clinical dehydration scales: a systematic review. *Arch Dis Child.* 2018;103(4):383–388.
8. Vega RM, Avner JR. A prospective study of the usefulness of clinical and laboratory parameters for predicting percentage of dehydration in children. *Pediatr Emerg Care.* 1997;13(3):179–182.
9. Vega RM, Avva U. Pediatric dehydration. [Updated 2019 Feb 3]. In: StatPearls [Internet]. Treasure Island (FL): StatPearls Publishing; (2020) Available from: https://www.ncbi.nlm.nih.gov/books/NBK436022/.
10. Celluchi M. Dehydration in children, Merck Manual. (2019, last revision). Available from: https://www.merckmanuals.com/professional/pediatrics/dehydration-and-fluid-therapy-in-children/dehydration-in-children.
11. GBD Diarrhoeal Diseases Collaborators. Estimates of global, regional, and national morbidity, mortality, and aetiologies of diarrhoeal diseases: a systematic analysis for the Global Burden of Disease Study 2015. *Lancet Infect Dis.* 2017;17(9):909–948.
12. Patcher L, et al. Culture and dehydration: a comparative study of caída de la mollera (fallen fontanel) in three latino populations. *Journal of Immigrant and Minority Health.* 2015;18(5). https://doi.org/10.1007/s10903-015-0259-0
13. Ortiz B. Caída de mollera: Aztec sources for a Mesoamerican disease of alleged Spanish origin. *Ethnohistory.* Vol. 34, No. 4 (Autumn, 1987), pp. 381–399.

CHAPTER 12

Hematology and Oncology Cases – Casos de hematología y oncología

Marco A. Alemán, MD ▪ Luis Malpica, MD ▪
Jonathan Moreira, MD ▪ M. Patricia Rivera, MD

Introduction to Hematology and Oncology Cases

Cancer in its many types and presenting symptoms is one of the most feared diagnoses for any patient. Evaluating the possibility of cancer requires clinicians to consider and evaluate complex symptoms and potential diagnoses and to conduct a thorough medical interview and examination, yet they must also be mindful and empathic toward the patient's fears and concerns. Latino patients may delay seeking care for common complaints that may be eventually ascribed to a cancer diagnosis due to access to care or lack of information.[1]

Latino patients have lower rates of screening for colon cancer,[1] breast cancer,[2] and cervical cancer,[3,4] and this disparity in health screening has been linked to sociocultural determinants.[2,4] Efforts to use lay community outreach workers, like *promotoras de salud,* to educate Latino patients regarding cancer screening have shown success. Moreover, clinicians should continue to use motivational interviewing while displaying cultural humility and using the patient's preferred language to assess barriers to and educate about cancer screening. Importantly, clinicians should recognize that other limitations to cancer screening beyond language exist. For example, despite language concordance, Puerto Rican patients who did not receive a recommendation from their clinician had decreased colon cancer screening.[2,4] As a heterogeneous group, Latinos have some commonality in their culture, but cultural belief systems and how they impact healthcare decisions may also vary by country of origin and acculturation to living in the United States. This cultural construct may affect when Latinos choose to seek care, their treatment preferences, and participation in cancer screening, such as cervical cancer screening.[3]

The cases in this chapter explore common hematological or oncological complaints and conditions that allow the reader to consider multiple clinical possibilities and provide the opportunity to educate the patient about their symptoms, exam findings, and therapeutic plan.

Case 1 – Bloody sputum – Sangre en la flema

M. Patricia Rivera, MD

INTRODUCTORY INFORMATION

Patient's Name	Esmeralda Tobón
Age	69 years
Date of Birth	July 30, 1950
Gender	Female

Race/ethnicity	Latina
Self-reported national or ethnic origin	Colombia
Language preference	Spanish
City, State	Durham, North Carolina
Medical Setting	Outpatient Pulmonary Clinic
Reason for visit	*"Tengo mucha tos y he notado sangre en la flema."*
Vital signs	HR 88 BP 146/82 RR 14 Temp 37°C O₂Sat 98%

🔊 MEDICAL ENCOUNTER

Doctor/a o profesional sanitario	Paciente
Presentación	
Buenos días, soy la doctora Rivera.	Mucho gusto, doctora. Me llamo Esmeralda Tobón.
Pregunta introductoria	
¿Qué le trae hoy a la clínica?	Tengo una tos que no se me alivia con ningún remedio.
Historia de la enfermedad actual	
¿Cuándo le empezó?	Me comenzó hace tres meses.
Por favor, dígame más.	Es una tos con flema. Hace una semana noté pequeñas manchas de sangre en la flema.
Desde hace una semana, ¿sigue notando las manchas de sangre en la flema?	Sí, las sigo notando.
¿Nota la sangre cada vez que tose?	Sí, prácticamente todas las veces. Al principio no era todas las veces pero ahora sí.
¿La cantidad de sangre en la flema ha cambiado?	No, sigue siendo unas manchitas. No es mucho, pero me da miedo.
¿De qué color es la flema?	La flema es como blanca o transparente.
¿La flema no se ha puesto de color verde o amarillo o con apariencia de pus?	No.
Entiendo. ¿Qué más ha sentido?	También siento que me falta el aire cuando camino o subo las escaleras.
¿Algo más?	Me siento cansada y un poco débil.
¿Cómo le afecta su vida, o cómo la limita?	Es difícil porque a veces me canso mucho y tengo que tomar siestas durante el día y cuando estoy cuidando a mi nieta no puedo. Me preocupa mucho la sangre en la flema.
Lo siento mucho. Vi en el expediente que su médico de atención primaria le dio un antibiótico. ¿Por cuánto tiempo lo tomó?	Lo tomé por dos semanas.
¿Cuándo terminaron las dos semanas de antibióticos?	Hace aproximadamente diez días.

Continued on the following page

Doctor/a o profesional sanitario	Paciente
¿Recibió otros medicamentos?	También me dio pastillas de prednisona y un inhalador de albuterol.
¿Todavía está tomando la prednisona o usando el inhalador?	No, las pastillitas ya se me acabaron, y el albuterol no parece ayudarme y me pone muy nerviosa y alterada.
¿Cree que algunos de estos tratamientos le han ayudado?	Creo que la tos mejoró un poco después del antibiótico, pero no desapareció.
Síntomas asociados	
¿Ha notado algún otro problema de su cuerpo que ocurra junto con la tos?	Como le dije, doctora, me falta el aire cuando camino y me siento muy cansada.
¿Alguna vez ha tenido bronquitis o neumonía?	Cuando tenía diez años tuve neumonía.
¿Alguna vez ha tenido infecciones de oído o infecciones de los senos nasales, como sinusitis?	Quizás cuando era más joven. Tengo entendido que de pequeña tuve algunas infecciones del oído, pero nunca he tenido sinusitis.
¿Ha tenido algo semejante antes, parecido a la tos que tiene ahora?	Tengo alergias en la primavera que me hacen toser, pero nunca había visto sangre en mi flema hasta ahora.
Repaso por sistemas	
¿Ha tenido fiebre?	No.
¿Ni siquiera tuvo fiebre al principio de la tos, hace tres meses?	No, no recuerdo haber tenido fiebre. Me pareció raro pero la doctora me dijo que a veces uno puede tener una infección de pulmones sin fiebre, entonces me dio los antibióticos.
Entiendo. ¿Ha tenido escalofríos?	Tampoco he tenido escalofríos.
¿Ha tenido sudores nocturnos?	A veces he tenido sudores, pero no de noche.
Dígame, ¿cómo está comiendo?	Tal vez no estoy comiendo como siempre, y creo que he perdido peso.
¿Cuánto peso ha perdido?	Alrededor de cinco kilos en tres meses.
¿Ha notado algún problema para tragar comida?	No, para tragar no; solo es que tengo pocas ganas de comer.
¿Ha tenido náuseas?	Nunca.
¿Ha tenido vómitos?	No.
¿Ha tenido dolor en el pecho o dolor cuando respira profundamente?	No, no he sentido dolor de pecho ni dolor cuando respiro.
¿Ha tenido sangrado en otras partes del cuerpo además de la flema?	No.
¿Ha tenido dolores de cabeza?	A veces tengo dolores de cabeza, pero he sufrido de migrañas durante muchos años.
¿Sufre de ansiedad o depresión?	No, doctora.
¿Ha tenido más deposiciones al día de lo normal o diarrea?	No.
¿Ha sentido debilidad?	Sí, doctora. Me siento débil.
¿Se ha desmayado?	No, nunca me he desmayado.
¿Ha tenido dificultad para respirar por la noche?	No.
¿Ha notado que se le hinchan las piernas?	No, tampoco.

Doctor/a o profesional sanitario	Paciente
¿Le han diagnosticado con algún problema del corazón?	Mi doctora me ha dicho que mi corazón funciona bien.
¿Ha tenido cambios visuales?	No.
¿Ha tenido dificultad para caminar?	Recientemente, me canso más fácilmente que antes y tengo que descansar más.
Cuando camina, es un cansancio general, o ¿ha notado debilidad de una o ambas piernas específicamente?	Es más bien un cansancio y debilidad general, como usted dice. No he sentido debilidad de las piernas.
¿Ha tenido dolor en la espalda?	Sí, por muchos años.
¿Dónde le duele?	En la parte baja de la espalda. Es algo que me ha afectado toda la vida.
¿El dolor de espalda le ha cambiado recientemente? Por ejemplo, ¿ha empeorado, o se extiende a las piernas?	No, doctora, no ha cambiado. Está igual que siempre, algunos días mejor que otros.
¿Ha tenido cambios en la sensación como que tiene las piernas o los glúteos dormidos?	No.

Historia médica

Aparte de la neumonía que tuvo de niña, y del dolor de espalda, ¿qué problemas médicos ha tenido?	Sufro de migrañas.
¿Le han diagnosticado algún problema crónico de los pulmones, como asma o enfisema?	No, doctora.
¿Ha tenido alguna hospitalización?	No, tampoco, más cuando nacieron mis hijos, pero eso fue todo normal.
¿Algún problema médico más que usted recuerde?	Sí, también tengo las alergias en la primavera.

Historia quirúrgica

¿Qué cirugías le han hecho?	Me sacaron la vesícula hace unos diez años.

Medicamentos

¿Qué medicamentos toma regularmente?	No tomo ningún medicamento recetado, doctora. Como le digo, tengo buena salud.
¿Algún medicamento sin receta?	De vez en cuando me tomo ibuprofeno si tengo dolor de espalda o si me dan las migrañas.
Antes mencionó que la tos no se le quita con ningún remedio. ¿Ha probado algún remedio casero o sin receta para la tos?	Bueno, a veces si me preparo una cocción de eucalipto para respirar el vapor y ver si me ablanda la flema. A veces también enciendo la ducha bien caliente hasta que se llena el baño de vapor y respiro el aire caliente un rato para ayudar con la flema.
¿Le ayudan estas estrategias?	Me alivian un poco, al menos un ratico.

Alergias

¿Qué alergias tiene a medicinas?	Ninguna.

Historia social

Uso de sustancias recreativas o ilícitas

¿Usted usa o ha usado sustancias recreativas, como la marihuana, cocaína o heroína?	Nunca.

Continued on the following page

Doctor/a o profesional sanitario	Paciente
¿Usted fuma?	Fumé cigarrillos durante veinte años.
¿Cuántos cigarrillos fumaba al día?	Fumaba una cajetilla al día.
¿Cuándo dejó de fumar?	Dejé de fumar cuando tenía cuarenta años. Desde entonces no he probado un cigarrillo.
¿Alguien más en su familia o en su casa fuma actualmente?	No, menos mal, ¡con lo que me costó dejarlo!
¿Usa o usaba algún otro tipo de tabaco, como tabaco de mascar?	No, doctora. Usé una goma de mascar de nicotina cuando estaba dejando el cigarrillo. Pero tabaco de mascar, nunca.
Oficio	
¿Cuál es su trabajo?	Yo era maestra de primer grado.
¿Está jubilada?	Sí, doctora, desde hace un par de años.
Vivienda/Recreo/Relaciones	
¿Con quién vive?	Vivo con mi hija, su esposo y sus dos hijos.
¿Qué hace para relajarse?	Me gusta leer, caminar, cocinar y jugar con mis nietos.
¿Qué tipo de comida le gusta cocinar?	Todas las comidas colombianas como los tamales, empanadas, arepas, sudado de pollo y sancocho.
Exposiciones	
¿Alguna vez ha estado expuesta al asbesto, al radón, a los vapores o al polvo?	No que yo sepa.
Historia sexual	
¿Cuántas parejas sexuales tiene?	Soy viuda. Mi esposo murió de un ataque al corazón hace cinco años.
Lo siento, señora Tobón.	
Historia médica de la familia	
¿Qué problemas médicos hay en su familia, por ejemplo, en sus padres o hermanos?	Mi padre murió cuando tenía setenta años de un derrame cerebral. Mi madre murió cuando tenía setenta y cinco años de cáncer de mama.
Lo siento. Y, ¿cómo está la salud de sus hermanos?	Mi hermano murió a los cincuenta y cinco años de edad en un accidente de auto. Una hermana mayor murió a los sesenta y cuatro años de cáncer de pulmón. Mi hermana menor tiene sesenta y seis años y está bien de salud.
Otros elementos de la entrevista médica	
¿Hay algo más que quiera decirme y que no le he preguntado?	No, doctora, creo que eso es todo.
Examen físico	
Signos vitales	Frecuencia cardíaca: 88 Presión arterial: 146/82 Frecuencia respiratoria: 14 Temperatura: 37°C Saturación de oxígeno: 98%, aire ambiental Peso: 68 kg Talla: 5'5"

Doctor/a o profesional sanitario	Paciente
Apariencia general de la paciente	La paciente parece estar tranquila sin esfuerzo excesivo al respirar.
Cabeza, ojos, nariz, garganta	Ojos normales, no sobresalen. Conjuntivas rosadas sin palidez.
Cuello	No se palpa la glándula tiroides. No se palpan ganglios cervicales o supraclaviculares agrandados.
Examen cardiovascular	Ritmo y frecuencia regulares. Ruidos 1 y 2 normales. Sin soplo, R3 o R4.
Examen pulmonar	Resonante y normal en el pulmón derecho. Se escuchan sibilancias focales en el pulmón izquierdo en la zona media.
Examen abdominal	Ruidos intestinales normales. Blando, sin dolor durante la palpación. No se aprecian masas ni hepatoesplenomegalia.
Examen neurológico	Reflejos tendinosos profundos normales, 2 +. Marcha normal. Fuerza y sensación de las extremidades normal y simétrica.
Examen musculoesquelético	Sin dolor al palpar la columna vertebral. Extremidades sin edema ni hipocratismo.
Piel	Levemente reseca.
Conclusión de la entrevista médica	
¿Qué preguntas tiene?	¿Tengo algo malo en los pulmones? ¿Por qué veo sangre en la flema, doctora?
Entiendo su preocupación. No lo sé todavía, señora Tobón, pero sí me preocupa que sea algo serio. Le voy a explicar ahora las posibilidades y debemos hacer algunas pruebas incluyendo radiografías. Esto me ayudará a proveerle una mejor respuesta.	Gracias, doctora.

CASE NOTE

Case Note 1: Blank for Learner to Complete

 Available for electronic download in Appendix.

Case Note 2: Sample Spanish Version

Case Data Documentation (Comprehension of case information)	Historia del problema actual	Mujer de 69 años que se presenta con 3 meses de tos, con el nuevo síntoma de hemoptisis escasa durante una semana asociada con disnea de esfuerzo y fatiga. Además, ha notado disminución del apetito y pérdida de peso de 5 kilos en 3 meses sin intención. Su médica primaria le ha tratado con un antibiótico, prednisona y un inhalador de albuterol sin mucha mejoría. La paciente terminó los tratamientos de antibiótico y de prednisona según fueron recetados hace 10 días. Paró de usar el albuterol porque no le ayudaba y le provocaba nervios. No ha tenido fiebre, náuseas, vómito, diarrea, sangrado en otras partes del cuerpo, dolor de cabeza recientemente ni debilidad en una extremidad.
	Historia médica	- Neumonía a los 10 años de edad. - Migrañas. - Lumbago crónico. - Alergias estacionales. - Colecistectomía.
	Medicamentos	- Ibuprofeno según sea necesario para el lumbago o las migrañas. - Terminó tratamiento con prednisona y antibióticos hace 10 días.
	Alergias	Ninguna alergia a medicamentos.
	Aspectos importantes de la historia social, de sustancias e historia médica familiar	- Es una maestra jubilada, viuda y vive con su hija y la familia de su hija. - 20 años de fumar una cajetilla de cigarrillos al día, exfumadora por casi 30 años. - Historia familiar de cáncer de pulmón en una hermana y cáncer de mama en su madre.
	Resultados claves del examen físico	- Apariencia general y signos vitales normales. - No tiene ganglios palpables. - Tiene sibilancias focales en la zona pulmonar media izquierda. - El resto del examen físico es normal incluyendo el examen abdominal, musculoesquelético y neurológico.
Medical Decision-Making Documentation (Synthesizing case information to make medical decisions and recommendations.)	Evaluación del paciente Por favor escriba los tres diagnósticos más probables para este paciente en orden empezando con el más probable e incluyendo su justificación.	1. Lesión maligna endobronquial La lesión podría ser cáncer de pulmón o tumor carcinoide. Los síntomas de tos crónica, disnea y fatiga que continúan durante 3 meses sin mejoría después de los antibióticos y la reciente hemoptisis sugieren un proceso clínico más complejo que la bronquitis como una lesión maligna. La sibilancia focal que se escucha en el pulmón medio izquierdo apunta a una lesión endobronquial u obstrucción focal. Las mujeres fumadoras y no fumadoras tienen un mayor riesgo de cáncer de pulmón. Nuestra paciente es una exfumadora y tiene un familiar de primer grado con cáncer de pulmón, lo cual aumenta su riesgo. La fatiga, la anorexia y la pérdida de peso sugieren la posibilidad de enfermedad metastática o de un síndrome paraneoplásico como la hipercalcemia.

2. Bronquiectasia con infección

    La infección pulmonar podría ser causada por organismos bacterianos o por micobacterias no tuberculosas (MNT). La historia de neumonía cuando era niña puede haberla dejado con bronquiectasia focal. Es posible que esté colonizada o infectada con MNT como *Mycobacterium avium intracellulare*. Infecciones por MNT pueden causar tos con hemoptisis, pérdida de peso y fatiga.

3. Bronquitis

    La causa más común de hemoptisis es la bronquitis, que puede ser por infección viral (lo más común) o bacteriana; sin embargo, la paciente no tiene síntomas sistémicos que sugieran un proceso infeccioso como esputo purulento, fiebre o escalofríos y no mejoró con un curso de 3 meses es un poco prolongada para una bronquitis común. La bronquitis normalmente se presenta con sibilancias difusas (no focales como las de esta paciente).

Plan	
Plan para establecer o confirmar el diagnóstico: ¿Qué pruebas o procedimientos recomienda?	Plan para establecer el diagnóstico: a. Radiografías del tórax incluyendo toma posterior-anterior y toma lateral. b. Tomografía computarizada (TC) del tórax. c. Cultivo de esputo. d. Conteo sanguíneo completo (CSC). e. Panel metabólico básico que incluya nivel de calcio.
Plan para el tratamiento: ¿Qué tratamientos recomienda?	Otras pruebas diagnósticas para determinar el plan para el tratamiento: a. Si se confirma un tumor, se debe realizar una tomografía por emisión de positrones con fluorodesoxiglucosa (FDG-PET, por sus siglas en inglés) para la estadificación del cáncer de pulmón. b. Considerar una resonancia magnética cerebral para revisar si hay metástasis cerebrales. c. Si hay evidencia de metástasis extratorácicas, se realizará una biopsia de la lesión para establecer el diagnóstico y estadificación (para determinar la etapa del cáncer). Si no hay evidencia de metástasis, probablemente necesitará una broncoscopía con aspiración de ganglios linfáticos endobronquiales. (EBUS-TBNA, por sus siglas en inglés). d. Se debe obtener tejido adecuado para las pruebas moleculares si se diagnostica adenocarcinoma. e. Iniciar tratamiento dependiendo de los resultados.

Continued on the following page

Patient-Centered Discussion
(Transforming the medical decision-making into language that the patient understands.)

Explicación centrada en el paciente
Por favor escriba cómo le explicaría su evaluación y el plan para el diagnóstico y tratamiento al paciente.

Señora Tobón, me preocupa que sus síntomas puedan representar un cáncer en el pulmón. Su doctora primaria hizo bien en darle tratamiento inicialmente para una posible neumonía o bronquitis, pero ahora la tos se ha prolongado por mucho tiempo, lo que no es típico de una bronquitis. Además, ahora tiene sangre en la flema y también me preocupan sus síntomas de cansancio, pérdida de peso y falta de apetito.

Tenemos que hacer algunas pruebas para confirmar la causa. Hay diferentes tipos de tumores que pueden desarrollarse en el pulmón y en los tubos de aire dentro del pulmón, que se llaman bronquios. Una infección es también una posibilidad que tenemos que evaluar. Vamos a hacer algunos exámenes de sangre, obtener una muestra de la flema y también hacer varias radiografías incluyendo una tomografía o escáner para ver los pulmones y órganos internos en detalle.

Si identificamos un tumor en las radiografías, tendremos que hacer otros exámenes para determinar qué tipo de tumor es y así explicarle las opciones para el tratamiento. Entiendo que le he dado mucha información y que puede ser abrumador escuchar todo esto, pero quiero que sepa que haremos todo lo posible por ayudarla y guiarla. Después de las primeras pruebas, quiero hablar de todos los resultados con usted y, si usted quiere, también con alguien de su familia con quien usted confíe y que pueda servirle de apoyo.

Case Note 3: Sample English version

Case Data Documentation (Comprehension of case information)	History of present illness	69-year-old woman who presents with a 3-month history of cough, now with a new symptom of scant hemoptysis during the past week, associated with exertional dyspnea and fatigue. In addition, she has noted decreased appetite and unintentional weight loss of 5 kg in the past 3 months. The patient completed a treatment course of an antibiotic and prednisone as prescribed and completed the course about 10 days ago. She stopped using the albuterol inhaler because it was not improving her symptoms and it was causing her to feel shaky and anxious. She has not had fever, nausea, vomiting, diarrhea, bleeding in other parts of her body, recent headaches, or weakness in her extremities.
	Key past medical history	- Pneumonia as a child, age 10 years. - Migraine headaches. - Chronic lower back pain. - Seasonal allergies. - Cholecystectomy.
	Medications	- Ibuprofen as needed for back pain or migraines. - Finished treatment with prednisone and antibiotics 10 days ago.
	Allergies	No known drug allergies.
	Key social/ substance use/ family history	- She is a retired teacher and widow who lives with her daughter and her daughter's family. - 20 pack-year former smoker who quit nearly 30 years ago. - Family history of lung cancer in one sister and breast cancer in mother.

	Key physical examination findings	- General appearance and vital signs are normal. - No palpable lymph nodes. - Focal wheezing in the left mid lung zone. - Rest of physical exam is normal, including abdominal, musculoskeletal, and neurologic examinations.

Medical Decision-Making Documentation (Synthesizing case information to make medical decisions and recommendations.)	**Assessment** Please list your top three differential diagnoses in order of likelihood and include your justification.	1. Malignant endobronchial lesion
		     The lesion could be either a lung cancer or carcinoid tumor. The symptoms of cough, dyspnea, and fatigue, ongoing for 3 months without improvement after antibiotics, and the recent development of hemoptysis, should raise concern for a clinical process more complex than bronchitis such as an endobronchial lesion. The focal wheeze heard in the left mid lung is a clue to an endobronchial lesion or focal obstruction. Women smokers and nonsmokers are at increased risk for lung cancer. Our patient is a former smoker and has a first-degree relative with lung cancer, factors which further increase her risk for lung cancer. The fatigue, anorexia and weight loss suggest the possibility of metastatic disease or paraneoplastic syndrome such as hypercalcemia.
		2. Bronchiectasis with infection
		     A lung infection with bronchiectasis could be caused by bacteria or nontuberculous mycobacteria infection (NTM). The history of pneumonia as a child may have left her with focal bronchiectasis. It is possible that she is colonized or infected with NTM such as *Mycobacterium avium intracollulare*. NTM infections can cause cough with hemoptysis, weight loss, and fatigue.
		3. Bronchitis
		     The most common cause of hemoptysis is bronchitis, which could be due to viral (more common) or bacterial infection; however, the patient has no systemic symptoms to suggest an infectious process such as purulent sputum, fever, or chills, and did not improve with a course of antibiotics. Her 3-month illness and lack of response to antibiotic therapy makes it less likely that she has a common bronchitis. Bronchitis should present with diffuse and not focal wheezing as is present in our patient.

Plan of Care

Diagnostic Plan: What other tests or procedures would you recommend?	Diagnostic plan: a. Chest X-ray (CXR), including posterior-anterior and lateral views. b. Chest computed tomogram (CT). c. Sputum culture. d. Complete blood count (CBC). e. Basic metabolic panel, including calcium level.

Continued on the following page

Treatment Plan:	Further diagnostic tests to determine treatment plan:
What treatments would you recommend?	a. If a tumor is confirmed, a fluorodeoxyglucose positron emission tomography (FDG-PET) should be completed for staging of lung cancer.
	b. Consider magnetic resonance imaging (MRI) of the brain to evaluate for brain metastases.
	c. If there is evidence of extrathoracic metastasis, then we will need to biopsy the lesion for diagnosis and staging. If no evidence of metastasis, she will likely need a bronchoscopy with endobronchial lymph node aspiration (EBUS-TBNA).
	d. Adequate tissue must be obtained for molecular testing if an adenocarcinoma is diagnosed.
	e. Initiate treatment depending on results.
Patient-Centered Discussion (Transforming the medical decision-making into language that the patient understands.)	Mrs. Tobón, I am worried that your symptoms may represent a cancer in your lung. Your primary care doctor did the right thing in giving you treatments initially for a possible pneumonia or bronchitis, but now the cough has lasted a long time, and this is not typical of a bronchitis. Additionally, now you have blood in your phlegm, and I am also worried about your symptoms of tiredness, weight loss, and lack of appetite.
	We have to do some tests to confirm the cause. There are different types of tumors that can develop in the lung and in the air tubes of the lung, called bronchi. An infection can be another possibility that we need to further evaluate. We will do some blood tests, get a sample of your phlegm, and also take several x-rays and a CT scan to see your lungs and internal organs in detail.
	If we find a tumor in the x-rays and CT, we will need to do other tests to determine what type of tumor it is and then to be able explain the options to treat it. I know this is a lot of information and it can be scary to hear all of this, but we will do everything in our power to help you and guide you through this. After the initial tests, I would like to discuss all of this with you and, if you wish, also with someone else in your family who you trust and who could help support you through the process.

CASE DISCUSSION

Critical Data to Obtain From This Patient Interview

In a patient who presents with cough and hemoptysis, it is important to initially think of common causes such as bronchitis; however, when patients have prolonged and persistent symptoms as in this case, additional causes should be considered. Hemoptysis in general is much more common with conditions that result in endobronchial inflammation, and the differential diagnosis includes bronchitis, bronchiectasis, broncholith, or endobronchial tumor such as carcinoid or lung cancer. Other causes of hemoptysis include pneumonia, vasculitis, arteriovenous malformations, pulmonary edema, mitral stenosis, pulmonary embolism, and procedural complication after ablation for atrial fibrillation. In this patient with a significant smoking history, a family history of lung cancer, 3 months of cough, scant hemoptysis, fatigue, weight loss, and anorexia, the diagnosis of cancer should be considered.[5] The focal wheeze is very important, as it is a finding most consistent with focal airway obstruction.

Clarifying the duration of symptoms and the lack of response to therapy is also important. Lung cancer diagnosis is often delayed, especially in women who are light smokers and those who are nonsmokers. Women may be misdiagnosed with asthma *(asma)*, chronic obstructive pulmonary disease *(enfermedad pulmonar obstructiva crónica)*, or bronchitis *(bronquitis)* without a chest x-ray (CXR) or pulmonary function tests. While it is reasonable to treat a patient who presents with prolonged cough and scant hemoptysis with antibiotics first, clinicians should also obtain a two-view CXR (posterior-anterior and lateral) as well. If a cough persists more than 6 weeks and, more importantly, if a patient develops systemic symptoms in addition to the cough, clinicians should consider cancer in the differential.

Obtaining a past medical history, an occupational or exposure history, and a family history, especially a family history of lung cancer, is essential. Clinicians should also specifically inquire about conditions that are associated with bronchiectasis, such as recurrent pulmonary infections, recurrent sinopulmonary infections or ear infections, gastroesophageal reflux disease, or other esophageal problems that may be causing chronic aspiration. Important history questions for lung cancer include persistent cough, hemoptysis, unintentional weight loss, and fatigue. The clinician should also ask about symptoms of metastasis such as bone pain and central nervous system symptoms such as new headache, visual changes, or change in mentation or gait.

The key physical exam findings to help rule in this diagnosis include: palpable lymph nodes; focal wheeze *(sibilancias)*; pain on palpation along bone such as the spine; neurologic weakness or sensory loss; abnormal gait; and clubbing of fingers and toes *(hipocratismo)*. Clubbing is a paraneoplastic syndrome of nonsmall-cell lung cancer. It is important to note that the absence of these symptoms does not rule out the diagnosis, though their presence would be suggestive of lung cancer.

Tips for Interviewing in This Case

Below are some useful vocabulary and phrases when interviewing patients with cough and/or hemoptysis:

Phlegm	Flema, Flemas
Sputum	Esputo (Note: not commonly used by patients)
Spit up	Escupir
Have you had a cough?	¿Ha tenido tos?
Have you had phlegm with the cough?	¿Ha tenido flema con la tos?
Is it a dry cough or a cough with phlegm?	¿Es una tos seca o con flema?
Are you coughing up (spitting up) phlegm?	¿Está escupiendo flema?; ¿Está expectorando flema?
What color is the phlegm?	¿De qué color es la flema?
Does the phlegm have blood?	¿La flema tiene sangre?
Can you describe what it looks like?	¿Puede describir cómo se ve la flema?
Is it all blood or does it have spots of blood?	¿Es toda sangre o tiene manchas de sangre?
Bright red blood	Sangre de color rojo vivo
Dark blood	Sangre de color oscuro
Spots of blood	Manchas de sangre
A spoonful of blood	Una cucharada de sangre
A cup of blood	Una taza de sangre

From a medical perspective, it can be difficult to ascertain the origin of blood that is reported as "being spit up" *(escupido)*, since it can potentially be from gastrointestinal sources, epistaxis, posterior pharyngeal bleeding, or an endobronchial/pulmonary source. Patients may have difficulty differentiating the origin, since these areas are anatomically interconnected and may appear to be from one source while actually originating from another. For example, a patient with epistaxis may put their head back, swallow the blood, and then spit it up the next day, but not realize it was originally coming from the prior day's nosebleed. Another possibility is that a patient may aspirate some blood from a gastrointestinal source (e.g., gastritis, ulcer, varices), which can provoke coughing and spitting up of blood that can appear to have a pulmonary/endobronchial origin but is actually gastrointestinal. As a result, a detailed review of systems and physical examination to cover potential overlapping or confounding factors such as gastroesophageal reflux, risk of aspiration, or other sources of bleeding such as lesions in the nose, mouth, or throat are important to conduct as part of the evaluation of reported hemoptysis.

From a language perspective, it is important to note that when asking or talking about cough symptoms in Spanish, the article is not usually used. For example, a patient would typically say *"Tengo tos"* (not *"tengo una tos"*), whereas in English, the typical formulation would be "I have a cough," using the article "a". Sometimes, when describing features of their cough, Spanish-speakers might then employ the corresponding article, which would be feminine because the word *tos* is considered a feminine word in Spanish. This is a common area of confusion for second-language learners since the only vowel in the word *tos* is an "o" and is typically associated with masculine words in Spanish. For example, a patient may report *"Es una tos seca"* (meaning, "it is a dry cough") or *"Me agobia mucho la tos"* (meaning, "the cough is really bothering me").

Cultural Considerations

Hispanic/Latino adults generally have a lower prevalence of cigarette smoking and other tobacco use than other racial/ethnic groups, with the exception of Asian Americans. However, prevalence of tobacco use varies among subgroups within the Hispanic population. It should also be appreciated that not all tobacco use is cigarette smoking. Consideration of other types of tobacco use such as chewing tobacco (*tabaco para mascar*), cigar smoking (*fumar cigarros o puros*), and even the potential effect of heavy secondhand smoke (*humo de segunda mano*) should be considered when interviewing patients about tobacco use. Among Hispanics, the overall prevalence of current cigarette smoking is about 19.9%, but prevalence ranges from 15.6% among Central/South Americans to 28.5% among Puerto Ricans.[6] Although Hispanic women smoke less than Hispanic men do, data demonstrate that they are at increased risk for lung cancer, particularly those born after 1960.[7]

An important part of the history is assessing the prior medications or remedies used by the patient. A large percentage of Hispanic/Latino patients use home or folk remedies for symptoms prior to presenting to medical attention, but not all patients feel comfortable sharing this information with the clinician. Providers should therefore ask about these home remedies in a positive and nonjudgmental way to better understand treatments that have or have not been effective for the patient's symptoms. Additionally, in this case, the patient had been already prescribed treatments by her primary care physician. Understanding the details of whether or not and when the medications were taken, whether or not the full course was completed and when, and whether or not the medications were taken according to the prescribed instructions (e.g., was the inhaler used properly?), can be important to assess prior to calling those treatments a failure. For example, if the albuterol inhaler is used improperly by the patient, then the trial of albuterol would not have served as a fair diagnostic test to see if there was a component of bronchospasm that responded to the albuterol. The treatments may have failed not due to lack of effectiveness but rather due to lack of adequate explanation to the patient or understanding of their appropriate use, duration, or other factors such as financial inability to obtain the medication, lack of insurance coverage of the prescribed medication, or lack of transportation, among others.

This case brings up another important consideration in how to approach Spanish-speaking patients with life-threatening diagnoses such as lung cancer and how to disclose bad news in a culturally sensitive fashion. In this case, the patient has been referred to a specialist for evaluation of a prolonged cough with hemoptysis. The patient is already concerned and aware that she may have something serious. In the patient-centered discussion, clinicians should be careful to present their honest concerns and to use the word "cancer," since the initial evaluation will focus largely on checking for this unfortunate possibility and is considered to be the most likely diagnosis in this patient. Not using this word with the patient would likely only increase the perception of the patient that the clinician is not being honest or straightforward, since the possibility of cancer is likely already on her mind and should be explicitly addressed. Some important words and phrases to keep in mind when discussing cancer diagnoses or testing include:

Cancer	Cáncer
Tumor	Tumor
Malignant tumor	Tumor maligno
Benign tumor	Tumor benigno
Metastasis	Metástasis
Spread of the cancer	Extensión o propagación del cáncer
Stage of cancer	Etapa del cáncer, Estadio del cáncer
Cancer staging	Estadificación del cáncer
Tests to determine the cancer stage	Pruebas para determinar el estadio del cáncer
Lymph nodes	Nódulos linfáticos
Biopsy	Biopsia
Oncologist	Oncólogo/a
Doctor specializing in cancer	Doctor/a especialista en cáncer

Taking time during the interview to verify the patient's sources of emotional support and potential physical support (e.g., caregivers or family who could take her to appointments, care for her after surgical interventions, prepare food, or take up additional responsibilities at home) is critical. Later, these sources of support may need to be engaged for a most efficient and effective evaluation and treatment process. Even the process of evaluating patients for cancer and staging can be highly stressful and emotionally and mentally taxing. Hispanic/Latino patients may feel the urge to conceal the process from their families so as to not overburden them. However, families are often eager to be involved in the process with their relatives since there are strong values about family-centeredness and support in this community. Discussing the patient's wishes with them, including how to best explain the circumstances and potential diagnoses to family members is an important role for the clinician. Often, the clinician or other members of the clinical staff can serve as an important bridge to help explain the medical information during a family meeting, and this can relieve some of the burden from the patient of having to explain the complex and often overwhelming amount of medical information to their family by themselves.

 CRITICAL ELEMENTS

Did you elicit these critical elements of the medical encounter?
- The duration and characteristics of the cough and hemoptysis including details of any prior treatment
- Detailed review of systems to explore potential causes of chronic cough including infection, systemic illness, and malignancy
- Substance use (particularly tobacco), occupational exposures, and familial risk factors for lung carcinoma
- Physical examination including pulmonary, neurologic, lymph node, and extremity examination
- Evaluate for patient support network and patient-centered, honest discussion of next steps in the diagnostic plan, including explicit mention of a suspected cancer diagnosis

Evolution of the Case

The thoracic CT scan shows an obstruction in one of the bronchi of the upper lobe of the left lung as well as enlarged thoracic lymph nodes, but no evidence of metastasis in other organs. The thoracic oncologist recommends a bronchoscopy with biopsy and explains this to the patient:

Doctor/a o profesional sanitario
Señora Tobón, las imágenes de sus pulmones que obtuvimos con la tomografía, el escáner, muestran que tiene algo dentro del tubo de aire del pulmón superior izquierdo. Creo que puede ser un tumor que está causando irritación en el tubo de aire de los pulmones y es por eso que está tosiendo y viendo sangre en la flema. Las imágenes también muestran que los ganglios linfáticos, glándulas que están en el medio de los dos pulmones, se ven más grandes de lo que deberían ser. No veo ningún problema en otros órganos de su cuerpo.
Me preocupa que este tumor dentro del tubo de aire pueda ser un cáncer de pulmón y tendré que hacer una broncoscopía. Es una prueba en la cual usamos un instrumento con una luz dentro de los tubos de aire y con la ayuda de un pequeño ultrasonido en la punta del broncoscopio, tomamos muestras del tumor y de los ganglios linfáticos con una aguja pequeña para poder hacer el diagnóstico correcto.

Case 2 – Bruises – Moretones

Jonathan Moreira, MD ▪ Marco A. Alemán, MD

INTRODUCTORY INFORMATION

Patient's Name	María Guadalupe Torres Ramírez
Age	61 years
Date of Birth	February 9, 1959
Gender	Female
Race/ethnicity	Hispanic
Self-reported national or ethnic origin	México
Language preference	Spanish
City, State	Berwyn, Illinois
Medical Setting	Emergency Department
Reason for visit	*"Tengo moretones."*
Vital signs	HR 112 BP 127/74 RR 13 Temp 37.2°C O₂Sat 96%

MEDICAL ENCOUNTER

Doctor/a o profesional sanitario	Paciente
Presentación	
Buenos días, señora Torres Ramírez, soy el doctor Moreira.	Buenos días, doctor, gusto en conocerlo.
Pregunta introductoria	
¿Qué fue lo que la trajo al hospital?	Bueno, doctor, mi doctora me mandó al hospital porque en los análisis de sangre me salieron algunos números demasiado altos y otros demasiado bajos.

Doctor/a o profesional sanitario	Paciente
Historia de la enfermedad actual	
Cuénteme un poco más.	Hace dos semanas comencé a ver unas marcas en la piel y noté que se convirtieron en moretones.
¿En qué parte de su cuerpo notó los moretones?	Primero en los brazos y después los noté en las piernas también.
¿Se había hecho daño en esa área de la piel? Por ejemplo, ¿sufrió algún golpe?	No, doctor, eso era lo raro que no me había golpeado, pero no le presté atención en el momento.
Siga, por favor.	A los pocos días, también noté que, cuando me cepillaba los dientes, mis encías estaban sangrando. Yo pensé que era por el nuevo cepillo de dientes o algo así.
¿Antes había tenido sangrado de las encías?	No, nunca.
¿Qué hizo entonces?	Comencé a enjuagarme la boca y encías con un colutorio, en caso de que tuviese una infección. Leí que esas infecciones causan sangrado en las encías.
Perdone, ¿qué es un colutorio?	Es un tipo de enjuague para la boca. Yo uso el Listerine.
Ah, sí, entiendo. ¿Usó algún otro tratamiento?	No, pero como seguí con el sangrado de las encías, hice una cita hace dos días con mi dentista.
¿Y qué le dijo su dentista?	Me dijo que tenía las encías bien hinchadas, y me pidió que fuera a consultar con mi doctora de cabecera para hacerme unos exámenes de sangre.
¿Entonces fue a ver a su doctora?	Sí, fui hoy día y después de verme, ella me mandó al laboratorio para hacerme los análisis de sangre y me dijo que me llamaría esta tarde con los resultados.
Gracias por esa información. ¿Qué le dijo su doctora cuando la llamó?	Cuando me llamó esta tarde con los resultados ella estaba muy preocupada y me dijo que algo estaba bajo, ¿las placas?
¿Quizás las plaquetas?	Sí, eso fue, las plaquetas. Y me dijo que por eso estaba sangrando.
¿Su doctora le dijo si había otras anormalidades en su examen de sangre?	Sí, que las células que protegen contra las infecciones estaban muy altas, y me dijo que me viniera a la sala de emergencia.
¿Le comentó si también estaba anémica?	Sí, también me dijo que tenía anemia.
¿Ha tenido anemia en el pasado?	Hace muchos años sí, tuve anemia porque mi menstruación era excesiva, pero eso se me alivió hace mucho tiempo con la menopausia.
¿Y le habían dicho anteriormente que sus plaquetas estaban bajas?	No, esta fue la primera vez. Mi doctora de cabecera me hizo mi examen anual el año pasado y todo salió bien con los exámenes de sangre.
¿Ha tenido sangrado frecuente por la nariz?	No.

Continued on the following page

Doctor/a o profesional sanitario	Paciente
¿Ha tenido alguna hemorragia, es decir, un sangrado, recientemente en otra parte del cuerpo?	Solo el sangrado de las encías.
¿Ha notado sangre en sus deposiciones?	No doctor, no he notado sangre en la materia fecal.
¿Se ha hecho la colonoscopía en los últimos diez años?	Sí, me la hice el año pasado y me dijeron que todo estaba bien y que me debería hacer otra en diez años.
¿Ha notado sangre en la orina?	No, doctor.
¿Ha tenido fiebre recientemente?	Sí, he notado que hay veces que tengo fiebre y las más altas son de 38 grados centígrados.
Con las fiebres recientes, ¿ha tenido infecciones?	En las últimas dos semanas, la verdad que no he sentido ninguna infección, aunque en el último año he tenido varias infecciones de orina.
Cuénteme más sobre las infecciones de orina.	Fíjese que he tenido tres infecciones en la vía urinaria desde el año pasado, pero como yo siempre he padecido de infecciones de orina, entonces no me pareció algo fuera de lo normal.
¿Es común que usted tenga tantas infecciones de las vías urinarias en un año?	No, antes solo me daban aproximadamente una vez cada año.
Síntomas asociados	
¿Ha notado algún otro problema recientemente?	Sí. Hace dos meses comencé a sentirme más cansada.
Dígame más, por favor.	Me di cuenta porque me dificultaba al hacer mi trabajo y también me sentía bien cansada al fin del día.
¿Hizo algo para mejorar ese cansancio?	Comencé a tomar siestas por las tardes porque ya no aguantaba el cansancio y sí me ayudó un poco.
¿Ha tenido falta de aliento?	Sí, cuando trabajo mucho a veces siento que no puedo respirar bien.
¿Solamente es cuando está trabajando?	Sí, es que me agoto después de un rato y tengo que parar para descansar.
¿Ha tenido dolor de pecho?	No.
¿Ha notado hinchazón de las piernas?	No.
Repaso por sistemas	
¿Ha bajado de peso sin intentarlo?	No, mi peso sigue igual.
¿Ha tenido dolor en el estómago?	No.
¿Ha sentido que su estómago está más hinchado?	No, mi estómago se siente igual.
¿Ha tenido dolores de cabeza?	No, doctor, nada de eso.
¿Ha tenido debilidad de un brazo o de una pierna?	No, mis brazos y piernas funcionan bien.
¿Ha notado confusión o cambios en la memoria recientemente?	Ni hablar, doctor. Mi esposo dice que tengo muy buena memoria.

Doctor/a o profesional sanitario	Paciente
¿Ha tenido problemas con la vista?	Veo muy bien y solo uso los lentes para leer.
Antecedentes médicos	
¿Usted ha tenido otros problemas de salud?	Sí. Mi doctora me diagnosticó la presión alta hace unos tres o cuatro años, pero la he tenido bien controlada con lisinopril.
¿Ha tenido otros problemas médicos?	También me dijo que tengo el colesterol alto, pero eso también ha estado bien controlado con la atorvastatina.
Muy bien.	
Historia quirúrgica	
¿Qué cirugías le han hecho?	Me sacaron las amígdalas cuando era niña y también me sacaron la vesícula hace quince años.
¿Algo más?	Cuando tenía cuarenta y nueve años me sacaron una bolita de la matriz.
¿Qué le dijeron que era esa bolita?	Que no era nada malo y que se llamaba ¡Ay, no me acuerdo! ¿Algo como fibra?
¿Quizás un fibroma?	¡Sí, eso es! Que solo era un fibroma.
¿Tuvo alguna complicación con las cirugías? Por ejemplo, ¿tuvo sangrado excesivo o necesitó transfusión de sangre?	No, todas las cirugías me fueron bien y nunca he necesitado transfusión.
¿En algún momento ha tenido una trombosis o un coágulo de sangre, como, por ejemplo, en las piernas o los pulmones?	No, nunca.
Medicamentos	
¿Qué medicamentos toma regularmente?	Tomo una pastilla de lisinopril de veinte miligramos al día y una pastilla de atorvastatina de diez miligramos cada noche.
¿Toma usted algún medicamento sin receta?	De vez en cuando uso ibuprofeno para los dolores de las rodillas.
¿Sabe la dosis del ibuprofeno?	Sí, esas que venden sin receta, que son de doscientos y me tomo dos a la vez.
¿Cuántas veces a la semana usa el ibuprofeno?	Como dos veces por semana.
¿Y cuándo fue la última vez que usó el ibuprofeno?	Hace como cuatro días.
¿Toma algún medicamento para afinar la sangre?	No creo.
¿Qué tal warfarina, heparina o aspirina?	No, doctor, no tomo ninguna de esas medicinas.
¿Toma vitaminas, como vitamina E?	No, doctor. Ya que como bien, no pensaba necesitar vitaminas.
¿Usa algún producto herbal?	No, solo bebo un té herbal de vez en cuando.
Alergias	
¿Qué alergias tiene a medicinas?	No tengo ninguna alergia.

Continued on the following page

Doctor/a o profesional sanitario	Paciente
Historia social	
Uso de sustancias recreativas o ilícitas	
¿Usted consume bebidas alcohólicas?	Solamente bebo dos copitas de vino al mes o en ocasiones de festejo.
¿Usa alguna sustancia recreativa, como la marihuana?	No, doctor, nada de eso. Soy una persona sana.
Muy bien. ¿Y usted fuma cigarrillos o ha fumado en el pasado?	Ahora no fumo, pero sí fumé antes y paré hace quince años.
Me agrada saber que paró de fumar. ¿Cuánto fumaba antes?	Yo diría que una cajetilla al día.
¿Por cuántos años fumó?	Por unos veinte años.
Oficio	
¿En qué trabaja usted?	Yo trabajo en una escuela secundaria. Me encargo de la limpieza de la escuela durante la noche.
Me imagino que debe ser un trabajo bastante activo. ¿Tiene que levantar cosas pesadas?	Es bastante activo, doctor. Por eso le cuento que recientemente me agota y me lo tengo que tomar con más calma.
¿Pero aún ha seguido trabajando?	Sí, doctor, qué remedio.
¿No recuerda haberse golpeado en el trabajo?	Pues siempre ando moviendo sillas, escritorios y otras cosas para limpiar bien los suelos, pero que yo recuerde, no me he golpeado.
¿Qué tipo de químicos o productos usa en la limpieza durante el trabajo?	Cosas normales, el Windex, el limpiasuelos con la fregona, mucha agua y jabón.
¿Usted se encarga también de pinturas, solvente de pinturas u otros químicos de ese tipo?	No, nada de eso.
Vivienda/Recreo/Relaciones/Dieta	
¿Con quién vive?	Vivo con mi esposo, Juan, y nuestro hijo menor, Carlos. Nuestros dos hijos mayores, Julia y Fernando, viven con sus familias.
¿Tiene mascotas?	Sí, tenemos un perrito, Paco.
¿Qué hace para relajarse?	Me gusta bordar y ver telenovelas.
¿Qué le gusta comer?	Yo como de todo, doctor. Me gusta la carne de res, el pescado y el pollo.
¿Come vegetales y frutas?	Sí, por supuesto, me encantan las verduras y de las frutas me gustan más los melocotones y las peras.
Violencia doméstica	
¿Ha sufrido abuso físico, verbal o sexual alguna vez?	No, yo tengo un buen marido y él me trata muy bien.
Historia médica de la familia	
¿Qué problemas médicos hay en su familia?	A mi papá le diagnosticaron cáncer de pulmón. Él fumó por muchos años.
Lo siento. ¿Cómo está él ahora?	Se lo encontraron cuando tenía sesenta y ocho años, pero parece que lo curaron porque desde que le hicieron cirugía y le dieron quimioterapia, ha estado bien y paró de fumar.

Doctor/a o profesional sanitario	Paciente
Me alegro. ¿Y cómo está la salud de sus hijos?	Nuestros tres hijos están bien de salud.
¿Hay algún historial de problemas con la sangre en su familia?	Mi mamá y mi hermana también han padecido de anemia, pero no hemos tenido otros problemas con la sangre en mi familia.
¿Hay alguien en su familia que sangre excesivamente?	No, nadie tiene eso.

Historia obstétrica/ginecológica

Usted me comentó anteriormente acerca de su menstruación y me gustaría hacerle más preguntas sobre eso. ¿Está bien?	Sí, claro, doctor.
¿Cuántas veces ha estado embarazada?	Los tres hijos, nada más.
¿Además de los tres hijos, ha tenido alguna pérdida, algún embarazo que resultó en aborto?	Una vez estuve embarazada de ocho o nueve semanas y sufrí una pérdida. Eso fue antes de mi embarazo con Carlitos.
Lo siento, señora Torres Ramírez. Dígame, con los tres partos, ¿cómo fueron los partos? ¿Tuvo algún problema?	Todos los partos salieron bien, sin ninguna complicación.
¿Tuvo alguna cesárea?	No, doctor. Todos fueron partos naturales.
¿A qué edad tuvo su primera regla?	Cuando tenía once años.
¿Cuándo tuvo su última regla?	La última regla la tuve a los cincuenta y dos años.
¿Cuántos días duraba cada regla?	Usualmente cinco días.
¿Cómo eran sus reglas?	Hasta los cuarenta y siete años eran normales y no muy pesadas, pero, como le comenté antes, doctor, después mis reglas se pusieron pesadas y sangraba mucho. Y era por esa razón que estaba anémica.
¿Qué tratamientos obtuvo para ese sangramiento vaginal?	Primero me dieron medicamentos y después me sacaron la bolita de la matriz y ahí fue cuando me mejoré.
Después de la menopausia, ¿ha vuelto a tener algún sangrado vaginal aunque sea poca cantidad?	No.

Otros elementos de la entrevista médica

Gracias por compartir esta información conmigo. ¿Tiene algo más que le gustaría compartir conmigo, o alguna pregunta para mí?	Doctor, yo tengo mucho temor de lo que pueda ser esto. Mi doctora mencionó leucemia. ¿Qué es eso?
Ya me imagino cómo esta consulta le puede provocar mucho temor. Permítame examinarla y después le daré mi respuesta. ¿Está bien?	Sí, doctor. Hágame todo el examen que necesite hacer. Para eso vine.

Examen físico

Signos vitales	Frecuencia cardíaca: 112 Presión arterial: 127/74 Frecuencia respiratoria: 13 Temperatura: 37.2°C Saturación de oxígeno: 96% aire ambiental Peso: 65 kg

Continued on the following page

Doctor/a o profesional sanitario	Paciente
Apariencia general de la paciente	Aparenta dicha edad, sin angustia aguda.
Cabeza, ojos, nariz, garganta	Sin trauma ni deformidad. Conjuntivas pálidas. Nariz normal, sin hemorragia. Se nota hipertrofia de las encías que sangran fácilmente con el mínimo roce. La dentición es normal. Se notan petequias en la faringe.
Examen linfático	Sin adenopatía en la región de cabeza y cuello, área axilar o área inguinal.
Examen cardiovascular	Taquicardia, ritmo regular, ruidos R1 y R2 normales. No se aprecian murmullos.
Examen pulmonar	Auscultación clara en todos los campos. No se nota jadeo ni se escuchan estertores.
Examen abdominal	Suave, sin dolor a la palpación. Los sonidos intestinales son normales y no se aprecian masas. Esplenomegalia presente.
Examen musculoesquelético	Rango de movimiento normal en todas articulaciones, sin dolor a la palpación en los músculos.
Examen neurológico	Alerta y orientada a sí misma, lugar y tiempo, la cara simétrica, el habla normal y la marcha normal, sin desviaciones al caminar y con fuerza intacta en las cuatro extremidades.
Examen dermatológico	Múltiples equimosis (aproximadamente entre 10 y 15) sobre los aspectos dorsales de ambos antebrazos y ambas espinillas. El tamaño varía entre 1 y 3 cm de circunferencia y los colores de los moretones varían entre morado oscuro (la mayoría) y algunos verdes amarillentos. No se aprecian úlceras ni desgarros. No se aprecia ninguna equimosis en el pecho, la espalda ni la cara.
Conclusión de la entrevista médica	
¿Qué preguntas tiene?	¿Tengo algo grave, doctor?
Hizo bien en venir y ahora le voy a explicar lo que tiene y cómo la podemos ayudar.	Ay, gracias, doctor. ¿Podrá llamar a mi hija y a mi esposo y explicarles todo también? A mí se me va a hacer un poco difícil.
Claro que sí, señora Torres Ramírez.	

CASE NOTE

Case Note 1: Blank for Learner to Complete

 Available for electronic download in Appendix.

Case Note 2: Sample Spanish Version

Case Data Documentation (Comprehension of case information)	Historia del problema actual	Mujer de 61 años con hipertensión e hipercolesterolemia que presenta a la sala de emergencia para una evaluación de moretones frecuentes en la piel y encías hinchadas y con sangrado. Hace 2 meses comenzó a sentir fatiga y disnea con esfuerzo. Aproximadamente hace 2 semanas, comenzó a notar hipertrofia y hemorragia gingival y fiebres intermitentes. Hace 2 días presentó a su dentista para una evaluación y fue referida a su doctora de cabecera quien, después de una evaluación y análisis de sangre hoy día, que demostraron anormalidades de las 3 líneas hematopoyéticas, la refirió a la sala de emergencia para evaluaciones adicionales. No ha sufrido golpes, violencia doméstica ni ningún trauma físico ni ha tenido problemas previos con moretones en la piel ni hinchazòn o sangrado de encías.
	Historia médica	- Hipertensión. - Hiperlipidemia. - Historia de menorragia, paró con la menopausia. - Historia obstétrica: 4 embarazos, un aborto espontáneo a las 8 semanas de gestación y 3 nacimientos vivos por partos vaginales a término. - Artralgias de las rodillas. - Tonsilectomía. - Colecistectomía. - Extirpación de mioma uterino a los 49 años de edad.
	Medicamentos	- Lisinopril 20 mg al día. - Atorvastatina 10 mg cada noche. - Ibuprofeno 400 mg cuando sea necesario para tratar los dolores de rodilla. - Té herbal.
	Alergias	Ninguna.
	Aspectos importantes de la historia social, de sustancias e historia médica familiar	- Casada y vive con su esposo y su hijo menor. - Bebe 2 copas de vino al mes. - 20 años de fumar tabaco, una cajetilla al día; paró hace 15 años. - Come una dieta balanceada, con verduras y frutas. - Historia médica familiar: Padre fue tratado por cáncer de pulmón. No hay historia de sangrado excesivo en la familia.
	Resultados claves del examen físico	- Signos vitales con taquicardia. - Palidez de las conjuntivas. Faringe con petequias y encías con hipertrofia y hemorragia al tacto. - Equimosis en los miembros superiores e inferiores. - Esplenomegalia. - Orientación y examen neurológico normales.

Continued on the following page

Medical Decision-Making Documentation
(Synthesizing case information to make medical decisions and recommendations.)

Evaluación del paciente
Por favor escriba los tres diagnósticos más probables para este paciente en orden empezando con el más probable e incluyendo su justificación.

1. Leucemia mielógena aguda con diferenciación monocítica[8]

   La historia de cansancio, disnea con ejercicio, fiebres, aumento de infecciones, sangramiento de encías y nuevos moretones más los resultados del examen físico incluyendo la palidez de las conjuntivas, equimosis, petequias e hipertrofia y sangramiento de las encías apoyan este diagnóstico. Si se confirman los altos niveles de glóbulos blancos, anemia y trombocitopenia, este sería el diagnóstico más probable. La presencia de esplenomegalia encajaría con este diagnóstico, aunque hepatoesplenomegalia ocurre solo en un 10% de casos con este diagnóstico.

2. Leucemia linfoblástica aguda

   El cuadro clínico de la paciente (incluyendo cansancio, disnea, fiebres y sangrado) también apoyan este posible diagnóstico. Este tipo de leucemia es más común en personas latinas jóvenes, en contraste a nuestra paciente quien es una paciente mayor. Aunque el paciente no tiene adenopatía, la presencia de esplenomegalia en el examen clínico apoya este diagnóstico ya que estos hallazgos se encuentran en el 50% de pacientes con este diagnóstico.

3. Anemia aplástica

   El cuadro clínico de la paciente (incluyendo cansancio, disnea, fiebres y sangrado) también apoyan este posible diagnóstico. Muchos pacientes no tienen esplenomegalia, la cual está presente en nuestra paciente y disminuye la probabilidad de este diagnóstico. La mayoría de casos de anemia aplástica son idiopáticos y, como en nuestra paciente, la falta de una reciente infección viral, contacto con productos químicos u otras causas de anemia aplástica no descartan el diagnóstico.

Plan

Plan para establecer o confirmar el diagnóstico:
¿Qué pruebas o procedimientos recomienda?

Plan para el diagnóstico:
a. Análisis de sangre: Cuadro hemático completo, pruebas de coagulación, electrolitos y función renal.
b. Frotis de sangre periférica para examinación microscópica.
c. Citometría del flujo de sangre periférica.
d. Cultivos de sangre para descartar sepsis.
e. Radiografía panorámica maxilofacial para evaluación periodontal.
f. Tomografía computarizada (TC) del tórax, abdomen y la pelvis para evaluación del agrandamiento del bazo.
g. Consulta con un/a hematólogo/a; probable biopsia de médula ósea con citometría de flujo, análisis citogenético, estudios de hibridación in situ fluorescente, estudios moleculares.

Plan para el tratamiento:
¿Qué tratamientos recomienda?

Plan para el tratamiento:
a. Si se confirma anemia, trombocitopenia y leucocitosis, el diagnóstico de leucemia aguda (leucemia mielógena aguda con diferenciación monocítica o leucemia linfoblástica aguda) es muy probable y el tratamiento específico se basaría en los resultados individualizados de la paciente (incluyendo la biopsia de médula ósea) y en las recomendaciones del especialista en hematología.
b. Si se revela anemia, trombocitopenia y neutropenia, una pancitopenia, el diagnóstico de anemia aplástica es muy probable y el tratamiento se basaría en los resultados individualizados de la paciente y en las recomendaciones del especialista en hematología.
c. Suspender el ibuprofeno.
d. Ingresar la paciente al hospital, especialmente si los niveles de neutrófilos están a menos de 500/microL o si hay trombocitopenia de menos de 20,000/microL.

Patient-Centered Discussion
(Transforming the medical decision-making into language that the patient understands.)
Explicación centrada en el paciente
Por favor escriba cómo le explicaría su evaluación y el plan para el diagnóstico y tratamiento al paciente.

Señora Torres Ramírez, hizo bien en venir. Pienso que la causa más probable de sus moretones, sangrado de las encías, cansancio, falta de aliento, fiebres e infecciones más las anormalidades en los exámenes sangre es una leucemia aguda.

Las leucemias son un grupo de enfermedades de la médula ósea, la parte interior de los huesos, en donde se fabrican las células. Cuando hay una deficiencia de esta 'fábrica' nos pueden dar infecciones, anemia y problemas con sangramiento, como en su caso. Para evaluar lo que está pasando, repetiremos un recuento de sangre y haremos otros análisis de sangre para evaluar el tipo de leucemia, la función de los riñones y cultivos para revisar si hay una infección. También realizaremos unas radiografías de la boca y radiografías especiales, llamadas tomografías computarizadas, de su pecho, abdomen y pelvis. Quiero que pare de usar ibuprofeno porque este medicamento puede aumentar el sangrado.

Como puede haber varias razones por la cuales su médula ósea no funcione bien, tendremos que consultar con un especialista en leucemias y anemias, un hematólogo o una hematóloga. Durante esta evaluación, el especialista le tendra que hablar sobre sacar una muestra de la médula ósea con una aguja para evaluarla bajo el microscopio. Dependiendo de los resultados de los primeros análisis aquí en la sala de emergencias, es probable que la tengamos que ingresar en el hospital para consultar con el especialista, confirmar el diagnóstico y empezar tratamiento.

Case Note 3: Sample English Version

Case Data Documentation (Comprehension of case information)	History of present illness	61-year-old woman with a history of hypertension and dyslipidemia who presents to the Emergency Department (ED) for further evaluation of frequent bruising and swollen, bleeding gums. Two months ago, she began to experience increased fatigue and exertional dyspnea. Approximately 2 weeks ago, the patient began to experience gingival hypertrophy and bleeding and intermittent fevers. Two days ago, she presented to her dentist for further evaluation. The dentist referred the patient to her primary care physician, who upon further evaluation today, obtained bloodwork that showed trilinear hematopoietic abnormalities. She was then referred to the ED for further evaluation and management. She has not had any recent injuries, domestic violence, or any other physical trauma, nor does she report previous problems with easy bruising or gum bleeding or swelling.
	Key past medical history	- Hypertension. - Hyperlipidemia. - History of menorrhagia, stopped with menopause. - Arthralgia of the knees. - Obstetric history: 4 pregnancies, 1 spontaneous abortion at 8 weeks gestation and 3 live births via full-term vaginal delivery. - Tonsillectomy. - Cholecystectomy. - Myomectomy of uterine fibroid at 49 years of age.
	Medications	- Lisinopril 20 mg a day. - Atorvastatin 10 mg at night. - Ibuprofen 400 mg as necessary to treat knee pain. - Herbal tea.
	Allergies	None.
	Key social/ substance use/ family history	- Married and lives with her husband and their youngest son. - Drinks 2 glasses of wine a month. - 20 years of tobacco use, one pack a day, quit 15 years ago. - Eats a well-balanced diet including vegetables and fruits. - Family history: Father was treated for lung cancer. No history of excessive bleeding in the family.
	Key physical examination findings	- Vital signs reveal tachycardia. - Conjunctival pallor. Pharynx with petechiae, gingival hypertrophy, and hemorrhage to the touch. - Ecchymosis of the upper and lower limbs. - Splenomegaly. - Orientation and neurological exam are normal.

Medical Decision-Making Documentation
(Synthesizing case information to make medical decisions and recommendations.)

Assessment
Please list your top three differential diagnoses in order of likelihood and include your justification.

1. Acute myelocytic leukemia with monocytic differentiation[8]

   The history of fatigue, dyspnea on exertion, fevers, increase in infections, gingival hypertrophy and hemorrhage, ecchymoses, and the physical exam findings of conjunctival pallor, ecchymoses, petechiae and gingival hypertrophy with hemorrhage support this diagnosis. If the elevated white blood count, anemia, and thrombocytopenia are confirmed, this would be the most probable diagnosis. The presence of splenomegaly would also support this diagnosis, although only 10% of patients with this diagnosis have hepatosplenomegaly.

2. Acute lymphoblastic leukemia

   The patient's clinical picture (including tiredness, dyspnea, fevers, and bleeding) also support this possible diagnosis. This type of leukemia is very common in younger Latino patients In contrast to our patient, who is older. Although the patient does not have adenopathy on exam, she does have splenomegaly; these findings are present in 50% of the patients with this diagnosis.

3. Aplastic anemia

   The patient's clinical picture (including tiredness, dyspnea, fevers, and bleeding) also support this possible diagnosis. Many patients with aplastic anemia do not have splenomegaly and the presence of this finding in our patient makes this diagnosis less probable. The etiology of aplastic anemia in the majority of patients is idiopathic in nature and, as in our patient, the lack of a preceding viral infection, exposure to chemicals or other potential causes of aplastic anemia does not rule out this diagnosis.

Plan of Care

Diagnostic Plan:
What other tests or procedures would you recommend?

Diagnostic plan:

a. Blood tests: Complete blood count with differential (CBC), coagulation tests, electrolytes, and renal function.

b. Peripheral blood smear for microscopic evaluation.

c. Peripheral blood flow cytometry.

d. Blood cultures to evaluate for sepsis.

e. Maxillofacial panoramic radiograph for periodontal evaluation.

f. Computed tomography (CT) chest/abdomen/pelvis for evaluation of splenomegaly.

g. Hematologist consultation; probable bone marrow biopsy with flow cytometry, cytogenetic analysis, fluorescence in situ hybyridization (FISH) analysis, and molecular studies.

Continued on the following page

Treatment Plan: What treatments would you recommend?	Treatment plan: a. If the blood counts confirm anemia, thrombocytopenia, and leukocytosis, acute leukemia is very probable (either acute myelocytic leukemia with monocytic differentiation or acute lymphoblastic leukemia), and the specific treatment will be based on the individualized results of the patient (including bone marrow biopsy) and on hematologist recommendations. b. If the blood counts confirm anemia, thrombocytopenia, and neutropenia, the diagnosis is most likely aplastic anemia, and the specific treatment will be based on the patient's individualized results and on hematologist recommendations. c. Discontinue ibuprofen. d. Admit the patient to the hospital, especially if the neutrophil count is less than 500/µL and/or thrombocytopenia is less than 20,000/µL.
Patient-Centered Discussion (Transforming the medical decision-making into language that the patient understands.)	Mrs. Torres Ramírez, you did well by coming to the hospital. I think that the most probable cause for the bruising, gum bleeding, fatigue, shortness of breath, fevers, and the abnormal blood counts is an acute leukemia. Leukemias are a group of diseases of the bone marrow, where our blood cells are made. When there is problem with this "factory" of cells, one can get infections, anemia, and bleeding problems, as in your case. To evaluate what is happening, we will repeat the blood counts and will order other blood tests to assess the leukemia, your kidney function, and blood cultures to evaluate for an infection. We will also order some x-rays of your mouth as well as a special x-ray called a computed tomography (CT) of your chest, abdomen, and pelvis. I would like you to stop using ibuprofen because this medication can increase bleeding. Since there could be several reasons why your bone marrow is not functioning well, we will need to consult with a hematologist, a specialist in leukemia and anemia. As part of your evaluation, the specialist will have to speak with you about obtaining a sample of the bone marrow using a needle in order to look at it under the microscope. Depending on the results of our initial Emergency Department tests, it is likely that we will need to hospitalize you for this consultation with the specialist to confirm your diagnosis and to start treatment.

CASE DISCUSSION

Critical Data to Obtain From This Patient Interview

The clinician should consider and inquire about causes of bruising, including disorders of the blood vessels and surrounding tissue, platelet disorders, and coagulation disorders. This would include asking about injury, connective tissue disorders, vitamin C deficiency, medications and platelet disorders such as systemic illness, leukemia, renal disease, and coagulation disorders such as liver disease, hemophilia, and vitamin K deficiency, among others. In addition, asking about prior history of significant bleeding during invasive procedures such as surgeries, past deliveries, or dental therapy, as done in our case, is important. Lack of significant bleeding or requirement of transfusions after such procedures can help rule out a significant inherited bleeding disorder. As the clinician did, it is important to ask about menstrual history, as a history of excessive menstrual bleeding since menarche can be a clue to a bleeding disorder, such as von Willebrand disease (*enfermedad de von Willebrand*). Clarifying the location of the bruises is also helpful; the presence of bruises on the face, chest, or back should raise suspicion for injury, trauma, or the presence of a bleeding disorder.

Bruises on extremities such as shins or forearms are relatively common and may have a broader differential diagnosis. The color of the bruises can also provide an estimate as to their onset with transitioning from black and blue to red-brown, followed by green and finally to a yellow coloring as the underlying hemoglobin in the bruise is converted to biliverdin and finally to bilirubin. In this case, the clinician establishes the onset and location of the bruises and appropriately inquires about injury, prior easy bruising, and bleeding, as well as her menstrual history and prior menorrhagia. He also inquires about her diet in general for any vitamin B12 or folate deficiency and then specifically about ingestion of fruits to assess for vitamin C deficiency.

When assessing gum bleeding, the clinician should consider focal, gingival conditions, such as gingivitis or periodontitis, and systemic problems, such as platelet and hematopoietic disorders including leukemia, and vitamin C deficiency, which can cause scurvy. Our clinician, upon hearing that the patient's gum bleeding did not respond to local therapy, was associated with new bruises, and that the dentist was less concerned for gingivitis or periodontitis, began a meticulous history to address systemic causes of gingival bleeding, including leukemia. Patients with acute leukemia can present with gingival hemorrhage and, in patients with acute myelogenous leukemia, may also commonly exhibit gingival hypertrophy.[9] One should also inquire about other potential causes of gingival hypertrophy, which are not present in our patient, such as use of calcium-channel blocker medication (e.g., nifedipine), use of phenytoin, or history of sarcoidosis, an unusual cause of gingival hypertrophy.

Our patient has symptoms of exertional dyspnea and fatigue that suggest symptomatic anemia, and her tachycardia can be due to an anemia or an infection, conditions that are explored by the clinician. It is important to assess for the presence of recurrent infectious processes, as frequent infections may suggest a qualitative immune deficit. Importantly, the absence of recurrent infections would not rule out leukemia or lymphoma, since recurrent or serious infections are not always present. The clinician appropriately explores the presence of "B symptoms," including fevers, night sweats, fatigue, and/or unintended weight loss that are classically associated with a wide array of hematologic malignancies. In this case, the presence of a new anemia, new thrombocytopenia, and an elevated white blood cell count should be concerning for a neoplastic bone marrow process.

Tips for Interviewing in This Case

Below are some useful words and phrases when evaluating a patient with bruises, gum bleeding, or other signs of potential bleeding disorders. It is especially important to note that the word bruising has many possible synonyms in Spanish that can vary in common usage regionally and/or by nationality.

Bruises	Moretones, Morados, Cardenales, Derrames en la piel
Contusions	Contusiones
Bleeding	Sangrado, Sangramiento
Gums	Encías
Gingivitis, Gum inflammation	Gingivitis, Inflamación de las encías
Periodontal disease	Enfermedad periodontal

Continued on the following page

Tooth brush	Cepillo de dientes
Dental floss	Hilo dental
Mouthwash	Colutorio, Enjuague bucal
Scurvy	Escorbuto
Vitamin C deficiency	Deficiencia de vitamina C
Have you had gum bleeding?	¿Ha tenido sangrado de las encías?
Have you noticed bruising?	¿Ha notado moretones?
Have you noticed frequent nosebleeds?	¿Ha notado sangrado frecuente de la nariz?
Leukemia	Leucemia
Platelet deficiency	Deficiencia de las plaquetas
Platelets are blood cells that help with clotting.	Las plaquetas son células de la sangre que nos ayudan a coagular la sangre.
Problem with platelets	Problema con las plaquetas
Coagulation abnormality	Anormalidad con la coagulación
Do you use antiocoagulants?	¿Usa anticoagulantes?
Do you take medications to thin the blood?	¿Toma medicamentos para afinar la sangre?

The patient's occupation and potential chemical exposures can be related to potential increased risk of hematologic malignancies.[10] For example, prolonged history of significant exposure to paint thinners or solvents *(solventes de pintura)* should be evaluated.

Cultural Considerations

Some Latinos may use home remedies for bruises, including balms made from *árnica*,[11] also known as mountain arnica or wolf's bane. Arnica has been used in various regions of the world, and was likely brought to Latin America during the Spanish conquest. Arnica is often used to help with bruises, pain, arthritis, and bleeding, among other conditions. Other home remedies for bruises that might be used by Latinos include applying a slice of lemon *(una rodaja de limón)* with or without sugar,[12] a slice of onion *(una rodaja de cebolla)*,[12] aloe vera gel *(gel de sábila)*,[11] or taking a bath with rosemary *(baño con romero)*. Some supplements or vitamins such as vitamin E *(vitamina E)* can cause increased bleeding and should be specifically elicited during an evaluation for bleeding disorders or hematologic malignancies.

 CRITICAL ELEMENTS

Did you elicit these critical elements of the medical encounter?
- Timing of symptoms and detailed hematological review of systems
- Detailed obstetrical and gynecological review of systems and medical history
- Screening for traumatic injury including domestic violence
- Surgical history and prior need for blood transfusions
- Personal and family history of prior bleeding disorder symptoms and/or diagnoses
- Medications and chemical exposures, including explicitly eliciting medications, supplements, or substances that can cause increased risk of bleeding or hematologic malignancies

Case 3 – Constipation – Estreñimiento

Luis Malpica, MD

INTRODUCTORY INFORMATION

Patient's Name	Roberto Luna
Age	52 years
Date of Birth	September 11, 1967
Gender	Male
Race/ethnicity	Latino
Self-reported national or ethnic origin	Perú
Language preference	Spanish
City, State	Miami, Florida
Medical Setting	Outpatient Internal Medicine Clinic
Reason for visit	*"Estoy muy estreñido."*
Vital signs	HR 120 BP 100/75 RR 18 Temp 37°C O$_2$Sat 94%

🔊 MEDICAL ENCOUNTER

Doctor/a o Profesional Sanitario	Paciente
Presentación	
Buenos días, soy el doctor Malpica.	Mucho gusto, doctor. Me llamo Roberto Luna.
Pregunta introductoria	
¿Qué lo trae hoy a la clínica?	Hace tres meses que estoy muy estreñido y con la barriga muy inflada.
Historia de la enfermedad actual	
Por favor, dígame más.	Yo normalmente iba al baño todos los días. Sin embargo, en los últimos tres meses solo voy una vez a la semana.
Cuando dice que no está yendo al baño tanto como antes, ¿se refiere a orinar o a defecar?	Disculpe doctor. No estoy completamente seguro a qué se refiere.
Quiero decir ¿tiene problemas con hacer pipí o popó, o las dos cosas?	Con pipí estoy bien. Es que no puedo hacer caca como antes.
¿Siente usted algún dolor cuando defeca, cuando hace popó?	Sí, me da dolor de barriga cuando no puedo ir al baño por varios días, y luego se alivia un poco cuando consigo hacerlo.
¿Dónde le duele?	Me duele en el centro de la barriga.
¿El dolor es constante o viene y se va?	El dolor es como un cólico que viene y se va.
¿Qué tan a menudo sucede el dolor?	El dolor sucede cada tres o cuatro horas.
¿Cuánto dura el dolor cuando viene?	Más o menos unos diez o quince minutos.

Continued on the following page

Doctor/a o Profesional Sanitario	Paciente
¿Qué tan fuerte es el dolor? ¿Es leve, moderado o grave?	El dolor empieza leve después de tres días de no haber hecho del baño, pero luego el dolor aumenta con los siguientes días. El día antes de ir al baño el dolor es muy intenso. La enfermera me preguntó antes y le respondí que era un nueve cuando está al máximo.
¿Cómo le afecta en su vida?	Yo diría que me está afectando muchísimo. No hay día que no tenga dolor.
¿Ha notado usted sangre en las heces?	No, no he visto sangre.
¿Ha notado usted algún cambio en la forma de las heces?	¿Qué quiere decir con la forma, doctor?
Me refiero a si ¿usted ha notado cambios en como las heces lucen? Por ejemplo, ¿ha notado que parecen como bolitas, o parecen como gusanos delgados?	¡Ah! Parecen como bolitas, como los chivos.
¿Cómo está su apetito?	Creo que bien. El único momento que no quiero comer es cuando tengo dolor muy fuerte. He notado que el dolor se vuelve peor cuando trato de comer.
¿Qué cree usted que podría ser la causa de sus síntomas?	La verdad no estoy seguro. Siempre me he cuidado. Yo como muy sano; me gusta comer frutas y verduras.
¿Usted ha intentado tomar algo para el dolor o para mejorar su estreñimiento?	Sí. He estado tomando leche de magnesia y la verdad no me ha ayudado mucho.
¿Algo más?	También tomo jugo de tamarindo y tampoco me ha ayudado. Mi esposa me dio un supositorio y no me sirvió de mucho.
Síntomas asociados	
¿Usted ha tenido o ha notado algún otro problema en su cuerpo que ocurra junto con el dolor?	A veces siento náuseas y quiero vomitar. Pero no he llegado a vomitar hasta ahora.
¿Las náuseas también se calman cuando va al baño a hacer popó?	Sí, todo mejora después de que voy al baño.
Repaso por sistemas	
¿Usted ha tenido pérdida de peso?	Sí, he bajado unas veinte libras en los últimos tres meses. Debe ser por lo que he estado trabajando mucho, pero también porque no he estado comiendo bien por el dolor.
¿Cómo está su energía?	Qué bueno que me pregunte eso. Me he sentido muy cansado últimamente.
¿Podría contarme un poco más sobre eso?	En los últimos seis meses o así me he estado sintiendo muy cansado. He notado que durante las tardes quiero tomar una siesta para poder trabajar el resto del día. Al final del día tengo muy poca energía y solo quiero dormir.
¿Ha notado algo más fuera de lo normal en estos meses?	He notado también que me falta el aire cada vez que salgo a caminar.
¿Le ocurre con otras actividades también?	Al principio solo me faltaba el aire cuando salía a hacer las compras de la casa, pero ahora me falta el aire hasta cuando saco la basura a la calle o cuando me ducho.

Doctor/a o Profesional Sanitario	Paciente
¿A usted le falta el aire cuando está descansando por la noche?	No. Solo cuando estoy haciendo alguna actividad.
¿Ha notado si se le hinchan las piernas o los tobillos?	Sí, he notado que cuando regreso a casa de trabajar tengo los tobillos hinchados.
¿Usted ha tenido algún dolor en el pecho?	No.
¿Alguna vez le han dicho si tiene algún problema en el corazón?	No.
¿Cuándo fue la última vez que usted vio a su médico primario?	No tengo médico primario. He estado trabajando mucho y no he podido ver a un médico en muchos años.
¿Recuerda más o menos cuándo fue su último chequeo?	Bueno, en el trabajo ofrecieron una vez chequeos médicos hace como seis meses.
¿Le hicieron un chequeo a usted?	Sí, me dijeron que todo estaba bien excepto un poco de anemia.
Ah, le hicieron análisis de sangre. Cuando le dijeron que tenía anemia, ¿usted recuerda si le mencionaron el valor, el número, que tenía de hemoglobina?	Sí, creo que dijeron que estaba en doce.
¿Alguna vez le habían diagnosticado con anemia antes de ese chequeo?	No que recuerde. Esa fue la primera vez que me lo dijeron.
¿Alguna vez usted ha donado sangre?	Sí, hace tres años para una cirugía de mi esposa.
¿Le dijeron en ese momento si tenía usted anemia?	No; me dijeron que todo estaba bien.
¿Alguna vez ha tenido que tomar suplementos de hierro?	No.
¿Ha notado sangre o color negro cuando va al baño o en el popó?	No, nunca.
¿Ha tenido sangrado en otras partes del cuerpo?	No.
¿Usted ha hecho algún viaje recientemente?	No, la última vez que visité a mi familia en Perú fue hace más de cinco años.
¿Usted ha notado las ganas de comer cosas que no son comestibles o nutritivas? Por ejemplo, ¿papel, hielo o tierra?	No. Yo usualmente bebo mis bebidas con hielo, pero no lo hago siempre.
¿Usted ha notado algún cambio en la textura o color de su pelo o de sus uñas?	No, no he notado nada diferente.
¿Y cómo está su sueño? ¿Está usted durmiendo bien?	No, doctor. No estoy durmiendo bien. Hace dos semanas estuve limpiando la casa con mi esposa, y cuando levanté una caja sentí un dolor de espalda que no se me termina de quitar y me molesta cuando duermo.
Cuénteme un poco más sobre ese dolor.	Me duele en la parte baja de la espalda, y solo me sucede cuando cargo cosas pesadas y cuando estoy echado descansando.
¿Ese dolor se mueve de lugar o se extiende a algún otro sitio?	No, siempre está en el mismo sitio.
¿Buscó usted alguna ayuda médica para evaluar o tratar el dolor?	No, en realidad estoy tomando acetaminofén, y con eso el dolor se mejora mucho.

Continued on the following page

Doctor/a o Profesional Sanitario	Paciente
¿Hay algún otro síntoma que usted tenga con el dolor de espalda?	No creo.
¿Tiene algún problema para orinar?	Estoy orinando bien. Mi único problema es el estreñimiento.

Historia médica

Además de la posible anemia, ¿qué otros problemas médicos ha tenido?	Tengo presión alta.
¿Algo más?	No.
¿Le han hecho una colonoscopía?	Creo que no.
Es una prueba para mirar dentro del intestino grueso. Normalmente le piden que tome un líquido para evacuar los intestinos y después va al hospital y usan un tubo con cámara para revisar los intestinos por dentro mientras usted está sedado.	Ah, entiendo. Creo que se lo hicieron a mi esposa pero no pensaba que yo lo necesitara.
No se preocupe, muchas personas no lo saben. Recomendamos hacer la colonoscopía a partir de los cuarenta y cinco o cincuenta años. Por hoy, vamos a concentrarnos en evaluar los síntomas más urgentes, pero debemos tener la colonoscopía en mente para coordinarla a través de un médico de cabecera.	Okey, doctor.

Historia quirúrgica

¿Qué cirugías le han hecho?	Ninguna.

Medicamentos

¿Qué medicamentos toma regularmente?	Tomo lisinopril de diez miligramos una vez al día para controlar la presión.
¿Toma usted algún medicamento sin receta?	Acetaminofén de quinientos miligramos si tengo dolor de espalda. Últimamente lo tomo todos los días al menos una vez al día.
¿Usa usted algún suplemento natural o herbal?	Solo lo que le mencioné para el estreñimiento. La magnesia y el tamarindo. Nada más.

Alergias

¿Tiene usted alguna alergia?	No, ninguna.

Historia social

Uso de sustancias recreativas o ilícitas

¿Usted usa o ha usado sustancias recreativas, como la cocaína o marihuana?	No, nunca.
¿Usted fuma?	No, tampoco.

Oficio

¿En qué trabaja usted?	Trabajo como supervisor en un mercadito, seis días a la semana, desde las ocho de la mañana hasta las diez de la noche.

Vivienda/Recreo/Relaciones

¿Con quién vive usted?	Vivo con mi esposa.

Doctor/a o Profesional Sanitario	Paciente
¿Tienen hijos?	No.
¿Qué es lo que usted come y bebe en un día usual?	Yo como muy sano. Mi esposa prepara diferentes platos para llevar al trabajo. Por ejemplo, pollo dos o tres veces a la semana, pescado dos o tres veces a la semana, y carne dos veces a la semana. Como muchas verduras y frutas. También mucho arroz y menestras. Bebo agua casi siempre. Sodas muy poco.
¿Qué hace usted para relajarse?	Me gusta salir a caminar, aunque ahora que me siento más cansado no lo hago con la misma frecuencia.
Historia sexual	
¿Cuántas parejas sexuales tiene usted?	Solo mi esposa.
¿Usa usted algún tipo de protección o contracepción?	No.
¿Usted ha tenido alguna infección de transmisión sexual?	No, nunca.
Historia médica de la familia	
¿Qué problemas médicos hay en su familia, por ejemplo, en sus padres o hermanos?	Mi padre y mi madre están bien. Mi padre tiene setenta y cinco años, y no tiene ningún problema de salud.
¿Y su madre o hermanos?	Mi madre tiene setenta y cinco años y tiene un poco de presión alta pero no toma ninguna pastilla. No tengo hermanos ni hermanas.
¿Alguien en su familia tiene problemas de salud relacionados con anemia o sangrado?	Que yo sepa no.
Otros elementos de la entrevista médica	
¿Hay algo más que usted quiera decirme y que yo no le haya preguntado?	No, doctor, creo que eso es todo.
Examen físico	
Signos vitales	Frecuencia cardíaca: 120 Presión arterial: Decúbito 108/70 Sentado 104/68 De pie 100/75 Frecuencia respiratoria: 18 Temperatura: 37°C Saturación de oxígeno: 94% al aire ambiental Peso: 60 kg Talla: 5'6"
Apariencia general del paciente	El paciente parece estar tranquilo sin mostrar dificultad respiratoria.
Cabeza, ojos, nariz, garganta	Ojos normales. Se nota la conjuntiva pálida. No hay ictericia. Nariz/narinas normales, sin evidencia de sangrado. Garganta normal, sin exudado ni inflamación.
Cuello	Normal, la glándula tiroides no parece estar agrandada. No se palpan ganglios cervicales.

Continued on the following page

Doctor/a o Profesional Sanitario	Paciente
Examen cardiovascular	Taquicardia con ritmo regular. Ruidos 1 y 2 normales. Se aprecia un soplo holosistólico de intensidad III/VI, sin frémito, frote ni galope.
Examen pulmonar	Sonidos resonantes, normales.
Examen abdominal	Ruidos intestinales normales. Un poco de distensión difusa, pero sin evidencia de dolor a la palpación superficial o profunda. No se aprecian masas ni hepatoesplenomegalia.
Examen musculoesquelético	No se nota evidencia de edema en las extremidades superiores ni inferiores. Dolor a la palpación a nivel de L3-L4 en la columna lumbar, sin deformidades.
Examen neurológico	Reflejos tendinosos profundos normales, 3+. Marcha normal.
Examen dermatológico	Piel pálida, hidratada, sin lesiones ni erosiones.
Conclusión de la entrevista médica	
¿Tiene usted alguna pregunta?	Doctor, ¿sabe lo que me puede estar pasando?
No, aun no lo sé. Quisiera investigar un poco más con algunas pruebas y después espero poder darle una respuesta más clara.	Okey, doctor. Muchas gracias.

CASE NOTE

Case Note 1: Blank for Learner to Complete

 Available for electronic download in Appendix.

Case Note 2: Sample Spanish Version

Case Data Documentation (Comprehension of case information)	Historia del problema actual	Hombre de 52 años quien se presenta a la clínica debido a 3 meses de estreñimiento asociado con náuseas y dolor abdominal que se mejoran con la defecación. El dolor se presenta cada 3 o 4 horas, dura de 10 o 15 minutos, y es más intenso cuando lleva varios días sin defecar. Ha usado laxantes (leche de magnesia) y supositorios sin mejoría. El paciente también reporta 6 meses de fatiga y falta de aire que empeoran con actividad, edema en las piernas que empeora al final del día, pérdida de peso de 20 libras sin intención, y dolor lumbar que empezó hace 2 semanas después de cargar un objeto pesado y que no lo deja dormir. No reporta debilidad, melena ni problemas con la orina.
	Historia médica	- Hipertensión. - Posible anemia diagnosticada hace 6 meses durante un chequeo rutinario del trabajo; hemoglobina 12 según el paciente. - Ninguna colonoscopía previamente.

Medicamentos	- Lisinopril 10 mg diarios. - Acetaminofén 500 mg para dolor de espalda, según sea necesario. - Leche de magnesia, supositorios (no especificados) y jugo de tamarindo ocasionalmente para estreñimiento.
Alergias	Ninguna.
Aspectos importantes de la historia social, de sustancias e historia médica familiar	- Trabaja como supervisor de una tienda de alimentos. - No usa ninguna droga recreacional. - Sus padres están vivos y sanos. Vive con su esposa y no tiene hijos ni hermanos. Ninguna historia médica de problemas con anemia.
Resultados claves del examen físico	- Apariencia normal. - Signos vitales demuestran taquicardia y posible hipotensión pero no tiene ortotatismo. - Palidez en la piel y en la conjuntiva palpebral. - Soplo holosistólico III/VI. Ausencia de edema. - El abdomen está un poco distendido, pero sin dolor a la palpación. - Dolor a la palpación de la columna vertebral a nivel de L3-L4. - Reflejos normales y marcha normal.

Medical Decision-Making Documentation
(Synthesizing case information to make medical decisions and recommendations.)
	Evaluación del paciente
	Por favor escriba los tres diagnósticos más probables para este paciente en orden empezando con el más probable e incluyendo su justificación.
		1. Anemia
		    Aunque estreñimiento es el síntoma que el paciente refiere como la causa principal de sus molestias, anemia es el diagnóstico más relevante y que debería conllevar a una mayor investigación en este paciente. La fatiga, la falta de aire con ejercicio, palidez, taquicardia y soplo cardíaco nos ayudan a definir este diagnóstico. Se deben investigar las posibles causas incluyendo sangrado gastrointestinal, sangrado de otras partes del cuerpo, deficiencias nutricionales o cáncer.
		2. Hipotiroidismo
		    Las náuseas, distensión abdominal, fatiga, falta de aire y edema son síntomas que se pueden presentar en pacientes con estreñimiento crónico (o incluso impactación fecal) por causa de hipotiroidismo. Sin embargo, este diagnóstico no explicaría la taquicardia, el soplo cardíaco, y la pérdida de peso, los cuales serían más frecuentes en pacientes con hipertiroidismo.
		3. Insuficiencia cardíaca
		    El paciente presenta con cansancio y falta de aire con el ejercicio, y edema en las extremidades inferiores. En el examen físico, el paciente presenta un soplo cardíaco, pero no tiene galope (R3 o R4). Aunque la insuficiencia cardíaca podría explicar los síntomas que presenta el paciente, anemia severa también podría producir fallo cardíaco. Si fuera lo suficientemente grave, podría causar distensión abdominal, la cual podría causar estreñimiento, aunque probablemente no causaría pérdida de peso ni dolor de espalda.

Continued on the following page

Plan

Plan para establecer o confirmar el diagnóstico: ¿Qué pruebas o procedimientos recomienda?	Plan para el diagnóstico: a. Conteo sanguíneo completo (CSC). b. Pruebas de electrolitos y función renal. c. Hormona tiroestimulante (HTE). d. Frotis de sangre con examinación microscópica. e. Grupo sanguíneo y anticuerpos. f. Radiografía de la columna lumbar.
Plan para el tratamiento: ¿Qué tratamientos recomienda?	Plan para el tratamiento: a. Evitar cargar objetos pesados. b. Si se confirma la anemia, obtener exámenes para evaluar deficiencia de hierro (nivel de hierro, ferritina y capacidad total de transporte de hierro) y panel de hemólisis (reticulocitos, deshidrogenasa láctica, haptoglobina). c. Considerar transfusión sanguínea si se determina que el paciente tiene anemia sintomática. d. Si se confirma deficiencia de hierro, se debe investigar la causa. En adultos, sangrado oculto gastrointestinal siempre debe ser investigado (ej., colonoscopía, endoscopía, cápsula endoscópica). e. Si los resultados de los análisis de hierro y de hemólisis son normales, se deben investigar otras enfermedades hematológicas (ej., prueba de electroforesis e inmunofijación en sangre y orina, biopsia de médula ósea) y referir a un especialista en hematología.
Patient-Centered Discussion (Transforming the medical decision-making into language that the patient understands.) **Explicación centrada en el paciente** Por favor escriba cómo le explicaría su evaluación y el plan para el diagnóstico y tratamiento al paciente.	Señor Luna, el dolor de barriga y las náuseas están muy probablemente relacionadas a su problema de estreñimiento. Sin embargo, su estreñimiento no explica su cansancio y falta de aire. Los síntomas de cansancio y falta de aire pueden ser debidos a la anemia, que, aunque le dijeron que era leve hace 6 meses, mi preocupación es que ahora la anemia pueda ser más grave. La anemia es una enfermedad en la sangre que afecta las células que transportan oxígeno a nuestro cuerpo. Las posibles causas de anemia son muchas; la más común es pérdida de sangre por el intestino a través de las heces. El hecho que usted no haya notado sangre en las heces no significa que no esté sangrando. Por ahora, vamos a empezar con unos análisis de sangre que haremos ahora mismo. Dependiendo de los resultados, vamos a decidir los próximos pasos. Dependiendo de qué tan grave sea la anemia, puede que necesitemos ingresarle al hospital hoy mismo para recibir una transfusión de sangre y que tengamos que investigar las posibles causas de su anemia. Por esta razón, le pediría por favor que espere aquí en la clínica hasta que tengamos los resultados y decidamos lo que debemos hacer.

Case Note 3: Sample English version

Case Data Documentation (Comprehension of case information)	**History of present illness**	52-year-old man who presents to clinic with a 3-month history of constipation associated with nausea and abdominal pain that improves with defecation. The pain occurs every 3 to 4 hours, lasts for 10 to 15 minutes, and worsens after several days without a bowel movement. He has tried laxatives (milk of magnesia) and suppositories without improvement. He has also noticed a 6-month history of fatigue and shortness of breath that worsen with exertion, lower extremity edema that worsens at the end of the day, unintentional weight loss of 20 pounds, and lumbar pain that started 2 weeks ago after lifting a heavy object and that is not letting him sleep. He does not endorse weakness, melena, or urinary symptoms.
	Key past medical history	- Hypertension. - Possible anemia, diagnosed 6 months ago on routine employee check-up; hemoglobin 12 according to the patient. - No prior colonoscopy.
	Medications	- Lisinopril 10 mg daily. - Acetaminophen 500 mg for back pain as needed. - Milk of magnesia, suppositories (unspecified), and tamarind juice occasionally as needed for constipation.
	Allergies	None.
	Key social/ substance use/ family history	- Works as a grocery store supervisor. - No recreational drugs. - His parents are alive and healthy. He lives with his wife and has no children or siblings. No family history of anemia.
	Key physical examination findings	- He appears well. - Vital signs demonstrate tachycardia and possible hypotension. - Skin and conjunctival pallor. - III/VI holosystolic murmur. No pedal edema. - Mild abdominal distension but no tenderness to palpation. - Pain to lumbar spine palpation at the level of L3-L4. - Normal reflexes and gait.
Medical Decision-Making Documentation (Synthesizing case information to make medical decisions and recommendations.)	**Assessment** Please list your top three differential diagnoses in order of likelihood and include your justification.	1. Anemia Although constipation is the symptom that the patient refers to as the main cause of his discomfort, anemia is the most relevant diagnosis and that should lead to further investigation in this patient. The patient's fatigue, shortness of breath with exertion, pallor, tachycardia, and cardiac murmur, help define this diagnosis. The possible causes of anemia need to be further investigated, including gastrointestinal bleeding, blood loss from other parts of the body, nutritional deficiencies, or cancer.

Continued on the following page

2. Hypothyroidism

The nausea, abdominal distension, fatigue, shortness of breath, and edema are symptoms that can occur in patients with chronic constipation (or even fecal impaction) caused by hypothyroidism. However, this diagnosis would not explain the tachycardia, heart murmur, and weight loss, which usually present in patients with hyperthyroidism.

3. Heart failure

The patient presents with fatigue and shortness of breath with exertion, along with edema in the lower extremities. The physical examination demonstrates a heart murmur, but he does not have a gallop (S3 or S4). Although congestive heart failure can explain some of the patient's symptoms, severe anemia can also cause high-output heart failure. If severe enough, it could also cause abdominal distension and thus, constipation, although it would not likely cause weight loss or back pain.

Plan of Care

Diagnostic Plan: What other tests or procedures would you recommend?	Diagnostic plan: a. Complete blood count (CBC). b. Electrolytes and creatinine. c. Thyroid-stimulating hormone (TSH). d. Peripheral blood smear with microscopic examination. e. Blood type and screen. f. X-ray of the lumbar spine.
Treatment Plan: What treatments would you recommend?	Treatment plan: a. Avoid lifting heavy objects. b. If anemia is confirmed, it will be necessary to evaluate for iron deficiency (iron level, ferritin, and total iron binding capacity) and hemolysis (reticulocytes, lactic dehydrogenase, haptoglobin). c. Consider blood transfusion if it is determined that the patient has symptomatic anemia. d. If iron deficiency is confirmed, the cause should be investigated. In adults, occult gastrointestinal bleeding should always be investigated (e.g., colonoscopy, endoscopy, or capsule endoscopy). e. If iron and hemolysis studies are normal, other hematological diseases should be investigated (e.g., serum and urine electrophoresis and immunofixation test, bone marrow biopsy) and the patient should be referred to a hematologist.

Patient-Centered Discussion (Transforming the medical decision-making into language that the patient understands.)	Mr. Luna, your bellyache and nausea are most likely related to your constipation. However, your constipation does not explain your fatigue and shortness of breath. The symptoms of fatigue and shortness of breath are possibly related to anemia, and although you were told it was mild 6 months ago, my concern is that now the anemia may be more severe.
	Anemia is a disease of the blood that affects the cells that carry oxygen to our body. There are many causes of anemia; the most common is blood loss through the intestine in the stool. The fact that you have not noticed blood in the stool does not mean that you are not bleeding.
	For now, I am going to order some blood tests, which we will do today. Depending on the results, we will decide on the next steps.
	Depending on how severe your anemia is, it is possible that we may need to admit you to the hospital for a blood transfusion and to investigate other possible causes of your anemia. For this reason, I ask that you please wait here in the clinic until the results are available and then we can decide what to do next.

CASE DISCUSSION

Critical Data to Obtain From This Patient Interview

Carefully obtaining a medical history is the cornerstone in evaluating a patient with anemia. The onset and duration of anemia can be established by obtaining a history of previous blood studies and, if necessary, by acquiring those records, history of rejection as a blood donor, or prior transfusion or iron therapy requirements. It is important for the clinician to assist the patient by asking these questions, since patients may not associate their previous anemia history with their current symptoms, especially if they were asymptomatic or had minimal symptoms at the time of their first diagnosis.

In searching for causes of anemia in adult patients, blood loss must always be in the differential. Careful documentation of bloody or tarry stools, bloody urine, history of gastrointestinal symptoms or disease (e.g., peptic ulcer disease, diverticulosis, gastrointestinal cancer), gastrointestinal resection (e.g., bowel resection, bariatric surgery), history of gastroenterological procedures (e.g., endoscopy, colonoscopy), and dietary history are all necessary in evaluating anemia. In patients who have or had a uterus, open-ended questions investigating prior pregnancies and menstrual losses are of high relevance.

Have you ever been pregnant?	¿Alguna vez ha estado embarazada?
Were there any issues with your pregnancy?	¿Hubo algún problema con su embarazo?
Did you need iron therapy or a blood transfusion after your pregnancy?	¿Usted necesitó terapia de hierro o una transfusión de sangre después del embarazo?
Have you ever had an abortion or miscarriage?	¿Ha tenido algún aborto o una pérdida de embarazo?
Did you have excessive bleeding?	¿Tuvo sangrado excesivo?
Have you noticed excessive bleeding with your menstrual period?	¿Ha tenido sangrado excesivo con los períodos menstruales?
How many days does your period last?	¿Cuántos días le dura la regla?
How many pads and what size pads do you use during your heavy days?	¿Cuántos paños y de qué tipo usa en los días de más sangrado?
Pads	Paños, Compresas, Toallas sanitarias, Toallas higiénicas, Toallitas
Do you wake up at night to change your clothes due to your period?	¿Se despierta por la noche para cambiarse de ropa debido al período?

Family history of anemia, jaundice, cholelithiasis, splenectomy, bleeding disorders, and abnormal hemoglobin can be helpful in determining a genetic component of anemia. Occupational exposure to insecticides, paints, solvents, and hair dyes can be associated with anemia; however, clinicians need to ask these questions since patients may not be able to link their symptoms to their occupation unless it is specifically queried. Patient's social history such as chronic alcohol consumption or recreational drugs can also be risk factors for anemia due to direct effect of the substance and/or due to related nutritional deficiencies. In young adults, a family member's input might be very helpful, especially if patients are unaware or feel embarrassed about certain behaviors such as the presence of pica to clay *(arcilla, plastilina)*, paper *(papel)*, or laundry starch *(almidón de ropa)*, instead of the better-known ice *(hielo)* pica. Such cravings will often not be provided spontaneously by the patient unless specifically queried.

Changes in body weight, either intentional or unintentional, are important with regard to dietary intake and/or presence of malabsorption. Bariatric surgery is a common cause of iron and vitamin B12 deficiency. In these patients, a careful review of their dietary intake and supplements (e.g., vitamins) is important. Nutritional deficiencies may be associated with symptoms such as pica *(ganas de comer cosas que no son alimentos)*, dysphagia *(dificultad con tragar)*, brittle fingernails *(uñas que se parten fácilmente)*, fatigue *(fatiga o cansancio)*, and cramps in the calves *(dolor de pantorrillas)* when climbing stairs that are out of proportion to their anemia. Steatorrhea, an indication of malabsorption, can be detected when bulky, frequent and foul-smelling stools are present. More sensitive questions are the need to flush the toilet more than once to get rid of stools *(¿Tiene que tirar de la cadena más de una vez después de defecar?)* and the presence of an oily substance floating on the water after the first flush *(¿Ha notado grasa flotando en el agua del inodoro después de tirar de la cadena?)*.

Vitamin B12 and folate deficiency are common causes of anemia. Although both may present comparable laboratory findings (macrocytic anemia), each one has distinctive clinical findings. Early graying of the hair *(tener canas en el pelo o el pelo canoso)*, burning sensation in the tongue *(ardor en la lengua)*, and loss of proprioception, which is usually manifested as patients stumbling in the dark *(dificultad para caminar en la oscuridad)* or having difficulties buttoning up their shirt or pants *(problemas para abrocharse los botones)*, are common symptoms of vitamin B12 deficiency. Sore tongue *(dolor de lengua)*, cheilosis *(grietas en los labios)*, and symptoms associated with steatorrhea are usually associated with folate deficiency. Other causes of anemia are infections, drug side effects, collagen vascular disease, thyroid disease, chronic liver and kidney disease, and cancer.

Tips for Interviewing in This Case

This case illustrates the importance of history-taking. In general, patients tend to express their symptoms based on what is producing them the most discomfort. In this case, constipation associated with nausea and abdominal pain were the main drivers for this patient to seek medical attention. A more detailed interview revealed pertinent information that would have otherwise been missed if not much attention had been placed on the review of systems.

In this case, the top three differential diagnoses are anemia, thyroid disease, and heart failure. The important history and clinical findings that support anemia are fatigue, shortness of breath with exertion, pallor, tachycardia, and a holosystolic heart murmur. However, anemia per se does not explain all the other symptoms.

If after a thorough medical interview no definitive causes for this patient's anemia can be found, then ancillary tools such as laboratory and imaging studies can help to narrow (or broaden) our differential diagnosis. In the study of anemia, a peripheral smear can be very informative. In this case, the patient's hemoglobin was 6.6 g/dL (normal value 13-16 g/dL) with a low mean corpuscular volume and low mean corpuscular hemoglobin, which are indicative of microcytosis and hypochromasia, respectively.

Following the confirmation of anemia, investigation on the cause of the anemia should be conducted. In this case, the patient's iron studies and hemolysis panel turned out to be normal. However, our patient was found to have an elevated creatinine level, an elevated blood urea nitrogen level, and an elevated calcium level. An x-ray of the lumbar spine performed to assess the patient's back pain showed a pathologic fracture at L4 vertebral body. Magnetic resonance imaging (MRI) of the lumbar spine confirmed this finding.

Now, after grouping all clinical and ancillary findings, which are anemia, hypercalcemia, renal failure, and a pathologic fracture, a concern for multiple myeloma rises. The initial evaluation to help confirm a diagnosis of multiple myeloma includes blood and urine tests as well as a bone marrow biopsy. Serum and urine protein electrophoresis (SPEP, UPEP) and immunofixation should be obtained. Bone marrow aspirate analysis should be performed in patients with abnormal serum or urine proteins and may require multiple samples because findings may be focal. In this case, the patient had an elevated immunoglobulin G level with an SPEP showing abnormalities on the gamma region of a monoclonal protein (M-protein), with immunofixation confirming this clonality. A bone marrow aspirate and biopsy on this patient, as well as a biopsy of the vertebral mass, confirmed the diagnosis of multiple myeloma.

In the past, the presence of defining symptoms of multiple myeloma (CRAB: elevated **C**alcium level, **R**enal insufficiency, **A**nemia, and **B**one lesions), together with the presence of clonal plasma cells in bone marrow ≥ 10%, or extramedullary bone plasmacytoma confirmed by biopsy, were the sole criteria for the diagnosis of multiple myeloma. In 2014, the updated criteria for the diagnosis of multiple myeloma were established by the International Myeloma Working Group (IMWG).[13] Three previously described diagnostic biomarkers were added to the criteria. Specifically, these new diagnostic biomarkers include: (1) abnormal serum free light chain ratio (involved/uninvolved serum free light chain ratio) of ≥ 100 if involved serum free light chain is ≥ 10 mg/dL; (2) 60% or higher monoclonal plasma cell infiltration of the bone marrow or aspirate; and (3) two or more 5 mm or greater sized focal bone or bone marrow lesions, preferably on whole-body MRI. The presence of any one of these diagnostic biomarkers with clonal bone marrow plasma cells ≥ 10% or biopsy-proven bony or extramedullary plasmacytoma, even in the absence of CRAB features, is now considered sufficient to diagnose multiple myeloma.

Discussing a bone marrow biopsy is complex and can be frightening to patients. The following is a step-by-step sample explanation of the need for a bone marrow biopsy:

The tests show that you are not losing blood through your intestine.	Las pruebas demuestran que no está perdiendo sangre por el intestino.
The anemia could be caused by red blood cells dying faster than they should.	La anemia podría ser debida a que los glóbulos rojos están muriendo más rápido de lo normal.
Another cause of anemia can be a problem with the bone marrow.	Otra causa de anemia puede ser un problema con la médula ósea.
The bone marrow is the center of the bone and that is where blood cells get produced.	La médula ósea es el centro del hueso y allí se producen las células de la sangre.
If the bone marrow is making few cells, this can cause anemia.	Si la médula ósea está produciendo pocas células, esto puede causar anemia.
The bone marrow can fail to produce red blood cells for many reasons.	La médula ósea puede fallar en producir glóbulos rojos por muchas razones.
The most common reasons are infection, kidney problems, lack of vitamins, or invasion by cells that should not be there, like cancer.	Las causas más comunes son infecciones, problemas del riñón, falta de vitaminas o infiltración de la médula ósea por células que no deberían estar allí, como cáncer.
Looking at a bone marrow sample under the microscope can help us determine the cause of the anemia.	Si examinamos la muestra de la médula ósea bajo el microscopio, esto nos puede ayudar a determinar la causa de la anemia.
This sample can be obtained through a bone marrow biopsy.	Esta muestra se puede obtener a través de una biopsia de la médula ósea.

In our case, the key findings for the diagnosis of multiple myeloma are: (1) fatigue and dyspnea related to anemia, (2) constipation related to hypercalcemia, (3) renal failure, (4) pathologic vertebral fracture with biopsy demonstrating plasmacytoma, and (5) presence of clonal plasma cells (40%) in the bone marrow aspirate and biopsy. All these findings confirm the diagnosis of multiple myeloma and should prompt a referral to hematology for evaluation and treatment.

Cultural Considerations

In Spanish-speaking patients, the word *defecar* (to defecate) is a useful verb for physicians to use to denote having a bowel movement. The phrase *hacer caca* is used by this patient, but it is important for clinicians to understand that the use of the word *caca* may be considered vulgar or disrespectful by many Spanish-speaking patients. For this reason, the clinician in this case does not mirror the patient's word choice and instead uses other terms that the patient is able to understand. Other colloquial words such as *popó* or *pupú* are more acceptable for colloquial use and may be better understood than *defecar* by patients with lower health literacy levels. Other more formal words that can be used to refer to bowel movements are *deposiciones, excremento, heces,* and *evacuaciones.*

In general, when interviewing patients of any background, the clinician should develop an awareness regarding the patient's health literacy. This information can be obtained in asking about job or level of education and also by listening to patients speak and explain their symptoms and by checking for comprehension of the information provided by the clinician. Sometimes, Latino patients may nod or respond to a question to meet what they believe to be the clinician's expectations despite not having understood the question being asked or the information provided. For example, in this case, when the doctor asks about whether the patient has had a colonoscopy, the patient says no, but the doctor is unsure that the patient understood what a colonoscopy was. The doctor then proceeds to explain the procedure in simpler, descriptive terms, and the patient's response to this second explanation is more robust and indicates better communication has occurred. Clinicians should be mindful of checking for patient comprehension throughout the medical encounter to avoid miscommunication.

Latino patients may use traditional ways of treating constipation. One of the most widely available products used in Latin American countries is *leche de magnesia* (milk of magnesia). In some families, milk of magnesia is considered to be an effective medication to recover from a variety of illnesses.[14] Natural juices made from *tamarindo* (tamarind), *ciruela* (plum), or *papaya,* among others, may also be commonly used to treat constipation.

A thorough dietary history is important in a patient who is anemic. This history must include foods that the patient eats and those that the patient avoids, as well as an estimate of their quantity. Latino patients may intentionally or unintentionally misinform the physician because of embarrassment regarding dietary idiosyncrasies or financial restrictions. In these circumstances, having a close and concerned family member participate in the dietary history discussion can often be helpful, because this person might be more objective than the patient.

CRITICAL ELEMENTS

Did you elicit these critical elements of the medical encounter?
- Details of bowel movement symptoms
- Full review of systems
- Personal medical and family history of anemia
- Dietary and/or nutritional history
- Medication history including herbal and home remedies

Evolution of the Case

After the diagnosis of multiple myeloma was made, the patient was started on chemotherapy with bortezomib, lenalidomide, and dexamethasone, given every 3 weeks and for 4 cycles. After 2 months of treatment, the patient's symptoms disappeared, his back pain improved, and his blood counts and renal function normalized. The patient was started on zolendronic acid to protect his bones and to prevent future fractures. The patient will have periodic follow-up visits with the bone marrow transplant specialist in case his illness returns since multiple myeloma is a treatable but not curable disease.

References

1. Ramírez-Amill R, Soto-Salgado M, Vázquez-Santos C, Corzo-Pedrosa M, Cruz-Correa M. Assessing colorectal cancer knowledge among Puerto Rican Hispanics: implications for cancer prevention and control. *Journal of Community Health.* 2017;42(6):1141–1147. https://doi.org/10.1007/s10900-017-0363-2
2. Luque JS, Tarasenko YN, Bryant DC, Davila C, Soulen G. An examination of sociocultural factors associated with mammography screening among Latina immigrants. *Hispanic Health care International; the Official Journal of the National Association of Hispanic Nurses.* 2017;15(3):113–120. https://doi.org/10.1177/1540415317726952
3. Cadet TJ, Burke SL, Stewart K, Howard T, Schonberg M. Cultural and emotional determinants of cervical cancer screening among older Hispanic women. *Health care for Women International.* 2017;38(12):1289–1312. https://doi.org/10.1080/07399332.2017.1364740
4. Arredondo EM, Pollak K, Costanzo PR. Evaluating a stage model in predicting monolingual Spanish-speaking Latinas' cervical cancer screening practices: the role of psychosocial and cultural predictors. *Health Education & Behavior; the Official Publication of the Society for Public Health Education.* 2008;35(6):791–805. https://doi.org/10.1177/1090198107303250

Case 1

5. Agaku IT, King BA, Husten CG, et al. Tobacco product use among adults—United States, 2012-2013. *MMWR Morbidity and Mortality Weekly Report.* 2014;63(25):542–547.
6. Martell BN, Garrett BE, Caraballo RS. Disparities in adult cigarette smoking - United States, 2002-2005 and 2010-2013. *MMWR Morbidity and Mortality Weekly Report.* 2016;65(30):753–758. https://doi.org/10.15585/mmwr.mm6530a1
7. Jemal A, Miller KD, Ma J, et al. Higher lung cancer incidence in young women than young men in the United States. *The New England Journal of Medicine.* 2018;378(21):1999–2009. https://doi.org/10.1056/NEJMoa1715907

Case 2

8. Arber DA, Orazi A, Hasserjian R, et al. The 2016 revision to the World Health Organization classification of myeloid neoplasms and acute leukemia. *Blood.* 2016;127(20):2391–2405. https://doi.org/10.1182/blood-2016-03-643544
9. Blum W, Mrózek K, Ruppert AS, et al. Adult de novo acute myeloid leukemia with t(6;11)(q27;q23): results from Cancer and Leukemia Group B Study 8461 and review of the literature. *Cancer.* 2004;101(6):1420–1427. https://doi.org/10.1002/cncr.20489
10. Laurini JA, Perry AM, Boilesen E, et al. Classification of non-Hodgkin lymphoma in Central and South America: a review of 1028 cases. *Blood.* 2012;120(24):4795–4801. https://doi.org/10.1182/blood-2012-07-440073
11. Reis, M. (2020, January). 4 remedios caseros para los golpes. Retrieved April 5, 2020, from https://www.tuasaude.com/es/remedios-caseros-para-quitar-los-moretones-de-la-piel/.
12. Bolaños, Z. (2017, September 28). 6 remedios naturales para los moretones y torceduras. Retrieved April 5, 2020, from https://www.eluniversal.com.mx/.

Case 3

13. Rajkumar SV, Dimopoulos MA, Palumbo A, et al. International Myeloma Working Group updated criteria for the diagnosis of multiple myeloma. *The Lancet Oncology.* 2014;15(12):e538–e548. https://doi.org/10.1016/S1470-2045(14)70442-5
14. Wolf MA. President's address: mother was right: the health benefits of milk of magnesia. *Transactions of the American Clinical and Climatological Association.* 2006;117:1–11.

CHAPTER 13

Oral and Dental Health Cases – Casos de salud oral y dental

Ricardo Y. Mendoza, DDS, MS, FICD ▪ Maritza Morell, DDS, MS, MPH ▪
Pilar Ortega, MD ▪ Tiffany M. Shin, MD

Introduction to Oral and Dental Health Cases

The evaluation of patients presenting with oral and dental health concerns is critical to the patient's general health and wellness, but remains an area of discomfort for many nondentist primary care providers. For example, poor oral health and gum disease have been linked to multiple health conditions and systemic illnesses, including nutritional problems in the elderly, which in turn can lead to malnutrition and other complications.[1] Having poor oral health also is associated with giving a low self-rating to one's general health and quality of life in adult and geriatric populations.[1,2] Additionally, multiple conditions including the long-term management of diabetes and cardiovascular disease have been linked to periodontal disease, and patient outcomes for these conditions may significantly benefit from improved attention to oral and dental health.[3]

In the Hispanic/Latino community, health disparities in dental health such as tooth decay and poor teeth condition are particularly significant, starting in the pediatric age group.[4] Additionally, many barriers to good oral health have been identified in Hispanic/Latino patients, including financial and immigration barriers as well as reduced access to fresh produce and overuse of processed foods.[5,6] Hispanics/Latinos also tend to have lower rates of dental care utilization, knowledge of oral self-care, and knowledge of how to care for children's teeth (such as at what age to start brushing), while receiving limited dental hygiene instruction from professionals.[5,6] By promoting increased medical education in the evaluation and management of oral and dental health conditions and enhanced collaboration between the fields of general medicine and dentistry, we hope to improve overall health and well-being for the Hispanic/Latino community.

The cases discussed in this chapter include various common oral and dental health complaints that clinicians should evaluate for multiple possible etiologies, including systemic conditions, and for which they should consider how to best educate the patient and parents or caregivers about symptoms, diagnosis, and plan of care for a most effective outcome.

Case 1 – Tooth injury – Daño a los dientes

Ricardo Y. Mendoza, DDS, MS, FICD

INTRODUCTORY INFORMATION

Patient's Name	Luis Manuel Grimaldi
Age	7 years
Date of birth	August 11, 2012

Gender	Male
Race/Ethnicity	Hispanic
Self-reported national or ethnic origin	Venezuela
Language Preference	Spanish
City. State	Chicago, Illinois
Medical Setting	Pediatric Dental Clinic
Reason for visiting	Mother states: *"Se le cayó un diente a mi hijo."*
Vital Signs	HR 110 BP 98/70 RR 18 Temp 36.7°C O$_2$Sat 99%

🔊 MEDICAL ENCOUNTER

Dentista pediátrico/a	Paciente o representante legal del paciente
Presentación	
Buenas, yo soy el doctor Mendoza.	Buenas, doctor. Soy Nora, y este es mi hijo Luis Manuel.
Hola, Luis Manuel.	Perdone, doctor, pero Luis Manuel no quiere abrir la boca ni hablar.
Pregunta introductoria	
No se preocupe. Mucho gusto. Cuénteme, ¿qué los trae por acá?	A Luis Manuel lo empujaron en el parque de la escuela y resulta que se golpeó los dientes. Yo no he logrado ver bien, sé que se quebró un diente, y se le cayó un diente también. Él se cubre la boca y no quiere abrirla mucho. Por favor ayúdenos, doctor.
Tranquila, señora, que yo los voy a ayudar.	Ay, gracias, doctor. Cuando me llamaron de la enfermería de la escuela para contarme casi me desmayo.
Historia de las circunstancias actuales	
Permítame que les haga varias preguntas antes de revisar a su hijo.	Está bien, doctor.
¿Recuerda usted cuántos dientes ha mudado su hijo?	No lo sé, doctor.
¿Ha podido comer o tomar algo su hijo desde el accidente?	Solo un getorei, pero ya me dijo que tiene hambre. *(Note: Getorei is used to denote the phonetic spelling of a common Spanish pronunciation of a popular rehydration or sports electrolyte drink.)*
¿A qué hora ocurrió este accidente?	Durante el primer recreo de clases, a eso de las diez y media de la mañana.
Son las tres de la tarde ahora. ¿Qué ocurrió durante el tiempo entre el accidente y ahora?	Me llamaron alrededor de las once. No pude ir a buscarlo hasta las doce, y como tenía sed y la camisa llena de sangre, lo llevé a casa a cambiarse y luego a comprar el getorei y ya después nos vinimos para acá.
Mencionó usted que se le había roto un diente y caído otro. ¿Logró recuperar ese diente y el pedacito de diente quebrado?	El diente entero no, pero el pedacito del diente roto sí lo encontraron.

Continued on the following page

Dentista pediátrico/a	Paciente o representante legal del paciente
¿Lo trajo con usted?	Sí, aquí lo tengo. Me lo guardé en la cartera.
Perfecto, gracias. ¿Usted considera que se lastimó mucho los labios?	No, los labios se ven bastante normales.
Los labios lastimados indicarían que su boca estaba cerrada cuando se cayó, y hubiesen servido de mayor amortiguación. Claro, los labios lucirían muy inflamados, pero quizás los dientes habrían sufrido un poco menos el impacto de la caída.	Ya entiendo, doctor. Pues yo creo que tenía la boca muy abierta cuando se cayó ya que los labios apenas están inflamados.
No se preocupe, la examinación me ayudará a determinar lo grave que sea la situación, si el diente que se cayó era un diente primario, y si el diente quebrado debe ser reparado de inmediato.	Okey, doctor.
También tenemos que hacer una evaluación radiográfica.	¿Quiere decir hacer rayos equis?
Sí, exactamente, vamos a hacer rayos equis de los dientes de Luis Manuel.	Claro, doctor, lo que necesite.

Síntomas asociados

¿Sabe si él perdió el conocimiento por algunos momentos cuando se cayó?	Creo que no; por lo menos la enfermera no me dijo que le había pasado nada de eso. ¿Por qué, doctor?
A veces si el golpe a la cara o a la cabeza es lo suficientemente fuerte, puede causar un golpe al cerebro. En ese caso, tendríamos que evaluar eso primero.	Ya veo, claro. *[Hablando a su hijo]* Luis Manuel, cuando te caíste, ¿crees que te quedaste como dormido? *[El paciente niega con la cabeza]*
[Hablando al paciente] ¿Te acuerdas de todo lo que pasó?	*[Paciente]* Sí. Ay, gracias a Dios.

Repaso por sistemas

¿Ha tenido vómito?	No.
¿Ha tenido confusión?	No. Yo lo noto normal.
¿Tiene otras partes del cuerpo que le duelen por la caída?	Tiene un raspón pequeño en la mano y otro en la rodilla, pero no parecen ser gran cosa.

Antecedentes médicos

¿Qué problemas médicos ha tenido Luis Manuel?	La verdad es un niño sano, doctor. Aunque sí tiene asma.
¿El embarazo y parto fueron sin complicaciones?	Sí, todo bien. Nació a los nueve meses de embarazo, y todo natural.
¿Lo han hospitalizado alguna vez, por asma o por otra razón?	No.
¿Le han hecho alguna cirugía?	No.
¿Le han hecho algún procedimiento en la boca o los dientes?	No, nunca.
¿Usted se ha dado cuenta si ronca Luis Manuel?	Oh, sí, doctor, eso sí que ronca mucho.

Dentista pediátrico/a	Paciente o representante legal del paciente
¿Ocurre solamente cuando está constipado o con gripe?	No, ojalá. Es todos los días.
¿Tiene todas sus vacunas?	Sí, doctor, por supuesto. Hace poco tuvo su visita de siete años.
Medicamentos	
¿Qué medicamentos le da a Luis Manuel regularmente?	Nada más que el albuterol para el asma cuando le hace falta.
¿Y con cuánta frecuencia lo necesita?	No mucho. De hecho, la última vez creo que fue en el invierno, hace quizás seis meses. Más que nada cuando va cambiando el clima lo usa un poco más.
Alergias	
¿Qué alergias tiene a medicinas?	A medicinas, ninguna.
¿Tiene alguna otra alergia?	Bueno, cuando era bebé tuvo reacción a los cacahuates y el pediatra me dijo que debíamos evitarlos.
¿Qué reacción tuvo?	Le salieron ronchas.
Historia social	
¿Cómo va el desarrollo general de Luis Manuel y su comportamiento en la escuela y con los amigos?	Todo bien. Es muy social, se lleva bien con los amigos. Y le gusta la escuela.
Examen físico	
Signos vitales	Frecuencia cardíaca: 110 Presión arterial: 98/70 Frecuencia respiratoria: 18 Temperatura: 36.7°C Saturación de oxígeno: 99% Peso: 52 libras
Apariencia general del paciente	Un niño de siete años de apariencia y comportamiento normal para su edad dadas las circunstancias de su accidente. El paciente está irritable, temeroso y se cubre la boca con las manos. Después de calmarlo nos permite limpiarle la boca y evaluarlo mejor.
Cabeza, ojos, nariz, garganta	Los labios demuestran leves moretones, pero ninguna lesión abierta.
Examen dental	El incisivo central superior del lado derecho está fracturado, y el incisivo central superior del lado izquierdo parece estar ausente y un coágulo de sangre cubre esta área.
Conclusión de la entrevista médica	
Ahora vamos a hacer los rayos equis.	Okey.
¿Tiene alguna otra pregunta?	No por el momento, doctor.
Bien, señora Nora. Hablamos pronto después de los rayos equis. Luis Manuel, vamos a hacer unas fotos de tus dientes con una maquinita especial.	*[Paciente]* Sí, está bien.

CASE NOTE

Case Note 1: Blank for Learner to Complete

 Available for electronic download in Appendix.

Case Note 2: Sample Spanish Version

Case Data Documentation (Comprehension of case information)	Historia del problema actual	La recolección de información se realiza a través de la madre, representante legal del menor, niño de 7 años de edad. Este paciente sufrió una caída en el parque escolar hace aproximadamente 5 horas. La madre relata que ella no estuvo presente al momento del accidente, sino que un supervisor de recreo escolar presenció el evento. Un niño empujó al paciente en el momento que corrían alrededor del parque. El paciente cayó de frente y se golpeó la cara y la boca en el piso. No sufrió pérdida de conocimiento. Sus dientes frontales superiores sufrieron el impacto y uno de ellos se fracturó y otro parece haberse caído completamente.
	Historia médica	- El expediente de inmunización está al día. - El paciente sufre de asma que se exacerba durante los cambios climatológicos, pero no con mucha frecuencia. - El paciente nació a término de embarazo y nunca ha estado hospitalizado.
	Medicamentos	Albuterol por inhalador según sea necesario.
	Alergias	Alergias alimenticias al cacahuate, pero no tiene alergias a medicamentos.
	Aspectos importantes de la historia social, de sustancias e historia médica familiar	- El paciente es activo y muy social. - Académicamente desarrollándose dentro de los patrones considerados normales. - El paciente tiene tendencia a respiración bucal; ronca por las noches y no solo cuando está congestionado.
	Resultados claves del examen físico	- El paciente está irritable, temeroso y se cubre la boca con las manos. Después de calmarlo nos permite limpiarle la boca y evaluarlo mejor. - El incisivo central superior del lado derecho está fracturado, y el incisivo central superior del lado izquierdo parece estar ausente y un coágulo de sangre cubre esta área.

Medical Decision-Making Documentation
(Synthesizing case information to make medical decisions and recommendations.)

Evaluación del paciente
Por favor escriba los tres diagnósticos más probables para este paciente en orden empezando con el más probable e incluyendo su justificación.

1. Avulsión de un diente primario y fractura de un diente permanente

   La edad del niño es vital para nuestro diagnóstico ya que por cronología de erupción dentaria podemos concluir cuáles eran los dientes, o de leche o permanentes, con mayor probabilidad de estar presentes en la boca en el momento del accidente.

2. Avulsión de un diente permanente y fractura de un diente primario

   Menos probable ya que un diente permanente estaría apenas en proceso de erupción y por lo tanto tiene menor probabilidad de salirse de su alvéolo. La fractura de un diente primario a esta edad por lo general resultaría de un pequeño golpe, no un golpe tan fuerte como nos relata la madre del paciente.

3. Fragmento de diente dentro del labio superior y posible intrusión de un diente (el que está ausente)

   En este caso, el labio estaría muy hinchado y sumamente adolorido. La herida en el labio sería notable, lo cual no es el caso de nuestro paciente. De ocurrir algo así sería más probable que el fragmento de diente estuviera en el labio inferior, no en el labio superior.

   El tratamiento recomendado para la intrusión dentaria por lo general es esperar un par de semanas para permitir que el diente vuelva a entrar en erupción. De no ocurrir, se tendría que recurrir a la extracción (de ser un diente primario) o a la extrusión del diente y ferulización en posición adecuada (de ser un diente permanente).

Plan

Plan para establecer o confirmar el diagnóstico:
¿Qué pruebas o procedimientos recomienda?

Plan para el diagnóstico:
a. Pruebas radiográficas para confirmar la naturaleza de los dientes en cuestión.

Continued on the following page

Plan para el tratamiento:
¿Qué tratamientos recomienda?

Plan para el tratamiento:
Si se confirma el diagnóstico de avulsión de un diente primario y fractura de un diente permanente, se procedería con el siguiente tratamiento:

a. Limpiar muy bien el área y determinar la extensión de la fractura dentaria del diente permanente. Por ejemplo, hay fracturas complicadas (con exposición pulpar, o sea del nervio) o no complicadas (sin exposición pulpar).

b. Recubrir el área dentaria expuesta con un material dental que proteja al diente, pero a la vez disminuya la sensibilidad de la exposición. De esta forma el paciente podrá comer y tomar líquidos con más normalidad.

c. Seguimiento progresivo en 3, 6 y 12 semanas para monitorizar y determinar el tratamiento definitivo.

Patient-Centered Discussion
(Transforming the medical decision-making into language that the patient understands.)
Explicación centrada en el paciente
Por favor escriba cómo le explicaría su evaluación y el plan para el diagnóstico y tratamiento al paciente.

Señora Nora, lo primero y más importante es que su hijo va a estar bien. Lo más probable es que el diente que se le cayó en este accidente era un diente de leche que de todas formas se iba a caer en los próximos 8 a 10 meses. Si las radiografías confirman esto, no hay que hacer nada sino estar conscientes de que el diente permanente que le seguirá quizás no salga muy derechito. Aun así, no sería nada que los frenillos no puedan arreglar en el futuro.

Ahora, creo que el diente fracturado es un diente permanente. Por lo tanto, debemos mantener ese diente en observación, ya que los cambios del nervio del diente solo se manifiestan al cabo de un tiempo. De momento, no sabemos si el nervio del diente se ha dañado con la caída. Así que no sabremos si hay que realizar un tratamiento del nervio, lo que se llama "tratamiento de conducto," "endodoncia" o "root canal" en inglés, hasta dentro de un tiempo. Lo volveré a evaluar en 3, 6 y 12 semanas. Si en ese tiempo no han ocurrido cambios de color del diente y no tiene molestias, entonces lo podremos reconstruir con porcelana dental.

En conclusión, el diente que se salió completamente no debe ser recolocado porque era un diente de leche, y el pedazo del diente permanente que usted me trajo se resecó mucho y ya transcurrió mucho tiempo después del accidente y no podremos recolocar este pedazo tampoco. En vez, vigilaremos el diente y, al concluir este periodo de vigilancia, decidiremos si tenemos que recubrir su diente permanente con un material especial.

Case Note 3: Sample English Version

Case Data Documentation (Comprehension of case information)	History of present illness	The patient's legal guardian, the mother, provides the history since the patient is a 7-year-old boy who suffered a fall in the school playground approximately 5 hours prior to presenting to dental clinic for evaluation. The mother was not present at the time of the accident, but a school recess supervisor witnessed the event. Another child pushed the patient when they were running around the playground. The patient fell forward and hit his face and mouth on the ground. He did not lose consciousness. His upper front teeth suffered the impact; one of them fractured and the other one is believed to have fallen out completely.
	Key past medical history	– Immunizations are up to date. – Patient has seasonal asthma. – He was born full term and he has never been hospitalized.
	Medications	Albuterol inhaler as needed for asthma.
	Allergies	Food allergies to peanuts, no drug allergies.
	Key social substance use/ family history	– Patient is active and very social. Academic development within normal standards. – Patient is a mouth breather, snores regularly during the night, not only when congested.
	Key physical examination findings	– Patient is irritable, afraid, and is covering his mouth with his hands. After calming down, he allows us to clean the mouth and better evaluate the affected area. – His right upper central incisor is fractured and the left upper central incisor seems to be absent; a blood clot covers the area.

Medical Decision-Making Documentation (Synthesizing case information to make medical decisions and recommendations.)	Assessment Please list your top three differential diagnoses in order of likelihood and include your justification.	1. Avulsion of a primary tooth and fracture of a permanent tooth
		   The child's age is vital for our diagnosis since based on dental chronology of tooth eruption, we could conclude which teeth, primary or permanent, were the most likely to be present in the mouth at the time of the accident.
		2. Avulsion of a permanent tooth and fracture of a primary tooth
		   This diagnosis is less likely since a permanent tooth would be barely erupting and thus, is less likely to have come off of its alveolar socket. The fracture of a primary tooth at this age usually happens from a minor trauma, not from a significant facial impact such as the one described by the patient's mother.
		3. A tooth fragment inside the upper lip and possible intrusion of a tooth (the absent one)
		   In this case, the lip would be swollen and very painful. The wound in the lip would be more significant than in our patient. If this were the case, the fragment would more likely be located in the lower lip rather than the upper lip.

Continued on the following page

The management of an intrusion is generally to wait a couple of weeks to allow tooth to re-erupt; if this does not occur, then the next step would be a tooth extraction (if the tooth is a primary tooth) or tooth extrusion and splinting (if the tooth is a permanent tooth).

Plan of Care	
Diagnostic Plan: What other tests or procedures would you recommend?	Diagnostic plan: a. Radiographic survey will be necessary in order to confirm the nature of the traumatized teeth.
Treatment Plan: What treatments would you recommend?	Treatment plan: If the diagnosis of primary tooth avulsion and permanent tooth fracture is confirmed, we would proceed with the following treatment: a. Clean the area well and determine the extension of the dental fracture. For example, fractures can be complicated (with pulp/nerve exposure) or uncomplicated (without pulp/nerve exposure). b. Cover the exposed area with a dental material that protects the tooth but also decreases sensitivity of the exposure. This way, the patient would be able to drink and eat with more normalcy. c. Progressive follow-up plan in 3, 6, and 12 weeks to monitor and determine a definitive treatment plan.
Patient-Centered Discussion (Transforming the medical decision-making into language that the patient understands.)	Mrs. Nora, first and most importantly, I want you to know that your son will be fine. I believe that the tooth that came out was a primary or "baby" tooth that was going to fall out naturally approximately within 8-10 months; if the x-rays confirm this, then there is nothing we need to do except for being aware that the permanent tooth that will follow may not come in very straight. Even if this happens, it can be fixed with braces later on. Now, I believe that the fractured tooth is a permanent tooth. As a result, this is a tooth that we need to keep under observation since the nerve changes of a permanent tooth after an injury can take some time to develop. With this tooth, we currently do not know if the nerve was damaged. If there is significant damage to the nerve, eventually we may have to perform a root canal. I will re-evaluate him in 3, 6, and 12 weeks. In those visits, if no changes have occurred, such as discoloration of the tooth, and he has not developed pain or discomfort, then we will be able to reconstruct the broken piece with porcelain material. In conclusion, the tooth that fell out completely does not need to be reinserted since it was a primary tooth, and the tooth fragment from the permanent tooth you brought has dried out and has been out of his mouth too long. As a result, we will not be able to place it back in Luis Manuel's mouth to cover the broken tooth. Instead, we will keep the tooth under observation and decide whether it needs to be covered with a special material at a later time.

CASE DISCUSSION

Critical Data to Obtain From This Patient Interview

A clinician evaluating a child with a possible tooth fracture after an injury should be mindful of the importance of evaluating any other parts of the body that could have been injured. The mouth/teeth were the most prominent injury in this child due to bleeding, but the dentist or clinician evaluating the child should not be distracted by this injury exclusively and should evaluate for the possibility of head injury or other significant bodily harm that could merit further medical evaluation.

Secondly, the clinician should be aware of a careful medical and medication history of the patient and how this could impact the diagnosis and treatment. For example, this child has a history of asthma and snoring. A history of mouth breathing and snoring due to enlarged tonsils or adenoids could be a contributing factor for an overbite, overjet, and upper incisor dehydration due to lip incompetency and dryness. This buckteeth stage positions the upper incisors at a higher risk for traumatic injuries, therefore making the use of sport mouth guards *(un protector bucal o protector dental para deportes)* even more important in these children.

Tips for Interviewing in This Case

It is best for clinicians to use words that can be easily understood by patients and their legal guardians. In this case, some words used by the clinician were not clear to the mother. For example, the Spanish word for radiographs can be more commonly understood as *rayos equis* (x-rays) in Spanish and required a bit of explanation for the mother. Other useful phrases to convey radiographs are:

X-rays	Rayos equis, Rayos-x
X-rays	Placas (Literally, "plates" or "plaques")
Radiographs	Radiografías
Pictures, Images	Imágenes
Panoramic x-ray	Radiografía panorámica
Computed tomography (CT)	Tomografía computarizada (TC), Escáner

Some technical language involved in discussing dental care can be difficult to explain, and it is therefore particularly important to explain in patient-centered language to the patient and/or legal guardian. For example, the term "root canal" is more commonly used in English in lay terms, whereas the Spanish translation *tratamiento de conducto,* is not in as frequent use. It may also be referred to as *endodoncia* (literally, "endodontics") when discussing treatment to the internal aspect, including the nerve, of the tooth. Due to the challenge of explaining this complex procedure, our patient-centered explanation of care explains this as a "nerve treatment" to clarify the purpose of this procedure. Occasionally, the English term may be pronounced in Spanish as /rut ca-nal/ when referring to "root canal," /brei-ses/ or /bra-quet/ for "braces," or other terms that patients may have heard in English but not in Spanish. Alternatively, *frenillos* or *aparatos dentales* (literally, "dental device") can be used in Spanish for "braces."

Additionally, with this 7-year-old child, it is important to consider the child's developmental stage and the fear he may be feeling in the setting of his recent injury. The child is unable to provide much history due to difficulty opening the mouth, pain, and fear. Although the mother is understandably the primary historian, the child was included and appropriately asked to contribute some information when the mother was not sure regarding loss of consciousness.

CULTURAL CONSIDERATIONS

The term *diente de leche* in Spanish (literally, "milk tooth" or "tooth made out of milk") is used to refer to the primary teeth or what are called "baby teeth" in English. The phrase comes from the belief that the primary teeth are the teeth that were first formed from the intake of milk, either maternal breast milk or formula. Relatedly, many Latino families celebrate the tradition of a cheese-loving mouse, often known as *el Ratoncito Pérez*[7,8] (literally, "Pérez Mouse") that comes to pick up children's teeth while they sleep and leaves a small gift or coin in return, similar to the tooth fairy.

CRITICAL ELEMENTS

Did you elicit these critical elements of the medical encounter?
- Directly address the child and provide reassurance to child and parent
- Description of the incident including mechanism of injury, time of injury, and assessment of other potential injuries, including blunt head trauma
- Child's prior dental and medical history
- Assessment of the child's developmental stage and likelihood of the involved teeth being primary versus permanent teeth
- Information about last oral intake of the child, in case a procedure is necessary

Case 2 – Mouth pain – Dolor de boca

Maritza Morell, DDS, MS, MPH

INTRODUCTORY INFORMATION

Patient's Name	Sofía Romero
Age	2 years
Date of Birth	December 27, 2016
Gender	Female
Race/ethnicity	Hispanic
Self-reported national or ethnic origin	Hispanic
Language preference	Spanish
City, State	Lawrence, Massachusetts
Medical Setting	Outpatient Pediatric Clinic as an urgent care visit
Reason for visit	Mother states: *"Le duele la boca."*
Vital signs	HR 170 BP 80/50 RR 32 Temp 101°F O$_2$Sat 99%

🔊 MEDICAL ENCOUNTER

Doctor/a o profesional sanitario	Paciente o representante legal del paciente
Presentación	
[Médica] Buenos días, soy la doctora García.	Hola, buenos días, me llamo María Paulina Romero.
[Estudiante de medicina] Buenas, soy Carlos Cipriano; soy estudiante de medicina.	Mucho gusto.
[Médica] Señora Romero, Carlos y yo trabajamos como equipo. Él le va a hacer la mayoría de las preguntas, y a veces yo le haré algunas también.	Está bien, doctora.
[Estudiante de medicina] ¡Hola Sofía!	*[La niña se da la vuelta para esconderse, abrazando a su madre.]*
Pregunta introductoria	
[Estudiante de medicina] ¿Qué les trae hoy a la clínica?	Mi hija Sofía no quiere comer ni tomar nada porque parece que le duele la boca.
[El resto de las preguntas médicas las hace Carlos, el estudiante de medicina, salvo cuando se indica que interviene la médica, la doctora García.]	
Historia de la enfermedad actual	
Cuénteme más, por favor.	Bueno, es que cuando trata de comer, empieza a llorar. Me dice que le duele la boca y ya casi ni quiere tomar nada.
A esta edad, algunos niños comunican más que otros. ¿Ha podido identificar exactamente dónde le molesta a su hija Sofía?	Sí, yo le pedí que me dejara verle la boquita. Parece que le duele debajo de la lengua.
¿Ha notado si se extiende el dolor a otras partes de la cara o del cuerpo?	Al cachete del lado izquierdo. Y el cuello parece que le molesta también porque se toca ahí.
¿Hay algo más que haya notado?	Yo siento a la niña muy caliente y no quiere tomar ni comer nada.
[Médica] ¿Cómo se ha visto afectado el comportamiento de Sofía?	Sofía ha estado un poco débil el día de hoy y con pocos deseos de jugar. Es raro en ella.
¿Cuándo empezó el dolor de la boca?	Le empezó hace dos días. Cuando se fue a dormir esa tarde, ya se sentía muy mal, caliente, con mucha sed, pero sin querer tomar nada, y no podía dormir.
¿El problema está empeorando, mejorando o sigue igual desde que empezó?	El dolor parece estar peor desde el día de hoy. Lo digo porque se niega a comer aún más que antes. Además, tiene los labios extremadamente secos y partidos. Por eso decidimos traerla para chequear lo que tiene.
¿Ha probado algo para mejorar el dolor?	Sofía se ha sentido mejor cuando chupa un poco de hielo o helado.
¿Le ha dado algún medicamento?	Le he puesto orajel en la parte que le duele, pero no sé si le ayuda.

Continued on the following page

Doctor/a o profesional sanitario	Paciente o representante legal del paciente
[Médica] ¿Ha visto algunas pupas o heridas en la boca?	Me pareció ver algo rojo y blanco, doctora, pero la verdad que no me ha dejado ver mucho.
[Médica] No se preocupe. ¿Qué cree que pueda ser la causa?	No sé qué puede haberle causado esto, pero ¿será alguna infección?
[Médica] Podría ser. Vamos a hacerle algunas preguntas más y examinar a la niña.	Gracias, doctora.

Síntomas asociados

¿Ha notado algún otro problema en el cuerpo de Sofía que ocurra junto con el dolor?	Está muy cansada.
¿Alguna vez le ha pasado algo parecido anteriormente?	Nunca le había pasado algo así; esta es la primera vez.

Repaso por sistemas

¿Ha notado algún salpullido en el cuerpo de Sofía?	No, ninguno.
Por ejemplo, a veces los niños pueden tener unos granitos en las manos o los pies. ¿Ha notado algo así?	No.
¿Ha tenido dificultad para respirar?	No.
¿Ha tenido diarrea?	No.
¿Vómito?	No.

Historia médica

¿Qué otros problemas médicos ha tenido Sofía anteriormente?	Ella no ha tenido otros problemas médicos. Siempre ha sido muy saludable.
¿Tuvo usted alguna complicación durante el embarazo con Sofía?	No, todo bien.
¿Qué tipo de parto tuvo con Sofía, parto vaginal o cesárea?	Ella nació por parto natural cuando me quedaba una semana de embarazo.
[Médica] ¿A Sofía le han puesto todas las vacunas recomendadas cada año?	Sí, siempre le hemos puesto todas las vacunas que el doctor nos ha recomendado.

Historia quirúrgica

¿Le han hecho alguna cirugía?	No, ninguna cirugía.

Medicamentos

¿Qué medicamentos toma regularmente la niña?	Sofía no toma ningún medicamento.
[Médica] Aparte del orajel, el ungüento de benzocaína, ¿le ha dado algún remedio casero o sin receta?	No, eso es todo.
[Médica] ¿Le ha dado algo para la fiebre?	No, por ahora no.

Alergias

¿Qué alergias tiene a medicinas?	Ninguna.
¿Tiene alguna otra alergia?	Sofía tiene alergias a los kiwis y las fresas; le da un salpullido con puntos rojos en el cuerpo. El doctor nos recetó una inyección para tener en casa por si algún día come algo sin darse cuenta y le da una reacción fuerte, pero nunca la hemos tenido que usar, menos mal.

Doctor/a o profesional sanitario	Paciente o representante legal del paciente
Historia social	
¿Sofía va a una guardería?	Sí, Sofía va a la guardería cuatro días a la semana desde las seis de la mañana hasta las seis de la tarde mientras yo trabajo. No la he podido llevar en estos días por la fiebre.
¿Con quién vive Sofía?	Mi hija vive conmigo, con su padre y sus dos hermanos mayores.
¿Qué edad tienen los hermanos?	Sus hermanos tienen cinco y siete años.
¿Tienen mascotas?	Sí, tenemos una perrita pequeña que se llama Mía. A Sofía le encanta, pero hoy se sentía tan mal que no quiso ni jugar con la perrita y eso me parece muy raro.
Oh, pobrecita. ¿Alguien en la casa ha estado enfermo recientemente?	Yo estuve enferma la semana pasada con una gripe. Incluso tuve fiebre y también tuve unas pupas en los labios.
[Médica] ¿Usted recuerda si le dio algún beso en los cachetes o en la boca a Sofía mientras tenía las pupas o ampollas en sus labios la semana pasada?	Sí, doctora. Yo siempre abrazo y beso a Sofía en muchas partes de su cuerpo. No recuerdo específicamente si la besé en la boca la semana pasada cuando yo estaba enferma, pero es muy probable que sí le di besos como hago muchas veces.
Historia médica de la familia	
¿Qué problemas médicos tiene usted, el padre de Sofía o los hermanos?	El papá de Sofía tiene asma y uno de mis hijos tiene eccema.
¿Algo más?	No, nada más.
Examen físico	
Signos vitales	Frecuencia cardíaca: 170 Presión arterial: 80/50 Frecuencia respiratoria: 30 Temperatura: 101°F Saturación de oxígeno: 99% Peso: 28 libras
Apariencia general de la paciente	Niña de dos años, se ve incómoda e irritable durante la examinación, pero se consuela fácilmente con su madre cuando ella la abraza.
Cabeza, ojos, nariz, garganta	Dentro de la boca, se pueden visualizar aproximadamente 5 úlceras circulares de 3-5 mm de tamaño cada una. Se ubican en la mucosa bucal, dentro del cachete izquierdo, dentro del labio inferior y a ambos lados de la lengua. Su aliento huele mal. Sofía presenta babeo excesivo. Las encías están muy rojas e inflamadas. Sofía se queja y está muy sensible a la palpación de las encías y la lengua. Cualquier trauma pequeño durante la examinación le causa sangrado y dolor intenso. Las encías prácticamente han cubierto las superficies de los dientes. Los labios están muy secos y partidos y se han empezado a cortar.

Continued on the following page

Doctor/a o profesional sanitario	Paciente o representante legal del paciente
Cuello	Inflamación y agrandamiento de los nódulos linfáticos cervicales en ambos lados que le duelen durante la palpación.
Examen cardiovascular	Taquicardia leve.
Examen pulmonar	Normal.
Examen abdominal	Normal.
Examen dermatológico	No tiene otras llagas ni otras lesiones visibles en el resto del cuerpo, las manos ni los pies.
Conclusión de la entrevista médica	
[Médica] ¿Qué preguntas tiene, señora Romero?	¿Por qué tiene fiebre, doctora? ¿Necesitará antibióticos?
[Médica] Es muy buena su pregunta. Ahora le vamos a explicar lo que tiene Sofía, por qué tiene fiebre y cómo la podemos ayudar.	

CASE NOTE

Case Note 1: Blank for Learner to Complete

Available for electronic download in Appendix.

Case Note 2: Sample Spanish Version

Case Data Documentation (Comprehension of case information)	Historia del problema actual	Sofía es una niña saludable de 2 años que se presenta a la oficina pediátrica con su madre debido a dolor en la boca y fiebre desde hace 2 días. Sofía no está comiendo porque le duele la boca y los síntomas han empeorado hasta el punto que no quiere beber nada tampoco. La niña se siente muy débil y no tiene ganas de jugar. No ha podido asistir a la guardería debido a la fiebre.
	Historia médica	Nació a término y está al día con las vacunas. No tiene problemas médicos crónicos.
	Medicamentos	– La madre de la paciente le ha estado poniendo ungüento de benzocaína en las úlceras para aliviar el dolor. – No le está dando antipiréticos. – Ningún medicamento recetado de uso regular. Le han recetado autoinyector de epinefrina debido a sus alergias alimenticias, pero nunca lo ha tenido que usar.
	Alergias	– No tiene alergias a ningún medicamento. – Alergias alimentosas/ambientales: Sofía es alérgica a fresas y kiwi (erupción).

	Aspectos importantes de la historia social, de sustancias e historia médica familiar	– Sofía vive con sus padres y sus 2 hermanos. – Su madre tuvo una enfermedad similar hace una semana con fiebre y con lesiones labiales. La niña también está expuesta a otros niños en la guardería.
	Resultados claves del examen físico	– Los signos vitales demuestran fiebre y taquicardia leve. – La paciente se muestra irritable en su comportamiento, pero se consuela de forma apropiada con su madre. – Dentro de la boca, se pueden visualizar aproximadamente 5 úlceras circulares de 3-5 mm de tamaño e inflamación difusa de las encías. – Sofía presenta sensibilidad y sangrado con palpación de las encías, babeo excesivo, mal aliento y nódulos linfáticos inflamados en la zona cervical. – Sofía no presenta otras lesiones en el resto del cuerpo, las manos ni en los pies.
Medical Decision-Making Documentation (Synthesizing case information to make medical decisions and recommendations.)	**Evaluación del paciente** Por favor escriba los tres diagnósticos más probables para este paciente en orden empezando con el más probable e incluyendo su justificación.	1. Gingivoestomatitis viral por infección con herpes simple tipo 1 La gingivoestomatitis herpética aguda se presenta típicamente en niños menores de 5 años. Las vesículas intraorales y gingivales se rompen, en general entre varias horas y 1 o 2 días después de su aparición, y se forman úlceras que son muy incómodas, dolorosas e impiden comer bien. Frecuentemente, el/la paciente, como Sofía, presenta con fiebre, dolor en la boca y malestar general. Las dificultades para comer y beber pueden provocar deshidratación. El diagnóstico clínico generalmente es suficiente y la historia y el examen intraoral de Sofía cuadran con este diagnóstico. 2. Enfermedad de la boca, pies y manos por infección con el virus de Coxsackie tipo A o B Esta contagiosa infección viral es común en los bebés y los niños menores de 5 años. Los síntomas generalmente incluyen: fiebre, pérdida del apetito, dolor de garganta, malestar generaly, llagas dolorosas en la boca, que normalmente comienzan como puntitos rojos planos. Aunque Sofía presenta con casi todos estos síntomas, no presenta el típico sarpullido que frecuentemente acompaña la enfermedad: puntitos rojos pequeños que pueden convertirse en ampollas, que aparecen en la palma de las manos y la planta de los pies y, a veces, en las rodillas, los codos, los glúteos o el área genital.

Continued on the following page

3. Estomatitis aftosa traumática

También conocido como aftas bucales, es un problema común que puede ser provocado por estrés, trauma (por un diente en erupción o un golpe, por ejemplo) o por una infección viral reciente. Las lesiones suelen ser muy dolorosas y circulares. Suelen ocurrir en familias, pero no son contagiosas, aunque la infección viral que las precede podría serlo. En el caso de Sofía, puede ser que se contagió de un virus en la guardería o en su casa, o que un diente en erupción haya causado trauma a la zona intraoral.

Plan

Plan para establecer o confirmar el diagnóstico: ¿Qué pruebas o procedimientos recomienda?	Plan para el diagnóstico: a. El examen médico es suficiente; no son necesarias otras pruebas en este momento.
Plan para el tratamiento: ¿Qué tratamientos recomienda?	Plan para el tratamiento: a. Hidratación. Le recomendamos a la madre que le dé a Sofía mucha agua, jugos bajos en azúcar o leche. A los pacientes con cuadros más graves o que estén clínicamente deshidratados se les debe hidratar urgentemente con suero intravenoso. b. Contestar la pregunta de la madre sobre la necesidad de antibióticos. Los antibióticos no son recomendados ni efectivos porque es una infección viral. c. Medicamentos para el dolor o fiebre. Se recomiendan los analgésicos y antipiréticos como el ibuprofeno o acetaminofeno. Hay que evitar los alimentos a temperaturas extremas, los cítricos y los alimentos muy salados para que no le duela la boca. d. Considerar medicamentos antivirales. En el caso de Sofía, el uso de medicamento antiviral para las lesiones no es necesario, pero se puede considerar en algunas circunstancias. Las infecciones aisladas generalmente no se tratan con antivirales y no dejan secuelas. En pacientes inmunodeficientes o que están muy enfermos y débiles, se recomienda tratamiento oral con aciclovir o valaciclovir para disminuir la duración de la infección, en especial cuando es una infección primaria.

Patient-Centered Discussion
(Transforming the medical decision-making into language that the patient understands.)
Explicación centrada en el paciente
Por favor escriba cómo le explicaría su evaluación y el plan para el diagnóstico y tratamiento al paciente.

Sofía tiene una infección viral, probablemente causada por un virus que se llama herpes simple 1. Por eso tiene fiebre y las pupas en la boca. Ella posiblemente se contagió cuando a usted le dio la fiebre y las lesiones la semana pasada. Puede haberse contagiado por contacto, besos o por haber compartido algún vaso o utensilios.

Herpes simple tipo 1 es uno de los virus más comunes entre los niños. Sofía necesita mucho descanso. Mientras tenga el dolor y las ampollas en la boca, por favor no le permita darles besos a ustedes, ni a otros niños ni a los hermanos para evitar que los otros se contagien también. Acuérdese de desinfectar todas las superficies y los objetos que Sofía toca con frecuencia, como los juguetes y las manijas de las puertas. Sofía no debe compartir artículos personales como lubricante para los labios, protector solar, toalla o cepillo de dientes. Ella no debe compartir utensilios de comida ni vasos. Sofía se debe lavar las manos o usar desinfectante de manos frecuentemente.

Usted también debe lavarse frecuentemente las manos con agua y jabón por 20 segundos, especialmente después de cambiar pañales y de estar con Sofía. Especialmente evite tocarse los ojos, la nariz y la boca si no se ha lavado las manos después de haber estado cuidando a Sofía para evitar otro brote.

Sofía debe comer una dieta suave como sopas, helado, pasta y yogur. Por ahora, no le dé de tomar ni comer cosas ácidas como jugo de naranja y cosas saladas para que no le duela la boca al comer. Si desea, puede poner unas toallas mojadas frías en el área del cuello y en la frente para mejorarle la fiebre o puede darle medicina para la fiebre o dolor como acetaminofeno o ibuprofeno. No debe ponerle a Sofía el orajel, el ungüento de benzocaína, porque en algunos casos este medicamento puede causar un efecto secundario grave.

Las ampollitas y la infección de la boca se van a resolver solas, pero normalmente duran entre siete y diez días. Si en una semana no ve ninguna mejoría, o si la niña está deshidratada, debe regresar a la clínica.

Case Note 3: Sample English Version

Case Data Documentation (Comprehension of case information)	History of present illness	Sofía is a healthy 2-year-old girl who presents to the pediatric clinic with her mother due to mouth pain and fever for the past 2 days. Sofía is not eating well because her mouth hurts and her symptoms have worsened to the point that she no longer wants to drink anything. The child feels very weak and does not want to play. She has not been able to attend daycare due to persistent fever.
	Key past medical history	Born full-term and is up to date with vaccinations. No chronic medical problems.
	Medications	– The mother has been applying benzocaine ointment to the lesions to relieve the pain. – She is not giving antipyretics. – No prescribed regular medications. She does have a prescribed epinephrine auto-injector due to food allergies but has never had to use it.
	Allergies	– No medication allergies. – Environmental/food allergies: kiwi and strawberry (rash).

Continued on the following page

	Key social/ substance use/ family history	– Sofía lives at home with her parents and two siblings. – Her mother reports having a similar illness 1 week ago with fever and labial lesions. The child is also exposed to other children regularly at daycare.
	Key physical examination findings	– Vital signs show fever and mild tachycardia. – The patient is irritable in her behavior but properly comforted by her mother. – During the intraoral examination, 5 red, ulcer-like lesions each measuring 3–5 mm, were noted on the buccal mucosa, inside the lower lip, on both sides of the tongue and inside the left cheek. Diffuse inflammation of the gums is visualized. Sofia has tenderness and bleeding with palpation of the gums, excessive drooling, halitosis, and inflamed lymphatic nodules in the cervical area. – Sofia has no other lesions on the rest of the body, hands or feet.

Medical Decision-Making Documentation (Synthesizing case information to make medical decisions and recommendations.)	**Assessment** Please list your top three differential diagnoses in order of likelihood and include your justification.	1. Acute herpetic gingivostomatitis caused by Herpes simplex virus type 1
		    Acute herpetic gingivostomatitis typically occurs in children under 5 years of age. Intraoral and gingival vesicles rupture, usually several hours to 1 to 2 days after onset, and ulcers form that are very uncomfortable, painful, and may prevent the child from eating. Like Sofía, patients typically present with fever, mouth pain, and general discomfort. Eating and drinking difficulties can lead to dehydration. The clinical diagnosis is generally sufficient, and Sofía's clinical history and exam are consistent with this diagnosis.
		2. Hand, foot, and mouth disease from infection with Coxsackie virus type A or B
		    This contagious viral infection is common in infants and children under 5 years of age. Symptoms of hand, foot, and mouth disease usually include fever, loss of appetite, sore throat, general discomfort, and painful mouth sores, which usually begin as flat red dots. Although Sofia presents with almost all of these symptoms, she lacks the typical rash that usually accompanies the illness: small red macules or papules that can develop into blisters, appearing on the palms and soles, and sometimes on knees, elbows, buttocks, or genital areas.
		3. Traumatic aphthous ulcers
		    Also known as oral canker sores, this is a common problem that can be triggered by stress, trauma, or a recent viral infection. Lesions are usually very painful and circular. They usually occur in families but are not contagious, although the preceding viral infection could be contagious. In Sofia's case, a virus from her daycare or from her mother could have infected her, triggering an aphthous ulcer, or an erupting tooth could have caused trauma to the intraoral area.

Plan of Care

Diagnostic Plan:
What other tests or procedures would you recommend?

Diagnostic plan:
a. The medical examination is sufficient; no other tests are needed at this time.

Treatment Plan:
What treatments would you recommend?

Treatment plan:
a. Hydration. We recommend for the mother to give Sofía plenty of water, low-sugar juices or milk. Patients with more severe lesions or who are clinically dehydrated may need intravenous hydration in the Emergency Department.
b. Respond to the mother's question about need for antibiotics. Antibiotics are not recommended or effective because this is a viral infection.
c. Medications for pain or fever. Analgesics and antipyretics are recommended, such as ibuprofen or acetaminophen. Mother should avoid giving food or drinks that are too hot or too cold, and avoid citrus fruits and very salty foods, which could be painful.
d. Consider antiviral medications. In Sofía's case, antivirals are not necessary, but could be considered under some circumstances in select patients. Isolated infections are generally not treated with antivirals. In patients who are immunodeficient or who are particularly sick and weak, oral treatment with acyclovir or valacyclovir is recommended to reduce the duration of lesions, especially when it is a primary infection.

Patient-Centered Discussion
(Transforming the medical decision-making into language that the patient understands.)

Sofía has an infection most likely caused by a virus called herpes simplex 1. That is why she has fever and mouth sores. She possibly got it when you were sick last week and had some labial lesions yourself. It can be spread by contact like kisses or sharing cups or utensils.

Herpes simplex type 1 is one of the most common viruses among children. In order for Sofía to get better, she must get enough rest. Please do not allow her to kiss you, other children, or her siblings while she has the ulcers to prevent others from being infected too. Please remember to disinfect objects that she touches frequently, such as toys and doorknobs. Sofía should not share personal items such as lip balm, sunscreen, towel, toothbrush, food utensils, or glassware. Sofía should wash her hands and use hand sanitizer frequently.

You should also wash your hands frequently with soap and water for 20 seconds, especially after changing diapers and spending time with Sofía. You should especially avoid touching your eyes, nose, and mouth if you have not yet washed your hands in order to avoid another crop of infection.

Sofía should eat a soft diet such as soups, ice cream, pasta, and yogurt. For now, you should avoid giving her acidic or salty foods such as drinks like orange juice or potato chips, since these could cause pain with eating. If you wish, you can apply a cold compress to her neck or head, and you can give fever or pain medicine like ibuprofen or acetaminophen. You should not apply the benzocaine ointment in Sofía's mouth, because in some cases this medication can cause a very serious side effect.

The ulcers and mouth infection will resolve on their own, but they usually last from 7 to 10 days. If there is no improvement after 1 week or if she appears dehydrated, please return to the clinic.

CASE DISCUSSION

Critical Data to Obtain From This Patient Interview

Lesions of the oral cavity may manifest in a multitude of ways. Interpreting the information we observe and deciding on a diagnosis and proper treatment can often be difficult due to their similarity in color, shape, size, and presentation. Therefore, taking a careful history regarding the duration of the lesions, whether there has been a history of trauma to the mouth, and any exposures to infections can identify critical elements useful in establishing their etiology and diagnosis. Ulcers can result simply from accidental trauma to the mouth and not necessarily from an infection.

In a pediatric patient, asking whether the patient has been feeling well and alert, whether there have been systemic symptoms such as loss of appetite or fever, or other associated symptoms can also help in establishing a diagnosis. It is important to conduct a skin examination, including the hands and feet, to determine if any other lesions are present on the body.[9] In Sofía's case, once the clinician observed that the gingiva was fiery red, very swollen, and tender to palpation, it was reasonable to assume that the patient's unwillingness to eat was due to the difficulty and pain during mastication. The fetid breath odor may be related to the lack of drinking fluids or eating, possible open mouth posture, and lack of proper oral hygiene limited by the painful, swollen gingiva and ulcers present. Identifying that the patient developed a fever with a widespread breakout of clusters of ulcers in the intraoral area and the commissures of the lips is critical to the diagnosis. The crust-like nature of lesions on the surface of the lips are signs of dehydration, as they can make it very difficult to open and close the mouth. The lips can bleed spontaneously due to the dehydration and cracking of the lips as represented in this case.

Herpes simplex virus (HSV) type 1 is the primary cause of acute primary herpetic gingivostomatitis. It is important to know that HSV type 2 can cause acute primary herpetic gingivostomatitis by oral-genital or oral-oral contact. The primary infection of HSV type 1 usually affects young children under the age of 10. Once infected with the virus, recurrent infections can occur after a 3 to 10-day incubation period associated with stress, hormonal changes, and sunburns. These recurrent lesions in the mouth show extraorally on the lips, not intraorally like the original infection. The recurrent episodes are diagnosed as herpes labialis. Herpes labialis lesions will spontaneously regress around 7 to 10 days after the labial lesions appear on the lips. Occasionally, antiviral medications are indicated to reduce the duration of symptoms.

Tips for Interviewing in This Case

It is important to ask if anyone else in the family suffers from labial ulcers. Also, it is helpful to ask if the family likes to kiss on the face or lips, particularly if anyone has the labial ulcers present like the mother mentioned in this case. It is very typical for Hispanic families to greet each other with kisses, and they may not be aware that the oral ulcers may be contagious and could be passed from person to person by simple kissing during greetings.

Patient education regarding avoiding contagion and explaining that the risk is highest while the lesions are present is critical. This should be done in a caring and compassionate manner so the family does not feel guilty, but educating them so that they know how to avoid further spread of the virus. For example:

Herpes labialis is a virus that causes sores on the lips.	El herpes labial es un virus que causa pupas o ampollas en los labios.
Since they tend to occur in clusters, sometimes we call it a "crop."	Como ocurren en un grupo de pupas, a veces decimos que es un "brote."
Many families give kisses to show affection.	Muchas familias se dan besos para demostrar cariño.

But when someone has a crop, he/she/they should avoid kissing others.	Pero, cuando una persona tiene un brote, debe evitar dar besos a otras personas.
The virus is very contagious.	El virus es muy contagioso.
Utensils, cups, towels, napkins, and toothbrushes should not be shared.	No se deben compartir los cubiertos, los vasos, las toallas o servilletas ni los cepillos de dientes.

Cultural Considerations

In addition to affectionate greetings such as kissing, Hispanic families may have other habits that could unknowingly put them at risk for spreading oral or labial herpetic infections. Sometimes the parent of younger children like Sofía, may hold the pacifier in their own mouth to clean it before giving it to the child if there is no water to clean the pacifier after it falls on the floor. Also, caregivers may taste the food for temperature prior to giving it to the child, thus sharing utensils and perhaps spreading the virus if the caregiver is affected by HSV-1. It may be also common practice in Hispanic families to share a glass or bottle of water or other drinks.

Hispanic families sometimes use topical benzocaine for their children who experience tooth, teething, gum, or other mouth pain, as Sofía's mother uses in the case. In May 2018, the U.S. Food and Drug Administration declared that over-the-counter benzocaine products are a serious risk to children and infants.[12] As a result, doctors and dentists generally recommend against the use of benzocaine products because they have the potential to cause methemoglobinemia in children. Some of the symptoms of methemoglobinemia include pale, gray, or blue-colored skin, lips and nail beds, difficulty breathing, tiredness, headache, lightheadedness, and racing heartbeat. Other products that contain benzocaine include Anbesol, Baby Orajel, Cepacol, Chloraseptic, Hurricaine, Orabase, Orajel and Topex.

CRITICAL ELEMENTS

Did you elicit these critical elements of the medical encounter?
• Precise location of mouth pain symptoms
• Elicit history of any contacts with mouth lesions and provide culturally informed recommendations for contagion prevention
• History of injury or trauma
• Review use of medications or home remedies and counsel against benzocaine ointment use
• Age-appropriate screening and recommendations for hydration status

Case 3 – Gum bleeding – Sangrado de encías

Pilar Ortega, MD   Tiffany M. Shin, MD

INTRODUCTORY INFORMATION

Patient's Name	Adela Cristina Cifuentes
Age	17 years
Date of Birth	December 2, 2002
Gender	Female
Race/ethnicity	Latina
Self-reported national or ethnic origin	Honduras

Continued on the following page

Language preference	Spanish. Patient speaks both Spanish and English, but mother only speaks Spanish.
City, State	San Diego, California
Medical Setting	Family Medicine Clinic
Reason for visit	*"Me sangran las encías."*
Vital signs	HR 85 BP 125/80 RR 16 Temp 37.6°C O$_2$Sat 100%

MEDICAL ENCOUNTER

Doctor/a o profesional sanitario	Paciente o representante legal
Presentación	
Buenos días, soy la doctora Díaz.	Hola.
¿Cómo te llamas?	Soy Adela.
Mucho gusto, Adela. ¿Y a quién tienes contigo aquí hoy?	Ella es mi madre.
Mucho gusto, señora.	*[Madre]* Hola doctora, mucho gusto. Soy Maricarmen, la madre de Adela.
Pregunta introductoria	
¿Qué las trae hoy a la clínica?	*[Madre]* Son las encías de Adela, doctora. Le están sangrando.
Okey. Lamento oír eso.	
Historia de la enfermedad actual	
Adela, me gustaría que me expliques lo que has notado.	Cuando me lavo los dientes, me sangran mucho las encías, pero ahora a veces me sangran también sin hacer nada.
¿Por cuánto tiempo has notado esto?	No sé exactamente, pero me han sangrado más en la última semana.
Cuando te sangran las encías, ¿cuánto tardan en dejar de sangrar?	Paran bastante rápido, pero no creo que sea normal.
Sí, entiendo. Antes de esta semana, ¿habías tenido este tipo de problema de sangrado de encías, aunque tal vez haya sido menos frecuente que ahora?	Bueno, me siento que por un mes o algo así tengo la boca como incómoda, y a veces, sí, me sangraban un poco, pero no era todas las veces cuando me lavaba los dientes como ahora.
¿Has tenido sangrado de otra parte de tu cuerpo recientemente?	No.
Mencionaste que tienes la boca incómoda. ¿Te duele algo en la boca? Por ejemplo, ¿los labios, los dientes o las encías?	Un poco, sí, especialmente cuando como algo un poco duro o cuando me lavo los dientes.
¿Qué parte te duele?	Más que nada son las encías.
¿Hay algo más que te moleste?	Pues, mi aliento huele muy mal. Antes me chupaba esas pastillitas para buen aliento, pero ahora me dan asco y no parece que me ayuden de todas formas. ¡Estoy tan avergonzada!

Doctor/a o profesional sanitario	Paciente o representante legal
Es muy bueno que lo hayas mencionado. ¿Por cuánto tiempo has notado el mal aliento?	Especialmente en esta semana. *[Madre]* Es un olor muy fuerte, doctora.
Entiendo. Recuerdas si antes de que empezara el sangrado, ¿comiste algo que te hizo daño en la boca? Por ejemplo, ¿algo muy duro o algo muy caliente que te quemó la boca?	No creo.
¿Has tenido algún procedimiento dental recientemente?	No.
Repaso por sistemas	
Adela, ahora te voy a hacer una serie de preguntas para entender mejor sobre otros posibles síntomas. ¿Está bien?	Okey.
¿Has tenido sangrado de la nariz?	Algunas veces, pero normalmente solo me pasa si hace mucho frío afuera.
¿Cuándo fue la última vez?	El invierno pasado.
¿En alguna ocasión te han tenido que hacer algo especial para parar el sangrado de la nariz?	Una vez sí, pero no recuerdo lo que era. *[Madre]* El doctor le quemó una venita irritada con un palito. Era chiquita. Creo que tenía como diez años.
¿Has tenido dolor de garganta recientemente?	No.
¿Has tenido dolor abdominal?	Solo un poco de náuseas. *[Madre]* Doctora, Adela está encinta.
Oh, cuéntame más, Adela. No lo sabía. ¿Cuánto tiempo tienes de embarazo?	Cuatro meses.
Okey, ¿y cómo te sientes?	*[Adela se encoge de hombros.]*
¿Te estás atendiendo con una obstetra para el embarazo?	Fui a una cita en la clínica al lado de mi escuela.
¿La primera cita estuvo bien?	Sí.
¿Te dijeron cuándo es la fecha del parto?	Me dijeron que estoy para mediados de agosto.
¿Cuándo fue el primer día de tu última regla?	Fue como el ocho o nueve de noviembre.
Bueno, entonces tienes diecisiete semanas.	*[Madre]* Sí, creo que sí.
Durante tus menstruaciones antes, ¿notabas que tenías mucho sangrado—como una cantidad que te parecía ser más de lo normal?	No creo. La regla me venía una vez al mes y duraba tres o cuatro días. No creo que fuera demasiado pesada. *[Madre]* Nunca me fijé que sangrara demasiado, doctora.
Muy bien. ¿Has tenido algún problema relacionado con el embarazo hasta ahora?	Nada más que las náuseas.
¿Has tenido vómitos?	En el principio, sí, estaba vomitando mucho. Pero ya se me mejoró.
¿Has podido comer normal?	Ahora ya puedo comer normal.
¿Has tenido problemas para respirar?	No.

Continued on the following page

Doctor/a o profesional sanitario	Paciente o representante legal
¿Has notado que te salen moretones o morados en la piel fácilmente?	No, nada en particular.
¿Has tenido fiebre?	No.
¿Has tenido mareos?	No.
¿Has tenido alguna infección recientemente?	No creo.
Antecedentes médicos	
Bien. Adela, ¿has estado embarazada antes?	No.
¿Qué problemas médicos has tenido?	*[Madre]* Cuando era bebé, me dijeron que tenía un soplo en el corazón.
¿Sabe si le diagnosticaron algún problema del corazón?	*[Madre]* Le hicieron un chequeo, creo que era como un sonograma. Dicen que era algo con un pequeño agujero en su corazón.
¿La tuvieron que operar?	*[Madre]* No; se cerró por sí mismo.
Además del soplo en el corazón, ¿has tenido otros problemas médicos?	No. *[Madre]* No, doctora, eso es lo único.
¿Tienes puestas todas las vacunas?	*[Adela mira a su madre]* *[Madre]* Sí, doctora.
¿Cómo tienes la salud dental en general?	No sé. *[Madre]* No creo que muy bien, doctora.
¿Has tenido varias caries u otros problemas?	Sí. *[Madre]* Le han puesto muchos empastes. Y le sacaron una muela que estaba demasiado infectada. *[Madre, hacia la hija]* Fue hace un año, ¿verdad, Adela? Sí.
Okey. Adela, ¿tuviste alguna complicación, algún problema después de que te sacaron la muela?	No.
¿Cuándo fue el último procedimiento dental?	*[Madre]* Hace unos seis meses, un empaste.
¿Te han estado haciendo limpiezas dentales regularmente?	*[Madre]* Hemos tenido que cancelar algunas citas así que creo que la última limpieza fue hace como dos años, doctora. Creo que ya le hace falta.
Historia quirúrgica	
Además de la muela, ¿qué cirugías te han hecho?	Creo que eso es todo.
Con la muela, o con cualquier corte o procedimiento, ¿has tenido problemas con sangrar demasiado?	No.
¿Has notado dificultad con que se te sanen las heridas?	No.
Medicamentos	
¿Qué medicamentos tomas regularmente?	*[Madre]* Ahora con el problema de la boca, le he dicho que se tome acetaminofeno para que no le moleste tanto pero no quiere.

Doctor/a o profesional sanitario	Paciente o representante legal
¿Algo más, Adela?	No tomo ninguna medicina. Solo tomo las vitaminas prenatales.
¿Usas algún suplemento natural o herbal?	No.
Alergias	
¿Qué alergias tienes a medicinas?	*[Adela mira a su madre]* *[Madre]* Ninguna, doctora.
Historia médica de la familia	
¿Qué problemas médicos hay en la familia?	*[Madre]* El hermanito de Adela tiene asma.
¿Alguien tiene problemas con sangrado excesivo?	*[Madre]* No que yo sepa, doctora.
¿Hay problemas en la familia con el corazón, presión alta o diabetes?	*[Madre]* Sí, los abuelos de Adela tienen presión alta y colesterol. También yo tengo la presión alta y cuando estuve encinta tuve problemas con el azúcar, pero ahora no.
Historia social	
[Hacia la madre] Bueno, muchas gracias por toda esta información. Cuando atiendo a una persona adolescente o niño o niña mayor, me gusta hablar con ella y examinarla por un rato a solas, y siempre les pido a los familiares que esperen en la sala de espera. Yo le aviso en unos minutos cuando hayamos terminado.	*[Madre]* Okey, doctora, está bien. Allí espero. *[La madre sale.]*
Adela, antes de hacer tu examen físico, quiero darte tiempo para hablar a solas conmigo y hacerme preguntas. Lo que me digas es confidencial. No compartiré ninguna información sin tu permiso a menos que tú u otra persona corra algún riesgo. Es muy importante que podamos hablar abiertamente para que yo te pueda ayudar lo mejor posible. ¿Está bien?	Sí, está bien.
¿Hay algo más que quieras mencionar o de lo que quieras hablar, sin tu madre aquí?	No, solo quiero que mis encías y mi aliento mejoren.
Entiendo. Veré cómo puedo ayudarte. Tengo algunas preguntas más para ti.	Okey.
Vivienda/Educación/Comer/Actividades/ Relaciones	
¿Con quién vives?	Con mi mamá y papá y mi hermanito. Yo quiero mudarme con mi novio, pero mi mamá no me deja.
¿Te llevas bien con tus padres?	Sí. Mis padres estaban enojados al principio, pero me han estado ayudando y apoyando.
Me alegro. ¿Y cómo te va en la escuela?	Más o menos.
Me imagino que puede ser difícil manejar tus deberes de la escuela y las relaciones con tus amigos y amigas estando embarazada.	Sí, un poco.

Continued on the following page

Doctor/a o profesional sanitario	Paciente o representante legal
Cuéntame más, Adela. Me gustaría saber tu punto de vista.	Mis amigos todavía no lo saben. Solamente mi mejor amiga y mi novio. Normalmente me gusta la escuela. Me gusta mucho escribir y las ciencias, pero me está costando concentrarme ahora.
Entiendo, Adela. Seguro que tienes muchas cosas en la mente. ¿Qué dicen tu mejor amiga y tu novio?	Mi novio está emocionado. Es muy cariñoso. Él y mi amiga me quieren ayudar. Aunque esta semana no puedo ni juntarme con ellos porque me huele tan mal la boca.
Gracias por compartir esta preocupación, Adela. Vamos a ayudarte. Es bueno que sientes que tu novio y tu amiga te apoyan. ¿Qué te gusta hacer con tus amigos generalmente?	Generalmente nos gusta ir al centro comercial o salir a comer.
¿Tienes preguntas sobre los cambios en su cuerpo durante el embrazo?	No. Quiero comer más, pero estoy preocupada por mis encías.
¿Estás preocupada por tu peso?	No. Estoy tratando de estar saludable para mi bebé.
¿Has pensado en los planes para el resto del embarazo y el bebé?	Mi novio y yo nos graduamos este año. Él va a conseguir un buen trabajo y creo que vamos a estar bien. Al principio yo no quería quedarme con el bebé, pero ahora creo que no va a ser tan mal. No tengo un nombre para él todavía.
Estoy aquí para apoyarte en todo que tenga que ver con tu bienestar y tu salud, Adela. Quiero que sepas que aquí puedes contarme cualquier preocupación que tengas. Me parece que tu mamá también quiere lo mejor para ti y que tienes apoyo con tus padres, tu amiga y tu novio. A veces el consejo médico puede ser de ayuda, especialmente con el embarazo, que es una experiencia nueva y puede ser estresante. Aquí siempre estamos para ayudarte.	Gracias.

Sustancias recreativas o ilícitas

Tengo algunas preguntas más para ti, Adela. ¿Tomas algo de alcohol, como cerveza, vino o licor?	No ahora. Lo he probado, pero no tomo mucho. Yo sé que es malo para el bebé.
¿Cuándo fue la última vez que tomaste algo de alcohol?	Antes de saber que estaba embarazada. No sé, hace a lo mejor tres o cuatro meses.
¿Usas o has usado alguna droga recreativa? Por ejemplo, ¿la marihuana?	Sí, la marihuana. Algunos amigos la consiguen y me relaja.
¿Cuándo fue la última vez que la usaste?	Paré de usarla hace dos meses cuando supe que estaba embarazada.
¿Con cuánta frecuencia la estabas usando?	Como una vez a la semana.
¿Alguna droga más?	No.
Me alegra que hayas dejado de tomar alcohol y usar marihuana. Son malos para tu salud.	Sí, yo sé. Leí que realmente pueden afectar tu mente y les digo eso a mis amigos ahora.
¿Fumas, usas vaporizadores o usas algún producto de tabaco?	No regularmente, pero mi novio fuma y a veces me da un cigarrillo.
Fumar también puede afectar tu embarazo, así como tus dientes y encías.	¡Oh, no lo sabía! Ya no fumaré.

Doctor/a o profesional sanitario	Paciente o representante legal
Suicidio/Depresión	
Muy bien. Adela, ¿cómo está tu estado de ánimo generalmente?	Generalmente soy una persona feliz, pero a veces me siento un poco malhumorada.
¿Te sientes muy triste a veces?	No.
¿Alguna vez has estado tan triste que pensaste en lastimarte a ti misma?	No, nunca.
Historia sexual	
Entiendo que tienes novio. ¿Usan algún tipo de protección?	A veces usamos los condones.
¿Y ahora?	Ahora ya estoy embarazada así que no importa.
Bueno, los condones no solamente son para prevenir el embarazo. También son muy importantes para proteger tu salud de enfermedades de transmisión sexual.	Oh, okey.
¿Cuántas parejas sexuales has tenido, Adela?	Solamente mi novio actual.
¿Qué tipo de sexo tienes– vaginal, oral, anal?	Vaginal y oral.
¿En alguna ocasión has tenido una enfermedad de transmisión sexual como clamidia o gonorrea?	No.
¿Has notado flujo vaginal recientemente?	No, y me hicieron una de esas pruebas hace poco cuando me dijeron que estaba embarazada.
¿Salió normal?	Sí, normal.
Seguridad/Violencia doméstica	
Adela, ¿has sufrido abuso físico, verbal o sexual alguna vez?	Antes de Armando, tuve un novio que me hablaba mal y me amenazaba, pero ya no estoy con él. Aunque nunca me golpeó.
Lamento que esto te haya pasado. Ninguna persona merece ser tratada así. ¿Te sientes que ese novio antiguo todavía es una amenaza para ti?	No. Ya me cambié el teléfono y él vive en otra ciudad. Me siento segura ahora.
Otros elementos de la entrevista médica	
Bueno. Adela, ahora vamos a hacer el examen. ¿Hay algo más que me querías comentar o preguntar?	No.
Después del examen físico, ¿está bien si le aviso a tu madre que entre, y juntas las tres podemos hablar del plan para cuidar tu boca y también el embarazo?	Sí, pero prefiero que no hable con ella de los asuntos sexuales.
Entendido. Así lo haremos. Ya hablamos de siempre usar condones.	Sí. Gracias.
Examen físico	
Signos vitales	Frecuencia cardíaca: 85 Presión arterial: 125/80 Frecuencia respiratoria: 16 Temperatura: 37.6°C Saturación de oxígeno: 100% Peso: 155 lb

Continued on the following page

Doctor/a o profesional sanitario	Paciente o representante legal
Apariencia general de la paciente	La paciente evita el contacto visual durante la entrevista mientras su madre está con ella, pero coopera con las preguntas. El contacto visual mejora cuando la madre sale. Parece estar bien nutrida y sin angustia aguda.
Cabeza, ojos, nariz, garganta	Sin evidencia de traumatismo. Sin secreción de los ojos ni nariz. Faringe posterior sin rojez ni exudado. Las tonsilas son grandes 3+ pero simétricas y sin exudado, con la úvula en el centro.
Examen bucal y dental	Las encías están difusamente hinchadas y enrojecidas. Al palpar las encías levemente con el depresor lingual, las encías sangran fácilmente con el menor roce. Se observa la presencia de halitosis. Los dientes no están flojos. Hay múltiples empastes en los molares, no se aprecian nuevas fracturas o caries obvias. No tiene dolor al palpar los dientes. Faringe normal, sin petequias.
Cuello	Rango de movimiento normal sin dolor.
Examen cardiovascular	Ritmo y frecuencia regulares. No se aprecia ningún soplo ni sonido.
Examen pulmonar	Normal.
Examen abdominal	Sin dolor al palpar.
Examen musculoesquelético	No tiene hinchazón ni rojez de ninguna coyuntura. Rango de movimiento normal.
Examen de la piel	Levemente cálida al tacto, sin salpullido ni moretones.
Examen neurológico	Cooperativa de forma apropiada para su edad. Marcha y habla normal.
Conclusión de la entrevista médica	
[Hacia la madre] Ya puede pasar, señora.	*[Madre]* Gracias, doctora.
[Hacia las dos] Ahora les voy a explicar lo que vi en el examen físico y el plan para el problema de la boca. También quiero hablar sobre el plan para su atención médica y salud durante el embarazo.	Okey.

CASE NOTE

Case Note 1: Blank for Learner to Complete

 Available for electronic download in Appendix.

Case Note 2: Sample Spanish Version

Case Data Documentation (Comprehension of case information)	**Historia del problema actual**	Mujer de 17 años, primigrávida en la semana 17 de gestación (cálculo basado en su último período), presenta a la clínica debido a sangrado y sensibilidad de las encías por un mes que ha incrementado en la última semana. El sangrado es provocado por lavarse los dientes, y ahora incluso ocurre sin provocación mecánica. Está asociado con halitosis. No reporta haber sufrido traumatismo físico a la boca ni a los dientes recientemente. Reporta haber tenido previos problemas con caries. No ha tenido fiebre ni infecciones recientes. No ha tenido moretones en la piel ni otro sangrado anormal, como menorragia ni epistaxis excesiva.
		En cuanto al embarazo, ha acudido a una cita obstétrica para confirmar el embarazo. En esa visita se realizaron algunas pruebas incluyendo exámenes para descartar enfermedades de transmisión sexual. La paciente sufrió de vómito durante el comienzo del embarazo, pero ahora está comiendo normalmente, aunque con leves náuseas.
	Historia médica	– Soplo cardíaco como bebé, diagnosticado como un defecto septal, cerrado espontáneamente sin necesidad de intervención quirúrgica. – Caries dentales, con una extracción de muela hace un año. Sin complicaciones. – Última visita dental hace 6 meses por empaste de caries. No se ha hecho limpieza dental por 2 años. – Reporta leves episodios de epistaxis. Una ocasión requirió cauterización (a los 10 años). Ningún otro problema de sangrado excesivo.
	Medicamentos	Vitaminas prenatales.
	Alergias	Ninguna.
	Aspectos importantes de la historia social, de sustancias e historia médica familiar	– Hogar/Educación/Alimentación/Actividades: La paciente reporta apoyo social de su mejor amiga, novio y también de su familia. Preocupaciones con el embarazo le están afectando su concentración en la escuela. Tiene otra opinión que su madre en cuanto a sus planes para vivir con su novio. – Drogas/Suicidio/Sexo/Seguridad: Uso ocasional de tabaco, marihuana y alcohol. Ha parado de usar la marihuana y el alcohol hace dos meses cuando le diagnosticaron el embarazo. Sexo oral y vaginal con novio actual. No usan condones actualmente. Historia de abuso verbal de novio anterior; se siente segura actualmente.

Continued on the following page

		– Historia médica familiar: Abuelos con hipertensión, hiperlipidemia. Madre con hipertensión, antecedentes de diabetes gestacional. No hay problemas con sangrado excesivo.
	Resultados claves del examen físico	– Signos vitales normales. – Encías difusamente hinchadas y rojas. Sangrado provocado con roce mínimo de las encías. – Halitosis. – Tonsilas grandes pero simétricas, sin exudado ni lesiones.

Medical Decision-Making Documentation (Synthesizing case information to make medical decisions and recommendations.)	**Evaluación del paciente** Por favor escriba los tres diagnósticos más probables para este paciente en orden empezando con el más probable e incluyendo su justificación.	1. Gingivitis
		    Los cambios hormonales del embarazo pueden producir hiperplasia gingival generalizada con agrandamiento gingival entre los dientes. Las encías están rojas, suaves y friables. Como en esta paciente, pueden sangrar con una estimulación mínima o espontáneamente. Los malos hábitos de cuidado oral y el uso del tabaco de esta paciente también aumentan su riesgo de gingivitis.
		2. Periodontitis
		    La enfermedad periodontal es una complicación de gingivitis no tratada. El embarazo, el uso de drogas recreativas (marihuana) y la falta de limpiezas dentales incrementan el riesgo de esta paciente de desarrollarla. Se caracteriza por halitosis e inflamación de las encías, sangrado y sensibilidad. Otros síntomas incluyen dientes flojos, masticación dolorosa, nuevos espacios entre los dientes y purulencia entre los dientes y las encías, los cuales nuestra paciente no tiene, reduciendo la probabilidad de este diagnóstico.
		3. Granuloma piógeno u otras posibilidades diagnósticas
		    Los granulomas piógenos pueden ocurrir durante el embarazo. Se presentan como lesiones gingivales reactivas localizadas, en lugar de inflamación gingival difusa como en este caso. En el examen, aparecen como masas vasculares teñidas de rojo o azul que sangran fácilmente.
		    Otra consideración es un absceso dental como una complicación de gingivitis o una carie dental. Aunque menos probables, deben considerarse problemas sistémicos que causan el agrandamiento gingival (ej., deficiencia de vitamina C, leucemia, granulomatosis con poliangeítis, enfermedad de Crohn, tuberculosis). Algunos medicamentos también pueden causar cambios gingivales, como ciertos anticonvulsivos, inmunosupresores y bloqueadores de los canales de calcio.

Plan

Plan para establecer o confirmar el diagnóstico: ¿Qué pruebas o procedimientos recomienda?	Plan para el diagnóstico: a. Referirle a la clínica dental para definir el diagnóstico de probable gingivitis o periodontitis. b. Obtener expediente médico de la visita prenatal reciente para comprobar qué pruebas fueron realizadas y asegurar que la paciente reciba cuidado prenatal.
Plan para el tratamiento: ¿Qué tratamientos recomienda?	Plan para el tratamiento: a. El tratamiento para la inflamación de las encías según las recomendaciones del dentista. Esto puede implicar una limpieza profunda. La paciente necesita un plan de mantenimiento de la higiene oral regular. b. Hablar con la paciente sobre mantenimiento de higiene oral y cesación de uso de tabaco. c. Asegurarse de que la paciente comprenda la importancia de la atención prenatal.

Patient-Centered Discussion
(Transforming the medical decision-making into language that the patient understands.)
Explicación centrada en el paciente
Por favor escriba cómo le explicaría su evaluación y el plan para el diagnóstico y tratamiento al paciente.

Adela, me alegro mucho de que hayas venido a la clínica hoy. Señora, muchas gracias por estar aquí y por apoyar a su hija.

Adela, tienes una enfermedad de las encías llamada gingivitis. La gingivitis es común y es causada por la placa y el sarro en los dientes, que irritan las encías. Las encías se inflaman e hinchan, causando sensibilidad y sangrado. Esto también produce mal aliento. El embarazo causa cambios hormonales que pueden empeorar la gingivitis. Si la gingivitis no se trata, puede provocar caries dentales y una enfermedad más grave llamada periodontitis, así como la pérdida de dientes.

La manera de mejorar esto es limpiar muy bien las encías y los dientes, incluso si al principio esto causa más sangrado. Quiero que te laves los dientes con una pasta de dientes que contenga fluoruro por dos minutos al menos dos veces al día—por la mañana y antes de acostarte. Lo ideal sería cepillarte los dientes después de cada comida. Debes usar hilo dental al menos una vez al día. Además, es muy importante que dejes de fumar, ya que esto te daña los dientes, las encías, la salud general y el embarazo.

Debes hacer una cita para ver al dentista dentro de 1 o 2 días. Esto es muy importante porque el dentista confirmará el diagnóstico y determinará si debes tener una limpieza profunda u otro procedimiento. Debes seguir las instrucciones de tu dentista sobre la frecuencia con la que necesitas regresar para las limpiezas. Cuidar tu salud oral y dental es muy importante.

Case Note 3: Sample English Version

Case Data Documentation (Comprehension of case information)	History of present illness	17-year-old woman, primigravida, in week 17 of gestation (based on her last menstrual period), presents to clinic due to gum bleeding and sensitivity for 1 month, which has been worsening in the past week. The bleeding is triggered by tooth brushing and now may occur even without a mechanical cause. The gum bleeding is associated with halitosis. She does not report recent physical trauma to mouth or teeth. Reports prior problems with cavities. She has not had fever or recent infection, skin bruising, or other abnormal bleeding, such as epistaxis or menorrhagia. Regarding her pregnancy, she has had one obstetric appointment to confirm the pregnancy, and other tests, including sexually transmitted infection testing. Some vomiting at the beginning of the pregnancy but now is eating normally, though still with mild nausea.
	Key past medical history	– Cardiac murmur as an infant, diagnosed as a septal defect, closed spontaneously without need for surgical intervention. – Dental caries, with one molar extraction 1-year prior. No complications. – Last dental visit was 6 months ago for cavity filling. Last dental cleaning was 2 years ago. – Mild episodes of epistaxis. Required cauterization once for epistaxis (10 years old). – No other problems with excessive bleeding.
	Medications	Prenatal vitamins.
	Allergies	None.
	Key social/ substance use/ family history	– Home/Education/Eating/Activities: Patient reports social support from best friend, boyfriend, and her parents. Concerns about the pregnancy are causing difficulty with school concentration. She and mother disagree about the patient's plans to move in with her boyfriend. – Drugs/Suicidality/Sex/Safety: Occasional use of tobacco, marijuana, and alcohol. She stopped using marijuana and alcohol 2 months ago when she learned she was pregnant. Oral and vaginal sex with current boyfriend. Not using condoms currently. History of verbal abuse from prior boyfriend; feels safe currently. – Family medical history: Grandparents with hypertension, hyperlipidemia. Mother with hypertension, history of gestational diabetes. No family history of excessive bleeding.

	Key physical examination findings	– Normal vital signs. – Diffusely swollen, erythematous gums. Gum bleeding provoked with minimal physical probing. – Halitosis. – Large symmetric tonsils without exudate or lesions.

Medical Decision-Making Documentation (Synthesizing case information to make medical decisions and recommendations.)	**Assessment** Please list your top three differential diagnoses in order of likelihood and include your justification.	1. Gingivitis
		    Pregnancy hormonal changes can cause generalized gingival hyperplasia with gingival enlargement between teeth. The gums are red, soft, and friable. As in this patient, they may bleed with minimal stimulation or spontaneously. This patient's poor oral care habits and smoking also increase her risk for gingivitis.
		2. Periodontitis
		    Periodontal disease is a complication of untreated gingivitis. Pregnancy, recreational drug use (marijuana), and lack of dental cleanings increase this patient's risk of developing periodontitis. Periodontitis is characterized by halitosis and gum inflammation, bleeding, and sensitivity. Other symptoms include loose teeth, painful chewing, new spaces between teeth, and purulence between teeth and gums.
		3. Pyogenic granuloma or other diagnostic considerations
		    Pyogenic granulomas may occur during pregnancy. They present as localized, reactive gingival lesions, rather than diffuse gingival swelling as in this case. On exam, they appear as red- or blue-tinged vascular masses that bleed easily.
		    Another consideration is a dental abscess as a complication of gingivitis or a dental cavity. Although less likely, systemic conditions causing gingival enlargement should be considered (i.e., vitamin C deficiency, leukemia, granulomatosis with polyangiitis, Crohn's disease, tuberculosis). Some medications also can cause gingival changes, such as certain anticonvulsants, immunosuppressants, and calcium channel blockers.

Plan of Care		
Diagnostic Plan: What other tests or procedures would you recommend?		Diagnostic plan: a. Refer to dental clinic to define the diagnosis of likely gingivitis or periodontitis. b. Obtain medical records from the recent prenatal visit to confirm what tests have been done and ensure the patient has ongoing prenatal care.

Continued on the following page

Treatment Plan: What treatments would you recommend?	Treatment plan: a. Treatment for the gum inflammation as per the dentist's recommendations. This may entail a deep cleaning. The patient needs a maintenance plan for regular oral hygiene. b. Discuss oral hygiene and tobacco cessation with the patient. c. Ensure the patient understands the importance of continued prenatal care.
Patient-Centered Discussion (Transforming the medical decision-making into language that the patient understands.)	Adela, I am very glad that you came to clinic today. Ma'am, thank you very much for being here to support your daughter. Adela, you have a gum disease called gingivitis. Gingivitis is common and is caused by plaque and tartar on your teeth, which irritate the gums. The gums become inflamed and swollen, causing sensitivity and bleeding. Bad breath also occurs. Pregnancy causes hormone changes that can worsen gingivitis. If gingivitis is not treated, it can lead to dental cavities and a more severe disease called periodontitis, as well as tooth loss. The way to make this better is to clean the gums and teeth really well, even if at first this causes more bleeding. I want you to brush your teeth with a toothpaste containing fluoride for 2 minutes at least twice a day—in the morning and before going to bed. Ideally, you should brush your teeth after every meal. Floss at least once daily. Also, stop smoking as this is harmful to your teeth and gums, your general health, and your pregnancy. Make an appointment to see the dentist within 1-2 days. This is very important because the dentist will confirm the diagnosis and determine whether a deep cleaning or another procedure must be done. Follow your dentist's instructions on how often you need to go back for cleanings. Taking care of your oral and dental health is very important.

CASE DISCUSSION

Critical Data to Obtain From This Patient Interview

Eliciting the history that the patient is pregnant is particularly significant in this case. Due to hormonal changes, pregnant persons may experience oral health problems such as gingivitis, pyogenic granulomas, tooth erosions, and loose teeth.[13] Increased gum sensitivity may cause them to brush her teeth less thoroughly, which in turn worsens gingivitis, periodontal disease, and dental caries. During pregnancy, problems with nausea and vomiting cause increased exposure of the tooth enamel to acid, which exacerbates periodontal and dental problems.

This case highlights the importance of eliciting specific details related to oral health and dental care during the medical interview.[14] Providers should ask about lifestyle behaviors, such as sugary food and beverage consumption and tobacco use, which impact gum and dental health. Many people do not understand how oral health is related to lifestyle behaviors.

When evaluating gingival complaints, clinicians should keep in mind a broad differential diagnosis, as systemic illnesses can present with gingival changes.[15] For example, gingival or mucosal changes may occur in leukemia or inflammatory diseases such as granulomatosis with polyangiitis (GPA, formerly known as Wegener's granulomatosis), Crohn's disease, and sarcoidosis. Also, bleeding disorders may present with gum bleeding with brushing teeth.

Tips for Interviewing in This Case

Adolescence is the transitional period of physical and psychological development between childhood and adulthood. Navigating communication with adolescents can be tricky. Building rapport takes time—often requiring multiple visits—and thus continuity of care is especially valuable. Providers can begin asking parents of older children to step out of the room so that the patient can practice speaking to the doctor alone and to practice asking questions. This helps the patient build a trusting relationship with the clinician before adolescence. The age of the child at which the pediatrician or other clinician should consider asking parents to step out may vary on factors such as the child's perceived maturity, social awareness and self-awareness, and family situation. It is worthwhile to closely observe interactions between a teenager and parent during the interview, such as who answers questions and who asks questions. When encouraging adolescents to take ownership of their health, providers can promote traits such as self-confidence and independent decision-making.

Young adults may bring friends, partners, family members, or other individuals with them to the medical visit. For adolescents, the use of *tú* is appropriate, whereas *usted* should be used to address parents and adults. Asking to be introduced to other individuals in the room helps build rapport. It also helps the clinician avoid incorrect assumptions and ensure the patient's confidentiality. Providers should discuss consent and confidentiality with adolescents, assuring them that the conversation is confidential and that information will be passed along only if they or someone else is at serious risk of harm.

The HEEADSSS (or HE^{2}ADS^3) assessment is a framework for interviewing adolescents in order to elicit a thorough psychosocial history. The HEEADSSS questions relate to the following domains: home environment, education or employment, eating, activities, drugs, sexuality, suicide or depression, and safety. This assessment aids in the early identification of areas of concerns and areas of strength in adolescents' lives. Clinicians can determine how the adolescent is engaging with family members, peers, and the community at large. Asking questions about these topics also uncovers whether the adolescent has healthy lifestyle behaviors and important character traits like resilience and empathy. After eliciting this sensitive information from the patient, clinicians should provide counsel on these issues and address high-risk behaviors. This case provides a sample of these questions, adapted to the patient.

Cultural Considerations

When discussing psychosocial issues, it is necessary to understand the cultural influences and risk factors involved. In Latin American countries, cultural views of *machismo* and *marianismo* may influence individuals' attitudes towards high-risk behaviors and sexual practices. Many Latinas and Latinos opt not to use contraception or protection when having sex, increasing their risk of sexually transmitted infections and unplanned pregnancies. Because the topic of sex, including sexual abuse, generally is considered a cultural taboo, these patients may feel uncomfortable discussing sexual health or sexual concerns.

Depending on their background, country of origin, and other social factors, patients may not have had routine access to dental care. Some patients and families may need help understanding and accessing the dental healthcare system. There may not be a cultural understanding of the preventive nature of dental care. Rather than seeking dental care for prevention, patients may only seek dental care when there is a problem, such as for the extraction of a tooth that has been bothering them for years.

Medical providers can improve oral health literacy by educating patients on the importance of regular dental cleanings and oral hygiene at all ages. It is a common misconception that baby teeth *(dientes de leche)* do not matter as they fall out. Clinicians can teach parents about the importance of early oral hygiene practices, such as cleaning their baby's gums after each feed, avoiding putting the baby to bed with the bottle, taking the child to the dentist by the first birthday, and changing to a sippy cup *(vasito de bebé, or vasito para sorber)* at 1 year old. Parents may not understand the connection between tooth decay and the excessive consumption of sweets and sweetened beverages, and they may give these items freely to children.

Clinicians can ask about cultural beliefs or practices regarding dental and oral health. Some families may apply home remedies to the oral cavity to treat ailments such as canker sores or teething. Some Hispanic mothers may premasticate foods for their children, and they should be counseled that this is detrimental to their child's oral health.

CRITICAL ELEMENTS

Did you elicit these critical elements of the medical encounter?
- Dental care habits and oral health history
- Personal and family history of bleeding disorders and screening for symptoms of potential bleeding disorders
- Patient's pregnancy and related health issues
- Detailed medication and substance use history
- Psychosocial history and screening appropriate for the adolescent patient (e.g., using HEEADSSS assessment) without mother present

References

1. Gil-Montoya JA, de Mello AL, Barrios R, González-Moles MA, Bravo M. Oral health in the elderly patient and its impact on general well-being: a nonsystematic review. *Clinical interventions in aging.* 2015;10:461–467. https://doi.org/10.2147/CIA.S54630
2. Brennan DS, Teusner DN. Oral health impacts on self-rated general and oral health in a cross-sectional study of working age adults. *Community dentistry and oral epidemiology.* 2015;43(3):282–288. https://doi.org/10.1111/cdoe.12152
3. Kane SF. The effects of oral health on systemic health. *General dentistry.* 2017;65(6):30–34.
4. Flores G, Tomany-Korman SC. Racial and ethnic disparities in medical and dental health, access to care, and use of services in US children. *Pediatrics.* 2008;121(2):e286–e298. https://doi.org/10.1542/peds.2007-1243
5. Maupome G, Aguirre-Zero O, Westerhold C. Qualitative description of dental hygiene practices within oral health and dental care perspectives of Mexican-American adults and teenagers. *Journal of public health dentistry.* 2015;75(2):93–100. https://doi.org/10.1111/jphd.12076
6. Finlayson TL, Beltrán NY, Becerra K. Psychosocial factors and oral health practices of preschool-aged children: a qualitative study with Hispanic mothers. *Ethnicity & health.* 2019;24(1):94–112. https://doi.org/10.1080/13557858.2017.1315366

Case 1

7. Coloma L. Ratón Pérez. Real Academia Española. In: *Administración de Razón y Fé.* España: Madrid; 1914.
8. Ratoncito Pérez. (2019, 30 September). Wikipedia. Retrieved March 14, 2020 from https://en.wikipedia.org/wiki/Ratoncito_P%C3%A9rez.

Case 2

9. Centro Nacional de Vacunación y Enfermedades Respiratorias, Enfermedades de los pies, manos and boca (2018, 24 July). Retrieved on March 30, 2020 from https://www.cdc.gov/spanish/especialescdc/enfermedadmanospiesboca/index.html.
10. Giannetti L, Murri Dello Diago A, Lo Muzio L. Recurrent aphthous stomatitis. *Minerva stomatologica.* 2018;67(3):125–128. https://doi.org/10.23736/S0026-4970.18.04137-7.
11. Amir J, Harel L, Smetana Z, Varsano I. Treatment of herpes simplex gingivostomatitis with acyclovir in children: a randomized double blind placebo controlled study. *BMJ (Clinical research ed).* 1997;314(7097):1800–1803. https://doi.org/10.1136/bmj.314.7097.1800.

12. US Food and Drug Administration, Office of the Commissioner., Center or Biologics Evaluation and Research. Consumer updates – do teething babies need medicine on their gums? No. (2018, 23 May) Retrieved on March 30, 2020 from www.fda.gov/ForConsumers/ConsumerUpdates/ucm385817.htm.

Case 3

13. Dommisch H, Kebschull M. Chronic periodontitis. In: Newman MG, Takei HH, Klokkevold PR, Carranza FA, eds. *Carranza's clinical periodontology.* 12th ed. Elsevier Saunders; St Louis, MO: 2015.
14. Pedigo RA, Amsterdam JT. Oral medicine. In: Walls RM, Hockberger RS, Gausche-Hill M, eds. *Rosen's emergency medicine: concepts and clinical practice.* 9th ed. Philadelphia, PA; Elsevier: 2018.
15. Agrawal AA. Gingival enlargements: Differential diagnosis and review of literature. *World Journal of Clinical Cases.* 2015;3(9):779–788. https://doi.org/10.12998/wjcc.v3.i9.779.

CHAPTER 14

Y ahora, ¿qué? Learner Self-Assessment and Next Steps

Pilar Ortega, MD ■ Marco A. Alemán, MD

Introduction to Self-Assessment of Medical Language Skills

PROGRESSIVE SKILL DEVELOPMENT IN MEDICAL SPANISH

Medical Spanish skills, like other clinical communication skills, require career-long learning, practice, and improvement. Medical Spanish skills have been defined as the ability to communicate with patients in Spanish for provision of medical care.[1] Multiple competencies of medical Spanish communication skills have been recommended by expert consensus, including: (1) medical Spanish knowledge regarding organ systems and medical interviewing; (2) medical Spanish knowledge regarding common disease entities, including common patient illness scripts, cultural nuances, colloquialisms, and regionalisms; (3) patient-centered explanation of medical diagnoses; (4) patient-centered explanation of medical treatment and evaluation plan; and (5) determination of self-assessed confidence and limitations.[1] While it is unlikely that a single exposure to learning medical Spanish will resolve all doubts that learners may have regarding their communication with Spanish-speaking patients, each opportunity to utilize medical Spanish, critically apply new knowledge to patient cases, and be exposed to various learning environments can enhance learners' ability to communicate with patients.

Throughout the cases in this book, we have been attentive to include clinical communication skills that address all five medical Spanish competencies. The clinicians that interview the patients and families displayed in the book may pause to ask questions if they did not fully understand something that the patient said; this is an example of self-assessment in action during a medical encounter. This chapter will specifically address how readers should use the book as a tool for self-assessment, the fifth competency of medical Spanish communication skills.

STRATEGIES FOR MEDICAL SPANISH ASSESSMENT

Clinical communication skills evaluation of future physicians and other health professionals occurs progressively throughout clinical training. Performance evaluations such as standardized patient encounters are considered the recommended approach to clinical skills performance assessment for medical students and typically involve multiple layers of feedback from faculty, the standardized patient, and a reflection or self-assessment by the student.

Strategies for Self-Assessment

Readers may use this book as a resource to self-assess their skills. Various options for self-assessment strategies using this book are listed in Table 14-1. One option is to role-play the book's cases with a peer or with an instructor who would play the patient role and subsequently receive feedback from the person who plays the patient role. Additionally, the learner can cover the physician side of the dialogue and self-generate the types of questions and responses to the patient

TABLE 14-1 ■ **Assessment Strategies to Apply to Cases in this Book**

Assessment Strategy
1. Role-play cases with a peer or instructor and seek feedback.
2. Cover the physician/clinician side of the medical encounter dialogue and generate your own interview questions and responses to the patient.
3. Complete an English case documentation note for the case and check for accuracy against the sample English note provided in the case.
4. Complete a Spanish case documentation note for the case and check for accuracy against the sample Spanish note provided in the case.
5. Write in Spanish what you would tell a patient using patient-centered language to explain the diagnosis and plan and check for patient-centeredness, completeness, and accuracy against the sample patient-centered explanation provided in the case.

to practice creating appropriate medical interviewing questions in Spanish. After either reading through a case or listening to the case audio, learners should complete a case documentation note as they would normally do in their typical practice. This note should reflect the critical elements of the case that the learner understood and medical decision-making regarding differential diagnosis, diagnostic work-up, and treatment plan for the patient. For readers whose medical practice documentation is routinely done in English, writing the case documentation in English will serve as an excellent activity for systems-based practice improvement (i.e., working on accurate and efficient documentation of a Spanish-speaking patient encounter in English). Additionally, this is a great way for readers to check comprehension by comparing their own case documentation to the "Sample English Version" included in the case.

For medical Spanish learners seeking an extra language challenge, or for readers whose practice allows or requires medical record documentation in Spanish, learners can write the case documentation in Spanish and compare their own case documentation to the "Sample Spanish Version." Moreover, all readers should write how they would explain the diagnosis and plan of care to the patient using patient-centered language in Spanish. This section should emphasize language that is not overly technical and that can be easily understood by patients. Readers can compare their patient-centered explanations with the explanation written in Spanish by the case author; the English translation is also provided following the sample English note so that learners at all levels of Spanish knowledge can confirm their comprehension of the information included in Spanish.

Rubric for Self-Assessing Performance in the Cases in this Book

When self-assessing, obtaining peer or faculty feedback regarding performance during role-plays, generating interview questions, or checking the accuracy of case documentation or patient-centered explanations, readers may wonder how to judge the skill level of their performance. We recommend the following rubric for self-assessment, corresponding to the five target medical Spanish competencies. For each case, we invite you to consider the skills demonstrated as they pertain to each competency; you can self-rate or have your role-play partner or faculty member rate your skill level (see Table 14-2). Skill level descriptions, ranging from fair to excellent, and recommendations for each learner skill level will be reviewed in the next subsection.

Finally, at the end of each case, you can check your overall performance on the case, which involves not only assessing your medical Spanish communication skills but also checking your medical knowledge base as relevant to the case. The critical elements box at the end of each case includes 4-6 critical elements to elicit from the medical encounter. Each element is considered

TABLE 14-2 ■ Assessment Rubric to Use With Each Medical Encounter When Applying One of the Assessment Strategies

Competency[1]	Skill level rating
1. Medical Spanish knowledge regarding organ systems and medical interviewing questions Skills demonstrated: a. Uses accurate anatomical and medical words and phrases to ask interview questions b. Appropriately guides and instructs the patient during the physical examination	[ ] Excellent [ ] Very good [ ] Good [ ] Fair
2. Medical Spanish knowledge regarding common disease entities including common patient illness scripts, cultural nuances, colloquialisms, and regionalisms Skills demonstrated: a. Comprehends the patient during history-taking b. Recognizes and mirrors the patient's language as appropriate	[ ] Excellent [ ] Very good [ ] Good [ ] Fair
3. Patient-centered explanation of medical diagnoses Skills demonstrated: a. Explains the medical diagnosis or possible diagnoses in patient-centered language that is not overly technical b. Incorporates the patient's sociocultural context into the diagnostic considerations and explanation	[ ] Excellent [ ] Very good [ ] Good [ ] Fair
4. Patient-centered explanation of medical evaluation and treatment plan Skills demonstrated: a. Explains the medical evaluation plan in patient-centered language that is not overly technical b. Explains the medical treatment plan in patient-centered language that is not overly technical	[ ] Excellent [ ] Very good [ ] Good [ ] Fair
5. Determination of self-assessed confidence and limitations Skills demonstrated: a. Asks for clarification as needed b. Confirms the patient's comprehension c. Repeats back important information to the patient d. States when does not understand and asks for help	[ ] Excellent [ ] Very good [ ] Good [ ] Fair

TABLE 14-3 ■ Rubric to Assess Performance on Critical Elements of a Case

How many critical elements of the case did you successfully elicit?	Skill level rating
All critical elements were elicited.	Excellent
Only missed one critical element.	Very good
Missed two critical elements.	Good
Missed more than two critical elements.	Fair

critical because if a clinician fails to elicit that piece of data or perform the specific skill, there may be a negative impact on the patient's care such as a misdiagnosis or ineffective treatment plan. Learners may ask themselves whether they elicited each of the critical elements of the case, and may consider using the rubric in Table 14-3 to self-rate their critical element performance during the medical encounter.

Note that in assessing Critical Elements Performance, the skill level rating assesses both medical Spanish abilities as well as medical knowledge base and application to the case. In other words, it is possible for a learner with native/near-native general Spanish skills but lacking in medical knowledge to miss more than two critical elements, which would yield a "fair" skill level rating. Understanding individualized performance strengths and weaknesses on the medical encounter itself and on the critical elements may help the learner to focus on the specific skills needing development, on either the medical Spanish communication competencies or the medical knowledge base.

SKILL LEVEL DESCRIPTIONS AND RECOMMENDATIONS FOR MEDICAL SPANISH LEARNERS BY LEVEL

Medical Spanish learners at varying skill levels should develop a self-awareness of their skills, strengths, weaknesses, and goals for improvement. While understanding that learners should ideally individualize a learning plan for themselves, potentially with the aid of a medical Spanish instructor, we offer some general recommendations by level as a starting point for self-assessment and goal setting. The skill level designations referenced here are adapted from the Interagency Language Roundtable (ILR) Scale Modified for Physicians,[2] which is an accepted tool for self-assessment that can be applied at the beginning of medical Spanish courses to estimate student starting level.[3] While working through the cases in this book, students can continue to self-assess by using this rating system and evaluating their level pertaining to specific competencies demonstrated during each case. We address skill levels starting at "fair" since this is the lowest level recommended for initiating education focused on medical Spanish.[1] For learners who are not yet at the "fair" level, we recommend working on general Spanish proficiency skills first and later addressing medical Spanish knowledge and skills development. All learners (at any level) can benefit from learning to work with medical interpreters and being aware of the types of cases or scenarios in which working with an interpreter would be best for quality of communication and medical care.

Medical Spanish Learners at Fair Level

Description. Based on the ILR Scale for Physicians, a fair level is defined as "meets basic conversational needs. Able to understand and respond to simple questions. Can handle casual conversation about work, school, and family. Has difficulty with vocabulary and grammar. The individual can get the gist of most everyday conversations but has difficulty communicating about healthcare concepts."[2]

Recommendations. If the majority of your ratings are at the fair level, we anticipate that a medical interpreter is preferable for many of your medical encounters. For focused encounters that you conduct regularly, you may have higher-level communication skills, "scripts," for a specific subset of encounter types that you may be confident and competent evaluating independently. Caution is advised, as sometimes medical encounters start out with a particular focus, but the patient may bring up additional agenda items that may alter or expand the focus of the encounter. For example, a patient who presents for suture removal (which may be within the scope of independent practice of the physician) may turn out to be showing signs of depression and may need to be screened for depression, suicidality, and home safety (which may be outside the medical Spanish comfort and abilities of the physician). To further enhance skills, additional study and practice with more advanced speakers can be extremely helpful for speakers at the fair level to improve their comprehension and communication skills.

Medical Spanish Learners at Good Level

Description. Based on the ILR Scale for Physicians, a good level is defined as "able to speak the language with sufficient accuracy and vocabulary to have effective formal and informal conversations on most familiar topics. Although cultural references, proverbs and the implications of nuances and idiom may not be fully understood, the individual can easily repair the conversation. May have some difficulty communicating necessary health concepts."[2]

Recommendations. If the majority of your ratings are at the good level, we anticipate that you are able to conduct most basic or simple medical encounters in Spanish independently, but that some medical encounters may be of such complexity as to challenge your skills or make you feel uncomfortable with Spanish-speaking patient assessment. It may also be that you are able to conduct the majority of the medical interview on your own but may have difficulty with explaining some components, such as the diagnosis and plan. Thus, you may need a medical interpreter for some medical encounters or for some portions of all/most medical encounters. We recommend that you identify the types of medical scenarios (e.g., by organ system, level of complexity, or portion of the encounter) from the cases in this book in which you find that your rating is lower and flag those encounters for potential medical interpreting needs. For future learning efforts, we would recommend focusing on your flagged encounter types to practice with faculty, peers, or through self-study, using cases such as those included in this book.

Medical Spanish Learners at Very Good Level

Description. Based on the ILR Scale for Physicians, a very good level is defined as "able to use the language fluently and accurately on all levels related to work needs in a healthcare setting. Can understand and participate in any conversation within the range of [their] experience with a high degree of fluency and precision of vocabulary. Unaffected by rate of speech. Language ability only rarely hinders [their] in performing at task requiring language; yet, the individual would seldom be perceived as a native."[2]

Recommendations. If the majority of your ratings are at the very good level, you will likely be able to see many or most Spanish-speaking patients independently. There may be select encounters or scenarios of a particularly high degree of complexity in which you may seek the opinion or assistance of a medical interpreter. Some encounter types that are considered high-risk encounters include psychosocial or substance abuse-related encounters, end-of-life or advance-care planning conversations, high-stakes genetic counseling, trauma, physical or sexual assault, team-based encounters in which not all members of the team speak the same language, disclosing bad news, or obtaining informed consent.[4] For future learning, advanced speakers can work on improving their knowledge-base and communication during these particularly high-risk scenarios and can work on rapport-building and cultural competency skills with Spanish-speaking patients to enhance the doctor-patient relationship.

Medical Spanish Learners at Excellent Level

Description. Based on the ILR Scale for Physicians, an excellent level is defined as "speaks proficiently, equivalent to that of an educated speaker, and is skilled at incorporating appropriate medical terminology and concepts into communication. Has complete fluency in the language such that speech in all levels is fully accepted by educated native speakers in all its features, including breadth of vocabulary and idioms, colloquialisms, and pertinent cultural references."[2]

Recommendations. If the majority of your ratings are at the excellent level, then you will likely be able to see most or all of your Spanish-speaking patients independently. If there are select encounter types in which you rated below the excellent level, we recommend focusing on enhancing your communication in those challenging encounter types, such as those mentioned under the recommendations for speakers at the very good level above. For example, some cases of procedural consent in high-risk procedures or circumstances, or some psychiatric evaluations such as the determination of whether a patient's thought process is consistent with psychosis or not, may be scenarios of extreme difficulty for any speaker type, including excellent speakers. In those cases, a medical interpreter may be particularly helpful to check or confirm the excellent speaker's comprehension. For further learning and teaching opportunities, the excellent speaker may serve in the patient role for colleagues at lower skill levels; serving in this role may help excellent speakers further advance in their own medical Spanish knowledge, experience, and in learning from the patient's perspective during medical encounters.

Conclusions

Medical Spanish communication skills assessment is complex and involves multiple domains, including medical Spanish communication competencies but also is interlaced with medical knowledge base and medical decision-making skills, which affect the care of Spanish-speaking patients. We hope that this collection of clinical cases will help readers at multiple levels of medical Spanish proficiency improve not only their language and cultural skills but also their ability to self-assess. Medical Spanish skills are critical to the care of Spanish-speaking patients worldwide. These skills are progressively and gradually obtained and enhanced, and, as such, should be continually self-assessed and periodically formally assessed, like other clinical skills. We wish all our readers, both learners and faculty, a happy and inspiring journey as we collaborate and jointly learn to take excellent care of our Spanish-speaking communities.

References

1. Ortega P, Diamond L, Alemán MA, et al. Medical Spanish standardization in U.S. medical schools: consensus statement from a multidisciplinary expert panel. *Academic Medicine: Journal of the Association of American Medical Colleges.* 2020;95(1):22–31. https://doi.org/10.1097/ACM.0000000000002917
2. Diamond L, Chung S, Ferguson W, González J, Jacobs EA, Gany F. Relationship between self-assessed and tested non-English-language proficiency among primary care providers. *Medical Care.* 2014;52(5):435–438. https://doi.org/10.1097/MLR.0000000000000102
3. Ortega P, Pérez N, Robles B, Turmelle Y, Acosta D. Teaching medical Spanish to improve population health: evidence for incorporating language education and assessment in U.S. medical schools. *Health Equity.* 2019;3(1):557–566. https://doi.org/10.1089/heq.2019.0028
4. Regenstein M, Andrés E, Wynia MK. Appropriate use of non-English-language skills in clinical care. *JAMA.* 2013;309(2):145–146. https://doi.org/10.1001/jama.2012.116984

Case Note 1: Blank for Learner to Complete

Case Note Instructions: Based on your understanding of the case information provided, please complete the following documentation about the patient. You may choose to complete the documentation in English or Spanish depending on your systems-based practice and/or your level of language proficiency.

Case Data Documentation (Comprehension of case information)

History of present illness

Key past medical history

Medications

Allergies

Key social/substance use/family history

Key physical examination findings

Medical Decision-making Documentation (Synthesizing case information to make medical decisions and recommendations.)

Assessment
Please list your top three differential diagnoses in order of likelihood and include your justification.
1.
2.
3.

Plan of Care

Diagnostic Plan: What other tests or procedures would you recommend?

Treatment Plan: What treatments would you recommend?

Patient-Centered Discussion (Transforming the medical decision making into language that the patient understands.)
Please write *in Spanish* how you would explain your assessment and plan to the patient.

Note: Page numbers followed by *t* indicate tables.

Nota: La letra *t* al lado del número de página indica una tabla.